中国近代中医药期刊汇编索引

主编 段逸山

上海辞书出版社

3

著作者索引

（上）

A～H

中国近代
中医药期刊汇编
著作者索引

著 作 者 表

(按拼音排序)

A

阿妙	1195
阿琴	1195
阿谁	1195
阿絜	1195
阿应	1195
艾伯庸	1195
艾伏之	1195
艾伟	1195
爱民	1195
爱维	1195
爱芝	1195
安得烈	1195
安凤轩	1195
安干青	1195
安艮文	1196
安文波	1196
安义三	1196
安增寿	1196
安周	1196
奥斯丁	1196
奥田谦藏	1196

B

八峰兆蓉	1196
八田善	1196
八五老人	1196
巴夫	1196
巴拉枢	1196
巴少楼	1196
白尔斌	1196
白虹	1197

白济平	1197
白鹿	1197
白人	1197
白卫民	1197
白宪章	1197
白耀先	1197
白依山	1197
白鱼仙史	1197
白云	1197
白仲英	1197
白苧	1197
百忍	1197
百塘	1197
柏原长弘	1197
班若梦	1197
班体庵	1198
阪上弘藏	1198
坂本恒雄	1198
板本贡	1198
半痴	1198
半凡	1198
半侬	1198
半天蜻蜓	1198
包伯寅	1198
包超	1198
包德辉	1198
包德彰	1198
包尔	1198
包静	1198
包句香	1198
包开善	1199
包鲁昇	1199
包曼郎	1199

包农辅	1199
包仁善	1199
包识生	1199
包桃初	1200
包天白	1200
包锡善	1200
包学诗	1200
包岩	1201
包渝	1201
包越湖	1201
包增南	1201
包增益	1201
包桢孚	1201
葆鲁	1201
葆酥	1201
报界冠吾	1201
抱安	1201
抱一	1201
抱一道人	1201
鲍槎法	1201
鲍东藩	1201
鲍栋庭	1202
鲍济民	1202
鲍士彬	1202
鲍斯明	1202
鲍为良	1202
鲍雅儒	1202
鲍一木	1202
鲍云柏	1202
鲍云卿	1202
鲍振青	1202
鲍振镛	1202
暴振华	1202

北京大学潜社	1202	毕寅谷	1208	蔡承绪	1210
北京国医砥柱总社附属		碧光	1208	蔡达五	1210
中医诊疗院	1203	碧汀	1208	蔡德斋	1211
北京国医总社	1203	碧英	1208	蔡东荣	1211
北京华北国医学院	1203	璧山	1208	蔡芳五	1211
北京日报	1203	卞率庄	1208	蔡凤仪	1211
北京同仁医药学校	1203	宾嘉圣	1208	蔡功臣	1211
北京万国拒土总会	1203	宾启荣	1208	蔡济川	1211
北京宣南医学会	1203	斌	1208	蔡济平	1211
北京医学讲习会	1203	冰	1208	蔡家本	1211
北京医药月刊社	1203	冰蟾	1208	蔡家骏	1211
北京中医进修学校	1205	冰心	1208	蔡蕉桐	1211
北京中医学会	1205	秉钧	1208	蔡孑民	1211
北京中医学社	1206	柄夫	1208	蔡锦球	1211
北京中医学社社员	1206	炳威	1209	蔡镜清	1212
北平北城社	1206	并日	1209	蔡觉民	1212
北平公会	1206	病夫	1209	蔡陆仙	1212
北平国产药品业同业公会		波	1209	蔡翘	1212
	1206	波心	1209	蔡琼	1212
北平国医砥柱社	1206	伯	1209	蔡人奇	1212
北平国医砥柱研究社浦		伯藩	1209	蔡任洪	1212
江南分社	1206	伯力士	1209	蔡少卿	1212
北平国医砥柱月刊社	1206	伯星	1209	蔡少星	1212
北平国医砥柱月刊社旌		泊公	1209	蔡适存	1212
德县分社	1206	博敷	1209	蔡适季	1212
北平国医砥柱总社湘乡		博佩珊	1209	蔡松岩	1212
青北分社	1206	博士	1209	蔡维望	1212
北平国医分馆	1206	薄桂堂	1209	蔡文铎	1212
北平国医公会	1206	卜惠一	1209	蔡文森	1213
北平国医学院全体董事会		卜锡霖	1209	蔡西铭	1213
	1206	卜雨雷	1209	蔡希邠	1213
北平医药月刊社	1206	不平	1210	蔡香孙	1213
贝梭	1207	不平生	1210	蔡星山	1213
倍度	1207	布雷特什奈得	1210	蔡友兰	1213
本草学委员会	1207	布秀雯	1210	蔡幼笙	1213
蚌埠中西医药团	1207	步天衢	1210	蔡禹门	1213
蚌埠中医公会	1207			蔡元培	1213
毕成一	1208			蔡曰如	1213
毕任庸	1208	蔡百星	1210	蔡月波	1214
毕筱亭	1208	蔡承熙	1210	蔡载之	1214

C

蔡哲夫	1214	曹瑞堂	1219	长庚子	1222
蔡秩云	1214	曹树芸	1219	长荣	1222
蔡锺骏	1214	曹天放	1219	长沙市国医公会	1222
蔡卓麟	1214	曹为德	1219	长沙卫生社	1222
蔡子复	1214	曹味莼	1219	长尾藻城	1222
蔡子模	1214	曹蔚若	1219	常步衢	1223
蔡祖礼	1214	曹文昆	1219	常德国医公会	1223
蔡祖泽	1214	曹奚年	1219	常德国医药联合办事处	1223
沧波	1215	曹锡畴	1219	常德县国医公会	1223
沧海	1215	曹锡珍	1219	常德中西医协会	1223
沧社	1215	曹湘人	1219	常绩和	1223
沧州	1215	曹向平	1219	常觉	1223
苍霖	1215	曹孝珩	1219	常熟医学会	1223
苍佩室主	1215	曹性存	1219	常续和	1223
曹半帆	1215	曹养丹	1219	常友通	1223
曹炳章	1215	曹尹甫	1219	晁士元	1223
曹伯藩	1217	曹颖甫	1220	巢甫	1223
曹伯蘅	1217	曹韵午	1220	巢曼麟	1223
曹春岩	1217	曹钟英	1220	巢亚丰	1223
曹迪先	1217	曹种苓	1220	巢元方	1223
曹棣轩	1217	曹仲安	1221	朝荣	1224
曹芳涛	1217	曹拙巢	1221	朝瑞	1224
曹桂凤	1218	曹祖悫	1221	尘	1224
曹赫民	1218	岑健生	1221	陈霭堂	1224
曹亨泰	1218	岑靖	1221	陈爱棠	1224
曹鸿年	1218	岑铭恕	1221	陈安波	1224
曹鸿文	1218	岑少侬	1221	陈白言	1224
曹鸿仪	1218	岑志刚	1221	陈半痴	1224
曹华峰	1218	岑志良	1221	陈邦才	1224
曹家达	1218	岑仲冕	1221	陈邦贤	1224
曹健安	1218	茶香熟温室主	1221	陈宝康	1226
曹洁卿	1218	茶阳回春医社	1221	陈宝元	1226
曹瑾轩	1218	察哈尔省政府	1221	陈宝箴	1226
曹隽夫	1218	拆西氏	1221	陈葆怀	1226
曹克任	1218	柴德新	1221	陈葆善	1226
曹朗生	1218	柴也愚	1222	陈本荣	1226
曹立诚	1219	屠夫	1222	陈碧川	1226
曹鸣	1219	禅航	1222	陈宾卿	1227
曹慕宗	1219	昌慧仙	1222	陈秉初	1227
曹青岩	1219	长步正	1222	陈秉钧	1227

陈伯辰	1227	陈斗星	1232	陈辉	1235
陈伯诚	1227	陈萼梅	1232	陈惠民	1235
陈伯范	1227	陈尔康	1232	陈惠言	1236
陈伯豪	1227	陈发元	1232	陈慧雄	1236
陈伯良	1227	陈方之	1232	陈稷畲	1236
陈伯民	1227	陈放勋	1232	陈纪常	1236
陈伯坛	1228	陈凤姿	1232	陈际虞	1236
陈伯涛	1228	陈腐	1232	陈济民	1236
陈伯淘	1229	陈复正	1233	陈济棠	1237
陈博儒	1229	陈干卿	1233	陈继高	1237
陈博山	1229	陈高芝	1233	陈继文	1237
陈博瑜	1229	陈耕道	1233	陈佳民	1237
陈步丹	1229	陈赓飏	1233	陈家鸿	1237
陈禅楷	1229	陈公明	1233	陈建椿	1237
陈昌道	1229	陈公泽	1233	陈健侯	1237
陈昌顺	1229	陈鼓阳	1233	陈鉴清	1237
陈朝荣	1229	陈观光	1233	陈阶云	1237
陈成鼎	1229	陈观澜	1233	陈杰	1237
陈成禹	1229	陈光桦	1233	陈景汉	1237
陈承年	1230	陈光林	1234	陈景歧	1237
陈澄	1230	陈国祥	1234	陈景虞	1237
陈崇五	1230	陈国熊	1234	陈竞梅	1237
陈春	1230	陈国忠	1234	陈竟成	1238
陈粹吾	1230	陈果夫	1234	陈敬先	1238
陈存仁	1230	陈汉霖	1234	陈静山	1238
陈达仁	1230	陈汉英	1234	陈九洲	1238
陈达三	1230	陈航慈	1234	陈君达	1238
陈达源	1230	陈豪	1234	陈君玉	1238
陈大勋	1231	陈浩泉	1235	陈濬	1238
陈代和	1231	陈和和	1235	陈开椿	1238
陈丹华	1231	陈和相	1235	陈康颐	1238
陈道	1231	陈河书	1235	陈克道	1238
陈道卿	1231	陈衡哲	1235	陈克松	1238
陈德历	1231	陈洪范	1235	陈孔生	1238
陈德沐	1231	陈华亭	1235	陈奎	1238
陈德征	1231	陈桓	1235	陈来加	1238
陈典周	1231	陈奂璠	1235	陈兰圃	1238
陈鼎昌	1232	陈焕球	1235	陈朗清	1238
陈东生	1232	陈焕云	1235	陈乐三	1238
陈董尘	1232	陈黄馐	1235	陈犁樵	1238

陈澧	1238	陈秋孙	1243	陈寿山	1247
陈历耕	1239	陈虬	1243	陈寿亚	1247
陈立夫	1239	陈壬一	1243	陈瘦夫	1247
陈莲峰	1239	陈忍一	1243	陈叔旌	1247
陈良夫	1240	陈稔秋	1243	陈叔屏	1247
陈亮衡	1240	陈任枚	1243	陈舒然	1247
陈亮节	1240	陈容生	1244	陈述先	1247
陈六鳌	1240	陈汝来	1244	陈树生	1247
陈龙	1240	陈汝廉	1244	陈树修	1248
陈龙池	1240	陈汝器	1244	陈硕人	1248
陈銮中	1241	陈汝舟	1244	陈思	1248
陈眉公	1241	陈睿	1244	陈思九	1248
陈梅庵	1241	陈若愚	1244	陈松龄	1248
陈美贞	1241	陈尚达	1244	陈松茂	1248
陈明	1241	陈少柳	1244	陈颂周	1248
陈明子	1241	陈少铭	1244	陈素希	1248
陈鸣璆	1241	陈少竹	1244	陈绥清	1248
陈铭清	1241	陈绍歧	1244	陈匋厂	1248
陈铭枢	1241	陈绍闻	1244	陈惕安	1248
陈默斋	1241	陈绍熙	1244	陈天如	1248
陈慕陶	1241	陈慎园	1244	陈天枢	1248
陈念祖	1241	陈升之	1244	陈廷谔	1249
陈培之	1242	陈生白	1245	陈庭悦	1249
陈沛霖	1242	陈绳枢	1245	陈霆锐	1249
陈佩芳	1242	陈圣化	1245	陈桐英	1249
陈皮	1242	陈圣之	1245	陈万成	1249
陈萍生	1242	陈师平	1245	陈维藩	1249
陈璞	1242	陈石夫	1245	陈维侬	1249
陈其采	1242	陈实功	1245	陈炜如	1249
陈其璋	1242	陈史六	1245	陈卫卿	1249
陈奇生	1242	陈士成	1245	陈渭滨	1249
陈琦贞	1242	陈士青	1245	陈慰苍	1249
陈企高	1242	陈士任	1245	陈文炳	1249
陈启成	1242	陈世华	1245	陈文灿	1249
陈启娄	1242	陈世杰	1245	陈文鼎	1249
陈起云	1242	陈世金	1245	陈文甫	1249
陈乾元	1242	陈世青	1245	陈文虎	1250
陈青云	1242	陈守真	1246	陈文曼	1250
陈庆云	1243	陈寿柏	1247	陈文旭	1250
陈秋舫	1243	陈寿民	1247	陈文轩	1250

陈问天	1250	陈雅愉	1256	陈永鹤	1262
陈我权	1250	陈雅瑜	1257	陈永梁	1262
陈无咎	1250	陈亚兰	1257	陈永礽	1262
陈五昌	1253	陈延善	1257	陈永生	1262
陈西侯	1253	陈言	1257	陈永祉	1262
陈希范	1253	陈衍芬	1257	陈咏香	1262
陈希濂	1253	陈仰孙	1257	陈詠鹤	1262
陈锡桓	1253	陈养真	1257	陈幼勤	1263
陈锡康	1253	陈耀堂	1257	陈渔洲	1263
陈锡三	1253	陈也齐	1257	陈与生	1264
陈锡周	1253	陈野畊	1257	陈宇泽	1264
陈习庭	1253	陈一方	1257	陈雨亭	1264
陈侠	1254	陈一航	1257	陈庚公	1264
陈霞影	1254	陈一清	1257	陈玉林	1264
陈贤锦	1254	陈一仁	1257	陈玉铭	1264
陈宪镕	1254	陈一苇	1257	陈玉祥	1264
陈湘魂	1254	陈一斋	1258	陈郁	1264
陈翔藻	1254	陈仪臣	1258	陈裕业	1265
陈小兰	1254	陈宜臣	1258	陈遹声	1265
陈小无	1254	陈宜诚	1258	陈元凤	1265
陈小引	1254	陈彝	1258	陈元礼	1265
陈筱梅	1254	陈乙莲	1258	陈元龄	1265
陈肖岐	1254	陈以时	1258	陈元章	1265
陈效良	1254	陈义	1258	陈垣	1265
陈心诚	1254	陈亿智	1258	陈援菴	1265
陈心田	1254	陈亦卢	1258	陈源顺	1265
陈欣荣	1255	陈亦毅	1259	陈远志	1265
陈兴忠	1255	陈益坤	1259	陈月锄	1265
陈星平	1255	陈益钦	1259	陈月舫	1265
陈星孙	1255	陈益生	1259	陈越樵	1265
陈雄	1255	陈逸鹤	1259	陈樾乔	1265
陈秀丰	1255	陈茵	1259	陈云平	1266
陈秀玉	1255	陈吟芬	1259	陈云轩	1266
陈序东	1255	陈寅阶	1259	陈运舫	1266
陈轩卿	1255	陈尹光	1259	陈赞图	1266
陈学文	1255	陈应侯	1259	陈则参	1266
陈学章	1256	陈应期	1259	陈泽东	1266
陈雪生	1256	陈颖真	1261	陈曾源	1267
陈勋南	1256	陈影鹤	1261	陈增铨	1267
陈逊斋	1256	陈雍然	1262	陈展纬	1267

陈兆麟	1267	陈子华	1273	程瀚章	1278
陈兆龙	1267	陈子俊	1273	程和仁	1278
陈兆文	1267	陈子开	1273	程鸿宾	1278
陈兆祥	1267	陈子毅	1273	程吉亭	1278
陈振	1267	陈子宇	1273	程际云	1278
陈振民	1267	陈紫波	1273	程济普	1278
陈振翼	1268	陈组光	1273	程镜宇	1278
陈震	1268	陈祖年	1273	程觉先	1278
陈震异	1268	陈祖荫	1273	程可均	1278
陈拯民	1268	陈祚	1273	程力行	1278
陈之英	1268	晨曦	1273	程连云	1278
陈支泉	1268	谌方	1273	程林	1278
陈芝高	1268	谌养方	1273	程六如	1279
陈芝英	1270	成都新闻报	1274	程门雪	1279
陈植三	1271	成开钧	1274	程朋五	1279
陈芷谷	1271	成之	1274	程企明	1279
陈芷馨	1271	成贽公	1274	程启昶	1279
陈至愚	1271	成仲义	1274	程仁和	1279
陈志潜	1271	呈村降叶	1274	程荣梁	1279
陈志仁	1271	承淡安	1274	程汝明	1279
陈志庄	1271	承国维	1276	程瑞坤	1279
陈治鼐	1271	承汉	1276	程少班	1279
陈治平	1271	承弘	1276	程绍典	1279
陈秩平	1271	承纪会	1276	程仕根	1280
陈秩云	1271	承梦琴	1276	程守文	1280
陈智明	1271	承秋梧	1276	程书田	1280
陈中坚	1272	承为奋	1276	程天放	1280
陈中权	1272	承五	1276	程天灵	1280
陈钟莲	1272	承忠	1276	程庭玉	1280
陈钟琦	1272	城一格	1276	程万里	1280
陈仲铠	1272	程秉文	1276	程曦参	1280
陈仲明	1272	程春波	1276	程小青	1280
陈竺同	1272	程次明	1276	程鑫甫	1281
陈柱	1272	程登瀛	1277	程杏轩	1281
陈祝卿	1272	程迪仁	1277	程应旄	1281
陈祝三	1272	程东溪	1278	程云	1281
陈倬	1272	程淦藩	1278	程云来	1281
陈滋	1272	程国栋	1278	程哲	1281
陈滋全	1273	程国树	1278	程钟龄	1281
陈子光	1273	程国祥	1278	程子濬	1281

程祖培	1282	从遂民	1284	呆鹤	1286
澄冠居士	1282	丛斑侯	1284	代生	1286
澄齐	1282	丛学诗	1284	代田文志	1286
螭阳太阿	1282	丛言志	1284	待时	1287
池立慧	1282	崔嘉彦	1284	戴柏谦	1287
池志征	1282	崔景瑞	1284	戴保华	1287
池子常	1282	崔勉斋	1284	戴炳宸	1287
齿冷	1282	崔士儒	1284	戴昌	1287
重庆指南社	1282	崔守信	1284	戴慈惠	1287
重庆中西医药图书社	1282	崔树森	1284	戴达夫	1287
重修南阳医圣祠筹备处	1282	崔逊先	1285	戴达甫	1287
崇汉青	1282	崔维周	1285	戴尔第	1287
崇明中医医所	1282	崔文灿	1285	戴谷孙	1287
崇肖葵	1282	崔修亭	1285	戴观	1287
刍虑	1282	崔虞阶	1285	戴国封	1288
锄奸	1282	崔真吾	1285	戴季陶	1288
雏云溥	1283	崔宗翰	1285	戴济民	1288
储麟荪	1283	粹华	1285	戴橘甫	1288
储铁肩	1283	存存堂主人	1285	戴橘圃	1288
储雨田	1283	存济医庐	1285	戴麒	1288
储宗钰	1283	存仁	1285	戴少洲	1288
楚湖	1283	存仁医院	1285	戴世昌	1288
楚客	1283	存真	1286	戴显	1288
楚汀	1283			戴性本	1288
褚健民	1283	**D**		戴章烈	1289
褚民谊	1283			戴祖培	1289
褚绍庭	1283	达夫	1286	黛	1289
褚颐盒	1283	达观	1286	丹波元简	1289
褚渊明	1283	达泉	1286	但秉恒	1289
褚召浸	1283	大	1286	弹铗俊人	1289
川端勇男	1283	大川	1286	淡厂	1289
春和堂	1283	大公	1286	淡安石	1289
春江夏良	1284	大荒勇士	1286	淡泊老人	1289
春梦婆	1284	大可	1286	澹一子	1289
春熙	1284	大同山西高等法院第二		当涂县医学会	1289
春仙	1284	分院	1286	党波平	1289
淳斋	1284	大同月报	1286	党然侃	1290
醇贤亲王	1284	大王	1286	导农	1290
次贤	1284	大丈夫	1286	岛野武原	1290
赐尔	1284	大塚敬节	1286		
		大众医药服务社	1286		

道一	1290	邓孝亭	1294	丁俭	1303
稻田龙吉	1290	邓新	1294	丁镜	1303
得庐主人	1290	邓薪	1294	丁乐民	1303
德华医学杂志社	1290	邓彦华	1295	丁绿溪	1303
德莫让	1290	邓养秋	1295	丁茂水	1303
德千	1290	邓怡如	1295	丁懋修	1303
德清县中医师公会	1290	邓煜华	1295	丁名全	1303
德寿	1290	邓毓林	1295	丁秋碧	1304
德泰当罗	1290	邓源和	1295	丁少侯	1304
德馨	1290	邓曰仁	1295	丁笙甫	1304
登佛化学公司	1290	邓直哉	1295	丁士镛	1304
登佛化学制药公司	1290	邓稚梅	1295	丁寿康	1304
登佛制药公司	1290	邓卓卿	1295	丁叔廉	1305
邓秉枢	1290	邓子厚	1296	丁肃廉	1305
邓伯高	1290	狄嘉箴	1296	丁武奇	1305
邓伯琨	1290	狄景明	1296	丁锡康	1305
邓炽华	1291	狄仁菴	1296	丁新华	1306
邓德辅	1291	狄詠霄	1296	丁秀华	1306
邓钝	1291	涤	1296	丁学明	1306
邓凤笙	1291	涤尘	1296	丁尧镜	1306
邓国华	1291	癫侣	1296	丁翼翔	1307
邓鹤芝	1291	典周	1296	丁荫荪	1307
邓吉人	1291	刁继冲	1296	丁永铸	1307
邓介豪	1291	刁继柔	1296	丁佑之	1307
邓靖山	1292	刁质明	1296	丁郁文	1307
邓可则	1293	飚良	1297	丁寓	1307
邓昆怡	1293	丁宝福	1297	丁云卿	1307
邓厉沂	1293	丁保生	1297	丁泽周	1307
邓立铭	1293	丁秉臣	1297	丁肇嘉	1307
邓亮	1293	丁成萱	1297	丁仲英	1307
邓侣农	1293	丁福保	1297	丁子良	1307
邓名世	1294	丁复康	1301	东北一叟	1308
邓乃壎	1294	丁甘仁	1301	东方杂志	1308
邓南	1294	丁涵人	1301	东方针灸学社	1308
邓庆云	1294	丁惠康	1301	东湖老圃	1308
邓睿杰	1294	丁济苍	1302	东雷	1308
邓绍华	1294	丁济华	1302	东选	1308
邓世官	1294	丁济民	1302	东亚	1308
邓文达	1294	丁济万	1303	东亚病夫	1308
邓享明	1294	丁冀英	1303	东洋医道会	1308

东埜	1308	都敬斋	1311	遯盦	1315
东漪氏	1308	读者	1311	多纪元胤	1315
东子嘉	1308	犊儿	1311	多佐芳久	1315
冬华	1308	独鹤	1311		
冬子才	1308	独清	1311	**E**	
董朝纲	1308	独善	1311	额田晋	1315
董德懋	1308	独啸庵	1312	厄公	1315
董辅勋	1309	杜棣生	1312	鄂棣华	1315
董浩	1309	杜光庭	1312	恩斋	1315
董华农	1309	杜光亚	1312	二木博士	1315
董华瑞	1309	杜海生	1312	二童	1315
董继昌	1309	杜厚之	1312	二重	1315
董健亭	1309	杜蕙芳	1312		
董鉴瑭	1309	杜静仙	1312	**F**	
董康	1309	杜鎏辉	1312	樊楚农	1315
董恪勤	1310	杜赏	1313	樊干卿	1316
董鲤庭	1310	杜同甲	1313	樊清华	1316
董丽娟	1310	杜万理	1313	樊少康	1316
董龙文	1310	杜香岩	1313	樊书田	1316
董彭	1310	杜雪颜	1313	樊天徒	1316
董仁清	1310	杜亚泉	1313	樊星环	1316
董润芳	1310	杜月坡	1313	樊须钦	1316
董若雨	1310	杜再思	1313	樊子文	1316
董绍甫	1310	杜子极	1313	繁华	1317
董圣与	1310	杜子良	1313	繁见	1317
董天吉	1310	渡边熙	1313	饭牛翁	1317
董味和	1310	渡松园	1314	范䢄海	1317
董西园	1310	耑	1314	范达庵	1317
董祥春	1310	端木栋如	1314	范凤源	1317
董信植	1310	段伯阳	1314	范更生	1317
董修直	1310	段德全	1314	范光尘	1317
董学富	1310	段梦兰	1314	范国义	1317
董荫璋	1310	段廷芬	1314	范济春	1318
董至仁	1310	段燨元	1315	范继铭	1318
董志仁	1311	段心在	1315	范廉宾	1318
董紫乡	1311	段志林	1315	范鹿宾	1318
董宗振	1311	段仲三	1315	范琦顿	1318
栋	1311	敦明	1315	范钦才	1318
洞天	1311	钝人	1315	范仁根	1318
都	1311	钝翁	1315	范绍洛	1318

范绍彭	1318	方群谋	1322	费山寿	1325		
范守渊	1318	方仁渊	1322	费绳甫	1325		
范斯年	1318	方汝南	1322	费通甫	1325		
范天馨	1319	方慎安	1322	费赞臣	1325		
范廷绶	1319	方生	1322	费泽克	1325		
范星彩	1319	方佗	1322	费泽尧	1325		
范行准	1319	方望霓	1322	费芷苏	1326		
范秀岩	1320	方文甫	1322	费志清	1326		
范雪庵	1320	方文懋	1322	费子彬	1326		
范扬名	1320	方晓恬	1322	焚寇余生	1326		
范幼平	1320	方心田	1322	封宗煌	1326		
范郁哉	1320	方星桥	1323	峰	1326		
范泽民	1320	方行维	1323	峰下铚雄	1327		
范志刚	1320	方燕年	1323	冯保定	1327		
范智刚	1320	方药中	1323	冯炳南	1327		
范组英	1320	方亦秋	1323	冯布棠	1327		
方白	1320	方幼农	1323	冯长楷	1327		
方本慈	1320	方毓麟	1323	冯超人	1327		
方秉炎	1320	方毓麒	1323	冯德夫	1327		
方伯良	1320	方元肇	1323	冯茞林	1327		
方伯屏	1320	方肇元	1323	冯甘棠	1327		
方伯唐	1320	方正寅	1323	冯谷良	1327		
方补德	1320	方仲宣	1323	冯光	1327		
方崇仁	1320	芳	1324	冯鹤年	1327		
方崇儒	1321	房萍九	1324	冯鹤书	1327		
方春生	1321	房天伯	1324	冯骏岑	1327		
方丁寅	1321	房以仁	1324	冯克明	1327		
方惇裕	1321	访箴	1324	冯藜庵	1328		
方复兴	1321	访箴子	1324	冯里安	1328		
方富健	1321	斐兆麟	1324	冯懋绩	1328		
方耕霞	1321	费葆庸	1324	冯美章	1328		
方公溥	1321	费谷祥	1324	冯鹏翥	1328		
方冠群	1321	费浩然	1324	冯蒲琳	1328		
方涵虚	1321	费惠民	1324	冯骐	1328		
方寄叟	1321	费季康	1324	冯谦成	1328		
方见吾	1321	费镜美	1324	冯青田	1328		
方锦文	1322	费君凤	1324	冯瑞鎏	1328		
方菊影	1322	费梦萼	1324	冯绍蘧	1328		
方侃	1322	费普炎	1325	冯氏	1328		
方强嗣	1322	费溥泉	1325	冯世铭	1328		

冯天举	1328	福建省民政厅	1332	傅峣丞	1337
冯万里	1328	福建漳浦县救济院	1332	傅翼之	1337
冯薇馨	1329	福连	1332	傅雍言	1337
冯文彬	1329	福清国医学研究会	1332	傅用宾	1337
冯文华	1329	福寿堂某君	1332	傅再希	1337
冯雯波	1329	福幼	1332	傅穉云	1337
冯湘汕	1329	福州咸康国药号	1333	傅祖望	1337
冯晓东	1329	福州医学会	1333	富士川游	1338
冯心甸	1329	福州中医专校	1333	富晚香	1338
冯性之	1329	腐	1333	馥初	1338
冯一梅	1329	鼝堂	1333	馥廉	1338
冯以成	1329	阜宁中医公会	1333		
冯应璟	1329	复旦	1333	**G**	
冯友震	1329	复兴中医社	1333	甘少农	1338
冯玉麟	1329	复兴中医院	1334	甘肃省国医分馆	1338
冯玉祥	1330	复兴中医杂志社	1334	甘肃省文县中医师公会	1338
冯育黎	1330	傅步兰	1335	甘伊周	1338
冯兆乾	1330	傅稠云	1335	甘永龙	1338
冯箴若	1330	傅道珂	1335	冈本一郎	1338
冯振民	1330	傅登朝	1335	高柏山	1338
逢前	1330	傅顶员	1335	高壁山氏	1338
凤	1330	傅鼎元	1336	高柄寅	1338
奉天国医储金社	1330	傅复安	1336	高炳麟	1338
奉天市政公所	1330	傅刚	1336	高伯华	1339
奉天图书馆	1330	傅鹤臯	1336	高步瀛	1339
奉天医士公会	1330	傅恒之	1336	高长顺	1339
奉天医士公会讲习班	1331	傅虎臣	1336	高吹万	1339
奉天医学杂志社	1331	傅济平	1336	高春江	1339
奉志	1331	傅建初	1336	高纯生	1339
佛雏	1332	傅近秋	1336	高德明	1339
佛慈大药厂	1332	傅嬿园	1336	高德僧	1339
佛徒	1332	傅乐仁	1336	高芳琴	1339
郎凤钧	1332	傅联璋	1336	高凤鸣	1340
符冠球	1332	傅汝文	1336	高辅汉	1340
福建泉州却疾医学研究社		傅瑞眉	1336	高根深	1340
	1332	傅瑞廷	1336	高功伟	1340
福建省国医馆	1332	傅文越	1336	高光瑞	1340
福建省会警察厅	1332	傅仙坊	1336	高回春	1340
福建省教育厅	1332	傅祥	1337	高建勋	1340
福建省晋江县中医公会	1332	傅旭初	1337	高鉴如	1340

高碉庄	1340	戈仲栽	1348	龚乐庭	1352
高洁	1341	革癯	1348	龚霖霏	1352
高洁儒	1341	格莱史	1348	龚敏	1352
高静安	1341	格兰	1348	龚佩英	1352
高君阶	1341	葛吉卿	1348	龚庆善	1352
高克仁	1341	葛家辅	1348	龚少渤	1352
高克瑞	1341	葛介人	1349	龚松麟	1352
高立三	1341	葛竣卿	1349	龚文豪	1352
高明强	1341	葛廉夫	1349	龚心斋	1352
高明远	1341	葛荣光	1349	龚醒斋	1352
高佩经	1341	葛寿彭	1349	巩顺天	1352
高儒臣	1341	葛天稿	1349	拱冠侠	1352
高瑞芝	1341	葛星炜	1349	贡三	1352
高上池	1341	葛亚摩	1349	孤鸿	1353
高慎生	1341	葛养民	1349	觚哉	1353
高慎修	1341	葛荫春	1349	辜占梅	1353
高思潜	1341	葛正言	1350	辜照亭	1353
高思焞	1346	更生	1350	古济群	1353
高天楼	1346	赓管纶	1350	古今人	1353
高田九郎	1346	耿宝庆	1350	古仁	1353
高维岱	1346	耿光	1350	古瑞昌	1353
高维祺	1346	耿汉萝	1350	古绍尧	1353
高文通	1347	耿监	1350	古天球	1353
高心泉	1347	耿鉴庭	1350	古铁	1353
高星显	1347	耿旻众	1351	古应芬	1353
高虚生	1347	耿耀庭	1351	古执中	1353
高垲	1347	弓长寿	1351	谷飞	1353
高阳春	1347	公	1351	谷君	1353
高玉符	1347	公粥	1351	谷明	1353
高元进	1347	公立上海医院	1351	谷沤	1353
高振铎	1347	公言	1351	谷僧	1353
高震东	1348	公英	1351	谷孙	1353
高正民	1348	宫容冈	1351	谷正刚	1353
高志鸿	1348	宫曙园	1351	鼓手	1354
高子波	1348	宫翼云	1351	瞽丐	1354
高宗岳	1348	宫竹轩	1351	故人	1354
郜定扬	1348	龚伯超	1352	顾保初	1354
郜香圃	1348	龚汉文	1352	顾保罗	1354
郜子明	1348	龚纪焉	1352	顾宾秋	1354
戈静芳	1348	龚剑铭	1352	顾斌	1354

顾大治	1354	顾惟一	1357	关中下工	1360
顾德祥	1354	顾渭臣	1357	关卓然	1360
顾东亭	1354	顾渭川	1357	观潮	1360
顾福如	1354	顾文山	1357	观海卫韩	1360
顾庚西	1354	顾香斋	1357	官话七日报社	1360
顾观光	1354	顾祥和	1357	官用行	1360
顾贯一	1354	顾小田	1357	管调若	1360
顾海平	1354	顾小镇	1357	管吉余	1360
顾鸿僎	1354	顾昕白	1357	管季耀	1360
顾继高	1355	顾型	1357	管需民	1360
顾介盦	1355	顾秀成	1357	管士贞	1360
顾靖远	1355	顾学裘	1357	管世音	1360
顾俊源	1355	顾炎武	1358	管文如	1360
顾康乐	1355	顾应龙	1358	管先登	1360
顾克民	1355	顾膺陀	1358	管轶凡	1360
顾愧白	1355	顾雨君	1358	管愈之	1361
顾坤一	1355	顾雨时	1358	管志群	1361
顾莱	1355	顾雨田	1358	贯虹	1361
顾立克	1355	顾玉廉	1358	光	1361
顾丽春	1355	顾毓琦	1358	光璧	1361
顾履庄	1355	顾允若	1358	光华医学书局	1361
顾茂林	1355	顾允士	1358	光华医学杂志总务部	1361
顾名义	1355	顾赞仰氏	1358	光华医药杂志社	1361
顾鸣盛	1355	顾增祥	1358	光华医药杂志社记者	1420
顾培	1355	顾振呼	1358	广德县中医协进会	1421
顾培玺	1355	顾志道	1358	广德医药学会	1421
顾丕功	1355	顾子安	1358	广东国医分馆	1421
顾品儒	1356	顾子静	1359	广东国医分馆筹备处	1421
顾清淇	1356	顾宗孝	1359	广东国医药团体	1421
顾群	1356	顾宗余	1359	广东宏中医药专门学校	1421
顾任伊	1356	顾祖瑛	1359	广东梅县新中医学社	1421
顾汝俊	1356	关伯廉	1359	广东梅县梓材医院	1421
顾汝骏	1356	关澄弼	1359	广东省国医馆分馆惠阳	
顾绍名	1356	关大有	1359	支馆	1421
顾石农	1356	关独啸庵	1359	广东省教育厅	1421
顾实	1356	关惠民	1359	广东省政府	1421
顾寿白	1356	关铭新	1359	广东台山医生公会	1421
顾寿椿	1356	关任民	1359	广东新中医学会	1421
顾甡人	1356	关荣溢	1359	广东医药月刊社	1422
顾惕生	1357	关蔚煌	1360	广东中医公会	1423

广东中医药专门学校	1423	郭鸿杰	1428	郭悠卿	1431
广东中医药专门学校学生会	1424	郭怀德	1428	郭云霄	1431
广东中医杂志社	1424	郭焕章	1428	郭泽民	1432
广东中医专门学校	1426	郭惠霖	1428	郭知非	1432
广东总商会	1426	郭金堂	1428	郭志道	1432
广仁善堂圣学会	1426	郭敬三	1428	郭志寅	1432
广铁生	1426	郭九思	1428	郭忠堂	1432
广西国医分馆筹备处	1426	郭乐天	1428	郭仲亮	1432
广西国医分馆临时办事处	1426	郭林森	1428	郭子镇	1432
		郭令之	1429	国货维持会	1432
		郭默如	1429	国立中山大学第一医院	1432
广西全省中医药联合会筹备会	1426	郭念堂	1429	国立中山大学第一医院	
广西省民政厅	1426	郭平	1429	附属护士学校	1433
广西梧州市中医公会委员会	1426	郭琦元	1429	国立中医研究院	1433
		郭卿	1429	国民政府	1433
广益医院	1426	郭人骥	1429	国民政府卫生部	1433
广州市卫生局	1426	郭镕甫	1429	国民政府文官处	1433
广州杏林医学社	1426	郭瑞麟	1429	国民政府总务部	1433
贵铎	1426	郭瑞令	1429	国务院	1433
贵中权	1426	郭若定	1429	国新	1433
桂步阶	1426	郭山崇	1429	国药单方实验研究社	1433
桂东林	1427	郭韶九	1430	国药新声社同人	1433
桂华岳	1427	郭绍庭	1430	国药新声杂志社	1434
桂林	1427	郭慎东	1430	国医单方实验研究社	1435
桂林医药浅报社	1427	郭世祥	1430	国医导报编者	1435
桂省吾	1427	郭受天	1430	国医导报杂志社	1435
桂馨书屋	1427	郭曙升	1430	国医砥柱书局	1435
桂馨医庐同人	1427	郭泰桢	1430	国医砥柱月刊福建笏石	
桂学歧	1427	郭万盛	1430	分社	1435
丨之	1427	郭文选	1431	国医砥柱月刊记者	1435
郭柏良	1427	郭文逸	1431	国医砥柱月刊日本总分社	
郭宝成	1427	郭先举	1431		1435
郭炳垣	1427	郭象升	1431	国医砥柱月刊社	1435
郭伯良	1427	郭小平	1431	国医砥柱月刊社全体同人	
郭大猷	1427	郭心翔	1431		1458
郭道华	1427	郭延桃	1431	国医砥柱总社董事会	1458
郭芬亭	1427	郭演康	1431	国医公报社	1458
郭刚	1428	郭贻安	1431	国医公报社记者	1461
郭国昌	1428	郭荫昌	1431	国医公会	1461
		郭映南	1431	国医文献社	1461

国医学社	1461	韩绪臣	1469	郝象生	1471
国医御敌团	1461	韩勋唐	1469	郝芸衫	1471
国医杂志社	1461	韩一雷	1469	郝植梅	1471
国医正言杂志社	1464	韩一斋	1469	浩然	1471
过镜涵	1466	韩永超	1469	何半游	1471
		韩玉甫	1469	何炳元	1471
H		韩玉珊	1469	何伯贤	1472
		韩郁文	1469	何伯岳	1472
哈	1466	韩云鹤	1469	何崇礼	1472
哈同寿	1466	韩云鸿	1469	何棣若	1472
哈瓦斯	1467	韩哲仙	1469	何定生	1472
哈瓦斯通讯社	1467	韩镇教	1469	何芳君	1472
海藏	1467	韩志谦	1469	何房君	1472
海客	1467	韩子璧	1470	何芙君	1472
海深德	1467	韩紫辉	1470	何苇	1472
海涛	1467	韩作昶	1470	何高俊	1472
海煦	1467	汉河	1470	何公度	1472
海虞	1467	汉江	1470	何拱宸	1473
函授新医学讲习社	1467	汉口特别市中医工会	1470	何共梅	1473
涵虚室主	1467	汉口武昌汉阳国医公会	1470	何光华	1473
寒潮	1467	汉口医药学刊社	1470	何光渝	1473
寒士	1467	汉口医药学社	1470	何广生	1473
韩安	1468	翰	1470	何海筹	1473
韩伯英	1468	翰公	1470	何鹤鸣	1473
韩成之	1468	杭县宏济社施药局	1470	何蠖叟	1473
韩法周	1468	杭州惠孚病院	1470	何家谋	1473
韩化民	1468	杭州健康医报社	1470	何嘉友	1473
韩家骥	1468	杭州世界红十字会	1470	何剑华	1473
韩家晟	1468	杭州市国医公会	1471	何剑魂	1473
韩慕康	1468	杭州市国医药公会	1471	何健安	1473
韩溥	1468	杭州市药团联合会	1471	何结苏	1473
韩卿	1468	杭州市政府	1471	何炯	1473
韩仁达	1468	杭州市中医协会	1471	何九龄	1474
韩润平	1468	杭州文化印书局	1471	何骏德	1474
韩恕	1468	杭州医林新志社	1471	何宽	1474
韩天放	1468	杭州医学公会	1471	何奎垣	1474
韩天爵	1468	杭州医药学会	1471	何昆如	1475
韩文彬	1468	杭州中国医药学社	1471	何兰塈	1475
韩汶渊	1468	郝品三	1471	何立三	1475
韩武动	1469	郝霞飞	1471	何廉臣	1475
韩旭升	1469				

何梦	1477	何寅生	1483	贺蔚章	1487
何梦瑶	1477	何印岩	1483	贺耀源	1487
何墨君	1477	何映霞	1483	贺耀祖	1487
何能铃	1477	何幼廉	1483	贺云	1487
何佩瑜	1477	何禹门	1484	贺芸生	1487
何其昌	1479	何玉成	1484	贺兆海	1487
何其佳	1480	何玉书	1484	贺宗培	1487
何其伟	1480	何育群	1484	贺祖谋	1487
何琦贞	1480	何约明	1484	赫德	1487
何启丞	1480	何云皋	1484	赫子真	1487
何谦如	1480	何云鹤	1484	鹤	1487
何如	1480	何兆祺	1485	黑天先生	1487
何少瑜	1480	何拯华	1485	衡	1487
何诗遗	1480	何政武	1485	弘耀南	1487
何时达	1481	何志仁	1485	宏焱谨	1487
何时希	1481	何仲圃	1485	洪抱安	1488
何书田	1481	何子祥	1485	洪贯之	1488
何树金	1481	何宗培	1485	洪静宜	1488
何霜梅	1481	和川氏	1485	洪巨卿	1488
何思琮	1481	和田启十郎	1485	洪佩纶	1488
何苏生	1481	和之	1485	洪其诚	1488
何腾霄	1481	河北省国医分馆	1485	洪启灵	1488
何恬弇	1481	河间隐士	1485	洪天一	1488
何廷槐	1481	河南国药改进社	1486	洪廷飏	1488
何廷翊	1481	河南确山县中医师公会	1486	洪文贤	1488
何文德	1481	河南省国医分馆	1486	洪希文	1488
何希圣	1481	河南省政府	1486	洪馨芝	1489
何希望	1482	河南医药研究会	1486	洪荫松	1489
何锡琛	1482	河南医药研究所	1486	洪兆箕	1489
何樨香	1482	核堂	1486	鸿仁	1489
何宪人	1482	贺	1486	侯安怀	1489
何小廉	1482	贺爱敦	1486	侯光迪	1489
何筱廉	1482	贺诚	1486	侯家憨	1489
何笑禅	1482	贺川玄悦	1486	侯敬舆	1489
何心怡	1482	贺绂之	1486	侯筱珩	1489
何心余	1482	贺国岐	1486	侯杏香	1489
何秀山	1482	贺了公	1486	侯彦之	1489
何耀民	1482	贺少望	1486	侯驭洲	1490
何一龙	1482	贺绍彭	1486	侯振英	1490
何益赞	1483	贺寿康	1486	侯智如	1490

胡安邦	1490	胡莲伯	1493	胡锡铨	1499
胡半农	1490	胡凌云	1493	胡先骕	1499
胡宝林	1490	胡侣	1493	胡娴珍	1499
胡宝书	1490	胡敏扬	1494	胡萧梧	1499
胡秉钧	1490	胡默然	1494	胡效心	1499
胡春初	1490	胡念瑜	1494	胡协心	1499
胡德茂	1490	胡佩芬	1494	胡心友	1499
胡定安	1491	胡齐瑞	1494	胡鑫	1500
胡定一	1491	胡翘武	1494	胡煦	1500
胡东皋	1491	胡润墀	1494	胡宣明	1500
胡恩旅	1491	胡润之	1494	胡亚鹤	1500
胡恩旗	1491	胡润兹	1494	胡荫鹏	1500
胡仿西	1491	胡若顽	1494	胡荧生	1500
胡丰然	1491	胡善庐	1494	胡瀛峤	1500
胡福先	1491	胡尚仁	1495	胡友梅	1500
胡复春	1491	胡尚元	1495	胡幼堂	1500
胡公健	1491	胡慎	1495	胡幼卓	1500
胡观云	1491	胡慎庵	1495	胡运生	1500
胡光慈	1491	胡诗静	1495	胡蕴珊	1501
胡国鑫	1492	胡世珍	1495	胡章法	1501
胡汉荣	1492	胡适	1495	胡兆麟	1501
胡洪钧	1492	胡寿南	1495	胡诏维	1501
胡鸿基	1492	胡书城	1495	胡蛰庵	1501
胡华赓	1492	胡思范	1495	胡震	1501
胡怀谨	1492	胡松乔	1495	胡志芬	1501
胡季丹	1492	胡颂庭	1495	胡智民	1501
胡季良	1492	胡天放	1495	胡钟岳	1501
胡继瑷	1492	胡天民	1495	胡子纯	1501
胡寄尘	1492	胡天石	1496	胡作霖	1501
胡家健	1492	胡天中	1496	壶公	1501
胡家麟	1492	胡天宗	1496	壶小筑	1501
胡建文	1492	胡为	1498	壶隐	1501
胡剑华	1492	胡惟德	1498	壶隐居士	1502
胡剑农	1493	胡维屏	1498	湖北蚕桑局	1502
胡剑秋	1493	胡伟	1498	湖北国医分馆	1502
胡健公	1493	胡玮	1499	湖北国医专科学校	1502
胡鉴	1493	胡文虎	1499	湖北国医专科学校校董会	
胡九功	1493	胡文辉	1499		1502
胡居仁	1493	胡文梓	1499	湖北全省国医馆筹备处	1502
胡克恭	1493	胡悟明	1499	湖北省国医馆筹备处	1502

湖北省立中医科大学	1502	华汝成	1504	黄鼎瑚	1515
湖北省民政厅	1502	华西	1504	黄敦汉	1515
湖北医药月刊社	1502	华西医药杂志社	1505	黄芳	1515
湖南长沙市国医公会	1502	华西医药杂志社资料室	1512	黄非病	1515
湖南常德国医药会	1503	华夏医学会	1512	黄凤龙	1515
湖南国医药建设委员会	1503	华照藜	1512	黄郛	1515
湖南国医专校	1503	华志诚	1512	黄馥生	1515
湖南国医专校学生自治会		华志伟	1512	黄馥秀	1515
	1503	华中新中医专科学校校		黄刚木	1515
湖南省筹备医药事业		董会	1512	黄镐京	1515
建设委员会	1503	华中医药报社	1512	黄冠三	1515
湖南省芷江县中医师公会		滑寿	1512	黄贯虹	1515
	1503	崋	1513	黄广田	1516
湖南医学会	1503	淮阴县国医公会	1513	黄国材	1516
湖南医药建设委员会	1503	幻尘	1513	黄国亮	1519
湖南医药团体	1503	奂晓五	1513	黄国林	1519
湖南医专学生自治会	1503	焕长	1513	黄国祥	1519
户部	1503	荒木忠郎	1513	黄海平	1519
沪北医药会	1503	荒言	1513	黄海阳	1520
沪东中医学会	1503	黄霭园	1513	黄翰	1520
祜	1503	黄百川	1513	黄和如	1520
花悲秋	1503	黄宝荣	1513	黄鹤祥	1520
花桂山	1503	黄宝树	1513	黄花	1520
花兰德	1503	黄葆余	1513	黄华	1520
花新人	1503	黄本然	1513	黄华官	1520
花信病夫	1504	黄秉章	1513	黄惠初	1520
花一中	1504	黄伯棠	1513	黄惠嘉	1520
华宝孚	1504	黄伯桃	1514	黄惠健	1520
华北国医学院	1504	黄彩彬	1514	黄慧慈	1520
华北新中医学社	1504	黄灿	1514	黄季陆	1520
华丹	1504	黄苍霖	1514	黄坚白	1520
华公西	1504	黄策臣	1514	黄剑纯	1520
华光	1504	黄焯南	1514	黄健亚	1521
华光彝	1504	黄超	1514	黄介青	1521
华辉	1504	黄春岩	1514	黄金若	1521
华介生	1504	黄慈哉	1515	黄警顽	1521
华锦堂	1504	黄旦元	1515	黄镜庭	1521
华觉民	1504	黄诞英	1515	黄炯臣	1521
华企元	1504	黄道六	1515	黄炯匡	1521
华荣	1504	黄德祥	1515	黄橘泉	1521

黄觉人	1521	黄始明	1526	黄养真	1530
黄俊民	1521	黄寿衮	1526	黄瑶圃	1530
黄恪勤	1521	黄述岐	1526	黄耀舜	1530
黄肯堂	1521	黄树荣	1526	黄一尘	1530
黄劳逸	1521	黄树洲	1527	黄一举	1530
黄连	1522	黄水如	1527	黄彝鼎	1530
黄良安	1522	黄硕夫	1527	黄逸周	1530
黄迈廷	1522	黄思礼	1527	黄应福	1530
黄眉孙	1522	黄松潜	1527	黄英	1530
黄楣孙	1524	黄颂和	1527	黄咏周	1530
黄孟箐	1524	黄素庵	1527	黄有群	1530
黄勉之	1524	黄惕生	1527	黄有章	1530
黄明三	1524	黄天士	1527	黄右昌	1531
黄培元	1524	黄恬	1527	黄雨铭	1531
黄其琮	1525	黄庭钧	1527	黄雨岩	1531
黄启昌	1525	黄万安	1527	黄育庭	1531
黄启厚	1525	黄渭南	1527	黄毓	1531
黄谦	1525	黄渭卿	1527	黄毓琦	1531
黄去陈	1525	黄渭清	1527	黄元恺	1531
黄全卿	1525	黄文东	1527	黄岳华	1531
黄全省	1525	黄文治	1528	黄悦可	1531
黄任潮	1525	黄雯	1528	黄云龙	1531
黄任恒	1525	黄西园	1528	黄载熙	1531
黄荣邨	1525	黄锡昭	1528	黄泽尧	1531
黄儒珍	1525	黄谿	1528	黄樟梅	1531
黄儒真	1525	黄曦	1528	黄昭光	1531
黄瑞书	1525	黄席丰	1528	黄兆海	1531
黄润光	1525	黄先庸	1528	黄真训	1532
黄润生	1525	黄献甫	1528	黄振纲	1532
黄润书	1525	黄小农	1528	黄植勋	1532
黄韶苍	1526	黄信臣	1528	黄志仁	1532
黄少波	1526	黄星楼	1528	黄中坤	1532
黄少伯	1526	黄星石	1529	黄仲彬	1532
黄绍声	1526	黄惺斋	1529	黄仲达	1532
黄绍珣	1526	黄煋哉	1529	黄仲平	1532
黄社	1526	黄熊飞	1529	黄仲贤	1532
黄社经	1526	黄学龙	1529	黄竹斋	1532
黄胜白	1526	黄学敏	1530	黄子衡	1533
黄圣白	1526	黄炎培	1530	黄子灵	1534
黄师岐	1526	黄养民	1530	黄子信	1534

黄子秀	1534	吉田玄壶	1537	嘉翰清	1540
黄宗羲	1534	吉益东洞	1537	嘉惠森	1540
黄祖岐	1534	吉益嬴齐	1538	嘉善医学研究会	1540
黄祖裳	1534	吉云	1538	嘉善医药学会	1540
黄祖云	1534	计德千	1538	嘉兴中医协会	1540
黄醉白	1534	计寿乔	1538	甲装准一	1540
辉	1534	纪会杰	1538	贾端甫	1540
辉祐	1534	纪良臣	1538	贾芬	1540
会计师协会	1534	纪正亭	1538	贾黻卿	1541
会一	1534	季爱人	1538	贾鸿儒	1541
会益群	1534	季陈夔	1538	贾鉴	1541
晦鸣学	1534	季杰	1538	贾景星	1541
惠君	1534	季理斐	1538	贾青云	1541
惠民	1534	季立如	1538	贾瑞甫	1541
惠平	1534	季良	1538	贾省之	1541
惠松涛	1534	季鸣九	1539	贾文波	1541
惠阳县国医支馆	1535	季勤	1539	贾燮卿	1541
惠蕴明	1535	季青	1539	贾镒	1541
慧	1535	季融五	1539	贾宗谊	1541
慧明	1535	季少三	1539	假醒	1541
蕙	1535	季士京	1539	坚白	1541
活火	1535	季廷栻	1539	坚白子	1541
霍力克	1535	季筱亭	1539	坚斋主人	1541
霍梦芳	1535	季寅	1539	监察院	1542
霍然	1535	季雨苍	1539	简井德光	1542
霍瑞焕	1535	季卓人	1539	简爵勋	1542
藿香	1535	济	1539	简为良	1542
		济川		剑	1542

J

		济航	1539	剑虹	1542
鸡鸣	1537	济生	1539	剑明	1542
鸡鸣医报社	1537	济云	1540	剑平	1542
姬建谋	1537	济舟	1540	剑屏	1542
姬乾园	1537	继林枝	1540	健心	1542
嵇觐	1537	寄尘	1540	涧东	1542
激声	1537	寄观	1540	渐	1542
及春	1537	寄痕	1540	鉴光	1542
吉	1537	寄萍	1540	江保传	1542
吉乐平	1537	冀孔德	1540	江昌绪	1542
吉链康	1537	冀泽	1540	江长春	1542
吉培尔·乌伊	1537	加藤浩及	1540	江都中医公会	1542

江逢治	1542	江子卿	1546	蒋匡可	1551
江广智	1542	江祖韩	1546	蒋乐安	1551
江鸿之	1542	江左国医讲习所	1546	蒋乐庵	1551
江晦鸣	1543	姜白鸥	1546	蒋立人	1551
江惠民	1543	姜常材	1547	蒋履曾	1551
江景文	1543	姜成堃	1547	蒋汝正	1552
江静波	1543	姜楚城	1547	蒋瑞祺	1552
江俊孙	1543	姜春华	1547	蒋尚锦	1552
江骏声	1543	姜贯虹	1548	蒋树杞	1552
江亢虎	1544	姜笃	1548	蒋颂南	1552
江堃	1544	姜启忠	1548	蒋文芳	1552
江崐犠	1544	姜秋霞	1548	蒋樨庵	1553
江立生	1544	姜天哀	1548	蒋星华	1553
江丽春	1544	姜天叙	1548	蒋栩庄	1553
江南	1544	姜鑫	1548	蒋荫椿	1553
江宁医学研究会	1544	姜堰植林医社	1549	蒋有孚	1553
江宁忠	1544	姜赞文	1549	蒋右良	1553
江浦清	1544	姜振勋	1549	蒋雨塘	1553
江仁浒	1544	姜竹君	1549	蒋誉	1553
江绍原	1544	姜佐景	1549	蒋云塘	1553
江士瑜	1544	蒋柏梁	1549	蒋泽久	1553
江树溪	1545	蒋璧山	1549	蒋兆桂	1553
江松石	1545	蒋超尘	1550	蒋拯青	1553
江苏国医分馆秘书处	1545	蒋承菊	1550	蒋穉庵	1553
江苏全省中医联合会	1545	蒋定英	1550	蒋中正	1554
江苏全省中医联合会正副		蒋逢春	1550	蒋仲贤	1554
会长	1545	蒋光汉	1550	蒋仲彦	1554
江苏省国医馆	1545	蒋桂芬	1550	蒋宗涛	1554
江苏省政府	1545	蒋洪钧	1550	焦东	1554
江苏松江映雪庐图书馆	1545	蒋鸿礼	1550	焦会元	1554
江天遯叟	1545	蒋鸿声	1550	焦勉斋	1554
江维忠	1545	蒋怀民	1550	焦三者	1554
江伟民	1545	蒋蕙芬	1551	焦易堂	1554
江卧云	1545	蒋极青	1551	焦拯民	1556
江西警察厅	1546	蒋济周	1551	蕉岑山人	1556
江西省国医馆筹备处	1546	蒋景鸿	1551	蕉桐馆主	1556
江一豪	1546	蒋景山	1551	教育部	1556
江志贤	1546	蒋镜寰	1551	教育专门委员会	1556
江周海	1546	蒋可久	1551	接允中	1556
江竹安	1546	蒋可均	1551	孑予	1556

劫	1556	金受申	1559	经利彬	1562
劫余寒蝉	1556	金述之	1559	经寿彬	1562
洁	1556	金天石	1559	经文彬	1562
解纯一	1556	金天佑	1559	荆家鼐	1562
介生	1556	金亭	1559	荆武蒙	1562
借光	1557	金童	1559	井川俊一	1562
今日生	1557	金蔚卿	1559	井庆滋	1562
金宝善	1557	金文明	1559	井上正贺	1562
金葆卿	1557	金箫雷	1559	景德镇中医联合会	1562
金拨云	1557	金晓初	1559	景飞	1562
金博仁	1557	金孝仁	1559	景鉴和	1562
金长康	1557	金学仁	1560	景开基	1562
金冲汉	1557	金勋衢	1560	景莲	1562
金丹书	1557	金彦之	1560	景叔甫	1562
金鼎	1557	金银花	1560	景淑祖	1563
金钢侠	1557	金雨时	1560	景桐	1563
金铬	1557	金煜声	1560	景贤医院	1563
金国良	1557	金冤禽	1560	景仰山	1563
金鹤琴	1557	金择明	1560	景贻孙	1563
金鹤书	1557	金泽	1560	景芸芳	1563
金华	1557	金曾洵	1560	景赵	1563
金惠屏	1558	金真如	1560	净土生	1563
金惠卿	1558	金正希	1561	竟成	1563
金吉祥	1558	金正愚	1561	敬熙	1563
金鉴明	1558	金志澄	1561	敬斋古今黇	1564
金里千	1558	金志翔	1561	静庵	1564
金陵下工	1558	金峙程	1561	静盦	1564
金履升	1558	金重	1561	静溪	1564
金懋清	1558	金子长	1561	静英	1564
金明熙	1558	金子久	1561	静真	1564
金鸣宇	1558	金子宜	1561	镜澄	1564
金乃基	1558	金子膺	1561	镜清	1564
金扩郎	1558	谨	1561	九初	1564
金千里	1558	谨庸	1561	九峰山农	1564
金溱波	1558	锦	1561	九华山人	1564
金人玉	1558	劲秋医学函授社	1561	九江医学会中医部赣鄂国药研究会	1564
金少陵	1558	进步	1561		
金神子	1559	晋陵下工	1562	九先通	1564
金实善	1559	靳国英	1562	九一四州府大医生	1564
金寿山	1559	靳子愚	1562	久保田晴光	1564

旧黑	1564	柯集庵	1569	崑冈	1572
鹫峰樵	1565	柯生原	1569		
居龙太	1565	柯湘帆	1569	**L**	
鞠安	1565	柯与参	1569	来鸿尧	1572
鞠前	1565	柯泽菴	1569	来仪	1572
菊屏	1565	科学针灸医学院	1569	来作城	1572
菊秋	1565	可久	1569	赖斗岩	1572
菊影	1565	可琴	1569	赖汉滨	1573
橘圃	1565	克励	1570	赖华锋	1573
觉	1565	克明医学会	1570	赖化育	1573
觉非	1565	课余	1570	赖际熙	1573
觉迷	1565	空我	1570	赖俊卿	1573
军事委员会后方勤务部	1565	孔蔼如	1570	赖良蒲	1573
钧大	1565	孔霭士	1570	赖佩瑜	1573
骏	1565	孔伯华	1570	赖琴南	1573
		孔伯毅	1570	赖文辉	1573
K		孔达朝	1570	赖筱梅	1573
卡勒	1565	孔繁禄	1570	赖醒非	1573
开朗	1565	孔繁煜	1570	赖有训	1573
楷	1565	孔庚	1571	赖云清	1573
侃如	1565	孔南炎	1571	赖植卿	1573
歆然轩主人	1566	孔时亮	1571	兰陵梦痴	1573
阚勉	1566	孔肃然	1571	兰叟手	1573
康北海	1566	孔宪杰	1571	兰兮	1574
康浩	1566	孔宣礼	1571	兰溪公立中医专门学校	1574
康华	1566	孔正道	1571	兰溪县中医药团体	1574
康焕章	1566	孔仲华	1571	兰溪药业私立中医专门	
康济民	1566	孔壮公	1571	学校	1574
康健	1566	寇孟杰	1571	兰溪中医专校	1574
康乐	1566	寇宪民	1572	兰州市中医师公会	1574
康乃尔医学院	1566	苦虫	1572	岚光	1574
康念尧	1566	苦梅	1572	蓝天伴	1574
康衢	1566	苦学生	1572	蓝逸庵	1574
康升亭	1567	蒯修永	1572	蓝月恒	1574
康惟恂	1567	匡第春	1572	澜平	1574
康维新	1567	匡克衡	1572	郎桂生	1574
康维恂	1567	匡麟	1572	朗译	1574
康宜勤	1569	匡时	1572	劳尘	1574
考试院	1569	况乾五	1572	劳少齐	1574
柯等和	1569	傀儡生鸾雏	1572	劳逸	1574

老张	1574	李伯时	1578	李杲	1582
烙声峻	1574	李博文	1578	李根源	1582
乐安渤	1575	李长春	1578	李贡三	1582
乐蟾	1575	李长广	1578	李贡珊	1582
乐山	1575	李超凡	1578	李贡廷	1582
乐绍虞	1575	李超甫	1578	李观明	1583
雷典如	1575	李朝扬	1578	李冠群	1583
雷鸣夏	1575	李柽平	1578	李冠仙	1583
雷少逸	1575	李成勋	1579	李冠雄	1583
冷观	1575	李程九	1579	李光	1583
冷目	1575	李程元	1579	李光健	1583
冷秋	1575	李春洪	1579	李光楣	1583
冷水	1575	李春霖	1579	李桂生	1583
离尘山人	1575	李春生	1580	李国维	1583
黎庇留	1575	李春熙	1580	李海钦	1583
黎伯概	1575	李春芝	1580	李翰芬	1583
黎萃拔	1576	李萃川	1580	李和义	1583
黎棣初	1576	李大超	1580	李鹤访	1584
黎灵生	1576	李丹五	1581	李鸿庆	1584
黎民	1576	李道仁	1581	李鸿仪	1584
黎年祉	1576	李德甫	1581	李厚庵	1584
黎琴石	1576	李德鉴	1581	李华光	1584
黎青	1576	李德慕	1581	李怀德	1584
黎若愚	1576	李德裕	1581	李怀仁	1584
黎士曼	1576	李钓云	1581	李焕卿	1584
黎肃军	1577	李调之	1581	李徽轺	1584
黎天佑	1577	李鼎	1581	李惠民	1584
黎万孚	1577	李定恩	1581	李济舫	1584
黎志宁	1577	李东初	1581	李济人	1585
礼部	1577	李杜	1581	李济深	1585
李宝琦	1577	李尊芳	1581	李佳白	1585
李宝树	1577	李斐如	1581	李嘉鋆	1585
李葆真	1577	李棻	1582	李甲群	1585
李北川	1578	李凤棋	1582	李简青	1585
李冰妍	1578	李奉藻	1582	李建昌	1585
李秉衡	1578	李奉璋	1582	李建新	1585
李秉顺	1578	李福昌	1582	李剑奇	1585
李秉中	1578	李福文	1582	李健夫	1585
李炳旸	1578	李复光	1582	李健颐	1585
李伯卢	1578	李赋京	1582	李江中	1589

李介平	1589	李培思	1592	李慎五	1595
李锦帆	1589	李培玉	1593	李生墀	1596
李近圣	1589	李裴如	1593	李生春	1596
李进修	1589	李沛仁	1593	李声望	1596
李经民	1589	李沛原	1593	李省三	1596
李警美	1589	李佩珍	1593	李诗雄	1596
李净尘	1589	李芃园	1593	李石丹	1596
李竞华	1590	李岐堂	1593	李实怀	1596
李靖桂	1590	李其光	1593	李实琦	1596
李静子	1590	李奇山	1593	李世双	1596
李鞠珊	1590	李启沅	1593	李寿人	1596
李菊荪	1590	李乾符	1593	李寿石	1596
李觉先	1590	李倩萍	1593	李寿轩	1596
李钧衡	1590	李青霞	1593	李寿芝	1597
李钧宇	1590	李庆坪	1593	李术仁	1597
李俊民	1590	李庆荣	1594	李树宝	1597
李可训	1590	李秋铭	1594	李树秀	1597
李克蕙	1590	李群芳	1594	李树珍	1597
李遝	1591	李仁修	1594	李恕忱	1597
李来轩	1591	李仁轩	1594	李顺卿	1597
李阆侯	1591	李日淳	1594	李铄铧	1597
李力仁	1591	李荣	1594	李思柏	1597
李良邨	1591	李荣怀	1594	李思侗	1598
李良模	1591	李蓉栽	1594	李苏	1598
李烈钧	1591	李蓉斋	1594	李遂良	1598
李临氏	1592	李如超	1594	李燧初	1598
李麟书	1592	李如冈	1594	李榻山	1598
李灵华	1592	李儒臣	1595	李棠甫	1598
李伦敦	1592	李汝鹏	1595	李涛	1598
李梅龄	1592	李瑞兰	1595	李悌鸢	1598
李梦庚	1592	李瑞年	1595	李天才	1599
李明	1592	李瑞琪	1595	李天洁	1599
李明道	1592	李瑞中	1595	李天培	1599
李明哲	1592	李润绣	1595	李天沛	1599
李目谆	1592	李润之	1595	李天球	1599
李沐恩	1592	李尚一	1595	李廷藏	1599
李慕文	1592	李少峰	1595	李廷绪	1599
李乃贤	1592	李少林	1595	李万青	1599
李迺羹	1592	李少子	1595	李为彭	1599
李培生	1592	李绍昌	1595	李惟藩	1599

李维邦	1599	李彦百	1603	李致福	1606
李维藩	1599	李砚田	1603	李仲恒	1606
李伟	1599	李阳谷	1603	李仲衡	1606
李炜	1600	李养和	1603	李仲美	1606
李炜华	1600	李燿常	1603	李仲明	1606
李蔚南	1600	李耀东	1603	李仲守	1606
李蔚农	1600	李议法	1603	李仲翔	1606
李蔚普	1600	李荫禅	1603	李仲振	1607
李蔚香	1600	李英才	1603	李重人	1607
李慰农	1600	李友梅	1603	李竹溪	1607
李文彬	1600	李雨苍	1603	李祝华	1607
李文舫	1601	李玉清	1604	李卓英	1607
李文杰	1601	李玉珍	1604	李子谦	1607
李文生	1601	李钰琳	1604	李子清	1607
李文轩	1601	李遇春	1604	李子彦	1607
李文英	1601	李毓璠	1604	李子仪	1607
李文哉	1601	李毓镛	1604	李子郁	1607
李卧云	1601	李元素	1604	李子舟	1607
李芜生	1601	李源和	1604	李宗黄	1607
李伍筠	1601	李曰纶	1604	李宗陶	1607
李锡康	1601	李云川	1604	李祖唐	1608
李锡卿	1601	李云年	1604	李醉石	1608
李侠风	1601	李云溥	1604	立□	1608
李显	1601	李云卿	1604	立才	1608
李显民	1601	李韵芳	1604	立法院	1608
李祥麟	1601	李韵珂	1604	立法院秘书处	1608
李小靖	1602	李在宽	1604	立人	1608
李晓梧	1602	李喆慧	1605	丽冰	1608
李孝芳	1602	李桢华	1605	丽生	1608
李效泌	1602	李振铎	1605	利济学堂报社	1608
李笑瀛	1602	李振声	1605	利济医院	1633
李笑云	1602	李振唐	1605	励承初	1634
李啸云	1602	李征韶	1605	栎荫拙	1634
李心清	1602	李正芳	1605	郦昌龄	1634
李新文	1602	李之源	1605	郦凤钧	1634
李杏春	1602	李之振	1606	栗树屏	1634
李雄侯	1602	李直谅	1606	栗原爱塔	1634
李雪楼	1602	李祖繁	1606	栗原广三	1634
李雅斌	1603	李祖余	1606	连山	1634
李延安	1603	李志鸿	1606	连硕庭	1634

莲伯	1634	梁培基	1639	廖仲航	1643
莲如氏	1634	梁启超	1639	廖仲文	1643
莲塘居士	1634	梁任公	1639	廖祝之	1643
莲子	1634	梁少泉	1639	廖子桢	1643
廉南湖	1635	梁绍浚	1639	列尤	1643
恋花生	1635	梁慎余	1639	林	1643
良	1635	梁守真	1639	林葆予	1643
良定	1635	梁溪医隐	1639	林秉旌	1643
良穆	1635	梁湘岩	1639	林秉心	1643
良玉	1635	梁祥云	1639	林炳华	1643
良月	1635	梁筱彦	1640	林沧叔	1643
凉月	1635	梁心	1640	林长春	1643
梁秉钧	1635	梁暄和	1640	林畅荣	1643
梁伯强	1635	梁右斋	1640	林成	1643
梁伯阳	1635	梁余生	1640	林春斋	1643
梁灿英	1636	梁雨泉	1640	林椿年	1644
梁昌义	1636	梁愈	1640	林大夒	1644
梁长荣	1636	梁章钜	1640	林德仁	1644
梁朝浦	1637	梁兆南	1640	林德翔	1644
梁春葵	1637	梁峥嵘	1640	林德星	1644
梁春煦	1637	梁转斌	1641	林定南	1644
梁大嵋	1637	梁卓谋	1641	林东湖	1644
梁德文	1637	梁子和	1641	林福梨	1644
梁凤池	1637	梁子居	1641	林冠雄	1644
梁凤文	1638	梁总鼎	1641	林汉祥	1645
梁闰放	1638	梁余生	1641	林华三	1645
梁国权	1638	亮上	1641	林璜庵	1645
梁翰芬	1638	亮子	1641	林慧剑	1645
梁和煦	1638	聊复尔斋主人	1641	林吉联	1645
梁惠琼	1638	廖伯然	1641	林几	1645
梁辑五	1638	廖端诚	1641	林济民	1645
梁季良	1638	廖介清	1641	林济青	1645
梁家齐	1638	廖景桐	1641	林继枝	1645
梁家维	1638	廖景曾	1642	林家瑞	1645
梁家义	1638	廖浚泉	1642	林建德	1645
梁介文	1638	廖孟培	1642	林建廷	1645
梁经纶	1638	廖梦畴	1642	林洁之	1646
梁梦侠	1638	廖世勳	1642	林瑾庵	1646
梁明行	1639	廖温仁	1642	林景亮	1646
梁乃津	1639	廖吴炎	1643	林敬	1646

林敬臣	1646	林学富	1649	凌九云	1651
林敬照	1646	林学光	1649	凌觉蕉	1651
林静趣	1646	林翼	1649	凌履之	1651
林炯东	1646	林荫五	1649	凌梦蘷	1652
林康侯	1646	林荫祥	1649	凌少波	1652
林孔培	1647	林隐滨	1649	凌树人	1652
林绵义	1647	林莹君	1649	凌霜	1652
林妙彦	1647	林永候	1649	凌颂知	1652
林名章	1647	林又愚	1649	凌晓五	1652
林鸣乐	1647	林佑贤	1649	凌永言	1652
林屏仙	1647	林愚陶	1650	凌詠	1652
林谦甫	1647	林遇春	1650	凌禹声	1653
林琴南	1647	林源裕	1650	凌云霄	1653
林秋湘	1647	林云	1650	凌志云	1653
林森	1647	林云陔	1650	铃木梅藏	1653
林少鸿	1647	林泽如	1650	陵晋笙	1653
林少明	1647	林兆莹	1650	绫部玄岫	1653
林少田	1647	林振南	1650	菱青玉	1653
林少逸	1647	林徽五	1650	零陵景贤医院	1653
林绍庭	1647	林志生	1650	刘百鍊	1653
林实衍	1648	林治	1650	刘宝坤	1653
林世伟	1648	林中行	1650	刘宝琦	1653
林守梅	1648	林仲昆	1650	刘葆元	1653
林寿维	1648	林子超	1650	刘碧霞	1653
林寿宜	1648	林子崇	1650	刘丙生	1653
林受成	1648	林子衡	1650	刘炳文	1654
林述端	1648	林子云	1651	刘伯昂	1654
林天进	1648	林紫宸	1651	刘伯钧	1654
林蔚光	1648	林作建	1651	刘伯唐	1654
林文波	1648	琳	1651	刘伯愚	1654
林文墙	1648	灵芝考	1651	刘裁吾	1655
林熙联	1648	岭南医林一谔社	1651	刘采臣	1655
林夏泉	1648	凌拜飏	1651	刘采其	1655
林仙耕	1648	凌邦杰	1651	刘超林	1655
林先耕	1648	凌秉衡	1651	刘诚愚	1655
林贤聪	1649	凌步青	1651	刘炽华	1655
林孝策	1649	凌承言	1651	刘楚瞻	1655
林獬	1649	凌海南	1651	刘纯熙	1655
林燮元	1649	凌炔	1651	刘疵禅	1655
林星南	1649	凌嘉六	1651	刘达农	1655

刘达人	1655	刘吉人	1659	刘琴影	1666
刘德旺	1655	刘纪文	1660	刘青川	1666
刘涤愚	1655	刘纪云	1660	刘青云	1666
刘鼎新	1655	刘季雄	1660	刘日东	1666
刘东扬	1655	刘济猛	1660	刘日永	1666
刘笃才	1656	刘济人	1660	刘荣年	1666
刘渡舟	1656	刘继桢	1660	刘荣武	1666
刘恩康	1656	刘兼善	1660	刘如祜	1666
刘丰年	1656	刘见龙	1660	刘汝能	1666
刘茀苏	1656	刘剑华	1660	刘瑞恒	1667
刘福民	1656	刘鉴泉	1660	刘瑞云	1667
刘甫川	1656	刘金池	1661	刘睿瞻	1667
刘复	1656	刘金诏	1661	刘润苍	1667
刘干臣	1656	刘经湘	1661	刘若平	1667
刘根邦	1656	刘景川	1661	刘山农	1667
刘冠群	1656	刘景素	1661	刘善尹	1667
刘冠五	1656	刘镜蓉	1662	刘少渔	1667
刘贯先	1656	刘俊镛	1663	刘绍光	1667
刘国辅	1656	刘俊佑	1663	刘绍华	1667
刘国藻	1656	刘峻	1663	刘绍宽	1667
刘国轴	1656	刘峻卿	1663	刘绍庭	1667
刘海震	1657	刘可承	1663	刘申之	1667
刘汉强	1657	刘坤荣	1663	刘慎之	1667
刘翰臣	1657	刘劳渔	1663	刘师纶	1668
刘好贤	1657	刘骊农	1663	刘石铭	1668
刘和谦	1657	刘廉青	1663	刘士敏	1668
刘和润	1657	刘了初	1664	刘式乔	1668
刘恒瑞	1657	刘泌子	1664	刘叔纯	1668
刘鸿甫	1657	刘冕堂	1664	刘叔莼	1668
刘鸿诂	1657	刘民叔	1664	刘淑廉	1668
刘鸿钧	1657	刘民英	1664	刘淑士	1668
刘鸿英	1657	刘明言	1664	刘述庭	1668
刘华封	1658	刘鸣山	1664	刘恕	1668
刘骅南	1658	刘默之	1665	刘泗桥	1668
刘焕美	1658	刘农伯	1665	刘松峰	1669
刘焕章	1658	刘培坤	1665	刘松林	1669
刘惠良	1658	刘其贤	1665	刘松岩	1669
刘惠民	1658	刘跂	1665	刘廷文	1669
刘惠群	1658	刘前英	1665	刘蜕如	1669
刘慧民	1658	刘琴仙	1665	刘维嵩	1669

刘伟通	1669	刘岳崙	1677	刘作砺	1681
刘蔚楚	1669	刘云帆	1678	镏文铁	1681
刘蔚然	1673	刘云青	1678	柳宝诒	1681
刘文超	1673	刘云香	1678	柳宝贻	1681
刘文浦	1673	刘则之	1678	柳谷孙	1681
刘文若	1673	刘瞻云	1678	柳贯先	1681
刘武荣	1673	刘占魁	1678	柳剑南	1681
刘希文	1674	刘昭	1678	柳励吾	1681
刘希宪	1674	刘哲苍	1678	柳廉青	1681
刘仙琴	1674	刘哲明	1678	柳琦五	1681
刘献琛	1674	刘蛰农	1679	柳悫诚	1682
刘向阳	1674	刘振邦	1679	柳一萍	1682
刘小青	1674	刘震鋆	1679	柳瑛	1682
刘小云	1674	刘正赋	1679	柳幼芝	1682
刘筱云	1675	刘正心	1679	柳云从	1682
刘欣葆	1675	刘之光	1679	柳宗元	1682
刘星元	1675	刘之屏	1679	六乙居士	1682
刘行方	1675	刘芝轩	1679	龙	1682
刘醒群	1675	刘中砥	1679	龙伯超	1682
刘雅亭	1675	刘仲良	1679	龙南国医公会执监委员	1682
刘亚农	1675	刘仲迈	1679	龙泉燮臣	1682
刘瑶栽	1676	刘仲农	1679	龙婉华	1682
刘药桥	1676	刘仲儒	1680	龙文	1682
刘野樵	1676	刘仲散	1680	龙文鹤	1682
刘一峰	1676	刘仲兴	1680	龙溪中医公会	1682
刘一平	1676	刘重华	1680	龙秀章	1682
刘贻仁	1676	刘祝三	1680	龙毓莹	1682
刘义初	1676	刘灼鑫	1680	龙志云	1682
刘逸	1676	刘子和	1680	龙种芝	1682
刘应龙	1676	刘子开	1680	隆昌县治疗公会	1683
刘莹	1676	刘子芹	1680	陇西布衣	1683
刘永纯	1676	刘子文	1680	娄德泉	1683
刘幼痴	1677	刘子霞	1680	楼百层	1683
刘幼雪	1677	刘子余	1680	楼警镛	1683
刘雨础	1677	刘紫萍	1680	楼民乐	1683
刘郁周	1677	刘紫庭	1680	楼普惠	1683
刘浴民	1677	刘紫霞	1680	楼载诉	1683
刘毓麟	1677	刘自开	1680	卢保圻	1683
刘毓生	1677	刘宗恒	1681	卢楚侠士	1683
刘远	1677	刘佐同	1681	卢峰灵	1683

陆周甫	1702	吕仰山	1706	罗时键	1709
陆壮游	1702	吕元膺	1706	罗曙初	1709
陆子贤	1702	吕在申	1706	罗炜彤	1709
陆自量	1702	吕仲谦	1706	罗锡有	1709
陆宗慎	1702	吕子厚	1706	罗燮元	1709
路登云	1702	吕子陶	1706	罗延龄	1709
路东陞	1703	履冰	1706	罗燕南	1710
路易司泰	1704	绿苔	1706	罗扬伯	1710
鹭声	1704	绿亭	1706	罗耀祥	1710
鹭声医学杂志社	1704	绿珠	1707	罗一民	1710
闾焕廷	1704	栾志仁	1707	罗毅夫	1710
闾焕庭	1704	銮江钓叟	1707	罗翼飞	1710
闾立炳	1704	罗柏林	1707	罗韵盒	1710
闾立煜	1704	罗臣司登	1707	罗瓒	1710
闾陞	1704	罗东生	1707	罗兆琚	1710
闾震中	1704	罗端毅	1707	罗振湘	1711
吕春山	1704	罗格	1707	罗整春	1711
吕岱宗	1704	罗广济	1707	罗止园	1711
吕复养	1704	罗广深	1707	罗子昌	1711
吕汉章	1704	罗汉	1707	罗梓琴	1711
吕环章	1704	罗鸿涛	1707	罗济	1707		
吕璜	1704	罗济	1707		
吕嘉亨	1705	罗济安	1707	骆保安	1711
吕锦春	1705	罗家诚	1708	骆朝聘	1712
吕钜荣	1705	罗家骥	1708	骆季和	1712
吕丽屏	1705	罗嘉珪	1708	骆静安	1712
吕履成	1705	罗镜予	1708	骆龙吉	1712
吕孟祥	1705	罗兰	1708	骆明普	1712
吕忞曾	1705	罗乐三	1708	骆神赋	1712
吕乃文	1705	罗理璇	1708	骆卫生	1713
吕鹏搏	1705	罗罗山	1708	骆无涯	1713
吕善夫	1705	罗敏之	1708	骆筱峰	1713
吕少夫	1705	罗明煌	1708	骆止荷	1713
吕少函	1705	罗潜庵	1708	雒声峻	1713
吕绍光	1705	罗荣勋	1708		
吕绍荣	1705	罗骚	1708	**M**	
吕世琦	1706	罗绍祥	1709	马本良	1713
吕叔平	1706	罗审斋	1709	马伯孙	1713
吕思勉	1706	罗省会	1709	马岱云	1713
吕文	1706	罗石麟	1709	马德基	1713
				马尔腾	1713
				马福康	1713

马冠莘	1713	马文昭	1717	茅玥	1720
马冠群	1713	马相伯	1717	茅志庠	1720
马翰臣	1714	马象阁	1718	茂木藏之助	1720
马弘道	1714	马星孚	1718	懋辅	1720
马绩熙	1714	马星樵	1718	梅君	1720
马济仁	1714	马星岩	1718	梅琳醒侠氏	1721
马继兴	1714	马学歧	1718	梅岭先	1721
马继宗	1714	马雅各	1718	梅生居士	1721
马家达	1714	马荫遐	1718	梅瘦	1721
马嘉生	1715	马英麟	1718	梅叔肱	1721
马健华	1715	马玉卿	1718	梅舒萼	1721
马进礼	1715	马元放	1718	梅滕更	1721
马进善	1715	马元仪	1718	梅退安	1721
马精於	1715	马云翔	1718	梅县医药联合会	1721
马景行	1715	马藻亭	1718	梅轩	1721
马景周	1715	玛继宗	1718	梅影	1721
马静寰	1715	麦守信	1718	梅永茂	1721
马克熊	1715	满立勳	1718	梅詠仙	1721
马闓仙	1715	漫人	1719	梅湛	1721
马丽卿	1715	毛邦汉	1719	梅竹洲	1721
马莲湘	1715	毛炳南	1719	梅子芬	1722
马鲁义	1715	毛达可	1719	美国纽约登佛化学制药	
马孟元	1715	毛鸿声	1719	公司	1722
马梦樵	1716	毛近仁	1719	门外汉	1722
马培之	1716	毛青全	1719	朦叟	1722
马品玉	1716	毛晴晨	1719	孟彬	1722
马清溪	1716	毛仁仁	1719	孟卜功	1722
马人泽	1716	毛覃敷	1719	孟德斯鸠	1722
马善征	1716	毛文叔	1719	孟登州	1722
马少村	1716	毛锡爵	1719	孟涵	1722
马少青	1716	毛祥麟	1719	孟侃如	1722
马少卿	1716	毛毅之	1719	孟克明	1722
马少廷	1716	毛友梧	1720	孟乐天	1722
马师赘	1716	毛幼安	1720	孟丽生	1722
马寿民	1716	毛云	1720	孟聘卿	1722
马瘦吟	1716	毛致诚	1720	孟起	1722
马叔循	1717	茅济棠	1720	孟世忱	1722
马斯臧	1717	茅天民	1720	孟心史	1723
马廷涝	1717	茅行先	1720	孟兴朕	1723
马文田	1717	茅英华	1720	孟英	1723

孟与朕	1723	铭立	1726	**N**	
孟云	1723	铭泽	1726		
孟昭堂	1723	谬效国	1726	内务部	1729
孟子英	1723	缪东麟	1726	内政部	1729
梦	1723	缪宏彬	1726	内政部卫生署	1729
梦蜨	1723	缪宏仁	1726	乃静	1729
梦蝶	1723	缪俊德	1726	乃兴	1729
梦飞山人	1723	缪康寿	1727	奈业哥	1730
梦蕉	1723	缪铭泽	1727	南拜山	1730
梦兰	1723	缪廼强	1727	南昌市中医公会	1730
梦秋	1723	缪寿康	1727	南海一樵	1730
梦西	1723	缪素灵	1727	南汇县公安局	1730
糜鹤鸣	1723	缪一鸣	1727	南京国医传习所	1730
糜雪亭	1723	缪永祺	1727	南京市中医公会	1730
糜仲章	1723	缪幼坚	1727	南京卫生月报社	1730
米焕章	1724	缪倬云	1727	南洋劝业会	1730
米吉庆	1724	沫华	1727	南宗景	1730
米荣惠	1724	莫集贤	1727	倪柏森	1730
米显东	1724	莫鉴均	1727	倪本青	1730
米昀	1724	莫兰医士	1727	倪炳荣	1730
宓泰治	1724	莫枚士	1728	倪高凤	1730
宓望森	1724	莫鹏轩	1728	倪静芳	1731
绵毅	1724	莫义廉	1728	倪克庆	1731
苗霖荣	1724	莫莹	1728	倪克显	1731
妙生	1725	莫永如	1728	倪卢	1731
民报	1725	莫振魁	1728	倪梦若	1731
民国医药会	1725	牟聘三	1728	倪铭三	1731
民政部	1725	牟学允	1728	倪七英	1731
旻华	1725	牟允方	1728	倪强	1731
闵苍生	1725	木村长久	1728	倪汝夹	1731
闵金禾	1725	木多精一	1728	倪石奇	1731
敏田	1725	木山圀彦	1728	倪士英	1731
明	1725	牧国泰	1729	倪市隐	1731
明道	1725	牧廷芳	1729	倪寿常	1731
明德斋主人	1725	牧挺芳	1729	倪庭槐	1731
明明斋	1725	牧醒震	1729	倪维德	1732
明日医药杂志社	1725	慕向	1729	倪息庵	1732
明生	1725	穆永洲	1729	倪燮堂	1732
明远	1725	穆宗岳	1729	倪益斋	1732
鸣秋	1725			倪翼之	1732

倪云岳	1732	欧香岩	1735	潘让	1739
鲇川静	1732	欧行一	1735	潘纫娴	1739
涅阳学社	1732	欧阳秉钧	1735	潘如桐	1739
聂崇侯	1732	欧阳福保	1735	潘箬泉	1739
聂海帆	1732	欧阳慧濍	1735	潘少兰	1739
聂其杰	1732	欧阳季瀛	1735	潘绍箕	1739
聂士成	1732	欧阳建清	1735	潘绍文	1739
聂世平	1732	欧阳健	1735	潘申甫	1739
聂欲方	1732	欧阳竟成	1736	潘菽	1739
聂毓芳	1733	欧阳镜湖	1736	潘树仁	1739
聂云台	1733	欧阳锜	1736	潘诵翸	1740
聂志农	1733	欧阳石芝	1736	潘天龙	1740
聂子因	1733	欧阳士廉	1736	潘纬亮	1740
宁波大自鸣钟内卫生公会		欧阳僎	1736	潘文田	1740
	1733	欧阳逸休	1736	潘文源	1740
宁波商报	1733	瓯香馆主	1736	潘文藻	1740
宁波卫生公会	1733			潘友仁	1741
宁波医学研究会	1733			潘又岱	1741
宁达蕴	1733	**P**		潘载士	1741
宁日升	1733	帕孙兹	1736	潘兆鹏	1741
宁顺常	1733	潘柏辰	1736	潘知本	1741
宁未龄	1733	潘保群	1737	潘志中	1741
宁宗麟	1734	潘北辰	1737	畔叟	1741
甯公锐	1734	潘炳奎	1737	庞继善	1741
甯会零	1734	潘尘	1737	庞京周	1741
牛大业	1734	潘承钧	1737	庞履廷	1741
牛峰一	1734	潘澄濂	1737	庞梦畴	1741
牛惠善	1734	潘春霆	1738	庞士俊	1741
牛希舜	1734	潘粹琦	1738	庞士龙	1741
牛应中	1734	潘公展	1738	庞希哲	1742
农惠穀	1734	潘国贤	1738	庞载彤	1742
女医劲氏	1734	潘荷锄	1738	培根	1742
		潘鸿如	1738	裴德	1742
		潘壶隐	1738	裴东野	1742
O		潘化心	1738	裴国钟	1742
区步桥	1734	潘江	1738	裴慎思	1742
区金浦	1734	潘劲夫	1738	裴雁宾	1742
区少瀚	1734	潘濬川	1738	佩我	1742
区学愚	1734	潘恺义	1738	佩瑛	1742
区裕祯	1735	潘茂林	1738	朋寿堂主人	1742
欧克仁	1735	潘女士	1739		

彭葆森	1742	浦城记者	1745	钱公玄	1749
彭朝仁	1742	溥	1745	钱海鳌	1750
彭承中	1742			钱海波	1750
彭承祖	1742	**Q**		钱汉炎	1750
彭德溥	1742	戚华昌	1745	钱鸿年	1750
彭涤生	1743	戚梦龄	1745	钱鸿洲	1750
彭笛楼	1743	戚如轩	1746	钱惠伦	1750
彭光美	1743	戚松年	1746	钱季寅	1750
彭汉书	1743	戚肖波	1746	钱健民	1750
彭鉴五	1743	戚扬	1746	钱江	1750
彭菊洲	1743	戚永济	1746	钱江治	1750
彭立成	1743	戚有三	1746	钱今阳	1751
彭秋宾	1743	戚屿璋	1746	钱金城	1752
彭寿萱	1743	戚子云	1746	钱缙甫	1752
彭崧毓	1743	漆绍康	1746	钱九如	1752
彭天演	1743	祁鸣冈	1746	钱久豪	1752
彭问苍	1743	齐书	1746	钱康侯	1752
彭养光	1743	齐志学	1746	钱理卿	1752
彭怡	1743	岐生	1747	钱梦蛟	1752
彭荫丞	1743	岐襄	1747	钱梦楼	1752
彭映庄	1743	其谁	1747	钱模楷	1753
彭佑明	1744	奇	1747	钱慕韩	1753
彭植青	1744	祇虹	1747	钱能	1753
彭子益	1744	祈鸣冈	1747	钱少楠	1753
彭祖寿	1744	琪华观	1747	钱申伯	1753
氄水朱华	1744	綦志千	1748	钱深山	1753
平	1744	企仁	1748	钱寿祺	1753
平步云	1744	绮石	1748	钱叔棠	1753
平凡	1744	谦	1748	钱双呆	1753
平湖国医支馆	1744	谦吉堂	1748	钱颂霞	1753
平湖县中医公会	1745	钱安璞	1748	钱甦石	1753
平民医药周报社	1745	钱宝华	1748	钱泰基	1753
菩生	1745	钱昌藩	1748	钱蔚林	1753
蒲健鹏	1745	钱赤枫	1748	钱文伯	1754
蒲凯平	1745	钱崇润	1748	钱文广	1754
蒲仙舟	1745	钱春江	1748	钱文焕	1754
濮昂千	1745	钱春榆	1748	钱问高	1754
濮凤笙	1745	钱存济	1748	钱无逸	1754
濮键明	1745	钱达九	1749	钱心石	1754
濮梧冈	1745	钱渡五	1749	钱信忠	1754

钱星若	1754	茄辛	1757	清癯	1766
钱星石	1754	钦云	1757	清水藤太郎	1766
钱杏荪	1754	秦丙乙	1758	清溪医隐	1766
钱雄	1755	秦伯未	1758	清源	1766
钱一青	1755	秦崇仁	1762	晴晨	1766
钱一苇	1755	秦光锡	1762	擎天	1766
钱乙	1755	秦国桢	1763	庆升	1766
钱荫伯	1755	秦恒康	1763	丘汉仪	1766
钱荫五	1755	秦厚生	1763	丘嘉祥	1767
钱友菊	1755	秦淮碧	1763	丘启明	1767
钱又蝶	1755	秦杰	1763	丘倩尹	1767
钱又起	1755	秦景明	1763	丘山	1767
钱于开	1755	秦柳江	1763	邱炳煌	1767
钱于樾	1755	秦善征	1763	邱达之	1767
钱愚如	1755	秦绍先	1763	邱绂	1767
钱志远	1755	秦深泉	1764	邱鸿儒	1767
钱治安	1755	秦慎安	1764	邱键	1767
钱治铮	1755	秦绳武	1764	邱景瀛	1767
钱致远	1756	秦氏同门会	1764	邱君	1767
钱穉樵	1756	秦氏同门制药社	1764	邱茂良	1767
钱仲阳	1756	秦氏医室	1764	邱明扬	1768
钱子青	1756	秦树藩	1764	邱铭山	1768
钱自严	1756	秦颂尧	1764	邱慕韩	1768
钱祖翰	1756	秦又安	1764	邱倩尹	1768
钱祖绳	1756	秦又词	1765	邱丘山	1768
潜	1756	秦佑嘉	1765	邱蓉舫	1768
潜龙	1756	秦韵仙	1765	邱圣征	1768
浅田惟常	1756	秦振生	1765	邱檀荪	1768
倩若	1756	秦振声	1765	邱啸天	1768
蒨	1756	秦正生	1765	邱雨臣	1768
强魄	1756	秦之济	1765	邱在寅	1768
乔殿扬	1756	青木幸三郎	1766	邱在元	1768
乔鹤琴	1756	青年	1766	邱治中	1768
乔俊良	1757	青年社	1766	邱宗山	1769
乔木	1757	青翁	1766	邱祖培	1769
乔尚谦	1757	青霞	1766	秋	1769
乔寿添	1757	清	1766	秋梦	1770
乔贞如	1757	清格	1766	秋生	1770
乔治	1757	清华	1766	仇尧基	1770
樵夫	1757	清华学校	1766	求是草	1770

求是斋	1770		**R**	任贤	1778
裘华候	1770			任相兰	1778
裘吉生	1770	冉昌儒	1775	任翔青	1778
裘竞生	1773	冉济川	1775	任信甫	1778
裘沛然	1773	冉剑虹	1775	任养和	1778
裘庆煦	1773	冉雪峰	1775	任义君	1779
裘仰云	1773	冉玉璋	1775	任应秋	1779
裘吟五	1773	饶汉章	1775	任应秋选举事务所	1779
裘振寰	1773	饶伟钦	1775	任应秋医室	1780
裘宗华	1773	饶钟云	1775	任裕贤	1780
曲近性	1773	热河省政府	1775	任正	1780
曲魁逢	1773	仁	1775	任致远	1780
曲清齐	1773	仁康	1775	任灼华	1780
渠深	1773	壬生三郎	1775	忍盦	1780
瞿澹庵	1773	任伯和	1776	日本主妇之友社	1780
瞿兑贞	1773	任灿芬	1776	戎先庆	1780
瞿鸿机	1773	任产士	1776	荣	1780
瞿凰柏	1773	任大衡	1776	荣达坊	1780
瞿惠荣	1774	任德元	1776	荣颂贤	1780
瞿均	1774	任藩侯	1776	荣质文	1780
瞿冷仙	1774	任沨波	1776	如皋国医公会	1780
瞿冕良	1774	任凤波	1777	如皋医学报社	1780
瞿绍衡	1774	任夫	1777	如仙	1780
瞿文楼	1774	任福麟	1777	如一氏	1780
瞿雪鹭	1774	任古愚	1777	如愚	1780
去疾	1774	任冠民	1777	茹十眉	1781
全国教育联会	1774	任汉佩	1777	汝吉	1781
全国医药团体代表大会	1774	任际运	1777	阮其煜	1781
全国医药团体总联合会	1774	任济康	1777	阮士元	1781
全国医药团体总联合会		任锦容	1777	芮之松	1781
秘书处	1774	任九如	1777	锐之	1781
全国医药团体总联合会		任难	1777	瑞锭	1781
暹罗特别分会	1774	任农轩	1778	润明	1781
全国医药学会	1774	任起堂	1778	润佑	1781
全国医药总会	1774	任庆鹏	1778	若	1781
全国医药总会吴兴县支会	1775	任瑞雯	1778	若宾	1781
全国中医师公会联合会	1775	任淑贞	1778	若寒	1781
权鼎华	1775	任天石	1778	若霞	1781
泉盦	1775	任桐轩	1778	若霞氏	1781

S

塞江一钓　1781
三本松　1781
三昌　1781
三二　1782
三三医报社　1782
三三医报社记者　1786
三三医社　1786
三益学社　1786
桑初诚　1786
森田幸门　1787
森田之皓　1787
森直乡　1787
僧达理　1787
僧洞天　1787
僧连理　1787
僧清华　1787
僧韬光　1787
沙函宇　1787
沙缉光　1787
沙井特　1787
沙书文　1787
沙亦恕　1787
沙亦忠　1788
沙宇清　1788
山岸精实　1788
山东国医专科学校　1788
山东国医专校　1788
山东胶县良心救国社　1788
山东省会公安局　1788
山东泰安大汶口镇同仁堂
　药店　1788
山东医学会　1788
山东医药总会　1788
山后过来人　1788
山崎春三　1788
山田基　1788
山西改进研究会　1789
山西省公安局　1789

山西省国医馆筹备处　1789
山西太原中医改进研究会
　　1789
山西医药改进会　1789
山西中医改进研究会　1789
山西专门学校　1793
汕头行政委员公署　1793
单伯图　1793
单达明　1793
单更新　1793
单培根　1793
单生文　1793
单叔和　1793
单耀明　1793
扇亭　1793
商复汉　1794
商佩苏　1794
商筌　1794
商务报社　1794
商务印书馆　1794
商渔笛　1794
商智　1794
上海粹华制药厂　1794
上海粹华制药厂股份有限
　公司　1794
上海大东书局编辑所　1795
上海大众医药服务社　1795
上海复兴制药社　1795
上海复兴中医社　1795
上海各路商会总联合会　1795
上海国药研究所　1795
上海国医公会总务处　1795
上海国医素书局　1795
上海国医学院　1795
上海国医印书馆　1795
上海明日医药社　1795
上海女子中医专校　1795
上海千顷堂书局　1795
上海神州国医学会　1796
上海神州医药专门学校　1797

上海神州医药总会　1797
上海时新医药广告社　1797
上海市八区党部　1797
上海市各医学团体　1797
上海市公安局　1797
上海市公民训练处　1797
上海市国药业同业公会　1797
上海市国医分馆　1797
上海市国医公会　1798
上海市国医学会　1798
上海市教育局　1798
上海市社会局　1798
上海市四国医团体　1799
上海市卫生局　1799
上海市卫生局卫生试验所
　　1799
上海市新生活运动促进会
　　1799
上海市医师公会　1800
上海市政府　1800
上海市中医友声社　1800
上海铁樵函授医学事务所
　　1800
上海县　1800
上海现代中医社　1800
上海药业职工会　1800
上海医会　1800
上海医界春秋社　1800
上海医界春秋社编辑部　1800
上海医界春秋社图书室　1800
上海医学会　1800
上海医学研究所　1800
上海医药界春秋社　1800
上海医药图书馆　1800
上海医药团体联合会　1801
上海医药问津所　1801
上海医药新闻报　1801
上海译书公会　1801
上海中国医学会　1801
上海中国医学院　1801

上海中西医学研究会	1801	邵仲访	1805	神州医药总会浦东分会	1834
上海中西医药研究社理事会	1801	绍典	1805	神州中医大学	1834
		绍郡医药学研究社	1805	沈保宜	1834
上海中医书局	1801	绍兴北海桥医药学报社	1805	沈葆联	1834
上海中医协会	1801	绍兴防疫医院	1805	沈葆三	1834
上海中医学会	1801	绍兴教育馆	1805	沈本琰	1834
尚	1802	绍兴警察局	1805	沈宾枏	1834
尚彬	1802	绍兴卫生试验所	1805	沈斌甫	1834
尚昌煌	1802	绍兴县国医公会	1805	沈秉侠	1834
尚父	1802	绍兴县警察所	1805	沈波涵	1834
尚絅斋主人	1802	绍兴药业同仁	1806	沈伯常	1834
尚立仁	1802	绍兴医学会	1806	沈伯超	1834
尚豫麟	1802	绍兴医学会全体会员	1806	沈伯潮	1835
苕川迂叟	1803	绍兴医学研究会会员	1806	沈裁之	1835
苕溪渔隐	1803	绍兴医药分会之脚气病委员会	1806	沈朝佺	1835
少波	1803	绍兴医药会	1806	沈承镈	1835
少年中医社	1803	绍兴医药学报记者	1806	沈崇斌	1835
劭先	1803	绍兴医药学报社	1806	沈德修	1835
邵□源	1803	绍兴医药学报社同仁	1819	沈东霞	1835
邵宝仁	1803	绍兴医药学会	1819	沈独善	1835
邵碧英	1803	绍兴医药学研究社	1819	沈非能	1835
邵伯衡	1803	绍兴医药月报社	1820	沈凤祥	1835
邵伯勤	1803	绍兴中医协会	1820	沈奉江	1835
邵餐芝	1803	绍雄	1821	沈耕莘	1836
邵复生	1804	佘蔚南	1821	沈公健	1836
邵近仁	1804	摄山	1821	沈光烈	1836
邵老鲁	1804	申时社	1821	沈国章	1836
邵良谱	1804	申同兴	1821	沈汉卿	1836
邵彭寿	1804	申屠彪	1821	沈鹤年	1836
邵其恕	1804	神州	1821	沈济苍	1836
邵求真	1804	神州国医学报社	1821	沈家琦	1837
邵士杰	1804	神州国医学会	1830	沈嘉泉	1837
邵文豪	1804	神州医药会	1830	沈经钟	1837
邵象伊	1804	神州医药会绍兴分会	1830	沈警凡	1837
邵效康	1805	神州医药书报社	1830	沈九畹	1837
邵叶飞	1805	神州医药学报社	1830	沈克非	1837
邵逸飞	1805	神州医药学会绍兴分会	1832	沈朗清	1837
邵雨亭	1805	神州医药总会	1832	沈乐君	1837
邵元恺	1805	神州医药总会会计处	1834	沈黎宾	1837
邵质人	1805			沈良海	1838

沈品璋	1838	沈熊璋	1841	慎德	1856
沈其震	1838	沈绣章	1841	慎德医室主人	1856
沈启祥	1838	沈玄明	1841	慎庐逸叟	1856
沈乾一	1838	沈炫明	1841	慎食卫生会	1856
沈乾照	1838	沈雪生	1842	慎余	1856
沈潜德	1838	沈亚五	1842	慎斋	1856
沈沁芳	1838	沈炎南	1842	生痴	1856
沈清源	1839	沈阳医学杂志社	1842	生明	1856
沈全励	1839	沈仰慈	1843	省躬草堂	1856
沈如琳	1839	沈颐	1844	省梦楼主	1856
沈少卿	1839	沈逸史	1844	圣路易甫	1856
沈慎修	1839	沈英	1844	圣之	1856
沈慎斋	1839	沈镛	1844	盛大贤	1856
沈石农	1839	沈永祥	1844	盛心如	1856
沈石顽	1839	沈詠霓	1844	盛星鼓	1860
沈世恭	1839	沈幼材	1844	盛宣怀	1860
沈守元	1839	沈佑卿	1844	盛养真	1860
沈寿昔	1839	沈愚如	1844	盛应阳	1860
沈水祥	1839	沈玉麒	1845	盛载铭	1860
沈顺宣	1839	沈玉书	1845	盛展龙	1860
沈思诚	1839	沈頵庭	1845	盛展能	1860
沈松年	1840	沈云痴	1845	盛止缘	1860
沈颂声	1840	沈栽之	1845	盛子香	1860
沈廷桢	1840	沈泽堂	1845	嵊竹余祥	1860
沈彤	1840	沈增荣	1845	嵊竹芷熙	1860
沈文魁	1840	沈召棠	1845	师峰	1860
沈卧东	1840	沈芷江	1845	诗隐	1860
沈惜秋	1840	沈志晖	1845	施伯仁	1861
沈锡军	1840	沈志明	1845	施惠怀	1861
沈香波	1840	沈治邦	1845	施惠寰	1861
沈香圃	1840	沈智民	1846	施惠康	1861
沈香如	1840	沈仲圭	1846	施惠民	1861
沈祥瑞	1840	沈仲礼	1855	施纪云	1861
沈孝荣	1841	沈仲理	1855	施济群	1861
沈肖卿	1841	沈子佩	1855	施寄南	1861
沈校均	1841	沈自邦	1855	施今墨	1861
沈啸谷	1841	沈宗吴	1855	施君	1862
沈啸秋	1841	沈宗之	1855	施迺明	1862
沈心庄	1841	沈佐廷	1856	施溥	1862
沈莘农	1841	沈作盛	1856	施汝柏	1862

施汝新	1862	石原皋	1865	侍笑春	1879
施锐	1862	石云轩	1865	笹冈省三	1879
施瑞麟	1862	石稚梅	1865	释宝静	1879
施闰章	1862	石子勤	1865	释良定	1879
施绍章	1862	时伯儒	1865	释斯雨	1879
施文德	1862	时功玖	1865	守诚	1879
施锡麟	1862	时际虞	1865	守刚	1879
施星六	1862	时霖溥	1865	守素	1879
施毅轩	1862	时明荇	1865	守一氏	1879
施与	1863	时逸人	1865	守约	1879
施源晖	1863	实秋	1873	守真	1879
施源晦	1863	史炳南	1873	守之	1880
施云翔	1863	史道生	1873	寿能模	1880
施振飞	1863	史惠生	1873	寿能朴	1880
施志尧	1863	史济纲	1873	寿乔	1880
施濯之	1863	史济棠	1873	寿善伯	1880
施子泉	1863	史介生	1873	寿生	1880
石苷南	1863	史久华	1876	寿石	1880
石攻	1863	史久镛	1877	寿石居	1880
石海千	1863	史俊卿	1877	寿守型	1880
石焕如	1863	史俊猷	1877	寿芝	1881
石君	1863	史梅生	1877	瘦鹤	1881
石崑生	1863	史念租	1877	瘦吟馆主	1881
石李氏	1864	史琦	1877	叔达	1881
石良	1864	史庆生	1877	叔豪	1881
石码医学社同人	1864	史韶溥	1877	叔和漫	1881
石梦鲁	1864	史慎之	1877	倏	1881
石岂愚	1864	史腾利	1878	淑安	1881
石少山	1864	史香久	1878	淑珍	1881
石寿棠	1864	史永琳	1878	淑稚	1881
石孙	1864	史域良	1878	舒炳生	1881
石泰峨	1864	史志元	1878	舒伯炎	1882
石翁	1864	矢数道明	1878	舒采兰	1882
石言	1864	矢数有道	1878	舒高第	1882
石一参	1864	士昌	1878	舒钦哉	1882
石英	1865	世成	1878	舒弢盦	1882
石瑛	1865	世界新闻社	1878	舒韬盦	1882
石愚	1865	市隐	1878	舒啸	1882
石玉成	1865	示雨	1878	舒正华	1882
石原保秀	1865	侍达三	1878	蜀笑子	1882

曙光	1882	宋伯仁	1886	宋跃躐	1890
曙辉	1882	宋伯猷	1886	宋仲樵	1890
术平	1882	宋博川	1886	宋紫波	1890
戍子伯	1882	宋赤鞠	1886	宋祖殷	1890
束天民	1883	宋从甫	1886	诵穆	1890
束仲仙	1883	宋大钧	1886	苏宝善	1890
束子嘉	1883	宋大仁	1886	苏报社	1890
树藩	1883	宋道援	1887	苏秉吉	1890
树人	1883	宋德三	1887	苏隄	1890
庶平	1883	宋干丞	1887	苏东坡	1890
漱石生	1883	宋国宾	1887	苏鹤臣	1890
水康民	1883	宋含章	1887	苏厚田	1890
水隼	1883	宋鹤年	1887	苏会文	1890
顺鹤林	1883	宋洪英	1888	苏健吾	1890
朔隐	1883	宋鸿琦	1888	苏锦全	1890
司法院	1883	宋季良	1888	苏进光	1891
司徒焯	1883	宋建家	1888	苏晋	1891
司泽生	1883	宋鞠舫	1888	苏克定	1891
私立山东国医专校	1884	宋觉之	1888	苏克明	1891
斯德益	1884	宋克明	1888	苏列德摩郎	1891
斯格里	1884	宋兰馨	1888	苏列德莫让	1891
斯培尔丁	1884	宋濂	1888	苏庆麟	1891
四川省国医分馆筹备处	1884	宋霖若	1888	苏任	1891
四川省医药学术研究会	1884	宋慕良	1888	苏瑞三	1891
四川中医学院	1884	宋萍庵	1888	苏若由	1891
饲鹤轩主	1884	宋仁甫	1888	苏善宝	1891
松	1884	宋仁峻	1889	苏实诚	1891
松海	1884	宋绍哲	1889	苏树英	1891
松江医药卫生协会	1884	宋仕俊	1889	苏天锡	1891
松江中医协会	1884	宋仕焌	1889	苏为珍	1891
松使者	1884	宋寿朋	1889	苏孝瑞	1891
松尾	1884	宋文玉	1889	苏学会	1892
松岫	1884	宋无我	1889	苏曜东	1892
淞沪警察厅	1884	宋希仁	1889	苏艺	1892
淞沪商埠督办卫生局	1884	宋曦光	1889	苏友三	1892
嵩岳山樵	1884	宋向元	1889	苏雨田	1892
宋爱人	1885	宋心谷	1889	苏玉崑	1892
宋爱仁	1885	宋杏府	1889	苏云山	1892
宋邦记铜针机器厂	1885	宋修章	1889	苏赞臣	1892
宋伯鲁	1886	宋远龄	1889	苏曾强	1892

苏致坚	1892	孙家骥	1897	孙韬	1901		
苏州国医学社	1892	孙家萧	1898	孙天哀	1901		
苏州国医学校	1892	孙建埔	1898	孙天侠	1901		
苏州国医研究院	1893	孙剑琴	1898	孙为霖	1901		
苏州国医杂志社	1893	孙鉴菴	1898	孙纬才	1901		
苏州洋务局	1894	孙景渊	1898	孙文	1901		
苏竹故	1894	孙静明	1898	孙文剑	1901		
苏子才	1894	孙静鸣	1898	孙问佛	1901		
苏宗朴	1894	孙静轩	1898	孙务本	1901		
苏祖卿	1894	孙静云	1898	孙西园	1901		
眭伯华	1894	孙镜阳	1898	孙向华	1901		
绥远省政府	1894	孙九如	1898	孙效良	1901		
隋连全	1895	孙康侯	1898	孙心任	1901		
随翰英	1895	孙科	1899	孙心泽	1902		
随遇而安室主人	1895	孙克锦	1899	孙醒东	1902		
随仲卿	1895	孙魁卿	1899	孙选廷	1902		
孙柏盦	1895	孙里千	1899	孙学海	1902		
孙秉公	1895	孙立君	1899	孙学明	1902		
孙伯华	1895	孙丽冰	1899	孙延纲	1902		
孙楚江	1895	孙连茹	1899	孙延绮	1902		
孙从添	1895	孙联甫	1899	孙砚孚	1902		
孙粹存	1895	孙林芬	1899	孙晏如	1902		
孙达之	1895	孙梦兰	1899	孙养仁	1902		
孙道明	1896	孙敏	1899	孙药墀	1903		
孙德厚	1896	孙鸣第	1899	孙一鹄	1903		
孙鼎臣	1896	孙慕康	1900	孙亦仙	1903		
孙鼎先	1896	孙慕野	1900	孙寅初	1903		
孙东乔	1896	孙培文	1900	孙永康	1903		
孙凤翔	1896	孙佩轩	1900	孙永祚	1903		
孙傅舟	1896	孙品之	1900	孙用盦	1903		
孙光宁	1896	孙蓬庵	1900	孙右卿	1903		
孙光祖	1896	孙少培	1900	孙佑青	1903		
孙汉相	1896	孙师韩	1900	孙雨林	1903		
孙恒	1896	孙世杰	1900	孙玉泉	1903		
孙基昌	1896	孙世扬	1900	孙育南	1903		
孙吉甫	1897	孙式厂	1900	孙源逢	1903		
孙吉禄	1897	孙式庵	1901	孙允中	1903		
孙吉态	1897	孙硕孚	1901	孙泽民	1904		
孙继之	1897	孙崧樵	1901	孙曾钦	1904		
孙继祖	1897	孙遂	1901	孙兆质	1904		

孙哲钧	1904	谭侃如	1909	汤有为	1912
孙振声	1904	谭鸥龄	1909	汤雨霖	1912
孙治光	1904	谭启贤	1909	汤泽民	1913
孙中山	1904	谭瑞祥	1909	汤哲铭	1913
孙拙吾	1904	谭少棠	1909	汤仲明	1913
孙梓材	1904	谭天骥	1909	唐柄夫	1913
孙宗周	1904	谭献	1909	唐炳珊	1913
孙祖宏	1904	谭秀云	1909	唐伯渊	1913
孙祖基	1904	谭延闿	1909	唐澄之	1913
孙祖烈	1904	谭意园	1909	唐崇景	1913
		谭友岑	1909	唐崇英	1913
T		谭右江	1909	唐得之	1913
塔斯社	1906	谭韵笙	1909	唐国藩	1913
台山县国医支馆	1906	谭泽民	1910	唐海平	1913
台山中医公会	1906	谭智筠	1910	唐吉父	1914
邰家骊	1906	谭钟麟	1910	唐家祥	1914
太绍岐	1906	潭活水	1910	唐家彦	1914
太原防空会	1906	潭黎民	1910	唐景韩	1914
太原市公安局	1906	檀郎	1910	唐镜南	1914
太原市中医公会	1906	探候团	1910	唐镜生	1914
谈安石	1906	汤本求真	1910	唐均良	1914
谈承五	1906	汤本一雄	1910	唐立三	1915
谈窦过	1906	汤炳莲	1910	唐冀阶	1915
谈书香	1906	汤尔和	1910	唐乃安	1915
谈锡华	1906	汤方宝	1910	唐庆岳	1915
谈先进	1906	汤凤梧	1910	唐秋成	1915
谈愚叟	1907	汤鹤鸣	1910	唐让尧	1915
覃朝桂	1907	汤鹤松	1911	唐仁缙	1915
覃勤	1907	汤季铭	1911	唐如藻	1915
覃益明	1907	汤济良	1911	唐绍仪	1915
覃之芹	1907	汤建中	1911	唐慎坊	1915
覃祖璋	1907	汤君捷	1911	唐盛嗣	1916
谭宝钧	1907	汤铭新	1911	唐诗樵	1916
谭斌宜	1907	汤慕殷	1911	唐世丞	1916
谭次仲	1907	汤如芳	1911	唐思义	1916
谭次仲函授国医学社	1908	汤士彦	1911	唐铁花	1916
谭方谷	1908	汤欣哉	1912	唐湘清	1917
谭佛海	1908	汤醒农	1912	唐颐寿	1917
谭活水	1908	汤义方	1912	唐映书	1917
谭继洵	1909	汤逸生	1912	唐幼峰	1917

唐月华	1917	陶雍伯	1920	天舟	1922
唐昭仪	1917	陶芝兰	1920	天柱山樵	1922
唐忠俊	1917	滕达	1920	田伯良	1923
唐宗一	1918	滕静波	1920	田博敷	1923
唐祖渊	1918	滕脉华	1920	田尔康	1923
唐作霖	1918	滕铸斋	1920	田华	1923
桃园居士	1918	啼红	1920	田际华	1924
桃源渔隐	1918	鹈饲礼堂	1920	田季明	1924
陶保健	1918	倜奴	1920	田康济	1924
陶垂躬	1918	倜奴子	1920	田焜	1924
陶斗元	1918	天哀	1920	田聘卿	1924
陶方瓒	1918	天白	1920	田商卿	1924
陶复泰	1918	天愁	1921	田叔耘	1924
陶耕渔	1918	天德	1921	田体仁	1924
陶谷	1918	天负我生	1921	田田	1924
陶光瑞	1918	天津光明汽水公司	1921	田桐	1924
陶怀清	1918	天津市东门内国医公会	1921	田先平	1924
陶惠风	1918	天津市国医馆	1921	田小石	1924
陶继唐	1918	天津市中医公会	1921	田旸谷	1924
陶霁威	1918	天津文林堂主人	1921	田又玙	1924
陶荚生	1919	天津药业研究会	1921	田元恺	1924
陶俊时	1919	天津中医公会	1921	田中吉左卫门	1925
陶可箴	1919	天津中医学会	1921	田重章	1925
陶克文	1919	天眷老人	1921	铁笔	1925
陶乐勤	1919	天良	1921	铁钉	1925
陶礼雍	1919	天马	1922	铁儿	1925
陶懋	1919	天民	1922	铁军	1925
陶梦英	1919	天目	1922	铁樵函授医学事务所	1925
陶铭	1919	天倪	1922	铁樵医学月刊编者	1925
陶模	1919	天年医社	1922	铁樵医学月刊社	1925
陶清	1919	天鸟	1922	铁生	1926
陶然	1919	天生	1922	汀雁	1926
陶镕	1919	天听	1922	听哭楼客	1926
陶如山人	1919	天徒	1922	廷扬	1926
陶适盦	1919	天鸟	1922	同春	1926
陶守保	1919	天笑生	1922	同寿	1926
陶寿亭	1920	天虚我生	1922	彤影	1926
陶淑英	1920	天抑	1922	桐青	1926
陶陶	1920	天翼	1922	桐影	1926
陶渭东	1920	天治	1922	桐云书屋	1926

童爱仁	1926	万钟	1930	汪淑子	1934
童芳圃	1926	汪保之	1930	汪太雄	1934
童凤丹	1927	汪昌山	1930	汪惕予	1935
童少伯	1927	汪春阳	1930	汪为光	1935
童绍甫	1927	汪大良	1930	汪味锄	1935
涂武杰	1927	汪大澥	1930	汪希文	1935
涂尧	1927	汪迪堃	1930	汪镛生	1935
涂振文	1927	汪殿华	1930	汪咏裳	1935
屠寄	1927	汪东	1930	汪友松	1935
屠筠	1927	汪惇士	1930	汪友云	1935
屠开元	1927	汪逢春	1930	汪幼人	1935
屠友梅	1927	汪赓麟	1931	汪渔村	1935
土歧章	1927	汪浩权	1931	汪雨卿	1935
抟九	1927	汪华东	1932	汪玉梁	1935
妥恒英	1927	汪晦鸣	1932	汪兆铭	1935
		汪寄岩	1932	汪兆铨	1935
W		汪建侯	1932	汪肇中	1935
		汪剑嵩	1932	汪治	1936
外交部	1927	汪锦章	1932	汪竹安	1936
玩微	1927	汪精卫	1932	汪倬云	1936
顽石	1927	汪景文	1932	汪子徽	1936
顽铁	1928	汪橘香	1933	汪宗沂	1936
晚报	1928	汪觉簃	1933	王爱卿	1936
晚成	1928	汪康白	1933	王安仁	1936
万宝全	1928	汪崐犧	1933	王霸武	1936
万宝书	1928	汪理正	1933	王百安	1936
万公	1928	汪良寄	1933	王柏龄	1936
万国改良会	1928	汪浏	1933	王半迷	1936
万国卫生博览会	1928	汪梦飞	1933	王葆诚	1936
万海堂	1928	汪梦甲	1933	王葆光	1936
万钧	1928	汪培龄	1933	王葆年	1936
万密斋	1929	汪朴斋	1933	王葆琦	1937
万沛霖	1929	汪企张	1933	王彬	1937
万青选	1929	汪如椿	1933	王冰	1937
万泉	1929	汪儒林	1933	王秉衡	1937
万县军政学界	1929	汪汝瀛	1934	王炳麟	1937
万县中西医药研究会	1929	汪绍生	1934	王伯和	1937
万象东	1929	汪慎之	1934	王伯明	1937
万叶	1929	汪石山	1934	王伯延	1937
万尹青	1929	汪士瀛	1934	王伯颜	1937
万友竹	1929				

王博平	1937	王凤墀	1941	王惠生	1945
王步霄	1937	王凤翔	1941	王惠棠	1945
王昌彬	1937	王福成	1941	王基伦	1945
王昌廷	1937	王福阶	1941	王缉光	1945
王昌榆	1938	王福民	1941	王畿道	1945
王承烈	1938	王辅丞	1941	王吉民	1945
王承曾	1938	王复	1941	王吉人	1946
王炽	1938	王复培	1941	王几道	1946
王崇堂	1938	王淦中	1941	王纪臣	1946
王宠惠	1938	王冈	1942	王纪伦	1946
王川岳	1938	王庚	1942	王季寅	1946
王传华	1939	王赓吟	1942	王济良	1946
王创业	1939	王公甫	1942	王济扬	1946
王纯伯	1939	王顾龙	1942	王寄鸥	1946
王慈航	1939	王桂林	1942	王家声	1946
王存	1939	王桂森	1942	王嘉颖	1947
王达	1939	王国材	1942	王驾雄	1947
王达泉	1939	王国栋	1942	王建南	1947
王达桢	1939	王国藩	1942	王健鹤	1947
王大瑶	1939	王国印	1942	王介人	1947
王待吾	1939	王国柱	1942	王介之	1947
王道安	1939	王海封	1943	王金石	1947
王道济	1940	王海瑞	1943	王荩臣	1947
王道食	1940	王合三	1943	王觐枫	1947
王道一	1940	王和钧	1944	王景华	1947
王道之	1940	王河清	1944	王景明	1947
王德隽	1940	王弘原	1944	王景贤	1947
王德箴	1940	王宏绥	1944	王景祥	1947
王典章	1940	王洪海	1944	王景虞	1947
王调生	1940	王洪年	1944	王景元	1948
王定俞	1940	王洪涛	1944	王憬愚	1948
王东勋	1940	王鸿济	1944	王敬华	1948
王东英	1940	王湖	1944	王敬涛	1948
王度节	1940	王华国	1944	王静庵	1948
王铎声	1940	王化人	1944	王静芳	1948
王恩普	1940	王凰勋	1944	王静云	1948
王恩云	1940	王会臣	1944	王镜明	1948
王二仁	1941	王会贞	1944	王镜清	1948
王返春	1941	王惠苍	1945	王镜泉	1948
王凤光	1941	王惠群	1945	王九香	1949

王居仁	1949	王南山	1953	王尚宜	1957
王鞠仁	1949	王念恒	1953	王少兰	1957
王聚璠	1949	王念兹	1953	王少楠	1957
王觉非	1949	王纽衷	1953	王少阳	1957
王君毅	1949	王鸥	1954	王绍川	1957
王俊林	1949	王培槐	1954	王绍声	1957
王俊荣	1949	王培元	1954	王绍堂	1958
王楷奇	1949	王蓬一	1954	王绍宜	1958
王可久	1950	王聘贤	1954	王绍荫	1958
王克敏	1950	王聘之	1954	王绍英	1958
王克朋	1950	王菩生	1954	王绍整	1958
王克信	1950	王普耀	1954	王慎轩	1958
王兰远	1950	王岐山	1954	王省吾	1959
王乐亭	1951	王苣孙	1955	王石清	1959
王乐雨	1951	王启基	1955	王士杰	1959
王理堂	1951	王启明	1955	王士翘	1959
王利贞	1951	王钦景	1955	王士雄	1959
王励夫	1951	王琴轩	1955	王世伟	1959
王莲芳	1952	王青瀛	1955	王世馨	1959
王莲荪	1952	王清甫	1955	王世雄	1959
王林芳	1952	王琼	1955	王守业	1960
王霖藩	1952	王屈远	1955	王寿山	1960
王六冲	1952	王仁	1955	王寿芝	1960
王龙麓	1952	王仁安	1955	王瘦梅	1961
王隆骥	1952	王仁森	1955	王叔琴	1961
王鹿苹	1952	王仁山	1955	王叔宜	1961
王履安	1952	王仁叟	1955	王淑贞	1961
王懋吉	1952	王任才	1955	王树森	1961
王懋声	1952	王纫衷	1956	王澍田	1961
王懋堂	1952	王日新	1956	王舜畊	1961
王梅生	1952	王荣贤	1956	王硕如	1961
王梅雪	1952	王如恪	1956	王松阁	1961
王梦熊	1952	王瑞玺	1956	王酥臣	1962
王民服	1952	王润	1956	王坦	1962
王名藩	1952	王润霖	1956	王涛	1962
王明初	1953	王润民	1956	王涛仙	1962
王鸣盛	1953	王若俨	1957	王陶章	1962
王铭鼎	1953	王森林	1957	王天德	1962
王谟臣	1953	王善夫	1957	王铁如	1962
王耐寒	1953	王善荃	1957	王铁铮	1962

王退悟	1962	王效良	1969	王英瑛	1974
王完白	1962	王敩民	1969	王映和	1974
王为良	1962	王心我	1969	王用宝	1974
王维东	1963	王信齐	1969	王用宾	1974
王维翰	1963	王行三	1970	王友亮	1974
王维仁	1963	王行恕	1970	王友信	1974
王苇生	1963	王醒身	1970	王有筠	1974
王尉伯	1963	王秀明	1970	王有声	1974
王慰伯	1963	王秀蔚	1970	王有忠	1974
王文达	1963	王旭斋	1970	王又维	1974
王文淦	1963	王序铨	1970	王又愚	1974
王文湖	1963	王学海	1970	王于一	1974
王文璞	1963	王雪均	1970	王宇高	1975
王文圻	1963	王雪楼	1970	王雨皆	1975
王文韶	1963	王勋	1970	王雨梅	1975
王问樵	1963	王雅南	1970	王雨夕	1975
王我春	1964	王沿津	1970	王玉材	1975
王五桂	1964	王彦彬	1970	王玉玲	1975
王武权	1964	王阳春	1970	王玉山	1976
王西神	1964	王养初	1971	王聿同	1976
王西园	1964	王养和	1971	王育	1976
王希韩	1964	王养林	1971	王郁章	1976
王希朱	1964	王药雨	1971	王远程	1976
王锡光	1964	王耀庭	1971	王月如	1976
王锡薜	1964	王一	1971	王云芳	1976
王习谦	1964	王一仁	1971	王云龙	1976
王玺卿	1964	王一亭	1972	王允孚	1976
王仙令	1964	王一之	1972	王允庄	1976
王贤民	1964	王揖唐	1972	王蕴如	1976
王贤儒	1964	王以钧	1972	王蕴玉	1976
王显夫	1965	王以文	1973	王则樵	1976
王香岩	1965	王以正	1973	王泽民	1976
王湘帆	1965	王义新	1973	王泽之	1976
王祥瑞	1965	王亦民	1973	王哲臣	1976
王象涵	1965	王亦云	1973	王哲生	1977
王小波	1965	王逸桥	1973	王者辅	1977
王小如	1965	王吟竹	1973	王桢	1977
王小舟	1965	王引延	1974	王震	1977
王孝	1965	王胤昌	1974	王震辉	1977
王肖舫	1966	王英豪	1974	王正公	1977

王之明	1977	威廉·欧斯栾	1981	魏达夫	1991
王值庭	1977	威林	1981	魏达三	1991
王植楷	1977	葳贞	1981	魏复乾	1991
王祉祺	1977	微路岑	1981	魏光焘	1992
王趾周	1977	韦贯三	1981	魏焕辰	1992
王志纯	1978	韦宏岐	1981	魏克逊	1992
王帙青	1978	韦立功	1981	魏乐生	1992
王治方	1978	韦廉士医生药局	1981	魏念庭	1992
王治华	1978	韦铁城	1981	魏平治	1992
王治权	1979	韦雍普	1981	魏善忱	1992
王致中	1979	惟忠子	1981	魏生乐	1992
王智辉	1979	伟大	1981	魏氏	1992
王中云	1979	卫鹤俦	1981	魏世贵	1992
王仲芳	1979	卫魂	1982	魏世兴	1992
王仲和	1979	卫聚贤	1982	魏文耀	1992
王仲奇	1979	卫勤贤	1982	魏席珍	1992
王仲扬	1979	卫生部	1982	魏筱泉	1992
王仲哲	1979	卫生公会	1982	魏新绿	1992
王重民	1979	卫生会	1982	魏萱	1993
王柱宇	1979	卫生教育会	1982	魏雪芳	1993
王壮公	1979	卫生教育联合会	1983	魏砚农	1993
王拙存	1979	卫生局	1983	魏治平	1993
王子丰	1979	卫生署	1983	魏宗岱	1993
王子和	1979	卫生署中医委员会	1983	温碧泉	1993
王子衡	1980	卫生司	1983	温庚星	1994
王子鸿	1980	卫坦	1983	温冠群	1994
王子鉴	1980	卫原	1983	温健中	1994
王子靖	1980	卫月英	1983	温敬修	1994
王子溶	1980	卫允如	1983	温明远	1994
王子松	1980	未盲人	1984	温荣修	1994
王子文	1980	未署名	1984	温述而	1994
王子宣	1980	味寒	1991	温悦堂	1995
王子政	1980	味辛	1991	温州中医学社学生自治会	
王宗善	1980	畏寒	1991		1995
王宗喆	1980	畏仲	1991	温卓群	1995
王祖彪	1980	渭清	1991	文化印书局	1995
王祖德	1980	蔚南	1991	文崧	1995
王佐绅	1981	魏步宽	1991	文韬	1995
忘名	1981	魏创业	1991	文廷式	1995
威尔林	1981	魏春晖	1991	文一民	1995

文医半月刊社	1995	吴承芳	2000	吴济康	2004
文琢之	1997	吴承洛	2000	吴济生	2004
闻兰亭	1997	吴承煊	2000	吴继舜	2004
问樵	1998	吴承烜	2000	吴继耀	2004
翁长钟	1998	吴承忠	2000	吴驾黎	2004
翁超程	1998	吴诚	2000	吴緅齐	2004
翁廉介	1998	吴楚	2001	吴杰三	2004
翁齐贤	1998	吴楚卿	2001	吴金陵	2004
翁恕	1998	吴春魁	2001	吴景芳	2005
翁性初	1998	吴次公	2001	吴景焌	2005
翁义芳	1998	吴次贤	2001	吴景煜	2005
翁玉辉	1998	吴德亮	2001	吴敬伯	2005
翁源第五区中医研究社	1998	吴德明	2001	吴敬恒	2005
翁源中医研究社	1998	吴东迈	2001	吴静之	2005
翁振基	1998	吴东阳	2001	吴鞠通	2005
翁醉陶	1998	吴笃之	2001	吴菊方	2005
我亦医界一份子	1998	吴藩勋	2001	吴俊雄	2006
乌有荃	1999	吴凡	2001	吴考槃	2006
邬亮	1999	吴芳圃	2002	吴可阶	2006
邬志坚	1999	吴缶庐	2002	吴克初	2006
无波阁主	1999	吴耕孙	2002	吴克潜	2006
无恒	1999	吴公侠	2002	吴匡	2006
无为子	1999	吴功仁	2002	吴立燕	2006
无锡吴礼让堂	1999	吴观海	2002	吴丽生	2006
无锡中医学会	1999	吴冠道	2002	吴莲洲	2006
无锡中医友谊会	1999	吴冠民	2002	吴梦征	2006
吴安邦	1999	吴冠廷	2002	吴明之	2006
吴宝谷	1999	吴广生	2002	吴慕陶	2007
吴宝浓	1999	吴国屏	2002	吴南宝	2007
吴保神	1999	吴国彦	2002	吴凝轩	2007
吴葆光	1999	吴涵	2002	吴沛然	2007
吴葆真	1999	吴汉僵	2002	吴佩衡	2007
吴彌臣	1999	吴翰屏	2003	吴其尹	2007
吴秉珩	2000	吴鹤龄	2004	吴企泰	2007
吴秉璋	2000	吴鹤亭	2004	吴启坤	2007
吴炳南	2000	吴红銮	2004	吴启贤	2007
吴步云	2000	吴宏鼎	2004	吴骞	2007
吴灿章	2000	吴虎	2004	吴翘云	2007
吴昌光	2000	吴基厚	2004	吴青尘	2007
吴成章	2000	吴季昌	2004	吴庆良	2007

吴庆时	2007	吴香圃	2013	吴召	2016
吴去疾	2007	吴笑山	2013	吴兆桢	2016
吴让	2010	吴笑吾	2013	吴震	2016
吴仁源	2010	吴絜盦	2013	吴正谟	2016
吴荣	2010	吴兴中医协会	2013	吴之谦	2016
吴瑞甫	2010	吴性中	2013	吴志民	2016
吴瑞云	2010	吴秀川	2013	吴志敏	2016
吴山民	2010	吴秀清	2013	吴志奇	2016
吴尚彬	2010	吴旭初	2013	吴智安	2016
吴少和	2010	吴学礼	2013	吴稚晖	2016
吴少九	2010	吴勋	2013	吴中民	2016
吴少云	2010	吴仰之	2013	吴钟庭	2016
吴绍玑	2010	吴养正	2013	吴篆丹	2016
吴绍岐	2011	吴一平	2013	吴琢之	2017
吴慎敏	2011	吴彝珠	2014	吴子东	2017
吴士隽	2011	吴义民	2014	吴子廉	2017
吴士珍	2011	吴寅	2014	吴子祯	2017
吴守铭	2011	吴尹孚	2014	吴自雄	2017
吴绶章	2011	吴用中	2014	吴宗城	2017
吴叔平	2011	吴悠谷	2014	吴宗濂	2017
吴述之	2011	吴有恒	2014	吴宗圣	2017
吴颂华	2011	吴幼仁	2014	吴作元	2017
吴肃	2011	吴幼山	2014	芜城憨生	2017
吴太微	2011	吴幼仙	2014	芜湖县中医公会	2017
吴陶然	2011	吴与可	2014	芜湖医学研究社	2017
吴天士	2011	吴羽白	2014	五魁	2018
吴天晓	2011	吴玉纯	2014	五之园	2018
吴天尧	2011	吴玉琦	2015	伍璧光	2018
吴天愚	2012	吴粤昌	2015	伍彩玑	2018
吴铁忱	2012	吴云彪	2015	伍崇隽	2018
吴纬之	2012	吴云甫	2015	伍囷囵	2018
吴畏天	2012	吴云瑞	2015	伍况甫	2018
吴文涵	2012	吴云深	2015	伍兰瑞	2018
吴文希	2012	吴云生	2015	伍连德	2018
吴文尧	2012	吴韫秀	2015	伍律宁	2018
吴雯青	2012	吴在兹	2016	伍廷芳	2018
吴锡璜	2012	吴泽民	2016	伍耀扬	2018
吴习斋	2012	吴泽尧	2016	伍治成	2018
吴习之	2012	吴翟龙	2016	武宝卿	2019
吴县中医公会	2012	吴占梅	2016	武步瀛	2019

武昌质学会	2019	夏苍霖	2023	香港中药商会	2033
武进国医学会	2019	夏道怀	2023	香港中医公会	2033
武镜谈	2019	夏德尧	2023	香江老叟	2033
武镜溪	2019	夏光扬	2023	香月启益	2033
武老良	2019	夏侯长风	2023	香月玄洞	2033
武林下工	2019	夏慧君	2023	湘北医专学生会	2033
武庭珺	2019	夏景岐	2023	湘潭中医师公会	2034
武同文	2019	夏理彬	2023	祥	2034
悟盦	2019	夏明诚	2023	祥芒莆	2034
		夏明理	2024	翔山布衣	2034
X		夏佩贞	2024	向恺然	2034
西京国医公会	2021	夏其初	2024	项廷陞	2034
西南卫生部	2021	夏少泉	2024	项尧廷	2034
西南政委会	2021	夏颂声	2024	项寅珍	2034
西南执行部	2021	夏希灵	2024	项幼渠	2034
希平	2021	夏祥麟	2024	象贤	2034
奚伯绶	2021	夏依岫	2024	宵娥	2034
奚剑青	2021	夏以煌	2024	萧宝所	2035
奚可阶	2021	夏益仁	2024	萧宝鑫	2035
奚若	2021	夏益寿	2024	萧北丞	2035
奚子和	2021	夏应堂	2025	萧秉中	2035
息园	2021	夏雨苍	2025	萧簠	2035
惜阴	2021	夏雨人	2025	萧鸿昌	2035
溪老顽	2021	夏泽霖	2025	萧怀之	2035
锡韩	2021	夏振良	2025	萧继志	2035
锡介眉	2022	夏子明	2025	萧建中	2035
锡君	2022	厦门国医学会	2025	萧介青	2035
锡龄	2022	厦门警察厅	2025	萧九皋	2035
熙载	2022	厦门医会	2025	萧君绛	2036
席和煊	2022	暹罗医会	2025	萧俊逸	2036
席时泰	2022	闲云野鹤	2025	萧葵日	2036
席文介	2022	洗吾	2026	萧丽水	2036
席治平	2022	现代医药月刊记者	2026	萧连城	2036
系左近	2022	现代医药月刊社	2026	萧龙友	2037
细谷雄太	2022	现代中医函授学校	2028	萧然	2037
侠民	2022	现代中医杂志社	2028	萧尚之	2037
下里巴人	2022	宪	2030	萧少军	2037
夏宝善	2023	相里规	2031	萧世彬	2037
夏伯和	2023	香港南北药材行	2031	萧叔轩	2037
夏伯鲁	2023	香港中华国医学会	2031	萧退庵	2037

萧熙	2037	谢德金	2040	谢馨谷	2047
萧性坚	2038	谢栋忱	2041	谢杏园	2047
萧延平	2038	谢芳	2041	谢绪仙	2047
萧有声	2038	谢飞鸿	2041	谢养吾	2047
萧樾庭	2038	谢斐予	2041	谢一飞	2047
萧韵赓	2038	谢奋扬	2041	谢应三	2047
萧镇南	2038	谢馥承	2041	谢映庐	2047
萧梓材	2038	谢公展	2041	谢友书	2047
霄	2038	谢功肃	2041	谢又新	2047
嚣嚣子	2038	谢观	2041	谢幼安	2047
小帆	2038	谢桂生	2041	谢幼舟	2047
小河间生	2038	谢衡卿	2041	谢榆孙	2047
小可	2038	谢洪赉	2041	谢瑜	2047
小明	2038	谢汇东	2041	谢玉书	2047
晓峰	2038	谢惠安	2042	谢裕东	2047
晓钟	2039	谢季彦	2042	谢允府	2048
筱呆生	2039	谢建明	2042	谢则仁	2048
筱璈	2039	谢剑鸣	2042	谢泽霖	2048
筱梅	2039	谢剑新	2042	谢仲墨	2048
筱士	2039	谢杰鄥	2042	谢重辉	2048
篠本慎一	2039	谢筠寿	2042	谢子衡	2048
篠田平三郎	2039	谢立	2042	谢子文	2048
孝群	2039	谢利恒	2042	爕忱	2048
肖波	2039	谢涟	2043	燮忱	2048
效寰	2039	谢良毅	2043	燮忱氏	2048
笑	2039	谢铭山	2043	心	2048
笑红馆主	2039	谢屏珊	2043	心安斋	2048
笑庸	2039	谢其安	2043	心耕	2048
啸埃	2039	谢清舫	2044	心痕女士	2048
啸月	2039	谢仁山	2044	心农	2048
协和报	2039	谢如璧	2044	心社	2048
絜庐	2039	谢少昂	2044	心石	2049
谢安之	2039	谢时雨	2044	心佗	2049
谢碧澄	2040	谢氏月	2044	心译	2049
谢秉吾	2040	谢守拙	2044	心幽	2049
谢伯昂	2040	谢寿枬	2044	忻	2049
谢伯高	2040	谢寿愚	2044	辛丑生	2049
谢昌	2040	谢诵穆	2044	锌绎	2049
谢池春	2040	谢遂畅	2046	新甫子	2049
谢从政	2040	谢羲忱	2046	新光	2049

新加坡华商会馆	2049	醒	2057	徐炳勋	2063
新加坡医药会	2049	醒生	2057	徐伯琴	2063
新加坡智育界者	2049	醒生求是草	2057	徐伯英	2063
新加坡中医联合会	2049	醒生育和	2057	徐伯远	2064
新加坡中医中药联合会	2049	醒我	2057	徐步瀛	2064
新民会首都指导部	2049	杏林医学月报社	2057	徐长卿	2064
新术	2049	杏中仁	2061	徐超	2064
新元	2049	幸福报	2061	徐丞甫	2064
新中国医学院	2049	雄	2061	徐崇衡	2064
新中华医学会	2049	熊楚	2061	徐春霖	2064
新中华医学会出版事业		熊谷谦三郎	2061	徐存性	2064
委员会	2050	熊济川	2061	徐达生	2064
新中华医药学会	2050	熊健如	2061	徐大桂	2064
新中华医药月刊社	2050	熊杰钦	2061	徐淡然	2064
新中医刊杂志社	2052	熊晋阁	2061	徐道揆	2064
新中医学院	2054	熊励修	2062	徐道来	2064
馨	2054	熊孟威	2062	徐德庚	2064
信天庐	2054	熊鸣旭	2062	徐德晖	2065
信谊药厂	2054	熊其言	2062	徐德新	2065
信之	2054	熊汝诚	2062	徐鼎汾	2065
兴化医学公会	2054	熊世琳	2062	徐东林	2065
星	2054	熊廷诏	2062	徐访儒	2065
星宝	2054	熊羡豪	2062	徐福昌	2065
星觉	2054	熊新	2062	徐福民	2065
星实	2054	熊耀庭	2062	徐干卿	2065
星州中医联合会	2054	熊英灌	2062	徐庚德	2065
星洲茶阳回春医社	2054	熊雨田	2062	徐庚和	2065
行	2054	熊兆飞	2062	徐公仆	2065
行健	2054	虚静子	2062	徐观涛	2065
行政院	2054	虚中	2062	徐冠慧	2066
行政院内政部卫生署	2055	嘘	2062	徐国良	2066
邢朝昇	2055	徐安甫	2062	徐海千	2066
邢传清	2056	徐宝琛	2062	徐衡之	2066
邢华廷	2056	徐宝善	2063	徐鸿经	2066
邢汝霈	2056	徐抱一	2063	徐化	2066
邢昇平	2056	徐本立	2063	徐焕文	2066
邢诵华	2056	徐冰	2063	徐惠人	2066
邢万成	2056	徐秉耐	2063	徐蕙贞	2066
邢锡波	2056	徐炳和	2063	徐吉明	2066
邢熙平	2057	徐炳文	2063	徐健民	2066

徐渐吉	2066	徐绍陆	2070	徐雪梅	2077
徐介中	2066	徐绍南	2070	徐燕庭	2077
徐经才	2067	徐绍孺	2070	徐浥白	2077
徐经芳	2067	徐绍熙	2070	徐逸舟	2077
徐经郛	2067	徐省身	2070	徐荫北	2077
徐景枋	2067	徐石年	2070	徐莹	2077
徐敬斋	2067	徐石生	2070	徐瀛芳	2077
徐静志	2067	徐世长	2071	徐永恺	2078
徐究仁	2067	徐世华	2072	徐友丞	2078
徐恺	2067	徐世钧	2072	徐友文	2078
徐克人	2067	徐寿如	2072	徐玉台	2078
徐匡宇	2068	徐寿山	2072	徐毓春	2078
徐兰韵	2068	徐受谦	2072	徐元谟	2078
徐朗曦	2068	徐树荣	2072	徐韵英	2078
徐立孙	2068	徐松侯	2072	徐在民	2079
徐利民	2068	徐曳渔	2072	徐泽苍	2079
徐莲塘	2068	徐苏恩	2072	徐泽人	2079
徐灵胎	2068	徐侗奴	2072	徐召南	2079
徐梅洲	2068	徐廷章	2072	徐兆祺	2080
徐梦蝶	2068	徐同江	2072	徐振予	2080
徐敏	2068	徐味冰	2072	徐振中	2080
徐名山	2068	徐蔚霖	2072	徐镇江	2081
徐鸣石	2069	徐文彬	2073	徐镇治	2081
徐乃星	2069	徐文焕	2073	徐正昌	2081
徐佩璜	2069	徐梧园	2073	徐芝珊	2081
徐佩芝	2069	徐锡彦	2073	徐志成	2081
徐平	2069	徐熙春	2073	徐仲珂	2081
徐平章	2069	徐仙槎	2073	徐仲可	2081
徐启东	2069	徐相臣	2073	徐仲模	2081
徐启唐	2069	徐相宸	2073	徐竹岑	2081
徐勤勋	2069	徐相任	2074	徐庄	2081
徐庆誉	2069	徐效青	2076	徐卓	2081
徐秋生	2069	徐燮平	2076	徐子久	2081
徐仁甫	2069	徐心亘	2076	徐子石	2081
徐仁民	2069	徐心互	2076	徐子玉	2081
徐仁勇	2070	徐心如	2076	徐自新	2081
徐荣斋	2070	徐新更	2076	徐宗岐	2081
徐尚志	2070	徐星亮	2076	徐宗舜	2082
徐少明	2070	徐秀定	2077	徐祖佑	2082
徐少楠	2070	徐学礼	2077	许半龙	2082

许半新	2083	许勤勋	2086	宣铁吾	2090
许宝华	2083	许尚文	2087	萱百	2090
许弁灵	2083	许尚溪	2087	选	2090
许伯常	2083	许氏	2087	炫明	2090
许伯超	2083	许氏信	2087	薛宝田	2090
许伯元	2083	许世长	2087	薛葆忱	2090
许超	2083	许寿年	2087	薛炳	2090
许超然	2083	许寿彭	2087	薛成恺	2090
许陈龙	2083	许寿平	2087	薛承岂	2090
许承尧	2083	许寿仁	2087	薛德焆	2090
许崇礼	2083	许思文	2087	薛定华	2090
许从周	2083	许松如	2087	薛笃弼	2091
许达三	2083	许素素	2087	薛复初	2091
许德晖	2084	许太平	2087	薛公善	2091
许鼎新	2084	许天由	2088	薛广兴	2092
许飞	2084	许晚成	2088	薛国英	2092
许辅民	2084	许蔚霞	2088	薛化民	2092
许馥荦	2084	许文麓	2088	薛君律	2092
许公严	2084	许锡衡	2088	薛立夫	2092
许公岩	2084	许小坤	2088	薛敏英	2092
许谷芝	2084	许小士	2088	薛明波	2092
许盟孚	2085	许辛木	2088	薛能安	2092
许桂庭	2085	许砚峰	2088	薛念祖	2093
许汉臣	2085	许仰庐	2088	薛瑞骥	2093
许惠昭	2085	许一叶	2089	薛润山	2093
许济弘	2085	许逸凡	2089	薛润珊	2093
许家庆	2085	许有恒	2089	薛时光	2093
许敬存	2085	许幼曹	2089	薛通滨	2093
许敬舆	2085	许远侯	2089	薛文元	2093
许镜澄	2085	许昭	2089	薛玄鹏	2093
许客卿	2085	许兆璇	2089	薛炎公	2093
许兰圃	2085	许振庆	2089	薛一斋	2093
许乐泉	2086	许子常	2089	薛愚	2093
许良水	2086	许子振	2089	薛韵琴	2093
许梦苏	2086	许宗微	2089	薛泽珊	2093
许佩斋	2086	栩蝶	2089	薛正清	2094
许彭年	2086	旭群	2089	薛仲猷	2094
许其瑞	2086	旭人	2089	学涵	2094
许企周	2086	序理	2089	学术研究会	2094
许启敏	2086	宣古秋	2090	学文	2094

雪	2094	严慎子	2096	颜药生	2099
雪翔	2094	严澎滨	2096	颜芝馨	2099
雪影	2094	严威夷	2097	颜宗凯	2099
恂如	2094	严巍	2097	彦和	2099
浔溪渔人	2094	严文樸	2097	晏霖	2099
		严贤斌	2097	验方集成月刊社	2099
Y		严襄平	2097	验指	2100
亚	2094	严修	2097	掞天	2100
亚东痴汉	2094	严颜星	2097	燕斌	2100
烟桥	2094	严以平	2097	燕尾生	2100
烟台公安局	2094	严益澄	2097	扬州医学公会	2100
延陵氏	2094	严桢	2097	杨安时	2100
延茂	2094	严振生	2097	杨敖	2100
延智伯	2095	严志清	2097	杨百城	2100
闫诚斋	2095	严仲琳	2097	杨宝善	2102
闫少海	2095	严祖庇	2097	杨葆年	2102
严苍山	2095	言庚孚	2097	杨葆全	2102
严昌庭	2095	言金声	2097	杨秉枢	2103
严成珠	2095	岩馆清	2098	杨伯谦	2103
严诚	2095	阎春浦	2098	杨诚之	2103
严痴孙	2095	阎德润	2098	杨畴	2103
严斗才	2095	阎汉臣	2098	杨川印	2103
严独鹤	2095	阎汉文	2098	杨崔夫	2103
严富春	2095	阎静安	2098	杨代英	2103
严国政	2095	阎丽生	2098	杨道南	2103
严海珊	2095	阎士麒	2098	杨德成	2103
严鸿慈	2096	阎世华	2098	杨德高	2103
严鸿基	2096	阎万铸	2098	杨德僼	2103
严鸿志	2096	阎锡山	2098	杨德彰	2103
严惠民	2096	阎彝铭	2098	杨典记	2103
严活世	2096	阎雨龙	2098	杨东儒	2104
严坤荣	2096	阎志仁	2098	杨芳田	2104
严临深	2096	阎子俊	2098	杨逢辰	2104
严陵医学研究会	2096	阎子峻	2098	杨凤岐	2104
严枚	2096	邑成	2099	杨铍田	2104
严孟丹	2096	颜伯卿	2099	杨复初	2104
严平伯	2096	颜德馨	2099	杨古酝	2104
严如寅	2096	颜公辰	2099	杨光华	2104
严绍岐	2096	颜文亮	2099	杨海珊	2104
严绍徐	2096	颜兴斋	2099	杨海钟	2104

杨浩观	2104	杨凯荣	2108	杨时中	2112
杨浩如	2104	杨康宇	2109	杨士衡	2112
杨和庆	2104	杨克东	2109	杨世族	2112
杨鸿钧	2105	杨克容	2109	杨式先	2112
杨厚斋	2105	杨克蓉	2109	杨守仁	2112
杨华昌	2105	杨廉夫	2109	杨书培	2112
杨华亭	2105	杨凌虚	2109	杨叔澄	2112
杨华新	2105	杨龙九	2109	杨舒荣	2113
杨焕	2105	杨茂如	2109	杨树仁	2113
杨焕文	2106	杨茂生	2109	杨宿栽	2113
杨焕周	2106	杨愁园	2109	杨燧熙	2113
杨辉	2107	杨懋生	2109	杨燧熙医室	2119
杨回菴	2107	杨梦麒	2109	杨太和	2120
杨会元	2107	杨明光	2110	杨太龄	2120
杨慧普	2107	杨鸣皋	2110	杨铁僧	2120
杨纪林	2107	杨铭鼎	2110	杨晚成	2120
杨际光	2107	杨铭斋	2110	杨万仪	2120
杨季藩	2107	杨佩玉	2110	杨文典	2120
杨济衷	2107	杨佩珍	2110	杨文渊	2120
杨继孙	2107	杨浦云	2110	杨无我	2120
杨嘉禄	2107	杨乔夫	2110	杨锡类	2120
杨健华	2107	杨钦仁	2110	杨锡琴	2120
杨涧清	2107	杨青之	2110	杨羲桢	2120
杨阶三	2107	杨卿蓍	2110	杨先橘	2120
杨金筍	2107	杨清白	2111	杨小华	2120
杨谨臣	2107	杨庆鸿	2111	杨新华	2120
杨荩诚	2107	杨荏莆	2111	杨馨若	2121
杨晋侯	2108	杨荣照	2111	杨兴祖	2121
杨静波	2108	杨如侯	2111	杨星垣	2121
杨静芳	2108	杨茹	2111	杨杏初	2122
杨静仪	2108	杨三辰	2111	杨雪松	2122
杨迥	2108	杨尚诚	2111	杨循初	2122
杨隽夫	2108	杨尚恒	2111	杨彦和	2122
杨觉倚	2108	杨韶阳	2111	杨扬	2123
杨君谋	2108	杨少碧	2111	杨野鹤	2123
杨钧谨	2108	杨绍茂	2111	杨一民	2123
杨俊才	2108	杨绍祥	2111	杨一素	2123
杨俊人	2108	杨绍曾	2112	杨医生	2123
杨开进	2108	杨声显	2112	杨医亚	2124
杨开祥	2108	杨绳武	2112	杨宜斋	2125

杨艺农	2125	杨子明	2132	姚若琴	2135
杨益年	2125	杨子韶	2132	姚世琛	2135
杨益亚	2125	杨子育	2132	姚守诚	2135
杨荫川	2125	杨自陈	2132	姚寿氏	2135
杨荫浦	2125	杨自强	2132	姚嵩甫	2135
杨影庐	2126	杨宗凯	2132	姚肃吾	2135
杨永超	2126	杨宗濂	2132	姚素民	2135
杨永锡	2126	杨宗仪	2132	姚天农	2136
杨永钊	2126	杨祖同	2133	姚维峰	2136
杨友椿	2126	杨醉梅	2133	姚维昭	2136
杨又生	2127	仰道子	2133	姚文栋	2136
杨宇昌	2127	养正书屋	2133	姚文镠	2136
杨郁生	2127	垚言	2133	姚文耀	2136
杨毓珊	2127	姚霭园	2133	姚西柳	2136
杨元吉	2127	姚柏堂	2133	姚啸岗	2136
杨云泉	2127	姚邦杰	2133	姚心敏	2136
杨云史	2127	姚秉权	2133	姚心源	2136
杨云章	2127	姚秉忠	2133	姚鑫波	2137
杨孕灵	2127	姚伯藩	2133	姚旭光	2137
杨韵英	2128	姚长寿	2133	姚薰成	2137
杨蕴芳	2128	姚承祜	2133	姚亚凤	2137
杨赞民	2128	姚斗山	2133	姚一	2137
杨则民	2129	姚而上	2133	姚一仁	2137
杨则徐	2129	姚公鹤	2134	姚揖君	2137
杨宅传	2129	姚光祖	2134	姚贻春	2137
杨彰德	2129	姚荷生	2134	姚隐樵	2137
杨兆泰	2129	姚华清	2134	姚有彬	2137
杨蛰安	2129	姚惠安	2134	姚元之	2137
杨志豪	2130	姚楫君	2134	姚兆骥	2137
杨志平	2130	姚季英	2134	姚兆培	2138
杨志群	2130	姚建溪	2134	姚振飞	2138
杨志仁	2130	姚解愠	2134	姚志敫	2138
杨志一	2130	姚浚	2134	姚志豪	2138
杨质安	2131	姚李英	2134	姚子让	2138
杨忠信	2131	姚笠舟	2134	姚祖光	2139
杨祝成	2131	姚梦石	2134	药盦	2139
杨铸园	2132	姚明新	2134	药向荣	2139
杨卓寅	2132	姚琦行	2134	药学研究会	2139
杨子钧	2132	姚潜	2134	药研子	2139
杨子良	2132	姚庆占	2134	药业同业公会	2139

要颖之	2139	叶磊	2148	叶子萱	2151
也佚	2139	叶联田	2148	叶祖良	2151
也珍	2139	叶麟凤	2148	叶祖章	2151
野鹤	2139	叶敏	2149	叶左红	2151
野津猛男	2139	叶培根	2149	叶佐臣	2151
野五七郎	2139	叶佩桐	2149	一才	2151
野烨	2139	叶其谁	2149	一尘录	2151
叶安祈	2139	叶秋渔	2149	一得	2151
叶秉衡	2139	叶蓬伯	2149	一官	2151
叶伯敬	2139	叶瑞阶	2149	一珪	2152
叶伯良	2139	叶瑞阳	2149	一鸣	2152
叶彩明	2140	叶山陀	2149	一叟	2152
叶承槩	2140	叶善勋	2149	一五	2152
叶春藩	2140	叶疏九	2149	一心	2152
叶达仁	2140	叶树芝	2149	一亚	2152
叶德千	2140	叶太昂	2149	一叶	2152
叶尔度	2140	叶天	2149	一庸	2152
叶芳	2140	叶天芳	2149	伊博恩	2152
叶风吟	2140	叶天任	2149	伊藤富雄	2152
叶凤龙	2140	叶庭芝	2149	伊藤知教	2152
叶富才	2140	叶蔚然	2149	衣	2152
叶公恕	2140	叶蔚文	2150	医夫	2152
叶公夐	2140	叶慰萱	2150	医魂	2152
叶古红	2140	叶兮钟	2150	医界春秋编者	2152
叶华林	2141	叶香圃	2150	医界春秋读者	2152
叶回春	2141	叶香岩	2150	医界春秋记者	2153
叶慧博	2141	叶心铭	2150	医界春秋热心者	2153
叶蕙如	2141	叶心农	2150	医界春秋社	2153
叶家元	2141	叶雄	2150	医林一谔编者	2161
叶简斋	2141	叶秀峰	2150	医林一谔记者	2161
叶健生	2141	叶永栽	2150	医林一谔杂志社	2161
叶瑾	2141	叶右箴	2150	医声通讯社	2166
叶劲秋	2141	叶宇青	2150	医史学委员会	2166
叶静贻	2144	叶玉登	2150	医文杂志部	2166
叶橘泉	2144	叶泽华	2150	医学报社	2166
叶狷卿	2148	叶兆芳	2150	医学导报社	2169
叶君	2148	叶蓁	2150	医学公报社	2169
叶坤荣	2148	叶拯民	2151	医学书局	2172
叶朗清	2148	叶指发	2151	医学研究改进会	2172
叶乐安	2148	叶种骥	2151	医学研究会	2172

医学杂志社	2172	翼庐	2181	英和	2184
医药新闻报社	2179	翼云	2181	英华	2184
医药学报编辑部	2179	阴庆元	2181	膺	2184
医药之声杂志社	2179	阴毓龙	2181	鹰	2184
依克唐阿	2179	荫荪	2181	瀛峤	2184
壹贰	2179	荫先	2181	影庐	2184
漪君	2179	殷定有	2182	映南	2184
夷质	2179	殷宏臣	2182	庸才	2184
宜昌中医全体同人	2179	殷鉴昭	2182	雍伯平	2184
遗园	2179	殷骏生	2182	永春分社筹备处	2184
颐	2179	殷尚忠	2182	永富凤	2184
颐和	2179	殷受田	2182	永明	2184
疑痴	2179	殷顺龄	2182	永年	2184
义	2179	殷天一	2182	永泰红十字油公司广州	
义律	2179	殷惟贤	2182	总行	2184
忆碧	2179	殷养浩	2182	永泰正十字油公司	2184
亦怒	2179	殷震一	2182	永田生	2184
亦云	2180	殷子正	2182	尤敦顺	2185
佚名	2180	鄞南病夫	2182	尤辅廖	2185
易斐然	2180	阎如	2182	尤辅麟	2185
易九如	2180	尹炳南	2182	尤列	2185
易钧	2180	尹涤尘	2182	尤学贤	2185
易南坡	2180	尹静宜	2183	尤学周	2185
易上达	2180	尹任	2183	尤怿皋	2185
易万育	2180	尹容森	2183	游焕明	2185
易文士	2180	尹天民	2183	游立兴	2185
易由甫	2180	尹小泉	2183	游烈卿	2185
易玉良	2180	尹小润	2183	游蕋秋	2185
易著勋	2180	隐公	2183	游丝	2186
逸庵	2180	隐家	2183	游显廷	2186
逸厂	2180	隐名氏	2183	友枞	2186
逸丁	2181	隐吾	2183	有兢	2186
逸君	2181	印岩	2183	佑青	2186
逸梅	2181	应策	2183	于白萍	2186
逸人	2181	应昇	2183	于宝琴	2186
意意生	2181	应石	2183	于彩轩	2186
毅甫	2181	应石麟	2183	于邕香	2186
毅民	2181	应颖	2184	于朝之	2186
毅鸣	2181	英超	2184	于成立	2186
翼藩	2181	英丹	2184	于逢岚	2186

于福生	2186	余寄庐	2190	余梓生	2194
于汉皋	2186	余驾山	2190	鱼洲	2194
于立基	2186	余建霞	2190	俞安之	2194
于龙潭	2186	余杰	2190	俞本立	2194
于模昌	2186	余杰三	2190	俞彬蔚	2194
于平施	2187	余进卿	2190	俞步云	2194
于施平	2187	余礼和	2190	俞成泰	2194
于寿恒	2187	余茸	2190	俞春山	2194
于戏生	2187	余容庆	2190	俞大同	2194
于昕	2187	余绍烈	2190	俞道生	2194
于右任	2187	余氏	2190	俞鼎熏	2194
于止情	2187	余斯清	2190	俞凤宾	2194
于仲仙	2187	余嵩钧	2190	俞福田	2195
于子新	2187	余天雷	2190	俞拊生	2195
余葆珍	2187	余伟民	2190	俞根初	2195
余宾	2187	余无言	2191	俞惠康	2195
余伯陶	2187	余锡亨	2191	俞建镳	2195
余不平	2187	余先朝	2191	俞鉴泉	2195
余采臣	2187	余祥池	2191	俞谨	2198
余春仙	2187	余祥之	2191	俞潸	2198
余春轩	2188	余修源	2191	俞濂	2198
余从周	2188	余岩	2191	俞舲芗	2198
余大钧	2188	余彦怡	2192	俞梦花	2198
余道生	2188	余垚	2192	俞培元	2198
余道惟	2188	余姚津民	2192	俞琴齐	2198
余德仓	2188	余姚中医联合会	2192	俞瑞昶	2198
余德鸿	2188	余毅生	2192	俞若屏	2198
余凤智	2188	余愚	2192	俞绍溪	2198
余奉仙	2188	余玉笙	2192	俞慎初	2199
余杲	2188	余煜林	2192	俞世球	2200
余公侠	2188	余毓华	2192	俞天石	2200
余国珮	2189	余岳亭	2192	俞同芳	2200
余国全	2189	余云岫	2192	俞文林	2200
余鸿	2189	余栽屏	2193	俞星楷	2200
余鸿仁	2189	余择明	2193	俞修源	2200
余鸿孙	2189	余泽霓	2193	俞垚	2200
余既良	2189	余振礐	2193	俞友清	2200
余济民	2189	余震古	2193	俞岳如	2200
余济时	2189	余志勤	2193	俞樾	2201
余继鸿	2189	余仲华	2193	俞志勤	2201

俞钟銮	2201	寓公	2204	袁秀岳	2210
俞卓茂	2201	裕	2204	袁一丁	2210
俞紫馨	2201	鹓	2204	袁依琴	2210
渔父	2201	元道	2204	袁咏	2211
渔隐	2201	元和	2204	袁跃门	2211
萸厘山人	2201	元奕	2204	袁云瑞	2211
虞公	2201	原干堂	2204	袁照光	2211
虞鉴龄	2201	原沪	2204	袁正刚	2211
虞胖子	2201	原志免太郎	2204	源通魏	2211
虞栞斋	2201	袁爱仁	2204	远志	2211
虞尚仁	2201	袁长庆	2205	苑子明	2211
虞舜臣	2201	袁大枚	2205	曰叟	2211
虞翔麟	2202	袁栋材	2205	约民	2211
虞芸芳	2202	袁端平	2205	月敏	2211
虞哲夫	2202	袁佛雏	2205	月影	2211
羽公	2202	袁敷五	2205	岳	2211
羽军	2202	袁复初	2205	岳开煤	2211
雨苍	2202	袁桂生	2207	岳美中	2211
雨廷	2202	袁国荣	2208	岳强	2212
雨文	2202	袁帼雄	2208	岳嵩山	2212
雨夜	2202	袁汉臣	2208	岳文台	2212
玉观彬	2203	袁华	2208	岳中谦	2212
玉衡	2203	袁介亭	2208	岳钟秀	2212
玉生	2203	袁锦旋	2208	越铎报社	2212
郁端	2203	袁镜人	2208	越国王孙	2212
郁济焕	2203	袁镜涛	2209	越鹿	2212
郁济英	2203	袁坤仪	2209	越智真逸	2212
郁济煐	2203	袁励桢	2209	越子	2212
郁九龄	2203	袁履登	2209	云	2212
郁立仁	2203	袁绿野	2209	云舫	2212
郁佩英	2203	袁满根	2210	云南省政府	2212
郁瑞	2203	袁鹏汀	2210	云溥	2213
郁士英	2203	袁平	2210	云台	2213
郁文	2203	袁潜	2210	云行	2213
郁闻尧	2203	袁瑞卿	2210	芸庵	2213
预楠	2204	袁善征	2210	芸心	2213
欲寡过斋主	2204	袁铁僧	2210	芸中	2213
喻若钦	2204	袁慰苍	2210	允中	2213
喻万邦	2204	袁文轩	2210	恽铁樵	2213
喻又新	2204	袁锡臣	2210	恽彦彬	2214

韵芳	2214	曾子安	2218	张长民	2223
韵英	2214	查达	2218	张朝珍	2223
蕴章	2214	查贡夫	2218	张成礼	2223
		查贡甫	2219	张承楣	2223
Z		查计人	2219	张崇健	2223
		查企锡	2219	张础光	2223
臧吟蕉	2214	查少农	2219	张春江	2223
枣轩本间	2214	查士骥	2219	张春木	2224
泽	2214	翟甘棠	2219	张春圃	2224
迮奎钦	2214	翟国荣	2219	张春生	2224
曾霭如	2214	翟冷仙	2219	张春水	2224
曾本初	2214	翟莲如	2220	张椿希	2224
曾炳棠	2214	詹炳文	2220	张纯轩	2224
曾澄辉	2214	詹程逊	2220	张达	2224
曾光宇	2214	詹鸿恩	2220	张达康	2224
曾广方	2214	詹苦可	2220	张达玉	2224
曾广善	2214	詹瑞云	2220	张大鹤	2224
曾惠民	2215	詹松波	2220	张大明	2224
曾炯南	2215	詹先科	2221	张大燨	2224
曾觉叟	2215	詹瑶光	2221	张戴人	2224
曾科进	2216	詹允阶	2221	张德骥	2224
曾勒伟	2216	瞻庐	2221	张德培	2225
曾立群	2216	湛砺磋	2221	张德威	2225
曾勉湘	2216	湛如	2221	张德馨	2225
曾培梧	2216	张蔀	2221	张德正	2225
曾其逊	2216	张霭春	2221	张鼎庵	2225
曾庆华	2217	张爱棠	2221	张鼎臣	2225
曾庆松	2217	张安仁	2221	张栋梁	2225
曾少参	2217	张百铭	2221	张斗耀	2225
曾师孔	2217	张百塘	2221	张谔	2225
曾松茂	2217	张宝文	2222	张二仲	2226
曾天治	2217	张秉初	2222	张发初	2226
曾文正	2217	张秉一	2222	张方舆	2226
曾心壶	2217	张炳昌	2222	张方渊	2226
曾秀铭	2218	张炳翔	2222	张凤楼	2226
曾秀星	2218	张伯良	2223	张凤山	2227
曾养吾	2218	张伯熙	2223	张绂卿	2227
曾益群	2218	张伯雄	2223	张抚之	2227
曾胤参	2218	张伯玉	2223	张黼章	2227
曾昭伦	2218	张案铨	2223	张复卿	2227
曾贞蔚	2218				

张傅霖	2227	张继勋	2232	张俊卿	2235
张淦泉	2227	张稷孙	2232	张俊人	2235
张高港	2227	张骥	2232	张俊英	2235
张耕龙	2227	张家荪	2232	张开第	2235
张羹梅	2227	张嘉炳	2232	张开钧	2235
张公让	2227	张嘉卉	2232	张康侯	2235
张功全	2228	张嘉穗	2232	张克敏	2235
张恭文	2228	张嘉因	2232	张克明	2236
张拱辰	2228	张稼新	2232	张匡君	2236
张拱端	2228	张简斋	2232	张揆松	2236
张古香	2229	张见初	2232	张兰亭	2236
张谷成	2229	张健隆	2233	张兰逸	2236
张光宇	2229	张鑑青	2233	张蓝田	2236
张国淦	2229	张鑑渠	2233	张朗轩	2236
张国华	2229	张阶平	2233	张乐三	2236
张国璜	2230	张洁扬	2233	张乐天	2236
张国瑞	2230	张介侯	2233	张雷声	2236
张国珍	2230	张金鼎	2233	张礼耕	2236
张涵虚	2230	张金亭	2233	张立魁	2236
张汉东	2230	张锦灿	2233	张栗庵	2236
张汉书	2230	张锦荣	2234	张砺卿	2237
张汉扬	2230	张进及	2234	张麟	2237
张禾芬	2230	张精一	2234	张龙之	2237
张鹤鸣	2230	张景鹤	2234	张龙芝	2237
张鹤年	2230	张景华	2234	张鲁封	2237
张衡皋	2230	张景述	2234	张洛钧	2237
张鸿钧	2230	张敬敷	2234	张迈荃	2237
张鸿霖	2230	张敬武	2234	张茂甫	2237
张鸿生	2230	张静庵	2234	张懋森	2237
张鸿图	2231	张静峰	2234	张梅庵	2237
张怀霖	2231	张静霞	2234	张梅访	2237
张惠臣	2231	张静斋	2234	张梦痕	2237
张惠黎	2231	张镜波	2235	张梦庐	2238
张惠霖	2231	张鞠景	2235	张梦生	2238
张慧中	2231	张菊景	2235	张明	2238
张蕙如	2231	张菊人	2235	张明庵	2238
张季勤	2231	张巨川	2235	张明权	2238
张季直	2231	张聚源	2235	张鸣世	2238
张济众	2231	张觉人	2235	张鸣一	2238
张继偓	2231	张钧堂	2235	张乃明	2238

张乃文	2238	张少波	2253	张树莴	2257
张鼐	2238	张少钦	2253	张树滋	2257
张南田	2238	张少英	2253	张樹筠	2257
张笳云	2238	张少云	2253	张思卿	2257
张沛恩	2238	张绍甫	2253	张颂山	2257
张佩珂	2239	张绍会	2253	张太儒	2257
张佩垚	2239	张绍修	2253	张特材	2257
张彭年	2239	张绍云	2253	张腾蛟	2257
张蓬轩	2239	张申甫	2253	张体元	2258
张鹏久	2239	张慎陶	2254	张天方	2258
张平权	2239	张生甫	2254	张天翼	2259
张平一	2239	张生陶	2254	张恬养	2259
张破浪	2239	张诗园	2254	张铁军	2259
张普黎	2240	张石溪	2254	张铁英	2259
张企景	2240	张石缘	2254	张退之	2259
张启明	2240	张时元	2254	张畹香	2259
张启平	2240	张蒔园	2254	张望直	2259
张启文	2240	张始生	2254	张威	2259
张启贤	2240	张士琦	2254	张惟通	2259
张乾初	2240	张士元	2255	张维廉	2259
张芹孙	2240	张氏医局	2255	张维仁	2259
张琴贞	2240	张世柏	2255	张伟弢	2259
张清河	2240	张世镳	2255	张文虎	2259
张确余	2240	张世昌	2255	张文乐	2259
张群	2241	张世宏	2255	张文元	2259
张让轩	2241	张世懋	2255	张文藻	2260
张人怀	2241	张世元	2255	张希白	2261
张人杰	2241	张式璋	2255	张希亮	2261
张仁述	2241	张寿甫	2255	张希雄	2261
张忍庵	2241	张寿芝	2255	张锡纯	2261
张忍叟	2241	张书麟	2255	张锡君	2271
张镕经	2242	张书铭	2255	张熙明	2273
张如先	2242	张叔彭	2256	张仙舟	2273
张汝济	2242	张叔鹏	2256	张贤德	2273
张汝伟	2242	张叔通	2256	张相臣	2273
张汝舟	2249	张淑兰	2256	张香山	2273
张若霞	2249	张述祖	2256	张小白	2273
张三省	2250	张树筠	2256	张晓白	2273
张森	2250	张树铭	2257	张晓园	2273
张山雷	2250	张树勋	2257	张筱村	2273

张孝桓	2274	张荫潮	2277	张之纲	2286
张效良	2274	张应春	2277	张芝静	2286
张效能	2274	张莹如	2277	张织孙	2286
张效宗	2274	张永汉	2277	张植蕃	2286
张燨真	2274	张永霖	2277	张植林	2286
张心一	2274	张永生	2277	张志成	2286
张心正	2274	张永修	2278	张志纯	2286
张星明	2274	张犹景	2278	张志良	2286
张星南	2274	张友琴	2278	张志桥	2286
张修敏	2274	张有亦	2278	张志仁	2287
张秀峰	2274	张又良	2278	张治河	2287
张琇	2274	张右长	2278	张挚甫	2289
张旭东	2274	张禹九	2278	张致果	2289
张逊之	2274	张禹门	2278	张钟吕	2289
张延仁	2274	张玉屏	2278	张仲纯	2289
张俨若	2275	张玉坪	2278	张仲和	2289
张砚山	2275	张玉田	2278	张仲鹤	2289
张燕杰	2275	张玉珍	2278	张仲衡	2289
张燕谟	2275	张育生	2279	张仲侯	2289
张养田	2275	张煜卿	2279	张仲瑾	2289
张曜孙	2275	张豫学	2279	张仲仁	2289
张曜岚	2275	张元瑞	2279	张仲僎	2289
张耀德	2275	张越公	2279	张仲勋	2289
张耀斗	2275	张樾侯	2279	张朱翰芬	2290
张耀光	2275	张云	2279	张竹渠	2290
张一尘	2276	张云峰	2279	张主和	2290
张一峰	2276	张云孙	2279	张驻尘	2290
张一鳞	2276	张云翔	2279	张子畅	2290
张一鸣	2276	张允中	2279	张子藩	2290
张一鹏	2276	张蕴石	2279	张子恒	2290
张一平	2276	张蕴忠	2280	张子京	2290
张颐卿	2276	张在新	2280	张子清	2290
张义堂	2276	张赞臣	2280	张子述	2290
张易安	2276	张则经	2284	张子英	2290
张益谦	2276	张泽霖	2284	张紫东	2290
张益之	2276	张照鳞	2285	张宗玺	2290
张毅	2276	张真吾	2285	张宗曜	2291
张毅民	2277	张振芝	2285	张祖泽	2291
张毅武	2277	张拯滋	2285	张尊武	2291
张翼汉	2277	张之洞	2285	章璧如	2291

章炳麟	2291	仇即吾	2298	赵可琴	2301
章不凡	2292	招知生	2298	赵宽南	2301
章成之	2292	招子敬	2299	赵连生	2301
章次公	2292	昭本	2299	赵梅五	2302
章道生	2294	兆荣	2299	赵敏	2302
章芳圃	2294	赵葆阶	2299	赵明道	2302
章飞仙	2294	赵秉公	2299	赵鸣球	2302
章孤鹤	2294	赵伯奎	2299	赵佩文	2302
章鹤年	2294	赵伯芝	2299	赵朋	2302
章洪均	2295	赵岑梅	2299	赵启光	2302
章洪钧	2295	赵焯贤	2299	赵晴初	2302
章济川	2295	赵春谷	2299	赵琼仙	2302
章鑑虞	2295	赵次龙	2299	赵琼轩	2302
章景和	2295	赵登龙	2299	赵秋鸿	2302
章巨膺	2295	赵鼎山	2299	赵仁宇	2302
章林	2295	赵敦簏	2299	赵任斋	2302
章纳川	2295	赵尔康	2300	赵儒珍	2302
章启民	2295	赵弗庭	2300	赵瑞升	2303
章钦言	2295	赵福琳	2300	赵瑞芝	2303
章韶	2296	赵辅廷	2300	赵少廷	2303
章诗宾	2296	赵公辅	2300	赵师鼎	2303
章寿芝	2296	赵公尚	2300	赵世昌	2303
章叔和	2296	赵古群	2300	赵世俊	2303
章叔赛	2296	赵光武	2300	赵式训	2303
章树声	2296	赵国廉	2300	赵守箴	2303
章澍周	2297	赵海仙	2300	赵树蕃	2303
章太炎	2297	赵含章	2300	赵树屏	2303
章献吾	2297	赵寒松	2300	赵树塘	2304
章晓崑	2298	赵汉荣	2301	赵思函	2304
章新周	2298	赵和庭	2301	赵思竞	2304
章训娴	2298	赵晦堂	2301	赵松雪	2304
章以同	2298	赵缉庵	2301	赵伟宽	2304
章翼方	2298	赵劲初	2301	赵伟男	2304
章吟絮	2298	赵荩臣	2301	赵希云	2304
章毓琛	2298	赵晋翰	2301	赵锡庠	2304
章遹骏	2298	赵静明	2301	赵熙	2304
章越民	2298	赵静霞	2301	赵贤齐	2304
章真如	2298	赵君	2301	赵效先	2304
章振和	2298	赵君琼	2301	赵新之	2305
章征俞	2298	赵俊	2301	赵信文	2305

赵学渊	2305	折背叟	2310	郑邦达	2313
赵岩泉	2305	折三	2310	郑伯高	2313
赵瑶光	2305	蛰庵	2310	郑步云	2313
赵一尘	2305	蛰庐	2310	郑昌洪	2313
赵一斋	2305	浙江国医分馆	2310	郑昌明	2313
赵倚江	2305	浙江兰溪中医专门学校		郑承业	2313
赵义存	2305	校友会	2310	郑炽华	2313
赵逸仙	2305	浙江龙游县医会	2310	郑翀霄	2313
赵意空	2305	浙江民政厅	2310	郑春风	2313
赵英夫	2307	浙江省长公署	2310	郑大宾	2313
赵瑛思	2307	浙江省城警察厅	2311	郑德辅	2313
赵瀛波	2308	浙江省国医分馆	2311	郑方生	2313
赵友贤	2308	浙江省诸暨县中药业同业		郑奋扬	2313
赵玉森	2308	公会	2311	郑凤石	2313
赵玉玺	2308	浙江省诸暨县中医师公会		郑干生	2314
赵燏黄	2308		2311	郑豪	2314
赵云標	2308	浙江双林存济医庐国药丹		郑合成	2314
赵云鹤	2308	方实验研究社	2311	郑鹤琴	2314
赵藻池	2308	浙江医药月刊	2311	郑衡若	2314
赵藻阶	2308	浙江医专学生自治会	2311	郑鸿祥	2314
赵泽汉	2308	浙江中医专科学校	2311	郑鸿元	2314
赵曾望	2308	浙江中医专科学校学生自		郑惠松	2314
赵增祥	2308	治会	2311	郑建侯	2314
赵增泽	2308	浙江中医专门学校	2311	郑敬科	2314
赵之定	2308	浙江中医专门学校学生自		郑君	2314
赵植槐	2308	治会	2311	郑克光	2314
赵趾仁	2308	浙中医校学生自治会	2311	郑跨灶	2314
赵致中	2308	针灸杂志社	2311	郑昆怡	2314
赵仲芬	2308	桢	2312	郑力庭	2314
赵仲友	2308	真	2312	郑立珊	2314
赵铸鼎	2309	真我	2312	郑连山	2315
赵子才	2309	阵子	2312	郑霖昌	2315
赵子成	2309	振铎	2312	郑留隐	2315
赵子蕃	2309	镇	2312	郑侣农	2315
赵子刚	2309	镇江县商会	2312	郑美学	2315
赵子琴	2309	镇江医学公会	2312	郑梦兰	2315
赵子文	2310	震南	2312	郑明泰	2315
赵子义	2310	拯民	2312	郑鸣盛	2315
赵子忠	2310	拯亚	2312	郑沛然	2315
肇威	2310	郑板桥	2313	郑樵	2315

郑琴隐	2315	郑幼叔	2319	中国国医专科学校	2321
郑却疾	2315	郑煜丰	2319	中国女医社	2321
郑瑞甫	2316	郑元	2319	中国女医学社	2321
郑润耀	2316	郑约珊	2319	中国药学会	2321
郑润佑	2316	郑韵轩	2319	中国医史研究社	2321
郑善增	2316	郑赞燧	2319	中国医学改进学社	2322
郑少春	2316	郑哲熙	2319	中国医学公会	2322
郑少男	2316	郑指南	2319	中国医学会	2322
郑少卿	2316	郑重真	2319	中国医学院	2322
郑绍华	2316	郑重之	2319	中国医学院秘书处	2322
郑绍相	2316	郑佐尧	2319	中国医学院学生自治会	2323
郑绍祖	2316	知死	2319	中国医学月刊社	2323
郑士良	2316	知愚	2319	中国医学杂志社	2323
郑士钟	2316	执中馆主	2319	中国医药改进会	2323
郑守谦	2316	直言	2319	中国医药教育社	2323
郑叔纶	2316	植林	2319	中国医药书局	2323
郑叔三	2316	植林姜堰	2319	中国医药图书社	2324
郑霦昺	2316	植林医社	2320	中国医药学社	2324
郑文焯	2317	只园	2320	中国医药研究月报社	2324
郑文达	2317	指	2320	中国医药月刊社	2324
郑霞仙	2317	志	2320	中国医药月刊社记者	2327
郑显庭	2317	志范	2320	中国针灸学讲习所	2327
郑香亭	2317	志刚	2320	中国针灸学术研究所	2327
郑祥周	2317	志华	2320	中国针灸学研究社	2327
郑向豪	2317	志坚	2320	中国针灸医学专门学校	2335
郑肖岩	2317	志觉老人	2320	中国制药社	2335
郑新光	2318	志兔太郎祝	2320	中华国医学会	2335
郑轩渠	2318	志农	2320	中华民国全国中医师公会	
郑晏卿	2318	志仁	2320	联合会	2335
郑雁飞	2318	志英	2320	中华民国全国中医师公会	
郑嬚嬚	2318	志远	2320	联合会上海办事处	2335
郑扬嗣	2318	志政	2320	中华民国医药学会	2335
郑仰宸	2318	治中	2320	中华全国医药卫生协会	2335
郑宜寿	2318	致逸	2320	中华全国医药卫生协会	
郑逸梅	2318	致远	2321	同人	2335
郑闿	2318	智伯	2321	中华全国医药协会	2335
郑尹耕	2318	智从元	2321	中华人民共和国政务院	2335
郑英圃	2319	中国保护动物会	2321	中华卫生教育会	2335
郑友良	2319	中国国民党全国代表大会		中华药报	2336
郑有为	2319		2321	中华医史学会	2336

周纯	2418	周霖	2422	周天伯	2427
周达三	2418	周柳亭	2422	周庭璧	2427
周德仁	2418	周纶	2423	周惟明	2427
周德馨	2418	周梅洁	2423	周维翰	2427
周德昭	2418	周梦白	2423	周伟呈	2428
周棣棠	2418	周明甫	2423	周伟筠	2428
周东方	2418	周明生	2423	周蔚岑	2428
周逢儒	2418	周默斋	2423	周慰椿	2428
周逢源	2419	周慕新	2424	周文君	2428
周凤鸣	2419	周岐隐	2424	周午池	2429
周佛海	2419	周其桂	2425	周象万	2429
周服圣	2419	周其华	2425	周小川	2429
周复安	2419	周其寿	2425	周小贵	2429
周复旦	2419	周企龙	2425	周小农	2429
周复生	2419	周琴舫	2425	周筱斋	2429
周桂笙	2420	周庆生	2425	周肖岩	2430
周桂庭	2420	周虬	2425	周效寅	2430
周国风	2420	周镕清	2425	周啸川	2430
周汉舫	2420	周瑞生	2425	周莘农	2430
周和甫	2420	周啬生	2425	周修声	2430
周珩	2420	周莎	2425	周学海	2430
周纮章	2420	周尚	2425	周学庠	2430
周鸿年	2421	周尚文	2426	周雪樵	2430
周焕枢	2421	周少莱	2426	周雅生	2430
周慧僊	2421	周慎余	2426	周彦达	2431
周慧心	2421	周师洛	2426	周燕麟	2431
周缉熙	2421	周守莹	2426	周宜	2431
周季楠	2421	周寿康	2426	周宜昌	2431
周济	2421	周寿人	2426	周颐芳	2431
周济平	2421	周瘦鹃	2426	周毅	2431
周济士	2421	周叔阜	2426	周英士	2431
周价人	2421	周树芬	2426	周莹珠	2431
周介人	2421	周树堂	2426	周咏南	2431
周谨	2421	周斯泳	2426	周禹锡	2431
周静斋	2422	周颂声	2426	周通骏	2435
周镜道	2422	周颂尧	2426	周源	2435
周娟熙	2422	周肃甫	2426	周岳民	2435
周俊敏	2422	周葵敬	2426	周越铭	2435
周峻南	2422	周唐瑾	2426	周云樵	2435
周立诚	2422	周倜生	2427	周允超	2435

周则愈	2435	朱丹如	2449	朱利人	2453
周宅京	2435	朱丹山	2449	朱廉湘	2453
周召南	2436	朱殿	2449	朱琏	2453
周兆白	2436	朱恩华	2449	朱良春	2453
周兆熊	2436	朱凤穉	2449	朱良钺	2453
周肇岐	2436	朱福诜	2449	朱聊九	2454
周肇祥	2436	朱福一	2450	朱鲁贤	2454
周枕云	2436	朱黻廷	2450	朱懋椿	2454
周振汉	2436	朱阜山	2450	朱懋泽	2454
周镇	2436	朱格一	2450	朱沫	2454
周震宇	2446	朱葛民	2450	朱梦丹	2454
周征之	2446	朱贡三	2450	朱勉仙	2454
周正	2446	朱谷声	2450	朱明初	2454
周志逵	2446	朱冠群	2450	朱慕丹	2455
周中人	2447	朱国鉴	2450	朱慕陶	2455
周仲良	2447	朱国均	2451	朱鼐	2455
周仲寿	2447	朱和建	2451	朱南澄	2455
周竹安	2447	朱鹤皋	2451	朱念旭	2455
周子健	2447	朱恨紫	2451	朱沛然	2455
周子暮	2447	朱恒璧	2451	朱聘三	2455
周子平	2447	朱鸿寿	2451	朱其淦	2455
周子容	2447	朱壶山	2451	朱启海	2455
周子叙	2447	朱笏云	2451	朱启明	2455
周自强	2447	朱华谷	2452	朱清泰	2455
周宗鉴	2447	朱焕南	2452	朱球震	2455
周宗祺	2448	朱济材	2452	朱让卿	2455
周缵先	2448	朱家让	2452	朱仁葆	2455
朱鎏	2448	朱介福	2452	朱仁康	2455
朱柏菜	2448	朱敬修	2452	朱仁溥	2455
朱保熙	2448	朱静恒	2452	朱荣锦	2456
朱秉权	2448	朱菊坡	2452	朱蓉镜	2456
朱炳熙	2448	朱菊庭	2452	朱汝吉	2456
朱不华	2448	朱君宜	2452	朱汝珍	2456
朱彩霞	2448	朱俊三	2453	朱瑞轩	2456
朱承汉	2448	朱楷君	2453	朱若金	2456
朱楚帆	2448	朱楷元	2453	朱森基	2456
朱春良	2448	朱克昌	2453	朱少坡	2456
朱春庐	2448	朱琨珊	2453	朱绍龙	2456
朱从五	2448	朱醴泉	2453	朱师墨	2456
朱丹九	2449	朱丽源	2453	朱士善	2456

朱世恩	2456	朱月桥	2461	祝伯权	2466
朱寿江	2456	朱允宗	2461	祝春波	2466
朱寿民	2456	朱韵仙	2461	祝达望	2466
朱寿朋	2456	朱哲明	2461	祝耳清	2466
朱述仿	2458	朱振华	2461	祝贺三	2466
朱述景	2458	朱振声	2462	祝华昌	2466
朱树经	2458	朱镇俦	2462	祝怀萱	2466
朱树人	2458	朱震球	2462	祝金堂	2466
朱松	2458	朱正馥	2462	祝敬铭	2466
朱颂陶	2459	朱执璜	2462	祝人苏	2467
朱遂翔	2459	朱治吉	2462	祝劭	2467
朱未末	2459	朱中德	2463	祝绍钧	2467
朱文明	2459	朱仲濂	2463	祝松伯	2467
朱文松	2459	朱竹荪	2463	祝颂庵	2467
朱文中	2459	朱子青	2463	祝天一	2467
朱我樵	2459	朱子余	2463	祝为先	2468
朱惜民	2459	朱宗瑄	2463	祝维章	2468
朱锡棠	2459	朱祖谋	2463	祝味菊	2468
朱席儒	2459	朱祖瑞	2463	祝曜卿	2468
朱乡荣	2459	朱祖荫	2463	祝一山	2468
朱湘	2459	朱佐才	2463	祝志道	2468
朱小南	2460	朱作三	2464	铸园老人	2468
朱学周	2460	茱英	2464	专练卫生华盐公司	2469
朱雅南	2460	珠湖月桥	2464	庄定爱	2469
朱彦清	2460	诸福棠	2464	庄定来	2469
朱仰高	2460	诸葛辅	2464	庄霖生	2469
朱尧臣	2460	诸健民	2464	庄履岩	2469
朱诒彬	2460	诸民谊	2464	庄憩樵	2469
朱益民	2460	诸文萱	2464	庄省躬	2469
朱逸庵	2461	诸翼	2464	庄时俊	2469
朱应钟	2461	诸簪燕	2464	庄畏仲	2469
朱映准	2461	铢庵	2464	庄旭人	2469
朱永祥	2461	竹鉴灿	2464	庄子民	2469
朱咏和	2461	竹梅医隐	2464	壮公	2470
朱有年	2461	竹珊	2464	卓	2470
朱又丹	2461	竹叶亭杂记	2464	卓君	2470
朱玉书	2461	竹余芳	2464	拙质	2470
朱育德	2461	竹余祥	2464	倬与	2470
朱郁芳	2461	竹芷熙	2465	灼然	2470
朱郁文	2461	竺饮水	2466	子黉	2470

著 作 者 表

（按笔画排序）

一画

一才	2151
一五	2152
一心	2152
一叶	2152
一亚	2152
一鸣	2152
一官	2151
一叟	2152
一珪	2152
一得	2151
一庸	2152
一尘录	2151
丨之	1427

二画

〔一〕

二重	1315
二童	1315
二木博士	1315
丁俭	1303
丁寓	1307
丁镜	1303
丁士镛	1304
丁子良	1307
丁云卿	1307
丁少侯	1304
丁甘仁	1301
丁乐民	1303
丁永铸	1307
丁成萱	1297
丁尧镜	1306

丁仲英	1307
丁名全	1303
丁寿康	1304
丁秀华	1306
丁佑之	1307
丁武奇	1305
丁茂水	1303
丁郁文	1307
丁叔廉	1305
丁秉臣	1297
丁泽周	1307
丁学明	1306
丁宝福	1297
丁肃廉	1305
丁荫荪	1307
丁秋碧	1304
丁复康	1301
丁保生	1297
丁济万	1303
丁济民	1302
丁济华	1302
丁济苍	1302
丁笙甫	1304
丁涵人	1301
丁绿溪	1303
丁惠康	1301
丁锡康	1305
丁新华	1306
丁福保	1297
丁肇嘉	1307
丁冀英	1303
丁懋修	1303
丁翼翔	1307

〔丨〕

卜雨雷	1209
卜惠一	1209
卜锡霖	1209

〔丿〕

八田善	1196
八五老人	1196
八峰兆蓉	1196
九初	1564
九先通	1564
九华山人	1564
九峰山农	1564
九一四州府大医生	1564
九江医学会中医部赣鄂 国药研究会	1564

〔一〕

刁质明	1296
刁继冲	1296
刁继柔	1296
乃兴	1729
乃静	1729

三画

〔一〕

三二	1782
三昌	1781
三本松	1781
三三医社	1786
三益学社	1786
三三医报社	1782
三三医报社记者	1786
于昕	2187
于子新	2187

于止情	2187	万尹青	1929	上海国医印书馆	1795
于右任	2187	万沛霖	1929	上海国医素书局	1795
于龙潭	2186	万青选	1929	上海国药研究所	1795
于平施	2187	万宝书	1928	上海明日医药社	1795
于白萍	2186	万宝全	1928	上海药业职工会	1800
于立基	2186	万海堂	1928	上海复兴中医社	1795
于汉皋	2186	万象东	1929	上海复兴制药社	1795
于成立	2186	万密斋	1929	上海粹华制药厂	1794
于仲仙	2187	万国改良会	1928	上海女子中医专校	1795
于戏生	2187	万县军政学界	1929	上海市中医友声社	1800
于寿恒	2187	万国卫生博览会	1928	上海市公民训练处	1797
于宝琴	2186	万县中西医药研究会	1929	上海市四国医团体	1799
于施平	2187	〔丨〕		上海市各医学团体	1797
于邕香	2186	上海县	1800	上海医药界春秋社	1800
于逢岚	2186	上海医会	1800	上海神州医药总会	1797
于彩轩	2186	上海市政府	1800	上海神州国医学会	1796
于朝之	2186	上海医学会	1800	上海大东书局编辑所	1795
于福生	2186	上海中医书局	1801	上海大众医药服务社	1795
于模昌	2186	上海中医协会	1801	上海中西医学研究会	1801
土歧章	1927	上海中医学会	1801	上海医药团体联合会	1801
士昌	1878	上海市卫生局	1799	上海时新医药广告社	1797
下里巴人	2022	上海市公安局	1797	上海国医公会总务处	1795
大	1286	上海市社会局	1798	上海市国药业同业公会	1797
大川	1286	上海市教育局	1798	上海各路商会总联合会	1795
大王	1286	上海译书公会	1801	上海医界春秋社图书室	1800
大公	1286	上海国医学院	1795	上海医界春秋社编辑部	1800
大可	1286	上海千顷堂书局	1795	上海神州医药专门学校	1797
大丈夫	1286	上海中国医学会	1801	上海市卫生局卫生试验所	
大同月报	1286	上海中国医学院	1801		1799
大荒勇士	1286	上海市八区党部	1797	上海市新生活运动促进会	
大塚敬节	1286	上海市医师公会	1800		1799
大众医药服务社	1286	上海市国医分馆	1797	上海铁樵函授医学事务所	
大同山西高等法院第二		上海市国医公会	1798		1800
分院	1286	上海市国医学会	1798	上海中西医药研究社理	
万公	1928	上海医学研究所	1800	事会	1801
万叶	1929	上海医药问津所	1801	上海粹华制药厂股份有限	
万钟	1930	上海医药图书馆	1800	公司	1794
万钧	1928	上海医药新闻报	1801	小可	2038
万泉	1929	上海医界春秋社	1800	小帆	2038
万友竹	1929	上海现代中医社	1800	小明	2038

小河间生	2038	广东新中医学会	1421	卫勤贤	1982
山田基	1788	广州杏林医学社	1426	卫聚贤	1982
山岸精实	1788	广东中医专门学校	1426	卫鹤俦	1981
山崎春三	1788	广东台山医生公会	1421	卫生公会	1982
山东医学会	1788	广东梅县梓材医院	1421	卫生教育会	1982
山后过来人	1788	广德县中医协进会	1421	卫生教育联合会	1983
山东医药总会	1788	广东中医药专门学校	1423	卫生署中医委员会	1983
山东国医专校	1788	广东国医分馆筹备处	1421	也佚	2139
山西专门学校	1793	广东梅县新中医学社	1421	也珍	2139
山西省公安局	1789	广西国医分馆筹备处	1426	女医劲氏	1734
山东省会公安局	1788	广东宏中医药专门学校	1421	马人泽	1716
山西医药改进会	1789	广西国医分馆临时办事处		马元仪	1718
山西改进研究会	1789		1426	马元放	1718
山东国医专科学校	1788	广东中医药专门学校学		马云翔	1718
山东胶县良心救国社	1788	生会	1424	马少廷	1716
山西中医改进研究会	1789	广东省国医馆分馆惠阳		马少村	1716
山西省国医馆筹备处	1789	支馆	1421	马少青	1716
山西太原中医改进研究会		广西梧州市中医公会委		马少卿	1716
	1789	员会	1426	马文田	1717
山东泰安大汶口镇同仁堂		广西全省中医药联合会		马文昭	1717
药店	1788	筹备会	1426	马玉卿	1718
〔丿〕		门外汉	1722	马本良	1713
川端勇男	1283	义	2179	马尔腾	1713
久保田晴光	1564	义律	2179	马弘道	1714
及春	1537	〔一〕		马师挚	1716
〔丶〕		弓长寿	1351	马廷溁	1717
广铁生	1426	子展	2470	马寿民	1716
广益医院	1426	子赟	2470	马进礼	1715
广东省政府	1421	子镇	2470	马进善	1715
广东总商会	1426	子予	1556	马克熊	1715
广东中医公会	1423	卫坦	1983	马丽卿	1715
广东国医分馆	1421	卫原	1983	马伯孙	1713
广东省教育厅	1421	卫魂	1982	马英麟	1718
广西省民政厅	1426	卫月英	1983	马叔循	1717
广州市卫生局	1426	卫允如	1983	马岱云	1713
广德医药学会	1421	卫生司	1983	马学歧	1718
广仁善堂圣学会	1426	卫生会	1982	马孟元	1715
广东中医杂志社	1424	卫生局	1983	马荫遐	1718
广东医药月刊社	1422	卫生部	1982	马相伯	1717
广东国医药团体	1421	卫生署	1983	马星孚	1718

马星岩	1718	王孝	1965	王子鸿	1980
马星樵	1718	王坦	1962	王子鉴	1980
马品玉	1716	王庚	1942	王子靖	1980
马济仁	1714	王育	1976	王子溶	1980
马冠萃	1713	王鸥	1954	王子衡	1980
马冠群	1713	王勋	1970	王习谦	1964
马莲湘	1715	王复	1941	王天德	1962
马健华	1715	王炽	1938	王云龙	1976
马家达	1714	王桢	1977	王云芳	1976
马继兴	1714	王涛	1962	王五桂	1964
马继宗	1714	王润	1956	王友信	1974
马培之	1716	王彬	1937	王友亮	1974
马梦樵	1716	王琼	1955	王少兰	1957
马象阁	1718	王湖	1944	王少阳	1957
马清溪	1716	王震	1977	王少楠	1957
马绩熙	1714	王一之	1972	王日新	1956
马斯臧	1717	王一仁	1971	王中云	1979
马雅各	1718	王一亭	1972	王仁山	1955
马景行	1715	王二仁	1941	王仁安	1955
马景周	1715	王几道	1946	王仁叟	1955
马鲁义	1715	王九香	1949	王仁森	1955
马善征	1716	王又维	1974	王化人	1944
马福康	1713	王又愚	1974	王介人	1947
马静寰	1715	王于一	1974	王介之	1947
马嘉生	1715	王士杰	1959	王公甫	1942
马瘦吟	1716	王士雄	1959	王月如	1976
马精於	1715	王士翘	1959	王风光	1941
马闇仙	1715	王大瑶	1939	王风翔	1941
马德基	1713	王小舟	1965	王风墀	1941
马翰臣	1714	王小如	1965	王六冲	1952
马藻亭	1718	王小波	1965	王文达	1963
		王川岳	1938	王文圻	1963

四画

〔一〕

		王义新	1973	王文淦	1963
		王之明	1977	王文湖	1963
王一	1971	王子丰	1979	王文韶	1963
王冈	1942	王子文	1980	王文璞	1963
王仁	1955	王子松	1980	王为良	1962
王存	1939	王子和	1979	王心我	1969
王达	1939	王子政	1980	王引延	1974
王冰	1937	王子宣	1980	王以文	1973

王以正	1973	王仲奇	1979	王利贞	1951
王以钧	1972	王仲和	1979	王秀明	1970
王允庄	1976	王仲哲	1979	王秀蔚	1970
王允孚	1976	王任才	1955	王佐绅	1981
王玉山	1976	王华国	1944	王伯延	1937
王玉材	1975	王行三	1970	王伯明	1937
王玉玲	1975	王行恕	1970	王伯和	1937
王正公	1977	王会臣	1944	王伯颜	1937
王世伟	1959	王会贞	1944	王返春	1941
王世雄	1959	王合三	1943	王希朱	1964
王世馨	1959	王创业	1939	王希韩	1964
王可久	1950	王旭斋	1970	王序铨	1970
王石清	1959	王名藩	1952	王完白	1962
王龙麓	1952	王壮公	1979	王宏绥	1944
王东英	1940	王亦云	1973	王启明	1955
王东勋	1940	王亦民	1973	王启基	1955
王仙令	1964	王问樵	1963	王君毅	1949
王用宝	1974	王宇高	1975	王纯伯	1939
王用宾	1974	王守业	1960	王纽衷	1953
王乐雨	1951	王安仁	1936	王武权	1964
王乐亭	1951	王聿同	1976	王青瀛	1955
王兰远	1950	王阳春	1970	王者辅	1977
王半迷	1936	王如恪	1956	王拙存	1979
王民服	1952	王纪臣	1946	王若俨	1957
王弘原	1944	王纪伦	1946	王英瑛	1974
王吉人	1946	王纫衷	1956	王英豪	1974
王吉民	1945	王寿山	1960	王林芳	1952
王苣孙	1955	王寿芝	1960	王松阁	1961
王西园	1964	王远程	1976	王雨夕	1975
王西神	1964	王志纯	1978	王雨皆	1975
王百安	1936	王莘生	1963	王雨梅	1975
王有声	1974	王克朋	1950	王郁章	1976
王有忠	1974	王克信	1950	王叔宜	1961
王有筠	1974	王克敏	1950	王叔琴	1961
王达泉	1939	王励夫	1951	王贤民	1964
王达桢	1939	王步霄	1937	王贤儒	1964
王则樵	1976	王肖舫	1966	王尚宜	1957
王传华	1939	王吟竹	1973	王国印	1942
王仲扬	1979	王岐山	1954	王国材	1942
王仲芳	1979	王我春	1964	王国栋	1942

王国柱	1942	王绍整	1958	王桂林	1942
王国藩	1942	王荣贤	1956	王桂森	1942
王昌廷	1937	王莨臣	1947	王顾龙	1942
王昌彬	1937	王南山	1953	王致中	1979
王昌榆	1938	王药雨	1971	王恩云	1940
王明初	1953	王柏龄	1936	王恩普	1940
王典章	1940	王柱宇	1979	王铁如	1962
王鸣盛	1953	王树森	1961	王铁铮	1962
王帙青	1978	王耐寒	1953	王铎声	1940
王和钧	1944	王省吾	1959	王值庭	1977
王季寅	1946	王显夫	1965	王健鹤	1947
王秉衡	1937	王映和	1974	王爱卿	1936
王金石	1947	王钦景	1955	王玺卿	1964
王念兹	1953	王香岩	1965	王效良	1969
王念恒	1953	王重民	1979	王涛仙	1962
王河清	1944	王复培	1941	王海封	1943
王沿津	1970	王信齐	1969	王海瑞	1943
王泽之	1976	王俊林	1949	王润民	1956
王泽民	1976	王俊荣	1949	王润霖	1956
王治方	1978	王待吾	1939	王家声	1946
王治权	1979	王胤昌	1974	王祥瑞	1965
王治华	1978	王度节	1940	王调生	1940
王学海	1970	王彦彬	1970	王陶章	1962
王宗喆	1980	王养初	1971	王理堂	1951
王宗善	1980	王养林	1971	王培元	1954
王定俞	1940	王养和	1971	王培槐	1954
王宠惠	1938	王炳麟	1937	王基伦	1945
王衵祺	1977	王洪年	1944	王菩生	1954
王建南	1947	王洪涛	1944	王梦熊	1952
王居仁	1949	王洪海	1944	王梅生	1952
王屈远	1955	王济扬	1946	王梅雪	1952
王承烈	1938	王济良	1946	王硕如	1961
王承曾	1938	王觉非	1949	王雪均	1970
王驾雄	1947	王祖彪	1980	王雪楼	1970
王绍川	1957	王祖德	1980	王辅丞	1941
王绍声	1957	王退悟	1962	王趾周	1977
王绍英	1958	王哲生	1977	王崇堂	1938
王绍宜	1958	王哲臣	1976	王铭鼎	1953
王绍荫	1958	王莲芳	1952	王象涵	1965
王绍堂	1958	王莲荪	1952	王逸桥	1973

王凰勋	1944	王普耀	1954	王霖藩	1952
王鹿苹	1952	王道一	1940	王镜明	1948
王清甫	1955	王道之	1940	王镜泉	1948
王鸿济	1944	王道安	1939	王镜清	1948
王淑贞	1961	王道食	1940	王鞠仁	1949
王淦中	1941	王道济	1940	王懋吉	1952
王寄鸥	1946	王湘帆	1965	王懋声	1952
王尉伯	1963	王敩民	1969	王懋堂	1952
王隆骥	1952	王谟臣	1953	王耀庭	1971
王维仁	1963	王缉光	1945	王霸武	1936
王维东	1963	王瑞玺	1956	开朗	1565
王维翰	1963	王聘之	1954	井庆滋	1562
王琴轩	1955	王聘贤	1954	井上正贺	1562
王揖唐	1972	王蓬一	1954	井川俊一	1562
王博平	1937	王楷奇	1949	天马	1922
王葆光	1936	王锡光	1964	天鸟	1922
王葆年	1936	王锡薛	1964	天目	1922
王葆诚	1936	王慈航	1939	天生	1922
王葆琦	1937	王慎轩	1958	天白	1920
王敬华	1948	王福民	1941	天鸟	1922
王敬涛	1948	王福成	1941	天民	1922
王植楷	1977	王福阶	1941	天舟	1922
王森林	1957	王静云	1948	天抑	1922
王惠生	1945	王静芳	1948	天听	1922
王惠苍	1945	王静庵	1948	天良	1921
王惠棠	1945	王嘉颖	1947	天治	1922
王惠群	1945	王聚璠	1949	天哀	1920
王酥臣	1962	王瘦梅	1961	天倪	1922
王雅南	1970	王觐枫	1947	天徒	1922
王景元	1948	王蕴玉	1976	天愁	1921
王景华	1947	王蕴如	1976	天德	1921
王景贤	1947	王震辉	1977	天翼	1922
王景明	1947	王德隽	1940	天笑生	1922
王景祥	1947	王德箴	1940	天年医社	1922
王景虞	1947	王澍田	1961	天负我生	1921
王智辉	1979	王憬愚	1948	天柱山樵	1922
王舜畊	1961	王慰伯	1963	天虚我生	1922
王赓吟	1942	王履安	1952	天眷老人	1921
王善夫	1957	王畿道	1945	天津中医公会	1921
王善荃	1957	王醒身	1970	天津中医学会	1921

天津市国医馆	1921	区步桥	1734	中西医汇通社	2337
天津文林堂主人	1921	区金浦	1734	中西医学报社	2337
天津市中医公会	1921	区学愚	1734	中华医史学会	2336
天津药业研究会	1921	区裕祯	1735	中华国医学会	2335
天津光明汽水公司	1921	友枬	2186	中医世界编者	2396
天津市东门内国医公会	1921	尤列	2185	中医药研究会	2406
元和	2204	尤怿皋	2185	中国女医学社	2321
元奕	2204	尤学贤	2185	中国医学公会	2322
元道	2204	尤学周	2185	中国医药书局	2323
无恒	1999	尤辅廖	2185	中国医药学社	2324
无为子	1999	尤辅麟	2185	中央卫生委员会	2393
无波阁主	1999	尤敦顺	2185	中西医学报记者	2337
无锡中医学会	1999	厄公	1315	中西医学报编者	2337
无锡吴礼让堂	1999	戈仲裁	1348	中西医学研究会	2343
无锡中医友谊会	1999	戈静芳	1348	中西医药杂志社	2345
韦立功	1981			中西医药图书社	2344
韦宏岐	1981	〔丨〕		中西医药研究社	2344
韦贯三	1981	少波	1803	中华卫生教育会	2335
韦铁城	1981	少年中医社	1803	中医世界杂志社	2396
韦雍普	1981	曰叟	2211	中医改进研究会	2394
韦廉士医生药局	1981	日本主妇之友社	1780	中医学术研究社	2406
云	2212	中流	2337	中医研究改进会	2406
云台	2213	中央社	2393	中国医史研究社	2321
云行	2213	中山忠直	2337	中国医学月刊社	2323
云舫	2212	中权居士	2337	中国医学杂志社	2323
云溥	2213	中华药报	2336	中国医药月刊社	2324
云南省政府	2212	中医大学	2394	中国医药改进会	2323
专练卫生华盐公司	2469	中医书局	2405	中国医药图书社	2324
木山圆彦	1728	中医学社	2406	中国医药教育社	2323
木多精一	1728	中尾万三	2337	中国保护动物会	2321
木村长久	1728	中央防疫处	2351	中央行政院卫生署	2394
五魁	2018	中央国医馆	2351	中央国医馆秘书处	2393
五之园	2018	中医杂志社	2407	中央国医馆理事会	2392
不平	1210	中医御敌团	2407	中央国医馆筹备处	2391
不平生	1210	中国女医社	2321	中华民国医药学会	2335
太绍岐	1906	中国医学会	2322	中华全国医药协会	2335
太原防空会	1906	中国医学院	2322	中医指导录杂志社	2411
太原市公安局	1906	中国制药社	2335	中医御敌团事务所	2407
太原市中医公会	1906	中国药学会	2321	中医新生命杂志社	2405
区少瀚	1734	中央政治会议	2394	中国医学改进学社	2322
		中西汇通医社	2337		

中国医学院秘书处	2322	中央国医馆医药研究委		毛炳南	1719
中国针灸学讲习所	2327	员会	2393	毛致诚	1720
中国针灸学研究社	2327	中央国医馆国医公报编		毛祥麟	1719
中国国医专科学校	2321	辑处	2392	毛鸿声	1719
中央国医馆代表大会	2392	中央国医馆学术整理委		毛覃敷	1719
中央国医馆梅县支馆	2393	员会	2393	毛晴晨	1719
中西医药研究社记者	2344	中央国医馆筹募基金委		毛锡爵	1719
中华医药会绍兴分会	2337	员会	2392	毛毅之	1719
中国医药月刊社记者	2327	中华全国医药卫生协会		壬生三郎	1775
中国医药研究月报社	2324	同人	2335	长荣	1222
中国针灸学术研究所	2327	中华民国全国中医师公会		长步正	1222
中国国医馆江苏分馆	2392	联合会	2335	长庚子	1222
中央公务员惩戒委员会	2351	中央国医馆广东省分馆		长尾藻城	1222
中央国医馆平湖县支馆	2393	台山县支馆	2392	长沙卫生社	1222
中央国医馆江苏省分馆	2392	中央国医馆医药改进会		长沙市国医公会	1222
中央国医馆绥远县分馆	2393	江苏省分会	2393	仁	1775
中央国医馆湖南省分馆	2392	中华民国全国中医师公会		仁康	1775
中央国医馆筹备委员会	2391	联合会上海办事处	2335	仇即吾	2298
中央国医馆福建省分馆	2392	贝梭	1207	仇尧基	1770
中西医学研究会事务所	2344	冈本一郎	1338	介生	1556
中西医药图书社服务部	2344	内务部	1729	从遂民	1284
中西医药研究社总务部	2344	内政部	1729	今日生	1557
中华人民共和国政务院	2335	内政部卫生署	1729	公	1351
中华全国医药卫生协会	2335	水隼	1883	公言	1351
中医药讼案鉴定委员会	2406	水康民	1883	公英	1351
中医通函教授专门学社	2405	〔丿〕		公弼	1351
中国医学院学生自治会	2323	牛大业	1734	公立上海医院	1351
中国针灸医学专门学校	2335	牛希舜	1734	月敏	2211
中央国医馆发起人筹备处		牛应中	1734	月影	2211
	2392	牛峰一	1734	丹波元简	1289
中医改进研究会附设医院		牛惠善	1734	乌有荃	1999
	2394	毛云	1720	凤	1330
中医学校教材编辑委员会		毛友梧	1720	〔丶〕	
	2406	毛仁仁	1719	卞率庄	1208
中国国民党全国代表大会		毛文叔	1719	六乙居士	1682
	2321	毛幼安	1720	文崧	1995
中央国医馆上海市国医		毛邦汉	1719	文韬	1995
分馆	2393	毛达可	1719	文一民	1995
中央国医馆代表大会秘		毛近仁	1719	文廷式	1995
书处	2392	毛青全	1719	文琢之	1997

文化印书局	1995	方富健	1321	孔时亮	1571
文医半月刊社	1995	方强嗣	1322	孔伯华	1570
方生	1322	方锦文	1322	孔伯毅	1570
方白	1320	方慎安	1322	孔肃然	1571
方佗	1322	方群谋	1322	孔南炎	1571
方侃	1322	方毓麒	1323	孔宣礼	1571
方丁寅	1321	方毓麟	1323	孔宪杰	1571
方元肇	1323	方肇元	1323	孔蔼如	1570
方见吾	1321	方燕年	1323	孔繁禄	1570
方仁渊	1322	忆碧	2179	孔繁煜	1570
方公溥	1321	计寿乔	1538	孔霭士	1570
方文甫	1322	计德千	1538	允中	2213
方文懋	1322	户部	1503	邓南	1294
方心田	1322	心	2048	邓钝	1291
方正寅	1323	心石	2049	邓亮	1293
方本慈	1320	心农	2048	邓新	1294
方幼农	1323	心佗	2049	邓薪	1294
方仲宣	1323	心社	2048	邓乃壎	1294
方行维	1323	心译	2049	邓子厚	1296
方亦秋	1323	心幽	2049	邓曰仁	1295
方汝南	1322	心耕	2048	邓介豪	1291
方伯良	1320	心安斋	2048	邓凤笙	1291
方伯屏	1320	心痕女士	2048	邓文达	1294
方伯唐	1320	〔一〕		邓世官	1294
方补德	1320	尹任	2183	邓可则	1293
方秉炎	1320	尹小泉	2183	邓厉沂	1293
方春生	1321	尹小润	2183	邓立铭	1293
方药中	1323	尹天民	2183	邓吉人	1291
方星桥	1323	尹炳南	2182	邓名世	1294
方复兴	1321	尹涤尘	2182	邓庆云	1294
方冠群	1321	尹容森	2183	邓孝亭	1294
方耕霞	1321	尹静宜	2183	邓伯高	1290
方晓恬	1322	巴夫	1196	邓伯琨	1290
方菊影	1322	巴少楼	1196	邓直哉	1295
方崇仁	1320	巴拉枢	1196	邓卓卿	1295
方崇儒	1321	孔庚	1571	邓昆怡	1293
方望霓	1322	孔正道	1571	邓国华	1291
方涵虚	1321	孔达朝	1570	邓秉枢	1290
方惇裕	1321	孔仲华	1571	邓侣农	1293
方寄叟	1321	孔壮公	1571	邓亨明	1294

北京大学潜社　　　　1202
北京中医学会　　　　1205
北京中医学社　　　　1206
北京国医总社　　　　1203
北平医药月刊社　　　1206
北平国医砥柱社　　　1206
北京医学讲习会　　　1203
北京医药月刊社　　　1203
北京宣南医学会　　　1203
北京万国拒土总会　　1203
北京中医进修学校　　1205
北京中医学社社员　　1206
北京同仁医药学校　　1203
北京华北国医学院　　1203
北平国医砥柱月刊社　1206
北平国产药品业同业公会

　　　　　　　　　1206
北平国医学院全体董事会

　　　　　　　　　1206
北平国医砥柱月刊社旌

　德县分社　　　　1206
北平国医砥柱研究社浦

　江南分社　　　　1206
北平国医砥柱总社湘乡

　青北分社　　　　1206
北京国医砥柱总社附属

　中医诊疗院　　　1203
卢铮　　　　　　　1690
卢谦　　　　　　　1686
卢鑫　　　　　　　1687
卢乃潼　　　　　　1684
卢万和　　　　　　1686
卢弓千　　　　　　1683
卢子平　　　　　　1690
卢凤婷　　　　　　1683
卢亚西　　　　　　1687
卢亚冠　　　　　　1687
卢则钟　　　　　　1690
卢励俭　　　　　　1684
卢明炎　　　　　　1684

卢朋著　　　　　　1684
卢育和　　　　　　1687
卢宗强　　　　　　1690
卢香华　　　　　　1687
卢保圻　　　　　　1683
卢济民　　　　　　1683
卢觉非　　　　　　1683
卢觉愚　　　　　　1683
卢振春　　　　　　1690
卢峰灵　　　　　　1683
卢梓登　　　　　　1690
卢逸轩　　　　　　1687
卢章壁　　　　　　1690
卢景侨　　　　　　1683
卢鲁敬　　　　　　1684
卢震三　　　　　　1690
卢震春　　　　　　1690
卢襄华　　　　　　1687
卢燮周　　　　　　1687
卢耀民　　　　　　1687
卢楚侠士　　　　　1683
旧黑　　　　　　　1564
叶天　　　　　　　2149
叶芳　　　　　　　2140
叶君　　　　　　　2148
叶敏　　　　　　　2149
叶雄　　　　　　　2150
叶蓁　　　　　　　2150
叶瑾　　　　　　　2141
叶磊　　　　　　　2148
叶山陀　　　　　　2149
叶子萱　　　　　　2151
叶天任　　　　　　2149
叶天芳　　　　　　2149
叶太昂　　　　　　2149
叶兮钟　　　　　　2150
叶公恕　　　　　　2140
叶公复　　　　　　2140
叶凤吟　　　　　　2140
叶凤龙　　　　　　2140

叶心农　　　　　　2150
叶心铭　　　　　　2150
叶玉登　　　　　　2150
叶古红　　　　　　2140
叶左红　　　　　　2151
叶右箴　　　　　　2150
叶尔度　　　　　　2140
叶乐安　　　　　　2148
叶永栽　　　　　　2150
叶达仁　　　　　　2140
叶回春　　　　　　2141
叶华林　　　　　　2141
叶兆芳　　　　　　2150
叶宇青　　　　　　2150
叶安祈　　　　　　2139
叶秀峰　　　　　　2150
叶佐臣　　　　　　2151
叶伯良　　　　　　2139
叶伯敬　　　　　　2139
叶劲秋　　　　　　2141
叶坤荣　　　　　　2148
叶其谁　　　　　　2149
叶秉衡　　　　　　2139
叶佩桐　　　　　　2149
叶泽华　　　　　　2150
叶承棨　　　　　　2140
叶春藩　　　　　　2140
叶指发　　　　　　2151
叶拯民　　　　　　2151
叶树芝　　　　　　2149
叶香岩　　　　　　2150
叶香圃　　　　　　2150
叶种骥　　　　　　2151
叶秋渔　　　　　　2149
叶庭芝　　　　　　2149
叶祖良　　　　　　2151
叶祖章　　　　　　2151
叶健生　　　　　　2141
叶狷卿　　　　　　2148
叶家元　　　　　　2141

叶朗清	2148	田康济	1924	丘山	1767
叶培根	2149	田商卿	1924	丘汉仪	1766
叶彩明	2140	田博敷	1923	丘启明	1767
叶联田	2148	田聘卿	1924	丘倩尹	1767
叶善勋	2149	田中吉左卫门	1925	丘嘉祥	1767
叶富才	2140	只园	2320	代生	1286
叶疏九	2149	史琦	1877	代田文志	1286
叶瑞阳	2149	史久华	1876	白人	1197
叶瑞阶	2149	史久镛	1877	白云	1197
叶简斋	2141	史介生	1873	白苧	1197
叶静贻	2144	史永琳	1878	白虹	1197
叶蔚文	2150	史庆生	1877	白鹿	1197
叶蔚然	2149	史志元	1878	白卫民	1197
叶慧博	2141	史念租	1877	白尔斌	1196
叶蕙如	2141	史香久	1878	白仲英	1197
叶德千	2140	史俊卿	1877	白依山	1197
叶慰萱	2150	史俊猷	1877	白济平	1197
叶橘泉	2144	史炳南	1873	白宪章	1197
叶蓬伯	2149	史济纲	1873	白耀先	1197
叶麟凤	2148	史济棠	1873	白鱼仙史	1197
甲装准一	1540	史域良	1878	丛言志	1284
申同兴	1821	史梅生	1877	丛学诗	1284
申时社	1821	史惠生	1873	丛斑侯	1284
申屠彪	1821	史道生	1873	印岩	2183
田田	1924	史腾利	1878	乐山	1575
田华	1923	史慎之	1877	乐蟾	1575
田桐	1924	史韶溥	1877	乐安渤	1575
田焜	1924	冉玉璋	1775	乐绍虞	1575
田又玙	1924	冉昌儒	1775	外交部	1927
田小石	1924	冉剑虹	1775	冬华	1308
田元恺	1924	冉济川	1775	冬子才	1308
田尔康	1923	冉雪峰	1775	刍虑	1282
田先平	1924	四川中医学院	1884	包尔	1198
田旸谷	1924	四川省医药学术研究会	1884	包岩	1201
田体仁	1924	四川省国医分馆筹备处	1884	包超	1198
田伯良	1923	〔丿〕		包渝	1201
田际华	1924	生明	1856	包静	1198
田叔耘	1924	生痴	1856	包开善	1199
田季明	1924	矢数有道	1878	包天白	1200
田重章	1925	矢数道明	1878	包仁善	1199

包句香	1198	冯芾林	1327	半痴	1198
包农辅	1199	冯克明	1327	半天蜻蜓	1198
包伯寅	1198	冯里安	1328	汀雁	1926
包识生	1199	冯谷良	1327	汉江	1470
包学诗	1200	冯应琭	1329	汉河	1470
包桢孚	1201	冯青田	1328	汉口医药学社	1470
包桃初	1200	冯育黎	1330	汉口医药学刊社	1470
包曼郎	1199	冯性之	1329	汉口特别市中医工会	1470
包越湖	1201	冯绍蓬	1328	汉口武昌汉阳国医公会	1470
包鲁昇	1199	冯保定	1327	宁日升	1733
包锡善	1200	冯美章	1328	宁未龄	1733
包增南	1201	冯炳南	1327	宁达蕴	1733
包增益	1201	冯振民	1330	宁宗麟	1734
包德辉	1198	冯晓东	1329	宁顺常	1733
包德彰	1198	冯骏岑	1327	宁波商报	1733
〔丶〕		冯超人	1327	宁波卫生公会	1733
市隐	1878	冯雯波	1329	宁波医学研究会	1733
立人	1608	冯湘汕	1329	宁波大自鸣钟内卫生公会	
立才	1608	冯谦成	1328		1733
立□	1608	冯瑞鎏	1328	礼部	1577
立法院	1608	冯蒲琳	1328	永年	2184
立法院秘书处	1608	冯鹏翥	1328	永明	2184
冯氏	1328	冯箴若	1330	永田生	2184
冯光	1327	冯德夫	1327	永富凤	2184
冯骐	1328	冯鹤书	1327	永春分社筹备处	2184
冯一梅	1329	冯鹤年	1327	永泰正十字油公司	2184
冯万里	1328	冯薇馨	1329	永泰红十字油公司广州	
冯天举	1328	冯懋绩	1328	总行	2184
冯友震	1329	冯藜庵	1328	〔一〕	
冯长楷	1327	兰兮	1574	司法院	1883
冯文华	1329	兰叟手	1573	司泽生	1883
冯文彬	1329	兰陵梦痴	1573	司徒焯	1883
冯心旬	1329	兰溪中医专校	1574	民报	1725
冯以成	1329	兰州市中医师公会	1574	民政部	1725
冯玉祥	1330	兰溪县中医药团体	1574	民国医药会	1725
冯玉麟	1329	兰溪公立中医专门学校	1574	弘耀南	1487
冯甘棠	1327	兰溪药业私立中医专门		加藤浩及	1540
冯世铭	1328	学校	1574	圣之	1856
冯布棠	1327	半凡	1198	圣路易甫	1856
冯兆乾	1330	半依	1198	台山中医公会	1906

台山县国医支馆	1906	百忍	1197	吕子陶	1706

六画

〔一〕

		百塘	1197	吕元膺	1706
		有竞	2186	吕少夫	1705
匡时	1572	存仁	1285	吕少函	1705
匡麟	1572	存真	1286	吕世琦	1706
匡克衡	1572	存仁医院	1285	吕汉章	1704
匡第春	1572	存济医庐	1285	吕在申	1706
邢万成	2056	存存堂主人	1285	吕仲谦	1706
邢传清	2056	达夫	1286	吕仰山	1706
邢华廷	2056	达观	1286	吕丽屏	1705
邢汝霈	2056	达泉	1286	吕环章	1704
邢昇平	2056	戌子伯	1882	吕叔平	1706
邢诵华	2056	列尤	1643	吕岱宗	1704
邢朝昇	2055	成之	1274	吕忞曾	1705
邢锡波	2056	成开钧	1274	吕孟祥	1705
邢熙平	2057	成仲义	1274	吕绍光	1705
戎先庆	1780	成贽公	1274	吕绍荣	1705
吉	1537	成都新闻报	1274	吕春山	1704
吉云	1538	夷质	2179	吕思勉	1706
吉乐平	1537	毕成一	1208	吕钜荣	1705
吉链康	1537	毕任庸	1208	吕复养	1704
吉田玄壶	1537	毕寅谷	1208	吕善夫	1705
吉益东洞	1537	毕筱亭	1208	吕锦春	1705
吉益赢齐	1538	〔丨〕		吕鹏搏	1705
吉培尔·乌伊	1537	师峰	1860	吕嘉亨	1705
考试院	1569	尘	1224	吕履成	1705
老张	1574	光	1361	同寿	1926
巩顺天	1352	光璧	1361	同春	1926
执中馆主	2319	光华医学书局	1361	〔丿〕	
扬州医学公会	2100	光华医药杂志社	1361	朱松	2458
亚	2094	光华医学杂志总务部	1361	朱沫	2454
亚东痴汉	2094	光华医药杂志社记者	1420	朱琏	2453
权鼎华	1775	当涂县医学会	1289	朱湘	2459
过镜涵	1466	曲近性	1773	朱殿	2449
协和报	2039	曲清齐	1773	朱萧	2455
西南卫生部	2021	曲魁逢	1773	朱銮	2448
西南执行部	2021	吕文	1706	朱又丹	2461
西南政委会	2021	吕璜	1704	朱士善	2456
西京国医公会	2021	吕乃文	1705	朱小南	2460
		吕子厚	1706	朱子余	2463

朱子青	2463	朱丽源	2453	朱树经	2458
朱乡荣	2459	朱我樵	2459	朱映准	2461
朱不华	2448	朱利人	2453	朱保熙	2448
朱少坡	2456	朱佐才	2463	朱俊三	2453
朱中德	2463	朱作三	2464	朱勉仙	2454
朱仁康	2455	朱谷声	2450	朱彦清	2460
朱仁葆	2455	朱应钟	2461	朱炳熙	2448
朱仁溥	2455	朱沛然	2455	朱济材	2452
朱介福	2452	朱良春	2453	朱恒璧	2451
朱从五	2448	朱良钺	2453	朱恨紫	2451
朱月桥	2461	朱启明	2455	朱冠群	2450
朱丹九	2449	朱启海	2455	朱祖荫	2463
朱丹山	2449	朱诒彬	2460	朱祖谋	2463
朱丹如	2449	朱君宜	2452	朱祖瑞	2463
朱凤稞	2449	朱其淦	2455	朱振华	2461
朱文中	2459	朱若金	2456	朱振声	2462
朱文松	2459	朱述仿	2458	朱哲明	2461
朱文明	2459	朱述景	2458	朱壶山	2451
朱允宗	2461	朱郁文	2461	朱格一	2450
朱玉书	2461	朱郁芳	2461	朱恩华	2449
朱未末	2459	朱国均	2451	朱笏云	2451
朱正馥	2462	朱国鉴	2450	朱颂陶	2459
朱世恩	2456	朱明初	2454	朱席儒	2459
朱让卿	2455	朱咏和	2461	朱益民	2460
朱永祥	2461	朱和建	2451	朱家让	2452
朱执璜	2462	朱秉权	2448	朱球震	2455
朱有年	2461	朱阜山	2450	朱聊九	2454
朱尧臣	2460	朱念旭	2455	朱菊坡	2452
朱师墨	2456	朱育德	2461	朱菊庭	2452
朱竹荪	2463	朱治吉	2462	朱梦丹	2454
朱仲濂	2463	朱学周	2460	朱彩霞	2448
朱华谷	2452	朱宗瑄	2463	朱逸庵	2461
朱仰高	2460	朱承汉	2448	朱焕南	2452
朱汝吉	2456	朱绍龙	2456	朱清泰	2455
朱汝珍	2456	朱春庐	2448	朱鸿寿	2451
朱寿民	2456	朱春良	2448	朱惜民	2459
朱寿江	2456	朱荣锦	2456	朱琨珊	2453
朱寿朋	2456	朱南澄	2455	朱葛民	2450
朱贡三	2450	朱柏荥	2448	朱敬修	2452
朱克昌	2453	朱树人	2458	朱森基	2456

朱雅南	2460	伟大	1981	任应秋	1779
朱鲁贤	2454	伍兰瑞	2018	任灿芬	1776
朱遂翔	2459	伍廷芳	2018	任灼华	1780
朱瑞轩	2456	伍连德	2018	任汎波	1776
朱聘三	2455	伍囫囵	2018	任际运	1777
朱蓉镜	2456	伍况甫	2018	任相兰	1778
朱楚帆	2448	伍治成	2018	任信甫	1778
朱楷元	2453	伍律宁	2018	任养和	1778
朱楷君	2453	伍崇隽	2018	任济康	1777
朱锡棠	2459	伍彩玑	2018	任冠民	1777
朱廉湘	2453	伍璧光	2018	任起堂	1778
朱韵仙	2461	伍耀扬	2018	任桐轩	1778
朱福一	2450	延茂	2094	任致远	1780
朱福诜	2449	延陵氏	2094	任淑贞	1778
朱静恒	2452	延智伯	2095	任翔青	1778
朱慕丹	2455	仲云	2417	任裕贤	1780
朱慕陶	2455	仲圭	2416	任瑞雯	1778
朱震球	2462	仲朴	2416	任锦容	1777
朱镇俦	2462	仲勋	2416	任福麟	1777
朱鹤皋	2451	仲祜	2416	任德元	1776
朱懋泽	2454	仲裁	2417	任藩侯	1776
朱懋椿	2454	仲瑛	2416	任应秋医室	1780
朱黻廷	2450	仲瑜	2417	任应秋选举事务所	1779
朱醴泉	2453	仲子通	2417	华丹	1504
廷扬	1926	仲晓秋	2416	华西	1504
竹册	2464	任夫	1777	华光	1504
竹芷熙	2465	任正	1780	华荣	1504
竹余芳	2464	任贤	1778	华辉	1504
竹余祥	2464	任难	1777	华介生	1504
竹鉴灿	2464	任九如	1777	华公西	1504
竹梅医隐	2464	任大衡	1776	华光彝	1504
竹叶亭杂记	2464	任义君	1779	华企元	1504
乔木	1757	任天石	1778	华汝成	1504
乔治	1757	任凤波	1777	华志伟	1512
乔贞如	1757	任古愚	1777	华志诚	1512
乔寿添	1757	任汉佩	1777	华宝孚	1504
乔尚谦	1757	任庆鹏	1778	华觉民	1504
乔俊良	1757	任产士	1776	华照藜	1512
乔殿扬	1756	任农轩	1778	华锦堂	1504
乔鹤琴	1756	任伯和	1776	华夏医学会	1512

华中医药报社　1512
华北国医学院　1504
华北新中医学社　1504
华西医药杂志社　1505
华西医药杂志社资料室　1512
华中新中医专科学校校
　董会　1512
仰道子　2133
自然　2471
自修社　2471
自强学堂　2470
自新医院　2471
自强医学月刊社　2470
伊博恩　2152
伊藤知教　2152
伊藤富雄　2152
向恺然　2034
行　2054
行健　2054
行政院　2054
行政院内政部卫生署　2055
甪直中医学会　1691
全国医药学会　1774
全国医药总会　1774
全国教育联会　1774
全国中医师公会联合会　1775
全国医药团体代表大会　1774
全国医药团体总联合会　1774
全国医药总会吴兴县支会　1775
全国医药团体总联合会
　秘书处　1774
全国医药团体总联合会
　暹罗特别分会　1774
会一　1534
会益群　1534
会计师协会　1534
兆荣　2299
企仁　1748
旭人　2089
旭群　2089

多纪元胤　1315
多佐芳久　1315
邬亮　1999
邬志坚　1999

〔丶〕

壮公　2470
冰　1208
冰心　1208
冰蟾　1208
庄子民　2469
庄旭人　2469
庄时俊　2469
庄定来　2469
庄定爱　2469
庄省躬　2469
庄畏仲　2469
庄履岩　2469
庄霖生　2469
庄憩樵　2469
庆升　1766
亦云　2180
亦怒　2179
刘远　1677
刘昭　1678
刘复　1656
刘莹　1676
刘峻　1663
刘恕　1668
刘跂　1665
刘逸　1676
刘一平　1676
刘一峰　1676
刘了初　1664
刘干臣　1656
刘士敏　1668
刘小云　1674
刘小青　1674
刘山农　1667
刘义初　1676
刘之光　1679

刘之屏　1679
刘子开　1680
刘子文　1680
刘子芹　1680
刘子余　1680
刘子和　1680
刘子霞　1680
刘丰年　1656
刘云帆　1678
刘云青　1678
刘云香　1678
刘少渔　1667
刘日东　1666
刘日永　1666
刘中砥　1679
刘见龙　1660
刘文若　1673
刘文浦　1673
刘文超　1673
刘正心　1679
刘正赋　1679
刘可承　1663
刘丙生　1653
刘石铭　1668
刘东扬　1655
刘占魁　1678
刘申之　1667
刘仙琴　1674
刘汉强　1657
刘永纯　1676
刘民英　1664
刘民叔　1664
刘幼雪　1677
刘幼痴　1677
刘式乔　1668
刘吉人　1659
刘亚农　1675
刘芝轩　1679
刘百鍊　1653
刘达人　1655

刘达农	1655	刘弗苏	1656	刘重华	1680
刘师纶	1668	刘松林	1669	刘笃才	1656
刘则之	1678	刘松岩	1669	刘俊佑	1663
刘廷文	1669	刘松峰	1669	刘俊镛	1663
刘伟通	1669	刘述庭	1668	刘剑华	1660
刘仲迈	1679	刘雨础	1677	刘前英	1665
刘仲兴	1680	刘郁周	1677	刘炳文	1654
刘仲农	1679	刘叔纯	1668	刘炽华	1655
刘仲良	1679	刘叔莼	1668	刘济人	1660
刘仲散	1680	刘国轴	1656	刘济猛	1660
刘仲儒	1680	刘国辅	1656	刘恒瑞	1657
刘华封	1658	刘国藻	1656	刘冠五	1656
刘自开	1680	刘明言	1664	刘冠群	1656
刘向阳	1674	刘鸣山	1664	刘祝三	1680
刘行方	1675	刘和润	1657	刘骅南	1658
刘汝能	1666	刘和谦	1657	刘振邦	1679
刘农伯	1665	刘季雄	1660	刘哲苍	1678
刘如祜	1666	刘岳崙	1677	刘哲明	1678
刘好贤	1657	刘欣葆	1675	刘根邦	1656
刘纪云	1660	刘金池	1661	刘恩康	1656
刘纪文	1660	刘金诏	1661	刘峻卿	1663
刘劳渔	1663	刘采臣	1655	刘兼善	1660
刘甫川	1656	刘采其	1655	刘海震	1657
刘佐同	1681	刘泗桥	1668	刘浴民	1677
刘作砺	1681	刘泌子	1664	刘涤愚	1655
刘伯昂	1654	刘宝坤	1653	刘润苍	1667
刘伯钧	1654	刘宝琦	1653	刘骊农	1663
刘伯唐	1654	刘宗恒	1681	刘继桢	1660
刘伯愚	1654	刘诚愚	1655	刘培坤	1665
刘希文	1674	刘绍光	1667	刘野樵	1676
刘希宪	1674	刘绍华	1667	刘冕堂	1664
刘应龙	1676	刘绍庭	1667	刘疵禅	1655
刘灼鑫	1680	刘绍宽	1667	刘焕美	1658
刘纯熙	1655	刘经湘	1661	刘焕章	1658
刘武荣	1673	刘贯先	1656	刘鸿甫	1657
刘青川	1666	刘荣年	1666	刘鸿诘	1657
刘青云	1666	刘荣武	1666	刘鸿英	1657
刘坤荣	1663	刘药桥	1676	刘鸿钧	1657
刘其贤	1665	刘星元	1675	刘淑士	1668
刘若平	1667	刘贻仁	1676	刘淑廉	1668

刘维嵩	1669	刘醒群	1675	江伟民	1545
刘琴仙	1665	刘默之	1665	江志贤	1546
刘琴影	1666	刘镜蓉	1662	江丽春	1544
刘超林	1655	刘瞻云	1678	江松石	1545
刘蛰农	1679	齐书	1746	江卧云	1545
刘裁吾	1655	齐志学	1746	江昌绪	1542
刘葆元	1653	衣	2152	江周海	1546
刘惠民	1658	次贤	1284	江绍原	1544
刘惠良	1658	闫少海	2095	江树溪	1545
刘惠群	1658	闫诚斋	2095	江保传	1542
刘雅亭	1675	问樵	1998	江俊孙	1543
刘紫庭	1680	并日	1209	江祖韩	1546
刘紫萍	1680	关大有	1359	江逢治	1542
刘紫霞	1680	关任民	1359	江浦清	1544
刘鼎新	1655	关伯廉	1359	江骏声	1543
刘景川	1661	关卓然	1360	江晦鸣	1543
刘景素	1661	关荣溢	1359	江崐犠	1544
刘善尹	1667	关铭新	1359	江鸿之	1542
刘渡舟	1656	关惠民	1359	江维忠	1545
刘瑞云	1667	关蔚煌	1360	江惠民	1543
刘瑞恒	1667	关澄弼	1359	江景文	1543
刘献琛	1674	关中下工	1360	江静波	1543
刘楚瞻	1655	关独啸庵	1359	江天邂叟	1545
刘鉴泉	1660	米昀	1724	江西警察厅	1546
刘蜕如	1669	米吉庆	1724	江苏省政府	1545
刘筱云	1675	米荣惠	1724	江苏省国医馆	1545
刘廉青	1663	米显东	1724	江都中医公会	1542
刘慎之	1667	米焕章	1724	江左国医讲习所	1546
刘福民	1656	江南	1544	江宁医学研究会	1544
刘碧霞	1653	江堃	1544	江西省国医馆筹备处	1546
刘瑶栽	1676	江一豪	1546	江苏全省中医联合会	1545
刘蔚然	1673	江士瑜	1544	江苏国医分馆秘书处	1545
刘蔚楚	1669	江广智	1542	江苏松江映雪庐图书馆	1545
刘睿瞻	1667	江子卿	1546	江苏全省中医联合会正副	
刘毓生	1677	江长春	1542	会长	1545
刘毓麟	1677	江仁浒	1544	汕头行政委员公署	1793
刘慧民	1658	江亢虎	1544	池子常	1282
刘震鋆	1679	江立生	1544	池立慧	1282
刘德旺	1655	江宁忠	1544	池志征	1282
刘翰臣	1657	江竹安	1546	汝吉	1781

汤士彦	1911	安增寿	1196	许谷芝	2084
汤义方	1912	军事委员会后方勤务部	1565	许辛木	2088
汤凤梧	1910	祁鸣冈	1746	许良水	2086
汤方宝	1910	许飞	2084	许启敏	2086
汤尔和	1910	许氏	2087	许陈龙	2083
汤有为	1912	许昭	2089	许其瑞	2086
汤仲明	1913	许超	2083	许松如	2087
汤如芳	1911	许一叶	2089	许尚文	2087
汤君捷	1911	许小士	2088	许尚溪	2087
汤雨霖	1912	许小坤	2088	许佩斋	2086
汤季铭	1911	许子振	2089	许宝华	2083
汤欣哉	1912	许子常	2089	许宗微	2089
汤泽民	1913	许天由	2088	许承尧	2083
汤建中	1911	许太平	2087	许砚峰	2088
汤炳莲	1910	许从周	2083	许思文	2087
汤济良	1911	许公严	2084	许济弘	2085
汤哲铭	1913	许公岩	2084	许客卿	2085
汤铭新	1911	许氏信	2087	许素素	2087
汤逸生	1912	许文麓	2088	许振庆	2089
汤慕殷	1911	许世长	2087	许桂庭	2085
汤鹤松	1911	许乐泉	2086	许家庆	2085
汤鹤鸣	1910	许兰圃	2085	许梦苏	2086
汤醒农	1912	许半龙	2082	许辅民	2084
汤本一雄	1910	许半新	2083	许晚成	2088
汤本求真	1910	许汉臣	2085	许崇礼	2083
兴化医学公会	2054	许弁灵	2083	许逸凡	2089
守之	1880	许幼曹	2089	许超然	2083
守刚	1879	许有恒	2089	许彭年	2086
守约	1879	许达三	2083	许敬存	2085
守诚	1879	许仰庐	2088	许敬舆	2085
守素	1879	许兆璇	2089	许惠昭	2085
守真	1879	许企周	2086	许鼎新	2084
守一氏	1879	许寿仁	2087	许勤勋	2086
安周	1196	许寿平	2087	许锡衡	2088
安干青	1195	许寿年	2087	许蔚霞	2088
安义三	1196	许寿彭	2087	许德晖	2084
安凤轩	1195	许远侯	2089	许镜澄	2085
安文波	1196	许伯元	2083	许盥孚	2085
安艮文	1196	许伯常	2083	许馥莘	2084
安得烈	1195	许伯超	2083	农惠榖	1734

访箴	1324	孙吉禄	1897	孙祖烈	1904
访箴子	1324	孙西园	1901	孙祖基	1904
〔一〕		孙达之	1895	孙振声	1904
导农	1290	孙师韩	1900	孙哲钧	1904
阮士元	1781	孙光宁	1896	孙晏如	1902
阮其煜	1781	孙光祖	1896	孙效良	1901
孙文	1901	孙延纲	1902	孙家蕭	1898
孙科	1899	孙延绮	1902	孙家骥	1897
孙恒	1896	孙向华	1901	孙继之	1897
孙敏	1899	孙兆质	1904	孙继祖	1897
孙遂	1901	孙亦仙	1903	孙培文	1900
孙韬	1901	孙问佛	1901	孙基昌	1896
孙一鹄	1903	孙克锦	1899	孙梦兰	1899
孙九如	1898	孙丽冰	1899	孙梓材	1904
孙天侠	1901	孙连茹	1899	孙硕孚	1901
孙天哀	1901	孙里千	1899	孙崧樵	1901
孙少培	1900	孙佑青	1903	孙康侯	1898
孙中山	1904	孙伯华	1895	孙寅初	1903
孙从添	1895	孙纬才	1901	孙联甫	1899
孙凤翔	1896	孙拙吾	1904	孙鼎臣	1896
孙文剑	1901	孙林芬	1899	孙鼎先	1896
孙为霖	1901	孙雨林	1903	孙景渊	1898
孙心任	1901	孙鸣第	1899	孙傅舟	1896
孙心泽	1902	孙秉公	1895	孙道明	1896
孙允中	1903	孙佩轩	1900	孙曾钦	1904
孙玉泉	1903	孙育南	1903	孙楚江	1895
孙世扬	1900	孙泽民	1904	孙鉴菴	1898
孙世杰	1900	孙治光	1904	孙魁卿	1899
孙右卿	1903	孙学明	1902	孙源逢	1903
孙东乔	1896	孙学海	1902	孙静云	1898
孙用盦	1903	孙宗周	1904	孙静轩	1898
孙务本	1901	孙建墉	1898	孙静明	1898
孙立君	1899	孙药墀	1903	孙静鸣	1898
孙汉相	1896	孙柏盦	1895	孙慕野	1900
孙永祚	1903	孙砚孚	1902	孙慕康	1900
孙永康	1903	孙品之	1900	孙粹存	1895
孙式厂	1900	孙选廷	1902	孙德厚	1896
孙式庵	1901	孙剑琴	1898	孙醒东	1902
孙吉甫	1897	孙养仁	1902	孙镜阳	1898
孙吉态	1897	孙祖宏	1904	孙蓬庵	1900

阵子	2312	坂本恒雄	1198	严以平	2097
阪上弘藏	1198	孝群	2039	严平伯	2096
阴庆元	2181	志	2320	严成珠	2095
阴毓龙	2181	志仁	2320	严仲琳	2097
如仙	1780	志刚	2320	严如寅	2096
如愚	1780	志华	2320	严志清	2097
如一氏	1780	志农	2320	严苍山	2095
如皋医学报社	1780	志远	2320	严坤荣	2096
如皋国医公会	1780	志坚	2320	严贤斌	2097
羽公	2202	志英	2320	严国政	2095
羽军	2202	志范	2320	严昌庭	2095
观潮	1360	志政	2320	严孟丹	2096
观海卫韩	1360	志觉老人	2320	严绍岐	2096
牟允方	1728	志免太郎祝	2320	严绍徐	2096
牟学允	1728	报界冠吾	1201	严威夷	2097
牟聘三	1728	劫	1556	严临深	2096
约民	2211	劫余寒蝉	1556	严独鹤	2095
纪正亭	1538	芜城憨生	2017	严活世	2096
纪会杰	1538	芜湖医学研究社	2017	严祖庇	2097
纪良臣	1538	芜湖县中医公会	2017	严振生	2097

七画

〔一〕

		芸中	2213	严益澄	2097
		芸心	2213	严海珊	2095
		芸庵	2213	严澎滨	2096
寿石	1880	芮之松	1781	严鸿志	2096
寿生	1880	花一中	1504	严鸿基	2096
寿芝	1881	花兰德	1503	严鸿慈	2096
寿乔	1880	花桂山	1503	严惠民	2096
寿石居	1880	花悲秋	1503	严富春	2095
寿守型	1880	花新人	1503	严痴孙	2095
寿能朴	1880	花信病夫	1504	严慎子	2096
寿能模	1880	苍霖	1215	严颜星	2097
寿善伯	1880	苍佩室主	1215	严襄平	2097
麦守信	1718	芳	1324	严陵医学研究会	2096
玛继宗	1718	严枚	2096	芦田光二	1691
进步	1561	严诚	2095	劳尘	1574
远志	2211	严修	2097	劳逸	1574
抟九	1927	严桢	2097	劳少齐	1574
贡三	1352	严巍	2097	克励	1570
折三	2310	严文樸	2097	克明医学会	1570
折背叟	2310	严斗才	2095	苏艺	1892

苏任	1891	苏州国医学社	1892	李万青	1599
苏晋	1891	苏州国医学校	1892	李小靖	1602
苏隄	1890	苏州国医杂志社	1893	李之振	1606
苏子才	1894	苏州国医研究院	1893	李之源	1605
苏天锡	1891	杜寅	1313	李子仪	1607
苏云山	1892	杜万理	1313	李子舟	1607
苏友三	1892	杜子极	1313	李子郁	1607
苏为珍	1891	杜子良	1313	李子彦	1607
苏玉崐	1892	杜月坡	1313	李子清	1607
苏东坡	1890	杜亚泉	1313	李子谦	1607
苏竹故	1894	杜再思	1313	李天才	1599
苏会文	1890	杜光亚	1312	李天沛	1599
苏庆麟	1891	杜光庭	1312	李天洁	1599
苏进光	1891	杜同甲	1313	李天球	1599
苏孝瑞	1891	杜厚之	1312	李天培	1599
苏报社	1890	杜香岩	1313	李元素	1604
苏克明	1891	杜海生	1312	李云川	1604
苏克定	1891	杜雪颜	1313	李云年	1604
苏若由	1891	杜棣生	1312	李云卿	1604
苏雨田	1892	杜静仙	1312	李云溥	1604
苏秉吉	1890	杜蕙芳	1312	李友梅	1603
苏学会	1892	杜鎏辉	1312	李少子	1595
苏宝善	1890	杏中仁	2061	李少林	1595
苏宗朴	1894	杏林医学月报社	2057	李少峰	1595
苏实诚	1891	李光	1583	李曰纶	1604
苏树英	1891	李伟	1599	李日淳	1594
苏厚田	1890	李苏	1598	李长广	1578
苏祖卿	1894	李杜	1581	李长春	1578
苏致坚	1892	李杲	1582	李仁轩	1594
苏健吾	1890	李明	1592	李仁修	1594
苏善宝	1891	李炜	1600	李介平	1589
苏曾强	1892	李荣	1594	李丹五	1581
苏瑞三	1891	李显	1601	李凤棋	1582
苏锦全	1890	李涛	1598	李文生	1601
苏鹤臣	1890	李逵	1591	李文轩	1601
苏赞臣	1892	李棻	1582	李文英	1601
苏曜东	1892	李鼎	1581	李文杰	1601
苏列德莫让	1891	李力仁	1591	李文哉	1601
苏列德摩郎	1891	李乃贤	1592	李文舫	1601
苏州洋务局	1894	李大超	1581	李文彬	1600

李为彭	1599	李阳谷	1603	李奇山	1593
李心清	1602	李如冈	1594	李卓英	1607
李玉珍	1604	李如超	1594	李尚一	1595
李玉清	1604	李观明	1583	李国维	1583
李正芳	1605	李寿人	1596	李明哲	1592
李世双	1596	李寿石	1596	李明道	1592
李术仁	1597	李寿芝	1597	李钧云	1581
李可训	1590	李寿轩	1596	李和义	1583
李石丹	1596	李进修	1589	李秉中	1578
李东初	1581	李贡三	1582	李秉顺	1578
李北川	1578	李贡廷	1582	李秉衡	1578
李目谆	1592	李贡珊	1582	李佳白	1585
李甲群	1585	李孝芳	1602	李侠风	1601
李生春	1596	李志鸿	1606	李佩珍	1593
李生墀	1596	李声望	1596	李征轺	1605
李议法	1603	李芜生	1601	李炜华	1600
李芃园	1593	李克蕙	1590	李宝树	1577
李在宽	1604	李杏春	1602	李宝琦	1577
李成勋	1579	李来轩	1591	李宗陶	1607
李光健	1583	李岐堂	1593	李宗黄	1607
李光楣	1583	李伯卢	1578	李定恩	1581
李廷绪	1599	李伯时	1578	李实怀	1596
李廷藏	1599	李近圣	1589	李实琦	1596
李竹溪	1607	李沐恩	1592	李诗雄	1596
李伍筠	1601	李沛仁	1593	李祉余	1606
李延安	1603	李沛原	1593	李祉繁	1606
李仲守	1606	李怀仁	1584	李建昌	1585
李仲明	1606	李怀德	1584	李建新	1585
李仲美	1606	李良邨	1591	李绍昌	1595
李仲恒	1606	李良模	1591	李经民	1589
李仲振	1607	李启沅	1593	李春生	1580
李仲翔	1606	李灵华	1592	李春芝	1580
李仲衡	1606	李奉璋	1582	李春洪	1579
李伦敦	1592	李奉藻	1582	李春熙	1580
李华光	1584	李青霞	1593	李春霖	1579
李冰妍	1578	李其光	1593	李荣怀	1594
李庆坪	1593	李英才	1603	李荫禅	1603
李庆荣	1594	李直谅	1606	李柽平	1578
李江中	1589	李卧云	1601	李树秀	1597
李汝鹏	1595	李雨苍	1603	李树宝	1597

李树珍	1597	李铄铧	1597	李雄侯	1602
李迺羹	1592	李笑云	1602	李雅斌	1603
李厚庵	1584	李笑瀛	1602	李斐如	1581
李砚田	1603	李倩萍	1593	李棠甫	1598
李临氏	1592	李健夫	1585	李遇春	1604
李省三	1596	李健颐	1585	李赋京	1582
李显民	1601	李效泌	1602	李程九	1579
李思侗	1598	李竞华	1590	李程元	1579
李思柏	1597	李阆侯	1591	李道仁	1581
李钧宇	1590	李海钦	1583	李遂良	1598
李钧衡	1590	李润之	1595	李瑞中	1595
李秋铭	1594	李润绣	1595	李瑞兰	1595
李重人	1607	李悌鸢	1598	李瑞年	1595
李复光	1582	李祥麟	1601	李瑞琪	1595
李顺卿	1597	李调之	1581	李蓉栽	1594
李俊民	1590	李恕忱	1597	李蓉斋	1594
李剑奇	1585	李培玉	1593	李锡卿	1601
李彦百	1603	李培生	1592	李锡康	1601
李养和	1603	李培思	1592	李锦帆	1589
李炳旸	1578	李菊荪	1590	李简青	1585
李净尘	1589	李萃川	1580	李靖桂	1590
李济人	1585	李乾符	1593	李新文	1602
李济舫	1584	李梦庚	1592	李韵芳	1604
李济深	1585	李梅龄	1592	李韵珂	1604
李觉先	1590	李雪楼	1602	李源和	1604
李冠仙	1583	李啸云	1602	李慎五	1595
李冠雄	1583	李焕卿	1584	李福文	1582
李冠群	1583	李鸿仪	1584	李福昌	1582
李祖唐	1608	李鸿庆	1584	李群芳	1594
李祝华	1607	李惟藩	1599	李静子	1590
李振声	1605	李维邦	1599	李嘉鎏	1585
李振铎	1605	李维藩	1599	李慕文	1592
李振唐	1605	李超凡	1578	李蔚农	1600
李桂生	1583	李超甫	1578	李蔚南	1600
李桢华	1605	李喆慧	1605	李蔚香	1600
李根源	1582	李博文	1578	李蔚普	1600
李烈钧	1591	李葶芳	1581	李榻山	1598
李致福	1606	李葆真	1577	李裴如	1593
李晓梧	1602	李朝扬	1578	李毓璠	1604
李钰琳	1604	李惠民	1584	李毓镛	1604

李醉石	1608	杨云史	2127	杨宅传	2129
李德甫	1581	杨云泉	2127	杨安时	2100
李德裕	1581	杨云章	2127	杨阶三	2107
李德鉴	1581	杨艺农	2125	杨如侯	2111
李德慕	1581	杨太和	2120	杨纪林	2107
李鹤访	1584	杨太龄	2120	杨志一	2130
李慰农	1600	杨友椿	2126	杨志仁	2130
李翰芬	1583	杨少碧	2111	杨志平	2130
李儒臣	1595	杨凤岐	2104	杨志群	2130
李燧初	1598	杨文典	2120	杨志豪	2130
李鞠珊	1590	杨文渊	2120	杨声显	2112
李徽韶	1584	杨书培	2112	杨芳田	2104
李耀常	1603	杨世族	2112	杨克东	2109
李警美	1589	杨古酝	2104	杨克容	2109
李耀东	1603	杨龙九	2109	杨克蓉	2109
李麟书	1592	杨东儒	2104	杨杏初	2122
杨扬	2123	杨代英	2103	杨医生	2123
杨迥	2108	杨永钊	2126	杨医亚	2124
杨茹	2111	杨永超	2126	杨时中	2112
杨敫	2100	杨永锡	2126	杨伯谦	2103
杨焕	2105	杨孕灵	2127	杨君谋	2108
杨辉	2107	杨式先	2112	杨际光	2107
杨畴	2103	杨百城	2100	杨青之	2110
杨一民	2123	杨光华	2104	杨茂生	2109
杨一素	2123	杨回菴	2107	杨茂如	2109
杨又生	2127	杨则民	2129	杨郁生	2127
杨三辰	2111	杨则徐	2129	杨叔澄	2112
杨士衡	2112	杨先橘	2120	杨卓寅	2132
杨万仪	2120	杨乔夫	2110	杨尚诚	2111
杨小华	2120	杨华昌	2105	杨尚恒	2111
杨川印	2103	杨华亭	2105	杨明光	2110
杨子良	2132	杨华新	2105	杨典记	2103
杨子明	2132	杨自陈	2132	杨忠信	2131
杨子育	2132	杨自强	2132	杨鸣皋	2110
杨子钧	2132	杨会元	2107	杨凯荣	2108
杨子韶	2132	杨兆泰	2129	杨和庆	2104
杨开进	2108	杨庆鸿	2111	杨季藩	2107
杨开祥	2108	杨兴祖	2121	杨秉枢	2103
杨元吉	2127	杨宇昌	2127	杨佩玉	2110
杨无我	2120	杨守仁	2112	杨佩珍	2110

杨质安	2131	杨浩观	2104	杨韶阳	2111
杨金筠	2107	杨海珊	2104	杨慧普	2107
杨宝善	2102	杨海钟	2104	杨蕴芳	2128
杨宗仪	2132	杨涧清	2107	杨醉梅	2133
杨宗凯	2132	杨继孙	2107	杨影庐	2126
杨宗濂	2132	杨梦麒	2109	杨德成	2103
杨宜斋	2125	杨雪松	2122	杨德高	2103
杨诚之	2103	杨野鹤	2123	杨德僊	2103
杨绍茂	2111	杨晚成	2120	杨德彰	2103
杨绍祥	2111	杨崔夫	2103	杨赞民	2128
杨绍曾	2112	杨铭斋	2110	杨羲桢	2120
杨袚田	2104	杨铭鼎	2110	杨燧熙	2113
杨荏莆	2111	杨康宇	2109	杨懋生	2109
杨荣照	2111	杨焕文	2106	杨馨若	2121
杨莨诚	2107	杨焕周	2106	杨燧熙医室	2119
杨荫川	2125	杨清白	2111	求是草	1770
杨荫浦	2125	杨鸿钧	2105	求是斋	1770
杨树仁	2113	杨宿栽	2113	更生	1350
杨厚斋	2105	杨绳武	2112	束子嘉	1883
杨星垣	2121	杨蛰安	2129	束天民	1883
杨钦仁	2110	杨葆年	2102	束仲仙	1883
杨钧谨	2108	杨葆全	2102	丽生	1608
杨复初	2104	杨铸园	2132	丽冰	1608
杨俊人	2108	杨隽夫	2108	医夫	2152
杨俊才	2108	杨循初	2122	医魂	2152
杨彦和	2122	杨舒荣	2113	医学书局	2172
杨济衷	2107	杨道南	2103	医学报社	2166
杨觉倚	2108	杨锡类	2120	医文杂志部	2166
杨祖同	2133	杨锡琴	2120	医声通讯社	2166
杨祝成	2131	杨廉夫	2109	医学公报社	2169
杨晋侯	2108	杨新华	2120	医学杂志社	2172
杨铁僧	2120	杨韵英	2128	医学导报社	2169
杨健华	2107	杨谨臣	2107	医学研究会	2172
杨卿矗	2110	杨愁园	2109	医界春秋社	2153
杨逢辰	2104	杨静仪	2108	医史学委员会	2166
杨凌虚	2109	杨静芳	2108	医林一谔记者	2161
杨益亚	2125	杨静波	2108	医林一谔编者	2161
杨益年	2125	杨嘉禄	2107	医药新闻报社	2179
杨浦云	2110	杨毓珊	2127	医界春秋记者	2153
杨浩如	2104	杨彰德	2129	医界春秋读者	2152

医界春秋编者	2152	吴士珍	2011	吴占梅	2016
医林一谔杂志社	2161	吴士隽	2011	吴用中	2014
医学研究改进会	2172	吴与可	2014	吴立燕	2006
医药之声杂志社	2179	吴山民	2010	吴汉儴	2002
医药学报编辑部	2179	吴广生	2002	吴幼山	2014
医界春秋热心者	2153	吴义民	2014	吴幼仁	2014
励承初	1634	吴之谦	2016	吴幼仙	2014
来仪	1572	吴子东	2017	吴考槃	2006
来作城	1572	吴子祯	2017	吴在兹	2016
来鸿尧	1572	吴子廉	2017	吴有恒	2014
连山	1634	吴习之	2012	吴成章	2000
连硕庭	1634	吴习斋	2012	吴缶庐	2002
〔丨〕		吴天士	2011	吴仰之	2013
步天衢	1210	吴天尧	2011	吴自雄	2017
坚白	1541	吴天晓	2011	吴兆桢	2016
坚白子	1541	吴天愚	2012	吴企泰	2007
坚斋主人	1541	吴云生	2015	吴旭初	2013
肖波	2039	吴云甫	2015	吴庆时	2007
呈村降叶	1274	吴云彪	2015	吴庆良	2007
时功玖	1865	吴云深	2015	吴次公	2001
时伯儒	1865	吴云瑞	2015	吴次贤	2001
时际虞	1865	吴太微	2011	吴守铭	2011
时明苻	1865	吴少九	2010	吴安邦	1999
时逸人	1865	吴少云	2010	吴羽白	2014
时霖溥	1865	吴少和	2010	吴观海	2002
吴凡	2001	吴中民	2016	吴红銮	2004
吴让	2010	吴仁源	2010	吴志民	2016
吴召	2016	吴公侠	2002	吴志奇	2016
吴匡	2006	吴文尧	2012	吴志敏	2016
吴虎	2004	吴文希	2012	吴芳圃	2002
吴诚	2000	吴文涵	2012	吴克初	2006
吴肃	2011	吴尹孚	2014	吴克潜	2006
吴荣	2010	吴玉纯	2014	吴丽生	2006
吴勋	2013	吴玉琦	2015	吴步云	2000
吴涵	2002	吴正谟	2016	吴秀川	2013
吴寅	2014	吴功仁	2002	吴秀清	2013
吴楚	2001	吴去疾	2007	吴作元	2017
吴骞	2007	吴可阶	2006	吴灿章	2000
吴震	2016	吴东迈	2001	吴沛然	2007
吴一平	2013	吴东阳	2001	吴宏鼎	2004

吴启坤	2007	吴笃之	2001	吴韫秀	2015
吴启贤	2007	吴保神	1999	吴楚卿	2001
吴纬之	2012	吴俊雄	2006	吴锡璜	2012
吴青尘	2007	吴养正	2013	吴稚晖	2016
吴其尹	2007	吴炳南	2000	吴慎敏	2011
吴杰三	2004	吴济生	2004	吴緷齐	2004
吴述之	2011	吴济康	2004	吴静之	2005
吴叔平	2011	吴冠民	2002	吴慕陶	2007
吴尚彬	2010	吴冠廷	2002	吴翟龙	2016
吴国彦	2002	吴冠道	2002	吴篆丹	2016
吴国屏	2002	吴耕孙	2002	吴德明	2001
吴昌光	2000	吴莲洲	2006	吴德亮	2001
吴明之	2006	吴铁忱	2012	吴鹤亭	2004
吴季昌	2004	吴笑山	2013	吴鹤龄	2004
吴秉珩	2000	吴笑吾	2013	吴翰屏	2003
吴秉璋	2000	吴颂华	2011	吴凝轩	2007
吴佩衡	2007	吴陶然	2011	吴鞠通	2005
吴金陵	2004	吴继舜	2004	吴藩勋	2001
吴泽民	2016	吴继耀	2004	吴彝珠	2014
吴泽尧	2016	吴基厚	2004	吴兴中医协会	2013
吴性中	2013	吴菊方	2005	吴县中医公会	2012
吴学礼	2013	吴梦征	2006	呆鹤	1286
吴宝谷	1999	吴悠谷	2014	听哭楼客	1926
吴宝浓	1999	吴绶章	2011	岐生	1747
吴宗圣	2017	吴絜盦	2013	岐襄	1747
吴宗城	2017	吴琢之	2017	岑靖	1221
吴宗濂	2017	吴葆光	1999	岑少依	1221
吴承芳	2000	吴葆真	1999	岑仲冕	1221
吴承忠	2000	吴敬伯	2005	岑志刚	1221
吴承洛	2000	吴敬恒	2005	岑志良	1221
吴承烜	2000	吴雯青	2012	岑健生	1221
吴承煊	2000	吴翘云	2007	岑铭恕	1221
吴驾黎	2004	吴景芳	2005	岚光	1574
吴绍玑	2010	吴景焌	2005	〔丿〕	
吴绍岐	2011	吴景煜	2005	针灸杂志社	2311
吴春魁	2001	吴智安	2016	我亦医界一份子	1998
吴南宝	2007	吴粤昌	2015	利济医院	1633
吴畏天	2012	吴弼臣	1999	利济学堂报社	1608
吴钟庭	2016	吴瑞云	2010	私立山东国医专校	1884
吴香圃	2013	吴瑞甫	2010	邱君	1767

邱绂	1767	何玉书	1484	何树金	1481
邱键	1767	何玉成	1484	何奎垣	1474
邱丘山	1768	何印岩	1483	何映霞	1483
邱圣征	1768	何立三	1475	何思琮	1481
邱在元	1768	何兰壑	1475	何禹门	1484
邱在寅	1768	何半游	1471	何剑华	1473
邱达之	1767	何幼廉	1483	何剑魂	1473
邱茂良	1767	何共梅	1473	何炳元	1471
邱雨臣	1768	何光华	1473	何恬弇	1481
邱明扬	1768	何光瀹	1473	何宪人	1482
邱治中	1768	何廷翊	1481	何结荪	1473
邱宗山	1769	何廷槐	1481	何笑禅	1482
邱炳煌	1767	何仲圃	1485	何健安	1473
邱祖培	1769	何兆祺	1485	何高俊	1472
邱倩尹	1768	何约明	1484	何益赞	1483
邱啸天	1768	何志仁	1485	何海筹	1473
邱铭山	1768	何芙君	1472	何家谋	1473
邱鸿儒	1767	何芳君	1472	何能铃	1477
邱景瀛	1767	何苏生	1481	何骏德	1474
邱蓉舫	1768	何时达	1481	何梦瑶	1477
邱慕韩	1768	何时希	1481	何崇礼	1472
邱檀荪	1768	何秀山	1482	何寅生	1483
何如	1480	何伯贤	1472	何琦贞	1480
何苇	1472	何伯岳	1472	何棣若	1472
何炯	1473	何希圣	1481	何谦如	1480
何宽	1474	何希望	1482	何锡琛	1482
何梦	1477	何启丞	1480	何筱廉	1482
何一龙	1482	何其伟	1480	何腾霄	1481
何九龄	1474	何其昌	1479	何廉臣	1475
何小廉	1482	何其佳	1480	何嘉友	1473
何广生	1473	何昆如	1475	何墨君	1477
何子祥	1485	何佩瑜	1477	何鹤鸣	1473
何云皋	1484	何育群	1484	何榤香	1482
何云鹤	1484	何宗培	1485	何霜梅	1481
何少瑜	1480	何定生	1472	何蠖叟	1473
何公度	1472	何诗遗	1480	何耀民	1482
何文德	1481	何房君	1472	佐藤邦雄	2476
何心余	1482	何拱宸	1473	佑青	2186
何心怡	1482	何政武	1485	但秉恒	1289
何书田	1481	何拯华	1485	佚名	2180

作者	2476	余采臣	2187	谷君	1353
伯	1209	余泽霓	2193	谷明	1353
伯星	1209	余建霞	2190	谷僧	1353
伯藩	1209	余驾山	2190	谷正刚	1353
伯力士	1209	余绍烈	2190	妥恒英	1927
佛徒	1332	余春仙	2187	奂晓五	1513
佛雏	1332	余春轩	2188	狄仁菴	1296
佛慈大药厂	1332	余修源	2191	狄景明	1296
佘蔚南	1821	余彦怡	2192	狄詠霄	1296
余氏	2190	余济民	2189	狄嘉箴	1296
余杰	2190	余济时	2189	彤影	1926
余杲	2188	余既良	2189	岛野武原	1290
余岩	2191	余栽屏	2193	邹季	2472
余垚	2192	余振礴	2193	邹云翔	2473
余茸	2190	余容庆	2190	邹云溥	2473
余宾	2187	余祥之	2191	邹凤生	2472
余鸿	2189	余祥池	2191	邹文凯	2473
余愚	2192	余继鸿	2189	邹正庭	2473
余大钧	2188	余梓生	2194	邹伯严	2472
余天雷	2190	余鸿仁	2189	邹沛臣	2473
余无言	2191	余鸿孙	2189	邹良材	2472
余云岫	2192	余寄庐	2190	邹国华	2472
余不平	2187	余斯清	2190	邹恩泳	2472
余从周	2188	余葆珍	2187	邹爱玉	2472
余公侠	2188	余道生	2188	邹海滨	2472
余凤智	2188	余道惟	2188	邹趾痕	2473
余玉笙	2192	余嵩钧	2190	邹森源	2473
余礼和	2190	余锡亨	2191	邹鲁三	2472
余先朝	2191	余煜林	2192	邹静存	2472
余伟民	2190	余毓华	2192	饭牛翁	1317
余仲华	2193	余震古	2193	系左近	2022
余进卿	2190	余德仓	2188	〔丶〕	
余志勤	2193	余德鸿	2188	言金声	2097
余伯陶	2187	余毅生	2192	言庚孚	2097
余奉仙	2188	余姚津民	2192	况乾五	1572
余择明	2193	余姚中医联合会	2192	应石	2183
余杰三	2190	希平	2021	应昇	2183
余国全	2189	谷飞	1353	应策	2183
余国珮	2189	谷孙	1353	应颖	2184
余岳亭	2192	谷沤	1353	应石麟	2183

冷水	1575	汪雨卿	1935	沙亦恕	1787
冷目	1575	汪味锄	1935	沙宇清	1788
冷观	1575	汪昌山	1930	沙函宇	1787
冷秋	1575	汪迪堃	1930	沙缉光	1787
庐隐	1690	汪咏裳	1935	沧州	1215
庐志坚	1691	汪宗沂	1936	沧社	1215
庐述周	1690	汪建侯	1932	沧波	1215
庐育和	1691	汪绍生	1934	沧海	1215
庐梓登	1691	汪春阳	1930	沪北医药会	1503
序理	2089	汪保之	1930	沪东中医学会	1503
辛丑生	2049	汪剑嵩	1932	沈彤	1840
忘名	1981	汪觉簃	1933	沈英	1844
闲云野鹤	2025	汪倬云	1936	沈颐	1844
闵苍生	1725	汪逢春	1930	沈镛	1844
闵金禾	1725	汪浩权	1931	沈九畹	1837
灼然	2470	汪理正	1933	沈子佩	1855
汪东	1930	汪培龄	1933	沈云痴	1845
汪治	1936	汪梦飞	1933	沈少卿	1839
汪浏	1933	汪梦甲	1933	沈水祥	1839
汪士瀛	1934	汪晦鸣	1932	沈公健	1836
汪大良	1930	汪崑犠	1933	沈凤祥	1835
汪大�奫	1930	汪康白	1933	沈文魁	1840
汪子徽	1936	汪淑子	1934	沈心庄	1841
汪太雄	1934	汪渔村	1935	沈玉书	1845
汪友云	1935	汪惕予	1935	沈玉麒	1845
汪友松	1935	汪惇士	1930	沈世恭	1839
汪为光	1935	汪寄岩	1932	沈本琰	1834
汪玉梁	1935	汪景文	1932	沈石农	1839
汪石山	1934	汪赓麟	1931	沈石顽	1839
汪幼人	1935	汪锦章	1932	沈东霞	1835
汪朴斋	1933	汪慎之	1934	沈乐君	1837
汪竹安	1936	汪殿华	1930	沈玄明	1841
汪华东	1932	汪精卫	1932	沈汉卿	1836
汪兆铨	1935	汪肇中	1935	沈永祥	1844
汪兆铭	1935	汪橘香	1933	沈召棠	1845
汪企张	1933	汪镛生	1935	沈幼材	1844
汪汝瀛	1934	汪儒林	1933	沈亚五	1842
汪如椿	1933	沙井特	1787	沈光烈	1836
汪希文	1935	沙书文	1787	沈廷桢	1840
汪良寄	1933	沙亦忠	1788	沈仲礼	1855

沈仲圭	1846	沈香如	1840	沈增荣	1845
沈仲理	1855	沈香波	1840	沈黎宾	1837
沈仰慈	1843	沈香圃	1840	沈德修	1835
沈自邦	1855	沈顺宣	1839	沈潜德	1838
沈全励	1839	沈保宜	1834	沈鹤年	1836
沈守元	1839	沈独善	1835	沈颐庭	1845
沈如琳	1839	沈炫明	1841	沈警凡	1837
沈寿昔	1839	沈济苍	1836	沈阳医学杂志社	1842
沈孝荣	1841	沈耕莘	1836	忻	2049
沈志明	1845	沈栽之	1845	宋濂	1888
沈志晖	1845	沈莘农	1841	宋干丞	1887
沈芷江	1845	沈校均	1841	宋大仁	1886
沈克非	1837	沈颂声	1840	宋大钧	1886
沈肖卿	1841	沈家琦	1837	宋无我	1889
沈佐廷	1856	沈宾柟	1834	宋仁甫	1888
沈佑卿	1844	沈朗清	1837	宋仁峻	1889
沈作盛	1856	沈祥瑞	1840	宋从甫	1886
沈伯常	1834	沈绣章	1841	宋文玉	1889
沈伯超	1834	沈乾一	1838	宋心谷	1889
沈伯潮	1835	沈乾照	1838	宋仕俊	1889
沈沁芳	1838	沈雪生	1842	宋仕焌	1889
沈良海	1838	沈啸谷	1841	宋兰馨	1888
沈启祥	1838	沈啸秋	1841	宋仲樵	1890
沈奉江	1835	沈崇斌	1835	宋向元	1889
沈其震	1838	沈逸史	1844	宋寿朋	1889
沈松年	1840	沈清源	1839	宋远龄	1889
沈卧东	1840	沈惜秋	1840	宋赤鞠	1886
沈非能	1835	沈裁之	1835	宋克明	1888
沈国章	1836	沈葆三	1834	宋杏府	1889
沈秉侠	1834	沈葆联	1834	宋伯仁	1886
沈炎南	1842	沈朝佺	1835	宋伯鲁	1886
沈波涵	1834	沈智民	1846	宋伯猷	1886
沈泽堂	1845	沈詠霓	1844	宋希仁	1889
沈治邦	1845	沈斌甫	1834	宋含章	1887
沈宗之	1855	沈愚如	1844	宋国宾	1887
沈宗吴	1855	沈锡军	1840	宋季良	1888
沈承镳	1835	沈慎修	1839	宋建家	1888
沈经钟	1837	沈慎斋	1839	宋绍哲	1889
沈思诚	1839	沈嘉泉	1837	宋修章	1889
沈品璋	1838	沈熊璋	1841	宋洪英	1888

宋觉之	1888	张一鸣	2276	张少英	2253
宋祖殷	1890	张一峰	2276	张少波	2253
宋爱人	1885	张一鹏	2276	张少钦	2253
宋爱仁	1885	张一鳞	2276	张见初	2232
宋萍庵	1888	张二仲	2226	张长民	2223
宋跃骧	1890	张人怀	2241	张仁述	2241
宋鸿琦	1888	张人杰	2241	张介侯	2233
宋博川	1886	张乃文	2238	张公让	2227
宋紫波	1890	张乃明	2238	张凤山	2227
宋道援	1887	张又良	2278	张凤楼	2226
宋慕良	1888	张三省	2250	张文元	2259
宋德三	1887	张士元	2255	张文乐	2259
宋鹤年	1887	张士琦	2254	张文虎	2259
宋霖若	1888	张大明	2224	张文藻	2260
宋鞠舫	1888	张大鹤	2224	张方渊	2226
宋曦光	1889	张大爔	2224	张方舆	2226
宋邦记铜针机器厂	1885	张小白	2273	张斗耀	2225
宏焱谨	1487	张山雷	2250	张心一	2274
良	1635	张义堂	2276	张心正	2274
良月	1635	张之纲	2286	张允中	2279
良玉	1635	张之洞	2285	张书铭	2255
良定	1635	张子英	2290	张书麟	2255
良穆	1635	张子述	2290	张玉田	2278
〔一〕		张子畅	2290	张玉玶	2278
灵芝考	1651	张子京	2290	张玉珍	2278
张云	2279	张子恒	2290	张玉屏	2278
张达	2224	张子清	2290	张功全	2228
张明	2238	张子藩	2290	张世元	2255
张威	2259	张开钧	2235	张世宏	2255
张琇	2274	张开第	2235	张世昌	2255
张谔	2225	张天方	2258	张世柏	2255
张蔀	2221	张天翼	2259	张世懋	2255
张森	2250	张元瑞	2279	张世镳	2255
张群	2241	张云孙	2279	张古香	2229
张鼐	2238	张云峰	2279	张石缘	2254
张毅	2276	张云翔	2279	张石溪	2254
张骥	2232	张太儒	2257	张右长	2278
张麟	2237	张友琴	2278	张龙之	2237
张一平	2276	张巨川	2235	张龙芝	2237
张一尘	2276	张少云	2253	张平一	2239

张平权	2239	张仲和	2289	张应春	2277
张申甫	2253	张仲勋	2289	张沛恩	2238
张生甫	2254	张仲侯	2289	张怀霖	2231
张生陶	2254	张仲僵	2289	张启文	2240
张禾芬	2230	张仲瑾	2289	张启平	2240
张仙舟	2273	张仲鹤	2289	张启贤	2240
张乐三	2236	张仲衡	2289	张启明	2240
张乐天	2236	张企景	2240	张忍叟	2241
张主和	2290	张旭东	2274	张忍庵	2241
张立魁	2236	张汝伟	2242	张纯轩	2224
张兰亭	2236	张汝舟	2249	张若霞	2249
张兰逸	2236	张汝济	2242	张茂甫	2237
张汉书	2230	张安仁	2221	张述祖	2256
张汉东	2230	张阶平	2233	张叔通	2256
张汉扬	2230	张如先	2242	张叔彭	2256
张让轩	2241	张寿芝	2255	张叔鹏	2256
张礼耕	2236	张寿甫	2255	张贤德	2273
张永生	2277	张进及	2234	张国华	2229
张永汉	2277	张抚之	2227	张国珍	2230
张永修	2278	张孝桓	2274	张国淦	2229
张永霖	2277	张志仁	2287	张国瑞	2230
张发初	2226	张志成	2286	张国璜	2230
张匡君	2236	张志良	2286	张明权	2238
张式璋	2255	张志纯	2286	张明庵	2238
张芝静	2286	张志桥	2286	张易安	2276
张在新	2280	张芹孙	2240	张鸣一	2238
张百铭	2221	张克明	2236	张鸣世	2238
张百塘	2221	张克敏	2235	张季直	2231
张有亦	2278	张时元	2254	张季勤	2231
张达玉	2224	张秀峰	2274	张秉一	2222
张达康	2224	张体元	2258	张秉初	2222
张成礼	2223	张伯玉	2223	张佩珂	2239
张迈荃	2237	张伯良	2223	张佩垚	2239
张光宇	2229	张伯雄	2223	张金亭	2233
张则经	2284	张伯熙	2223	张金鼎	2233
张竹渠	2290	张希白	2261	张育生	2279
张伟羧	2259	张希亮	2261	张泽霖	2284
张延仁	2274	张希雄	2261	张治河	2287
张仲仁	2289	张谷成	2229	张宝文	2222
张仲纯	2289	张犹景	2278	张宗玺	2290

张宗曜	2291	张俊人	2235	张家荪	2232
张诗园	2254	张俊英	2235	张朗轩	2236
张承楣	2223	张俊卿	2235	张继勋	2232
张始生	2254	张养田	2275	张继僩	2231
张绂卿	2227	张炳昌	2222	张菊人	2235
张织孙	2286	张炳翔	2223	张菊景	2235
张驻尘	2290	张洁扬	2233	张乾初	2240
张绍云	2253	张洛钧	2237	张梦生	2238
张绍会	2253	张济众	2231	张梦庐	2238
张绍甫	2253	张恬养	2259	张梦痕	2237
张绍修	2253	张觉人	2235	张梅访	2237
张春木	2224	张祖泽	2291	张梅庵	2237
张春水	2224	张退之	2259	张崇健	2223
张春生	2224	张逊之	2274	张笫云	2238
张春江	2223	张耕龙	2227	张康侯	2235
张春圃	2224	张振芝	2285	张望直	2259
张拱辰	2228	张挚甫	2289	张清河	2240
张拱端	2228	张恭文	2228	张鸿生	2230
张拯滋	2285	张莳园	2254	张鸿图	2231
张荫潮	2277	张莹如	2277	张鸿钧	2230
张南田	2238	张真吾	2285	张鸿霖	2230
张栋梁	2225	张栗庵	2236	张淑兰	2256
张相臣	2273	张砺卿	2237	张淦泉	2227
张树勋	2257	张础光	2223	张涵虚	2230
张树筠	2257	张破浪	2239	张惟通	2259
张树铭	2257	张致果	2289	张寀铨	2223
张树滋	2257	张晓白	2273	张维仁	2259
张树筼	2256	张晓园	2273	张维廉	2259
张砚山	2275	张铁军	2259	张琴贞	2240
张星明	2274	张铁英	2259	张越公	2279
张星南	2274	张特材	2257	张彭年	2239
张思卿	2257	张健隆	2233	张揆松	2236
张钟吕	2289	张爱棠	2221	张敬武	2234
张钧堂	2235	张颂山	2257	张敬敷	2234
张香山	2273	张高港	2227	张朝珍	2223
张复卿	2227	张效良	2274	张植林	2286
张俨若	2275	张效宗	2274	张植蕃	2286
张修敏	2274	张效能	2274	张惠臣	2231
张禹九	2278	张益之	2276	张惠黎	2231
张禹门	2278	张益谦	2276	张惠霖	2231

张确余	2240	张蕙如	2231	陆济	1693
张紫东	2290	张蕴石	2279	陆韵	1701
张鼎臣	2225	张蕴忠	2280	陆乙黄	1697
张鼎庵	2225	张镕经	2242	陆九芝	1694
张景华	2234	张稷孙	2232	陆士明	1696
张景述	2234	张稼新	2232	陆士谔	1696
张景鹤	2234	张德正	2225	陆士雄	1696
张傅霖	2227	张德威	2225	陆子贤	1702
张鲁封	2237	张德培	2225	陆元复	1701
张普黎	2240	张德骥	2224	陆仁权	1695
张尊武	2291	张德馨	2225	陆文宏	1697
张蓝田	2236	张毅民	2277	陆以梧	1698
张蓬轩	2239	张毅武	2277	陆正斋	1702
张颐卿	2276	张鹤年	2230	陆世益	1696
张椿希	2224	张鹤鸣	2230	陆平一	1694
张雷声	2236	张豫学	2279	陆永年	1698
张照鳞	2285	张燕杰	2275	陆永江	1698
张畹香	2259	张燕谟	2275	陆幼刚	1698
张锡君	2271	张樾侯	2279	陆达之	1692
张锡纯	2261	张樹笏	2257	陆成一	1692
张锦灿	2233	张镜波	2235	陆同仁	1697
张锦荣	2234	张赞臣	2280	陆先觉	1697
张筱村	2273	张衡皋	2230	陆廷珍	1697
张简斋	2232	张戴人	2224	陆廷琦	1697
张鹏久	2239	张鞠景	2235	陆仲安	1702
张腾蛟	2257	张懋森	2237	陆仲威	1702
张煜卿	2279	张翼汉	2277	陆自量	1702
张慎陶	2254	张曜孙	2275	陆兆嵩	1701
张静峰	2234	张霭春	2221	陆企园	1695
张静斋	2234	张繡章	2227	陆壮游	1702
张静庵	2234	张曜岚	2275	陆汝贤	1695
张静霞	2234	张燦真	2274	陆志伟	1702
张嘉卉	2232	张羹梅	2227	陆丽滨	1694
张嘉因	2232	张耀斗	2275	陆体英	1696
张嘉炳	2232	张耀光	2275	陆伯辰	1692
张嘉穗	2232	张耀德	2275	陆希羽	1697
张聚源	2235	张鑑青	2233	陆其昌	1694
张熙明	2273	张鑑渠	2233	陆松乔	1696
张精一	2234	张氏医局	2255	陆佩暄	1694
张慧中	2231	张朱翰芬	2290	陆周甫	1702

陆学云	1697	阿絮	1195	陈一清	1257
陆宗慎	1702	阿琴	1195	陈乙莲	1258
陆定圃	1692	陇西布衣	1683	陈九洲	1238
陆垢初	1692	陈义	1258	陈干卿	1233
陆奎生	1694	陈龙	1240	陈士成	1245
陆星亮	1697	陈皮	1242	陈士任	1245
陆钧衡	1694	陈虬	1243	陈士青	1245
陆剑琴	1693	陈言	1257	陈大勋	1231
陆闻鸿	1697	陈杰	1237	陈与生	1264
陆美章	1694	陈郁	1264	陈万成	1249
陆炳琓	1692	陈明	1241	陈小无	1254
陆振声	1702	陈侠	1254	陈小引	1254
陆晋生	1693	陈春	1230	陈小兰	1254
陆晋笙	1693	陈垣	1265	陈亿智	1258
陆颂颐	1696	陈茵	1259	陈之英	1268
陆益年	1698	陈柱	1272	陈子开	1273
陆海峰	1693	陈奎	1238	陈子光	1273
陆继韩	1693	陈思	1248	陈子华	1273
陆培良	1694	陈祚	1273	陈子宇	1273
陆培初	1694	陈振	1267	陈子俊	1273
陆啸山	1697	陈桓	1235	陈子毅	1273
陆啸谷	1697	陈倬	1272	陈卫卿	1249
陆康甫	1694	陈雄	1255	陈也齐	1257
陆清洁	1695	陈辉	1235	陈习庭	1253
陆清源	1695	陈道	1231	陈开椿	1238
陆渊雷	1698	陈滋	1272	陈天如	1248
陆期明	1694	陈睿	1244	陈天枢	1248
陆惠春	1693	陈豪	1234	陈元凤	1265
陆循一	1697	陈腐	1232	陈元礼	1265
陆斌兆	1691	陈震	1268	陈元章	1265
陆善仲	1696	陈澄	1230	陈元龄	1265
陆湘生	1697	陈璞	1242	陈无咎	1250
陆锦燧	1693	陈澧	1238	陈云平	1266
陆慎其	1696	陈濬	1238	陈云轩	1266
陆儋辰	1692	陈彝	1258	陈五昌	1253
陆懋修	1694	陈一仁	1257	陈支泉	1268
陆渊雷医室	1701	陈一方	1257	陈历耕	1239
阿应	1195	陈一苇	1257	陈少竹	1244
阿妙	1195	陈一航	1257	陈少柳	1244
阿谁	1195	陈一斋	1258	陈少铭	1244

陈中权	1272	陈仪臣	1258	陈华亭	1235
陈中坚	1272	陈白言	1224	陈仰孙	1257
陈壬一	1243	陈尔康	1232	陈兆文	1267
陈升之	1244	陈乐三	1238	陈兆龙	1267
陈公明	1233	陈立夫	1239	陈兆祥	1267
陈公泽	1233	陈兰圃	1238	陈兆麟	1267
陈月舫	1265	陈半痴	1224	陈企高	1242
陈月锄	1265	陈汉英	1234	陈庆云	1243
陈丹华	1231	陈汉霖	1234	陈亦卢	1258
陈凤姿	1232	陈永生	1262	陈亦毅	1259
陈六鳌	1240	陈永礽	1262	陈问天	1250
陈文旭	1250	陈永祉	1262	陈汝舟	1244
陈文甫	1249	陈永梁	1262	陈汝来	1244
陈文轩	1250	陈永鹤	1262	陈汝廉	1244
陈文灿	1249	陈发元	1232	陈汝器	1244
陈文虎	1250	陈圣之	1245	陈兴忠	1255
陈文炳	1249	陈圣化	1245	陈宇泽	1264
陈文曼	1250	陈幼勤	1263	陈守真	1246
陈文鼎	1249	陈邦才	1224	陈安波	1224
陈方之	1232	陈邦贤	1224	陈阶云	1237
陈斗星	1232	陈亚兰	1257	陈观光	1233
陈心田	1254	陈芝英	1270	陈观澜	1233
陈心诚	1254	陈芝高	1268	陈纪常	1236
陈尹光	1259	陈西侯	1253	陈寿山	1247
陈孔生	1238	陈存仁	1230	陈寿民	1247
陈以时	1258	陈达三	1230	陈寿亚	1247
陈玉林	1264	陈达仁	1230	陈寿柏	1247
陈玉祥	1264	陈达源	1230	陈远志	1265
陈玉铭	1264	陈成禹	1229	陈运舫	1266
陈世华	1245	陈成鼎	1229	陈志仁	1271
陈世青	1245	陈至愚	1271	陈志庄	1271
陈世杰	1245	陈师平	1245	陈志潜	1271
陈世金	1245	陈光林	1234	陈芷谷	1271
陈本荣	1226	陈光桦	1233	陈芷馨	1271
陈石夫	1245	陈则参	1266	陈克松	1238
陈龙池	1240	陈廷谔	1249	陈克道	1238
陈东生	1232	陈延善	1257	陈来加	1238
陈史六	1245	陈仲明	1272	陈轩卿	1255
陈生白	1245	陈仲铠	1272	陈步丹	1229
陈代和	1231	陈任枚	1243	陈肖岐	1254

陈吟芬	1259	陈果夫	1234	陈拯民	1268
陈我权	1250	陈国忠	1234	陈树生	1247
陈秀玉	1255	陈国祥	1234	陈树修	1248
陈秀豊	1255	陈国熊	1234	陈星平	1255
陈伯民	1227	陈昌顺	1229	陈星孙	1255
陈伯坛	1228	陈昌道	1229	陈思九	1248
陈伯辰	1227	陈明子	1241	陈勋南	1256
陈伯良	1227	陈典周	1231	陈钟莲	1272
陈伯范	1227	陈鸣璆	1241	陈钟琦	1272
陈伯诚	1227	陈咏香	1262	陈秋孙	1243
陈伯涛	1228	陈和和	1235	陈秋舫	1243
陈伯淘	1229	陈和相	1235	陈复正	1233
陈伯豪	1227	陈竺同	1272	陈衍芬	1257
陈希范	1253	陈秉初	1227	陈亮节	1240
陈希濂	1253	陈秉钧	1227	陈亮衡	1240
陈夅璠	1235	陈佳民	1237	陈庭悦	1249
陈应侯	1259	陈佩芳	1242	陈养真	1257
陈应期	1259	陈欣荣	1255	陈美贞	1241
陈序东	1255	陈念祖	1241	陈洪范	1235
陈沛霖	1242	陈匋厂	1248	陈济民	1236
陈良夫	1240	陈放勋	1232	陈济棠	1237
陈启成	1242	陈炜如	1249	陈宪镕	1254
陈启娄	1242	陈河书	1235	陈祖年	1273
陈君玉	1238	陈泽东	1266	陈祖荫	1273
陈君达	1238	陈治平	1271	陈祝三	1272
陈际虞	1236	陈治萧	1271	陈祝卿	1272
陈忍一	1243	陈学文	1255	陈逊斋	1256
陈青云	1242	陈学章	1256	陈眉公	1241
陈其采	1242	陈宝元	1226	陈耕道	1233
陈其璋	1242	陈宝康	1226	陈素希	1248
陈若愚	1244	陈宝箴	1226	陈振民	1267
陈松茂	1248	陈宜臣	1258	陈振翼	1268
陈松龄	1248	陈宜诚	1258	陈起云	1242
陈述先	1247	陈实功	1245	陈莲峰	1239
陈雨亭	1264	陈建椿	1237	陈桐英	1249
陈奇生	1242	陈承年	1230	陈秩云	1271
陈叔屏	1247	陈组光	1273	陈秩平	1271
陈叔旌	1247	陈绍歧	1244	陈健侯	1237
陈贤锦	1254	陈绍闻	1244	陈航慈	1234
陈尚达	1244	陈绍熙	1244	陈爱棠	1224

陈颂周	1248	陈越樵	1265	陈稔秋	1243
陈高芝	1233	陈博山	1229	陈筱梅	1254
陈效良	1254	陈博瑜	1229	陈颖真	1261
陈竞梅	1237	陈博儒	1229	陈雍然	1262
陈益生	1259	陈援菴	1265	陈源顺	1265
陈益坤	1259	陈萼梅	1232	陈慎园	1244
陈益钦	1259	陈董尘	1232	陈静山	1238
陈浩泉	1235	陈葆怀	1226	陈碧川	1226
陈家鸿	1237	陈葆善	1226	陈慕陶	1241
陈宾卿	1227	陈敬先	1238	陈霆锐	1249
陈容生	1244	陈朝荣	1229	陈銮中	1241
陈朗清	1238	陈植三	1271	陈瘦夫	1247
陈展纬	1267	陈惠民	1235	陈粹吾	1230
陈绥清	1248	陈惠言	1236	陈慧雄	1236
陈继文	1237	陈雅愉	1256	陈增铨	1267
陈继高	1237	陈雅瑜	1257	陈震异	1268
陈培之	1242	陈紫波	1273	陈影鹤	1261
陈黄馔	1235	陈鼎昌	1232	陈德历	1231
陈萍生	1242	陈景汉	1237	陈德沐	1231
陈乾元	1242	陈景歧	1237	陈德征	1231
陈梅庵	1241	陈景虞	1237	陈慰苍	1249
陈硕人	1248	陈智明	1271	陈逿声	1265
陈雪生	1256	陈犁樵	1238	陈橄乔	1265
陈野畊	1257	陈舒然	1247	陈默斋	1241
陈崇五	1230	陈詠鹤	1262	陈赞图	1266
陈铭枢	1241	陈赓飏	1233	陈衡哲	1235
陈铭清	1241	陈翔藻	1254	陈霞影	1254
陈逸鹤	1259	陈道卿	1231	陈穮畲	1236
陈庚公	1264	陈曾源	1267	陈霭堂	1224
陈康颐	1238	陈湘魂	1254	陈耀堂	1257
陈竟成	1238	陈渭滨	1249	妙生	1725
陈焕云	1235	陈滋全	1273	邵士杰	1804
陈焕球	1235	陈裕业	1265	邵□源	1803
陈渔洲	1263	陈禅楷	1229	邵元恺	1805
陈惕安	1248	陈鼓阳	1233	邵文豪	1804
陈寅阶	1259	陈鉴清	1237	邵叶飞	1805
陈绳枢	1245	陈锡三	1253	邵老鲁	1804
陈维侬	1249	陈锡周	1253	邵仲访	1805
陈维藩	1249	陈锡桓	1253	邵求真	1804
陈琦贞	1242	陈锡康	1253	邵伯勤	1803

邵伯衡	1803	武进国医学会	2019	范光尘	1317
邵近仁	1804	青年	1766	范廷绶	1319
邵良谱	1804	青翁	1766	范行准	1319
邵其恕	1804	青霞	1766	范守渊	1318
邵雨亭	1805	青年社	1766	范志刚	1320
邵质人	1805	青木幸三郎	1766	范更生	1317
邵宝仁	1803	现代中医杂志社	2028	范秀岩	1320
邵复生	1804	现代医药月刊社	2026	范郁哉	1320
邵效康	1805	现代中医函授学校	2028	范国义	1317
邵象伊	1804	现代医药月刊记者	2026	范泽民	1320
邵逸飞	1805	拆西氏	1221	范组英	1320
邵彭寿	1804	抱一	1201	范绍洛	1318
邵碧英	1803	抱安	1201	范绍彭	1318
邵餐芝	1803	抱一道人	1201	范星彩	1319
劭先	1803	幸福报	2061	范钦才	1318
忍盦	1780	拙质	2470	范济春	1318
劲秋医学函授社	1561	招子敬	2299	范继铭	1318
邰家骊	1906	招知生	2298	范雪庵	1320
鸡鸣	1537	其谁	1747	范鹿宾	1318
鸡鸣医报社	1537	苦虫	1572	范琦顿	1318
		苦梅	1572	范斯年	1318
八画		苦学生	1572	范葿海	1317
		若	1781	范智刚	1320
〔一〕		若宾	1781	范廉宾	1318
奉志	1331	若寒	1781	直言	2319
奉天图书馆	1330	若霞	1781	苕川迁叟	1803
奉天市政公所	1330	若霞氏	1781	苕溪渔隐	1803
奉天医士公会	1330	茂木藏之助	1720	茄辛	1757
奉天医学杂志社	1331	苗霖荣	1724	茅玥	1720
奉天国医储金社	1330	英丹	2184	茅天民	1720
奉天医士公会讲习班	1331	英华	2184	茅行先	1720
玩微	1927	英和	2184	茅志庠	1720
武老良	2019	英超	2184	茅英华	1720
武同文	2019	苑子明	2211	茅济棠	1720
武步瀛	2019	范天馨	1319	林	1643
武宝卿	2019	范仁根	1318	林几	1645
武庭珺	2019	范凤源	1317	林云	1650
武镜谈	2019	范幼平	1320	林成	1643
武镜溪	2019	范扬名	1320	林治	1650
武林下工	2019	范达庵	1317	林敬	1646
武昌质学会	2019				

林森	1647	林述端	1648	林遇春	1650
林獬	1649	林贤聪	1649	林景亮	1646
林翼	1649	林畅荣	1643	林谦甫	1647
林又愚	1649	林鸣乐	1647	林椿年	1644
林大夔	1644	林秉心	1643	林愚陶	1650
林子云	1651	林秉旌	1643	林源裕	1650
林子崇	1650	林受成	1648	林福梨	1644
林子超	1650	林泽如	1650	林静趣	1646
林子衡	1650	林学光	1649	林熙联	1648
林天进	1648	林学富	1649	林蔚光	1648
林云陔	1650	林定南	1644	林慧剑	1645
林少田	1647	林实衍	1648	林瑾庵	1646
林少明	1647	林建廷	1645	林璜庵	1645
林少逸	1647	林建德	1645	林德仁	1644
林少鸿	1647	林绍庭	1647	林德星	1644
林中行	1650	林春斋	1643	林德翔	1644
林长春	1643	林荫五	1649	林徵五	1650
林文波	1648	林荫祥	1649	林爕元	1649
林文墙	1648	林星南	1649	板本贡	1198
林孔培	1647	林秋湘	1647	松	1884
林世伟	1648	林炳华	1643	松尾	1884
林东湖	1644	林炯东	1646	松岫	1884
林仙耕	1648	林洁之	1646	松海	1884
林汉祥	1645	林济民	1645	松使者	1884
林永候	1649	林济青	1645	松江中医协会	1884
林吉联	1645	林冠雄	1644	松江医药卫生协会	1884
林先耕	1648	林屏仙	1647	杭州市政府	1471
林仲昆	1650	林振南	1650	杭州医学公会	1471
林华三	1645	林莹君	1649	杭州医药学会	1471
林兆莹	1650	林夏泉	1648	杭州惠孚病院	1470
林名章	1647	林家瑞	1645	杭州文化印书局	1471
林守梅	1648	林继枝	1645	杭州市中医协会	1471
林寿宜	1648	林康侯	1646	杭州市国医公会	1471
林寿维	1648	林隐滨	1649	杭州医林新志社	1471
林孝策	1649	林绵义	1647	杭州健康医报社	1470
林志生	1650	林琴南	1647	杭州中国医药学社	1471
林佑贤	1649	林葆予	1643	杭州世界红十字会	1470
林作建	1651	林敬臣	1646	杭州市国医药公会	1471
林沧叔	1643	林敬照	1646	杭州市药团联合会	1471
林妙彦	1647	林紫宸	1651	杭县宏济社施药局	1470

枣轩本间	2214	卓	2470	国医砥柱月刊社全体同人	
雨文	2202	卓君	2470		1458
雨廷	2202	尚	1802	国医砥柱月刊福建筇石	
雨苍	2202	尚父	1802	分社	1435
雨夜	2202	尚彬	1802	国立中山大学第一医院	
郁文	2203	尚立仁	1802	附属护士学校	1433
郁瑞	2203	尚昌煌	1802	昌慧仙	1222
郁端	2203	尚豫麟	1802	明	1725
郁九龄	2203	尚絅斋主人	1802	明生	1725
郁士英	2203	味辛	1991	明远	1725
郁立仁	2203	味寒	1991	明道	1725
郁佩英	2203	国新	1433	明明斋	1725
郁闻尧	2203	国务院	1433	明德斋主人	1725
郁济英	2203	国民政府	1433	明日医药杂志社	1725
郁济焕	2203	国医公会	1461	易钧	2180
郁济煐	2203	国医学社	1461	易九如	2180
奈业哥	1730	国医公报社	1458	易万育	2180
奇	1747	国医文献社	1461	易上达	2180
瓯香馆主	1736	国医杂志社	1461	易文士	2180
欧行一	1735	国医御敌团	1461	易玉良	2180
欧阳健	1735	国货维持会	1432	易由甫	2180
欧阳锜	1736	国医导报编者	1435	易南坡	2180
欧阳偬	1736	国医砥柱书局	1435	易著勋	2180
欧克仁	1735	国立中医研究院	1433	易斐然	2180
欧香岩	1735	国民政府卫生部	1433	旻华	1725
欧阳士廉	1736	国民政府文官处	1433	典周	1296
欧阳石芝	1736	国民政府总务部	1433	鸣秋	1725
欧阳季瀛	1735	国医公报社记者	1461	岩馆清	2098
欧阳秉钧	1735	国医正言杂志社	1464	罗兰	1708
欧阳建清	1735	国医导报杂志社	1435	罗汉	1707
欧阳逸休	1736	国医砥柱月刊社	1435	罗济	1707
欧阳竟成	1736	国药新声杂志社	1434	罗格	1707
欧阳福保	1735	国药新声社同人	1433	罗骚	1708
欧阳慧潨	1735	国医砥柱月刊记者	1435	罗瓒	1710
欧阳镜湖	1736	国医单方实验研究社	1435	罗一民	1710
〔丨〕		国医砥柱总社董事会	1458	罗广济	1707
叔达	1881	国药单方实验研究社	1433	罗广深	1707
叔豪	1881	国立中山大学第一医院	1432	罗子昌	1711
叔和漫	1881	国医砥柱月刊日本总分社		罗止园	1711
齿冷	1282		1435	罗石麟	1709

罗东生	1707	知愚	2319	佩我	1742
罗乐三	1708	迋奎钦	2214	佩瑛	1742
罗扬伯	1710	牧廷芳	1729	依克唐阿	2179
罗延龄	1709	牧国泰	1729	阜宁中医公会	1333
罗兆琚	1710	牧挺芳	1729	金华	1557
罗时键	1709	牧醒震	1729	金泽	1560
罗明煌	1708	和之	1485	金重	1561
罗罗山	1708	和川氏	1485	金亭	1559
罗炜彤	1709	和田启十郎	1485	金铬	1557
罗审斋	1709	季良	1538	金鼎	1557
罗绍祥	1709	季青	1539	金童	1559
罗荣勋	1708	季杰	1538	金人玉	1558
罗柏林	1707	季寅	1539	金乃基	1558
罗省会	1709	季勤	1539	金千里	1558
罗济安	1707	季士京	1539	金子久	1561
罗振湘	1711	季少三	1539	金子长	1561
罗家诚	1708	季立如	1538	金子宜	1561
罗家骥	1708	季廷栻	1539	金子膺	1561
罗理璇	1708	季陈夑	1538	金天石	1559
罗梓琴	1711	季雨苍	1539	金天佑	1559
罗敏之	1708	季卓人	1539	金少陵	1558
罗鸿涛	1707	季鸣九	1539	金长康	1557
罗锡有	1709	季爱人	1538	金丹书	1557
罗韵盦	1710	季理斐	1538	金文明	1559
罗嘉珪	1708	季筱亭	1539	金正希	1561
罗端毅	1707	季融五	1539	金正愚	1561
罗毅夫	1710	竺饮水	2466	金扩郎	1558
罗潜庵	1708	秉钧	1208	金吉祥	1558
罗燕南	1710	侍达三	1878	金冲汉	1557
罗整春	1711	侍笑春	1879	金寿山	1559
罗镜予	1708	岳	2211	金孝仁	1559
罗曙初	1709	岳强	2212	金志翔	1561
罗燮元	1709	岳开煤	2211	金志澄	1561
罗翼飞	1710	岳中谦	2212	金里千	1558
罗耀祥	1710	岳文台	2212	金拨云	1557
罗臣司登	1707	岳钟秀	2212	金择明	1560
帕孙兹	1736	岳美中	2211	金述之	1559
岭南医林一谔社	1651	岳嵩山	2212	金雨时	1560
〔丿〕		侠民	2022	金国良	1557
知死	2319	侃如	1565	金明熙	1558

金鸣宇	1558	周谨	2421	周守莹	2426
金受申	1559	周镇	2436	周宅京	2435
金学仁	1560	周毅	2431	周寿人	2426
金宝善	1557	周霖	2422	周寿康	2426
金实善	1559	周小川	2429	周志逵	2446
金勋衢	1560	周小农	2429	周步蟾	2417
金峙程	1561	周小贵	2429	周肖岩	2430
金钢侠	1557	周子平	2447	周岐隐	2424
金彦之	1560	周子叙	2447	周伯祐	2417
金神子	1559	周子健	2447	周伯骏	2417
金真如	1560	周子容	2447	周伯勤	2417
金晓初	1559	周子暮	2447	周佛海	2419
金冤禽	1560	周天伯	2427	周彻朗	2417
金银花	1560	周云樵	2435	周沧海	2417
金博仁	1557	周少莱	2426	周纮章	2420
金葆卿	1557	周中人	2447	周其华	2425
金惠屏	1558	周午池	2429	周其寿	2425
金惠卿	1558	周介人	2421	周其桂	2425
金曾洵	1560	周凤鸣	2419	周英士	2431
金鉴明	1558	周文君	2428	周枕云	2436
金煜声	1560	周允超	2435	周叔阜	2426
金溱波	1558	周东方	2418	周尚文	2426
金蔚卿	1559	周立诚	2422	周国风	2420
金箫雷	1559	周汉舫	2420	周明生	2423
金鹤书	1557	周召南	2436	周明甫	2423
金鹤琴	1557	周邦俊	2417	周咏南	2431
金履升	1558	周达三	2418	周和甫	2420
金懋清	1558	周师洛	2426	周季楠	2421
金陵下工	1558	周则愈	2435	周秉篴	2417
朋寿堂主人	1742	周竹安	2447	周岳民	2435
周正	2446	周伟呈	2428	周征之	2446
周虬	2425	周伟筠	2428	周服圣	2419
周纯	2418	周仲寿	2447	周学库	2430
周纶	2423	周仲良	2447	周学海	2430
周尚	2425	周价人	2421	周宗祺	2448
周宜	2431	周自强	2447	周宗鉴	2447
周济	2421	周兆白	2436	周宜昌	2431
周珩	2420	周兆熊	2436	周肃甫	2426
周莎	2425	周企龙	2425	周承光	2417
周源	2435	周庆生	2425	周柏林	2417

周柳亭	2422	周琴舫	2425	庞梦畴	1741
周树芬	2426	周越铭	2435	庞履廷	1741
周树堂	2426	周斯泳	2426	净土生	1563
周复旦	2419	周棣棠	2418	郑元	2319
周复生	2419	周雅生	2430	郑君	2314
周复安	2419	周缉熙	2421	郑闿	2318
周修声	2430	周瑞生	2425	郑豪	2314
周禹锡	2431	周颐芳	2431	郑樵	2315
周俊敏	2422	周楚良	2418	郑力庭	2314
周庭璧	2427	周筱斋	2429	郑干生	2314
周彦达	2431	周慎余	2426	郑士良	2316
周济士	2421	周静斋	2422	郑士钟	2316
周济平	2421	周慕新	2424	郑大宾	2313
周振汉	2436	周蔚岑	2428	郑友良	2319
周莘农	2430	周瘦鹃	2426	郑少男	2316
周莹珠	2431	周肇岐	2436	郑少春	2316
周桂庭	2420	周肇祥	2436	郑少卿	2316
周桂笙	2420	周慧心	2421	郑凤石	2313
周峻南	2422	周慧僆	2421	郑文达	2317
周倜生	2427	周震宇	2446	郑文焯	2317
周爱人	2417	周镕清	2425	郑方生	2313
周颂尧	2426	周德仁	2418	郑尹耕	2318
周颂声	2426	周德昭	2418	郑立珊	2314
周逢源	2419	周德馨	2418	郑幼叔	2319
周逢儒	2418	周澂之	2418	郑邦达	2313
周效寅	2430	周慰椿	2428	郑扬嗣	2318
周唐瑾	2426	周通骏	2435	郑有为	2319
周娟熙	2422	周燕麟	2431	郑仰宸	2318
周荽敬	2426	周默斋	2423	郑向豪	2317
周梦白	2423	周镜道	2422	郑合成	2314
周梅洁	2423	周缵先	2448	郑守谦	2316
周啬生	2425	鱼洲	2194	郑约珊	2319
周雪樵	2430	饲鹤轩主	1884	郑却疾	2315
周啸川	2430	〔丶〕		郑克光	2314
周彩凤	2417	庞士龙	1741	郑连山	2315
周象万	2429	庞士俊	1741	郑轩渠	2318
周焕枢	2421	庞希哲	1742	郑步云	2313
周鸿年	2421	庞京周	1741	郑肖岩	2317
周惟明	2427	庞载肜	1742	郑佐尧	2319
周维翰	2427	庞继善	1741	郑伯高	2313

郑沛然	2315	郑雁飞	2318	宗一	2472
郑英圃	2319	郑善增	2316	宗义	2472
郑板桥	2313	郑瑞甫	2316	宗侍	2471
郑奋扬	2313	郑跨灶	2314	宗鉴	2471
郑叔三	2316	郑新光	2318	宗佑民	2472
郑叔纶	2316	郑韵轩	2319	宗绍哲	2471
郑昆怡	2314	郑煜丰	2319	宗月洞天	2472
郑昌明	2313	郑德辅	2313	宜昌中医全体同人	2179
郑昌洪	2313	郑鹤琴	2314	官用行	1360
郑明泰	2315	郑霖昌	2315	官话七日报社	1360
郑鸣盛	2315	郑赞燧	2319	空我	1570
郑侣农	2315	郑衡若	2314	实秋	1873
郑宜寿	2318	郑霞仙	2317	宓泰治	1724
郑建侯	2314	郑霈昴	2316	宓望森	1724
郑承业	2313	郑嬷嬷	2318	郎桂生	1574
郑绍华	2316	单生文	1793	诗隐	1860
郑绍相	2316	单达明	1793	房天伯	1324
郑绍祖	2316	单更新	1793	房以仁	1324
郑春风	2313	单伯图	1793	房萍九	1324
郑指南	2319	单叔和	1793	祈鸣冈	1747
郑显庭	2317	单培根	1793	祇虹	1747
郑香亭	2317	单耀明	1793	〔丶〕	
郑重之	2319	沫华	1727	居龙太	1565
郑重真	2319	浅田惟常	1756	承五	1276
郑美学	2315	河间隐士	1485	承汉	1276
郑炽华	2313	河南省政府	1486	承弘	1276
郑哲熙	2319	河北省国医分馆	1485	承忠	1276
郑晏卿	2318	河南医药研究会	1486	承为奋	1276
郑留隐	2315	河南医药研究所	1486	承纪会	1276
郑润佑	2316	河南国药改进社	1486	承国维	1276
郑润耀	2316	河南省国医分馆	1486	承秋梧	1276
郑祥周	2317	河南确山县中医师公会	1486	承梦琴	1276
郑翀霄	2313	泊公	1209	承淡安	1274
郑梦兰	2315	波	1209	孟云	1723
郑逸梅	2318	波心	1209	孟英	1723
郑鸿元	2314	泽	2214	孟起	1722
郑鸿祥	2314	治中	2320	孟彬	1722
郑琴隐	2315	学文	2094	孟涵	1722
郑敬科	2314	学涵	2094	孟卜功	1722
郑惠松	2314	学术研究会	2094	孟与朕	1723

孟子英	1723	经寿彬	1562	赵少廷	2303
孟心史	1723	经利彬	1562	赵仁宇	2302
孟世忱	1722	贯虹	1361	赵公尚	2300
孟乐天	1722			赵公辅	2300

九画

〔一〕

孟兴朕	1723			赵玉玺	2308
孟克明	1722			赵玉森	2308
孟丽生	1722	籽年	2470	赵世昌	2303
孟侃如	1722	春仙	1284	赵世俊	2303
孟昭堂	1723	春熙	1284	赵古群	2300
孟登州	1722	春和堂	1283	赵可琴	2301
孟聘卿	1722	春梦婆	1284	赵尔康	2300
孟德斯鸠	1722	春江夏良	1284	赵汉荣	2301
孤鸿	1353	垚言	2133	赵式训	2303
函授新医学讲习社	1467	封宗煌	1326	赵师鼎	2303
细谷雄太	2022	拱冠侠	1352	赵光武	2300
绍典	1805	项幼渠	2034	赵伟男	2304
绍雄	1821	项尧廷	2034	赵伟宽	2304
绍兴医学会	1806	项廷陞	2034	赵仲友	2308
绍兴医药会	1806	项寅珍	2034	赵仲芬	2308
绍兴教育馆	1805	城一格	1276	赵任斋	2302
绍兴警察局	1805	赵君	2301	赵次龙	2299
绍兴中医协会	1820	赵朋	2302	赵守箴	2303
绍兴防疫医院	1805	赵俊	2301	赵连生	2301
绍兴医药学会	1819	赵敏	2302	赵岑梅	2299
绍兴县警察所	1805	赵熙	2304	赵伯芝	2299
绍兴药业同仁	1806	赵一尘	2305	赵伯奎	2299
绍兴卫生试验所	1805	赵一斋	2305	赵希云	2304
绍兴医药月报社	1820	赵义存	2305	赵含章	2300
绍兴医药学报社	1806	赵之定	2308	赵启光	2302
绍兴县国医公会	1805	赵子才	2309	赵君琼	2301
绍兴医药学报记者	1806	赵子义	2310	赵劲初	2301
绍兴医药学研究社	1819	赵子文	2310	赵英夫	2307
绍郡医药学研究社	1805	赵子成	2309	赵莆庭	2300
绍兴医学会全体会员	1806	赵子刚	2309	赵松雪	2304
绍兴医学研究会会员	1806	赵子忠	2310	赵贤齐	2304
绍兴医药学报社同仁	1819	赵子琴	2309	赵国廉	2300
绍兴北海桥医药学报社	1805	赵子蕃	2309	赵明道	2302
绍兴医药分会之脚气病		赵云标	2308	赵鸣球	2302
委员会	1806	赵云鹤	2308	赵岩泉	2305
经文彬	1562	赵友贤	2308	赵和庭	2301

赵秉公	2299	赵锡庠	2304	胡鉴	1493
赵佩文	2302	赵新之	2305	胡煦	1500
赵泽汉	2308	赵意空	2305	胡慎	1495
赵学渊	2305	赵福琳	2300	胡震	1501
赵春谷	2299	赵静明	2301	胡鑫	1500
赵莨臣	2301	赵静霞	2301	胡九功	1493
赵树屏	2303	赵瑶光	2305	胡子纯	1501
赵树塘	2304	赵增泽	2308	胡丰然	1491
赵树蕃	2303	赵增祥	2308	胡天中	1496
赵思函	2304	赵儒珍	2302	胡天石	1496
赵思竞	2304	赵燏黄	2308	胡天民	1495
赵秋鸿	2302	赵藻池	2308	胡天放	1495
赵信文	2305	赵藻阶	2308	胡天宗	1496
赵晋翰	2301	赵瀛波	2308	胡友梅	1500
赵致中	2308	郝芸衫	1471	胡公健	1491
赵倚江	2305	郝品三	1471	胡文虎	1499
赵效先	2304	郝象生	1471	胡文梓	1499
赵海仙	2300	郝植梅	1471	胡文辉	1499
赵宽南	2301	郝霞飞	1471	胡心友	1499
赵梅五	2302	指	2320	胡书城	1495
赵辅廷	2300	拯民	2312	胡世珍	1495
赵晦堂	2301	拯亚	2312	胡东皋	1491
赵趾仁	2308	荆武蒙	1562	胡半农	1490
赵逸仙	2305	荆家鼐	1562	胡汉荣	1492
赵瑛思	2307	革癫	1348	胡幼卓	1500
赵琼仙	2302	茱英	2464	胡幼堂	1500
赵琼轩	2302	茶阳回春医社	1221	胡亚鹤	1500
赵葆阶	2299	茶香熟温室主	1221	胡协心	1499
赵植槐	2308	荒言	1513	胡光慈	1491
赵晴初	2302	荒木忠郎	1513	胡先骕	1499
赵鼎山	2299	荣	1780	胡华赓	1492
赵铸鼎	2309	荣达坊	1780	胡仿西	1491
赵敦篪	2299	荣质文	1780	胡兆麟	1501
赵曾望	2308	荣颂贤	1780	胡齐瑞	1494
赵焯贤	2299	故人	1354	胡安邦	1490
赵寒松	2300	胡为	1498	胡观云	1491
赵登龙	2299	胡伟	1498	胡寿南	1495
赵缉庵	2301	胡玮	1499	胡运生	1500
赵瑞升	2303	胡侣	1493	胡志芬	1501
赵瑞芝	2303	胡适	1495	胡克恭	1493

胡作霖	1501	胡润墀	1494	药业同业公会	2139
胡怀谨	1492	胡悟明	1499	柯与参	1569
胡诏维	1501	胡家健	1492	柯生原	1569
胡若顽	1494	胡家麟	1492	柯泽菴	1569
胡松乔	1495	胡娴珍	1499	柯等和	1569
胡尚元	1495	胡继瑗	1492	柯集庵	1569
胡尚仁	1495	胡萧梧	1499	柯湘帆	1569
胡国鑫	1492	胡敏扬	1494	柄夫	1208
胡季丹	1492	胡章法	1501	栋	1311
胡季良	1492	胡鸿基	1492	相里规	2031
胡秉钧	1490	胡惟德	1498	查达	2218
胡佩芬	1494	胡寄尘	1492	查士骥	2219
胡念瑜	1494	胡维屏	1498	查少农	2219
胡宝书	1490	胡蛰庵	1501	查计人	2219
胡宝林	1490	胡翘武	1494	查企锡	2219
胡定一	1491	胡智民	1501	查贡夫	2218
胡定安	1491	胡善庐	1494	查贡甫	2219
胡诗静	1495	胡锡铨	1499	柏原长弘	1197
胡建文	1492	胡慎庵	1495	栎荫拙	1634
胡居仁	1493	胡福先	1491	柳瑛	1682
胡春初	1490	胡蕴珊	1501	柳一萍	1682
胡荧生	1500	胡德茂	1490	柳云从	1682
胡荫鹏	1500	胡默然	1494	柳幼芝	1682
胡思范	1495	胡瀛峤	1500	柳励吾	1681
胡钟岳	1501	荫先	2181	柳谷孙	1681
胡复春	1491	荫荪	2181	柳宝诒	1681
胡剑华	1492	茹十眉	1781	柳宝贻	1681
胡剑农	1493	南宗景	1730	柳宗元	1682
胡剑秋	1493	南拜山	1730	柳贯先	1681
胡洪钧	1492	南海一樵	1730	柳剑南	1681
胡宣明	1500	南洋劝业会	1730	柳悫诚	1682
胡莲伯	1493	南汇县公安局	1730	柳琦五	1681
胡恩旅	1491	南昌市中医公会	1730	柳廉青	1681
胡恩旗	1491	南京卫生月报社	1730	树人	1883
胡健公	1493	南京市中医公会	1730	树藩	1883
胡颂庭	1495	南京国医传习所	1730	要颖之	2139
胡凌云	1493	药盒	2139	郦凤钧	1634
胡效心	1499	药向荣	2139	郦昌龄	1634
胡润之	1494	药研子	2139	威林	1981
胡润兹	1494	药学研究会	2139	威尔林	1981

威廉·欧斯栾	1981	钟泾清	2415	信天庐	2054
〔丨〕		钟春帆	2415	信谊药厂	2054
省躬草堂	1856	钟清甫	2415	泉盦	1775
省梦楼主	1856	钟博闻	2414	侯驭洲	1490
映南	2184	钦云	1757	侯光迪	1489
星	2054	钧大	1565	侯安怀	1489
星宝	2054	郜子明	1348	侯杏香	1489
星实	2054	郜定扬	1348	侯彦之	1489
星觉	2054	郜香圃	1348	侯振英	1490
星州中医联合会	2054	选	2090	侯家憩	1489
星洲茶阳回春医社	2054	香月玄洞	2033	侯敬舆	1489
昭本	2299	香月启益	2033	侯智如	1490
畏仲	1991	香江老叟	2033	侯筱珩	1489
畏寒	1991	香港中医公会	2033	待时	1287
贵铎	1426	香港中药商会	2033	俞垚	2200
贵中权	1426	香港南北药材行	2031	俞谨	2198
哈	1466	香港中华国医学会	2031	俞樾	2201
哈瓦斯	1467	种杏	2416	俞濂	2198
哈同寿	1466	秋	1769	俞潘	2198
哈瓦斯通讯社	1467	秋生	1770	俞大同	2194
尚	1314	秋梦	1770	俞天石	2200
〔丿〕		科学针灸医学院	1569	俞友清	2200
钝人	1315	重庆指南社	1282	俞凤宾	2194
钝翁	1315	重庆中西医药图书社	1282	俞文林	2200
钟凤	2415	重修南阳医圣祠筹备处		俞世球	2200
钟瀚	2415		1282	俞本立	2194
钟天赋	2416	复旦	1333	俞成泰	2194
钟六一	2415	复兴中医社	1333	俞同芳	2200
钟去恶	2415	复兴中医院	1334	俞安之	2194
钟世荣	2416	复兴中医杂志社	1334	俞志勤	2201
钟可托	2415	段心在	1315	俞步云	2194
钟礼明	2415	段廷芬	1314	俞拊生	2195
钟亚光	2416	段仲三	1315	俞若屏	2198
钟臣甫	2414	段志林	1315	俞卓茂	2201
钟吕广	2415	段伯阳	1314	俞岳如	2200
钟志和	2416	段梦兰	1314	俞建镳	2195
钟秀琳	2416	段德全	1314	俞绍溪	2198
钟应期	2416	段燮元	1315	俞春山	2194
钟青霞	2415	顺鹤林	1883	俞星楷	2200
钟明远	2415	信之	2054	俞钟銮	2201

俞修源	2200	施汝新	1862	姜贯虹	1548
俞根初	2195	施纪云	1861	姜春华	1547
俞培元	2198	施志尧	1863	姜秋霞	1548
俞彬蔚	2194	施伯仁	1861	姜振勋	1549
俞梦花	2198	施闰章	1862	姜常材	1547
俞龄艻	2198	施绍章	1862	姜楚城	1547
俞琴齐	2198	施逎明	1862	姜赞文	1549
俞惠康	2195	施星六	1862	姜堰植林医社	1549
俞紫馨	2201	施济群	1861	娄德泉	1683
俞鼎熏	2194	施振飞	1863	总工程局	2472
俞道生	2194	施寄南	1861	总理衙门	2472
俞瑞昶	2198	施惠民	1861	炳威	1209
俞鉴泉	2195	施惠怀	1861	炫明	2090
俞慎初	2199	施惠康	1861	洁	1556
俞福田	2195	施惠寰	1861	洪天一	1488
剑	1542	施瑞麟	1862	洪巨卿	1488
剑平	1542	施锡麟	1862	洪文贤	1488
剑明	1542	施源晖	1863	洪廷飏	1488
剑虹	1542	施源晦	1863	洪兆箕	1489
剑屏	1542	施毅轩	1862	洪希文	1488
独清	1311	施濯之	1863	洪启灵	1488
独善	1311	闻兰亭	1997	洪抱安	1488
独鹤	1311	阎陉	1704	洪其诚	1488
独啸庵	1312	阎立炳	1704	洪佩纶	1488
饶汉章	1775	阎立煜	1704	洪贯之	1488
饶伟钦	1775	阎焕廷	1704	洪荫松	1489
饶钟云	1775	阎焕庭	1704	洪静宜	1488
〔丶〕		阎震中	1704	洪馨芝	1489
亮上	1641	养正书屋	2133	洞天	1311
亮子	1641	美国纽约登佛化学制药		洗吾	2026
彦和	2099	公司	1722	活火	1535
施与	1863	姜筠	1548	济	1539
施君	1862	姜鑫	1548	济川	1539
施锐	1862	姜天叙	1548	济云	1540
施溥	1862	姜天哀	1548	济生	1539
施子泉	1863	姜白鸥	1546	济舟	1540
施云翔	1863	姜成堃	1547	济航	1539
施今墨	1861	姜竹君	1549	浔溪渔人	2094
施文德	1862	姜佐景	1549	恂如	2094
施汝柏	1862	姜启忠	1548	恽彦彬	2214

恽铁樵	2213	祝怀萱	2466	姚公鹤	2134
觉	1565	祝松伯	2467	姚文栋	2136
觉非	1565	祝味菊	2468	姚文镠	2136
觉迷	1565	祝金堂	2466	姚文耀	2136
宣古秋	2090	祝绍钧	2467	姚斗山	2133
宣铁吾	2090	祝春波	2466	姚心敏	2136
宫竹轩	1351	祝贺三	2466	姚心源	2136
宫容冈	1351	祝颂庵	2467	姚世琛	2135
宫曙园	1351	祝维章	2468	姚邦杰	2133
宫翼云	1351	祝敬铭	2466	姚亚凤	2137
宪	2030	祝曜卿	2468	姚西柳	2136
祜	1503	诵穆	1890	姚有彬	2137
祖安	2475			姚而上	2133
祖荫	2475	〔一〕		姚光祖	2134
祖烈	2475	费山寿	1325	姚华清	2134
祖鹏	2475	费子彬	1326	姚兆培	2138
祖树和	2475	费志清	1326	姚兆骥	2137
祖新华	2475	费芷荪	1326	姚旭光	2137
神州	1821	费谷祥	1324	姚庆占	2134
神州医药会	1830	费君凤	1324	姚守诚	2135
神州中医大学	1834	费季康	1324	姚寿氏	2135
神州医药总会	1832	费泽尧	1325	姚志敖	2138
神州国医学会	1830	费泽克	1325	姚志豪	2138
神州医药书报社	1830	费浩然	1324	姚李英	2134
神州医药学报社	1830	费通甫	1325	姚伯藩	2133
神州国医学报社	1821	费梦萼	1324	姚若琴	2135
神州医药会绍兴分会	1830	费绳甫	1325	姚明新	2134
神州医药总会会计处	1834	费葆庸	1324	姚季英	2134
神州医药学会绍兴分会	1832	费惠民	1324	姚秉权	2133
神州医药总会浦东分会	1834	费普炎	1325	姚秉忠	2133
祝劭	2467	费溥泉	1325	姚建溪	2134
祝一山	2468	费镜美	1324	姚肃吾	2135
祝人苏	2467	费赞臣	1325	姚承祜	2133
祝天一	2467	姚一	2137	姚柏堂	2133
祝为先	2468	姚浚	2134	姚贻春	2137
祝耳清	2466	姚潜	2134	姚祖光	2139
祝达望	2466	姚一仁	2137	姚素民	2135
祝华昌	2466	姚子让	2138	姚振飞	2138
祝志道	2468	姚天农	2136	姚荷生	2134
祝伯权	2466	姚元之	2137	姚梦石	2134
		姚长寿	2133		

姚啸岗	2136	骆朝聘	1712	振铎	2312
姚笠舟	2134	骆筱峰	1713	袁平	2210
姚隐樵	2137	骆静安	1712	袁华	2208
姚维昭	2136			袁咏	2211
姚维峰	2136	**十画**		袁潜	2210
姚琦行	2134	〔一〕		袁一丁	2210
姚揖君	2137	秦杰	1763	袁大枚	2205
姚惠安	2134	秦又安	1764	袁云瑞	2211
姚楫君	2134	秦又词	1765	袁长庆	2205
姚嵩甫	2135	秦之济	1765	袁介亭	2208
姚解愠	2134	秦正生	1765	袁文轩	2210
姚薰成	2137	秦丙乙	1758	袁正刚	2211
姚霭园	2133	秦光锡	1762	袁汉臣	2208
姚鑫波	2137	秦佑嘉	1765	袁励桢	2209
贺	1486	秦伯未	1758	袁秀岳	2210
贺云	1487	秦国桢	1763	袁佛雏	2205
贺诚	1486	秦绍先	1763	袁坤仪	2209
贺了公	1486	秦柳江	1763	袁国荣	2208
贺少望	1486	秦树藩	1764	袁依琴	2210
贺兆海	1487	秦厚生	1763	袁栋材	2205
贺寿康	1486	秦恒康	1763	袁复初	2205
贺芸生	1487	秦振生	1765	袁桂生	2207
贺国岐	1486	秦振声	1765	袁铁僧	2210
贺宗培	1487	秦颂尧	1764	袁爱仁	2204
贺绂之	1486	秦崇仁	1762	袁跃门	2211
贺绍彭	1486	秦淮碧	1763	袁帼雄	2208
贺祖谋	1487	秦深泉	1764	袁绿野	2209
贺爱敦	1486	秦绳武	1764	袁善征	2210
贺蔚章	1487	秦景明	1763	袁瑞卿	2210
贺耀祖	1487	秦善征	1763	袁照光	2211
贺耀源	1487	秦韵仙	1765	袁锡臣	2210
贺川玄悦	1486	秦慎安	1764	袁锦旋	2208
骆卫生	1713	秦氏医室	1764	袁鹏汀	2210
骆无涯	1713	秦氏同门会	1764	袁满根	2210
骆止荷	1713	秦氏同门制药社	1764	袁端平	2205
骆龙吉	1712	珠湖月桥	2464	袁敫五	2205
骆明普	1712	班体庵	1198	袁慰苍	2210
骆季和	1712	班若梦	1197	袁履登	2209
骆保安	1711	顽石	1927	袁镜人	2208
骆神赋	1712	顽铁	1928	袁镜涛	2209

都	1311	桂林	1427	夏伯和	2023
都敬斋	1311	桂东林	1427	夏伯鲁	2023
热河省政府	1775	桂华岳	1427	夏希灵	2024
壶公	1501	桂步阶	1426	夏应堂	2025
壶隐	1501	桂学歧	1427	夏其初	2024
壶小筑	1501	桂省吾	1427	夏雨人	2025
壶隐居士	1502	桂馨书屋	1427	夏雨苍	2025
耿光	1350	桂馨医庐同人	1427	夏明诚	2023
耿监	1350	桂林医药浅报社	1427	夏明理	2024
耿汉萝	1350	桢	2312	夏佩贞	2024
耿旻众	1351	桐青	1926	夏依岫	2024
耿宝庆	1350	桐影	1926	夏泽霖	2025
耿鉴庭	1350	桐云书屋	1926	夏宝善	2023
耿耀庭	1351	桃园居士	1918	夏振良	2025
聂士成	1732	桃源渔隐	1918	夏颂声	2024
聂子因	1733	格兰	1348	夏益仁	2024
聂云台	1733	格莱史	1348	夏益寿	2024
聂世平	1732	核堂	1486	夏祥麟	2024
聂志农	1733	栩蝶	2089	夏理彬	2023
聂其杰	1732	栗树屏	1634	夏景岐	2023
聂海帆	1732	栗原广三	1634	夏道怀	2023
聂崇侯	1732	栗原爱塔	1634	夏慧君	2023
聂欲方	1732	贾芬	1540	夏德尧	2023
聂毓芳	1733	贾鉴	1541	夏侯长风	2023
莲子	1634	贾镒	1541	原沪	2204
莲伯	1634	贾文波	1541	原干堂	2204
莲如氏	1634	贾青云	1541	原志免太郎	2204
莲塘居士	1634	贾宗谊	1541	顾实	1356
莫莹	1728	贾省之	1541	顾型	1357
莫义廉	1728	贾鸿儒	1541	顾莱	1355
莫永如	1728	贾景星	1541	顾培	1355
莫枚士	1728	贾瑞甫	1541	顾斌	1354
莫振魁	1728	贾端甫	1540	顾群	1356
莫集贤	1727	贾黻卿	1541	顾大治	1354
莫鉴均	1727	贾燮卿	1541	顾小田	1357
莫鹏轩	1728	夏子明	2025	顾小镇	1357
莫兰医士	1727	夏少泉	2024	顾子安	1358
晋陵下工	1562	夏以煌	2024	顾子静	1359
真	2312	夏光扬	2023	顾介盦	1355
真我	2312	夏苍霖	2023	顾文山	1357

顾允士	1358	顾海平	1354	峰下鋕雄	1327
顾允若	1358	顾宾秋	1354	〔丿〕	
顾玉廉	1358	顾祥和	1357	钱乙	1755
顾丕功	1355	顾继高	1355	钱江	1750
顾石农	1356	顾培玺	1355	钱能	1753
顾东亭	1354	顾康乐	1355	钱雄	1755
顾立克	1355	顾清淇	1356	钱一苇	1755
顾任伊	1356	顾鸿偬	1354	钱一青	1755
顾名义	1355	顾惕生	1357	钱九如	1752
顾汝俊	1356	顾惟一	1357	钱又起	1755
顾汝骏	1356	顾甦人	1356	钱又蝶	1755
顾观光	1354	顾渭川	1357	钱于开	1755
顾寿白	1356	顾渭臣	1357	钱于樾	1755
顾寿椿	1356	顾愧白	1355	钱久豪	1752
顾志道	1358	顾靖远	1355	钱子青	1756
顾克民	1355	顾福如	1354	钱无逸	1754
顾丽春	1355	顾毓琦	1358	钱友菊	1755
顾秀成	1357	顾增祥	1358	钱少楠	1753
顾应龙	1358	顾德祥	1354	钱今阳	1751
顾坤一	1355	顾履庄	1355	钱公玄	1749
顾茂林	1355	顾膺陀	1358	钱文广	1754
顾雨田	1358	顾赞仰氏	1358	钱文伯	1754
顾雨时	1358	致远	2321	钱文焕	1754
顾雨君	1358	致逸	2320	钱心石	1754
顾昕白	1357			钱双呆	1753
顾鸣盛	1355	〔丨〕		钱申伯	1753
顾庚西	1354	柴也愚	1222	钱汉炎	1750
顾炎武	1358	柴德新	1221	钱存济	1748
顾学裘	1357	监察院	1542	钱达九	1749
顾宗孝	1359	党波平	1289	钱仲阳	1756
顾宗余	1359	党然侃	1290	钱自严	1756
顾绍名	1356	晓钟	2039	钱问高	1754
顾贯一	1354	晓峰	2038	钱江治	1750
顾品儒	1356	晁士元	1223	钱安璞	1748
顾香斋	1357	晏霖	2099	钱寿祺	1753
顾保初	1354	蚌埠中医公会	1207	钱赤枫	1748
顾保罗	1354	蚌埠中西医药团	1207	钱志远	1755
顾俊源	1355	畔叟	1741	钱杏苏	1754
顾祖瑛	1359	恩斋	1315	钱叔棠	1753
顾振呼	1358	崒	1513	钱昌藩	1748
		峰	1326		

钱季寅	1750	铁钉	1925	健心	1542
钱金城	1752	铁笔	1925	息园	2021
钱治安	1755	铁樵医学月刊社	1925	徐化	2066
钱治铮	1755	铁樵医学月刊编者	1925	徐平	2069
钱宝华	1748	铁樵函授医学事务所	1925	徐冰	2063
钱春江	1748	铃木梅藏	1653	徐庄	2081
钱春榆	1748	笑	2039	徐卓	2081
钱荫五	1755	笑庸	2039	徐恺	2067
钱荫伯	1755	笑红馆主	2039	徐莹	2077
钱星石	1754	倩若	1756	徐敏	2068
钱星若	1754	借光	1557	徐超	2064
钱信忠	1754	倬与	2470	徐乃星	2069
钱祖绳	1756	倏	1881	徐干卿	2065
钱祖翰	1756	倪卢	1731	徐大桂	2064
钱泰基	1753	倪强	1731	徐子久	2081
钱致远	1756	倪七英	1731	徐子玉	2081
钱健民	1750	倪士英	1731	徐子石	2081
钱颂霞	1753	倪云岳	1732	徐元谟	2078
钱海波	1750	倪本青	1730	徐友文	2078
钱海鳌	1750	倪石奇	1731	徐友丞	2078
钱理卿	1752	倪市隐	1731	徐少明	2070
钱梦蛟	1752	倪汝奂	1731	徐少楠	2070
钱梦楼	1752	倪寿常	1731	徐长卿	2064
钱崇润	1748	倪克庆	1731	徐仁民	2069
钱康侯	1752	倪克显	1731	徐仁甫	2069
钱鸿年	1750	倪柏森	1730	徐仁勇	2070
钱鸿洲	1750	倪庭槐	1731	徐介中	2066
钱深山	1753	倪炳荣	1730	徐公仆	2065
钱惠伦	1750	倪息庵	1732	徐文彬	2073
钱甦石	1753	倪高凤	1730	徐文焕	2073
钱渡五	1749	倪益斋	1732	徐心互	2076
钱愚如	1755	倪梦若	1731	徐心亘	2076
钱缙甫	1752	倪铭三	1731	徐心如	2076
钱慕韩	1753	倪维德	1732	徐玉台	2078
钱蔚林	1753	倪静芳	1731	徐正昌	2081
钱模楷	1753	倪翼之	1732	徐世长	2071
钱穉樵	1756	倪燮堂	1732	徐世华	2072
铁儿	1925	倜奴	1920	徐世钧	2072
铁生	1926	倜奴子	1920	徐本立	2063
铁军	1925	倍度	1207	徐石生	2070

徐石年	2070	徐启东	2069	徐炳文	2063
徐平章	2069	徐启唐	2069	徐炳和	2063
徐东林	2065	徐灵胎	2068	徐炳勋	2063
徐仙槎	2073	徐抱一	2063	徐冠慧	2066
徐立孙	2068	徐松侯	2072	徐祖佑	2082
徐兰韵	2068	徐尚志	2070	徐振中	2080
徐永恺	2078	徐味冰	2072	徐振予	2080
徐召南	2079	徐国良	2066	徐莲塘	2068
徐匡宇	2068	徐鸣石	2069	徐倜奴	2072
徐吉明	2066	徐秉耐	2063	徐健民	2066
徐芝珊	2081	徐佩芝	2069	徐效青	2076
徐在民	2079	徐佩璜	2069	徐浥白	2077
徐存性	2064	徐受谦	2072	徐海千	2066
徐达生	2064	徐庚和	2065	徐朗曦	2068
徐同江	2072	徐庚德	2065	徐梦蝶	2068
徐廷章	2072	徐泽人	2079	徐梧园	2073
徐竹岑	2081	徐泽苍	2079	徐梅洲	2068
徐仲可	2081	徐学礼	2077	徐雪梅	2077
徐仲珂	2081	徐宝琛	2062	徐崇衡	2064
徐仲模	2081	徐宝善	2063	徐逸舟	2077
徐自新	2081	徐宗岐	2081	徐焕文	2066
徐兆祺	2080	徐宗舜	2082	徐鸿经	2066
徐名山	2068	徐绍陆	2070	徐渐吉	2066
徐庆誉	2069	徐绍南	2070	徐淡然	2064
徐安甫	2062	徐绍熙	2070	徐敬斋	2067
徐访儒	2065	徐绍孺	2070	徐惠人	2066
徐丞甫	2064	徐经才	2067	徐鼎汾	2065
徐观涛	2065	徐经芳	2067	徐景枋	2067
徐寿山	2072	徐经郏	2067	徐道来	2064
徐寿如	2072	徐春霖	2064	徐道揆	2064
徐志成	2081	徐荣斋	2070	徐勤勋	2069
徐克人	2067	徐荫北	2077	徐锡彦	2073
徐苏恩	2072	徐相臣	2073	徐新更	2076
徐步瀛	2064	徐相任	2074	徐韵英	2078
徐利民	2068	徐相宸	2073	徐福民	2065
徐秀定	2077	徐树荣	2072	徐福昌	2065
徐伯远	2064	徐省身	2070	徐静志	2067
徐伯英	2063	徐星亮	2076	徐熙春	2073
徐伯琴	2063	徐秋生	2069	徐蔚霖	2072
徐究仁	2067	徐叟渔	2072	徐毓春	2078

徐蕙贞	2066	翁醉陶	1998	高正民	1348
徐镇江	2081	翁源中医研究社	1998	高功伟	1340
徐镇治	2081	翁源第五区中医研究社	1998	高立三	1341
徐德庚	2064	逢前	1330	高光瑞	1340
徐德晖	2065	〔丶〕		高回春	1340
徐德新	2065	凌夬	1651	高阳春	1347
徐燕庭	2077	凌詠	1652	高志鸿	1348
徐衡之	2066	凌霜	1652	高芳琴	1339
徐燮平	2076	凌九云	1651	高克仁	1341
徐瀛芳	2077	凌云霄	1653	高克瑞	1341
殷子正	2182	凌少波	1652	高步瀛	1339
殷天一	2182	凌永言	1652	高吹万	1339
殷宏臣	2182	凌邦杰	1651	高伯华	1339
殷尚忠	2182	凌志云	1653	高君阶	1341
殷受田	2182	凌步青	1651	高纯生	1339
殷定有	2182	凌秉衡	1651	高明远	1341
殷顺龄	2182	凌承言	1651	高明强	1341
殷养浩	2182	凌树人	1652	高佩经	1341
殷骏生	2182	凌拜飏	1651	高宗岳	1348
殷惟贤	2182	凌禹声	1653	高建勋	1340
殷鉴昭	2182	凌觉蕉	1651	高春江	1339
殷震一	2182	凌晓五	1652	高柄寅	1338
烋良	1297	凌颂知	1652	高柏山	1338
爱民	1195	凌海南	1651	高星显	1347
爱芝	1195	凌梦夔	1652	高思焞	1346
爱维	1195	凌嘉六	1651	高思潜	1341
奚若	2021	凌履之	1651	高炳麟	1338
奚子和	2021	栾志仁	1707	高洁儒	1341
奚可阶	2021	恋花生	1635	高振铎	1347
奚伯绥	2021	高洁	1341	高根深	1340
奚剑青	2021	高壎	1347	高辅汉	1340
翁恕	1998	高上池	1341	高虚生	1347
翁义芳	1998	高子波	1348	高维岱	1346
翁长钟	1998	高天楼	1346	高维祺	1346
翁玉辉	1998	高元进	1347	高瑞芝	1341
翁齐贤	1998	高长顺	1339	高鉴如	1340
翁性初	1998	高凤鸣	1340	高慎生	1341
翁振基	1998	高文通	1347	高慎修	1341
翁超程	1998	高心泉	1347	高静安	1341
翁廉介	1998	高玉符	1347	高震东	1348

高德明	1339	郭宝成	1427	唐如藻	1915
高德僧	1339	郭绍庭	1430	唐均良	1914
高儒臣	1341	郭荫昌	1431	唐作霖	1918
高碉庄	1340	郭柏良	1427	唐伯渊	1913
高田九郎	1346	郭映南	1431	唐国藩	1913
高壁山氏	1338	郭贻安	1431	唐忠俊	1917
郭平	1429	郭炳垣	1427	唐宗一	1918
郭刚	1428	郭泰桢	1430	唐诗樵	1916
郭卿	1429	郭悠卿	1431	唐绍仪	1915
郭人骥	1429	郭象升	1431	唐柄夫	1913
郭九思	1428	郭焕章	1428	唐映书	1917
郭大猷	1427	郭鸿杰	1428	唐昭仪	1917
郭万盛	1430	郭琦元	1429	唐思义	1916
郭小平	1431	郭敬三	1428	唐秋成	1915
郭山崇	1429	郭惠霖	1428	唐炳珊	1913
郭子镇	1432	郭道华	1427	唐祖渊	1918
郭云霄	1431	郭瑞令	1429	唐铁花	1916
郭文选	1431	郭瑞麟	1429	唐海平	1913
郭文逸	1431	郭慎东	1430	唐家彦	1914
郭心翔	1431	郭韶九	1430	唐家祥	1914
郭世祥	1430	郭演康	1431	唐盛嗣	1916
郭令之	1429	郭镕甫	1429	唐崇英	1913
郭乐天	1428	郭默如	1429	唐崇景	1913
郭先举	1431	郭曙升	1430	唐得之	1913
郭延桃	1431	席文介	2022	唐景韩	1914
郭仲亮	1432	席时泰	2022	唐湘清	1917
郭志寅	1432	席和煊	2022	唐冀阶	1915
郭志道	1432	席治平	2022	唐颐寿	1917
郭芬亭	1427	病夫	1209	唐慎坊	1915
郭伯良	1427	效寰	2039	唐澄之	1913
郭怀德	1428	离尘山人	1575	唐镜生	1914
郭若定	1429	唐乃安	1915	唐镜南	1914
郭林森	1428	唐仁缙	1915	凉月	1635
郭国昌	1428	唐月华	1917	阆如	2182
郭忠堂	1432	唐世丞	1916	朔隐	1883
郭知非	1432	唐立三	1915	烟桥	2094
郭金堂	1428	唐让尧	1915	烟台公安局	2094
郭受天	1430	唐幼峰	1917	烙声峻	1574
郭念堂	1429	唐吉父	1914	浙江民政厅	2310
郭泽民	1432	唐庆岳	1915	浙江医药月刊	2311

浙江国医分馆	2310	宾嘉圣	1208	陶怀清	1918
浙江省长公署	2310	朗译	1574	陶垂躬	1918
浙江龙游县医会	2310	诸翼	2464	陶荚生	1919
浙江省国医分馆	2311	诸文萱	2464	陶适盦	1919
浙江省城警察厅	2311	诸民谊	2464	陶复泰	1918
浙江中医专门学校	2311	诸健民	2464	陶保健	1918
浙江中医专科学校	2311	诸葛辅	2464	陶俊时	1919
浙中医校学生自治会	2311	诸福棠	2464	陶耕渔	1918
浙江医专学生自治会	2311	诸簪燕	2464	陶继唐	1918
浙江省诸暨县中医师公会		读者	1311	陶梦英	1919
	2311	扇亭	1793	陶淑英	1920
浙江中医专门学校学生自		祥	2034	陶惠风	1918
治会	2311	祥芒莆	2034	陶渭东	1920
浙江中医专科学校学生自		课余	1570	陶雍伯	1920
治会	2311	谈书香	1906	陶霁威	1918
浙江兰溪中医专门学校		谈先进	1906	陶如山人	1919
校友会	2310	谈安石	1906	姬建谋	1537
浙江省诸暨县中药业同业		谈承五	1906	姬乾园	1537
公会	2311	谈愚叟	1907	预楠	2204
浙江双林存济医庐国药丹		谈锡华	1906	桑初诚	1786
方实验研究社	2311	谈窦过	1906	验指	2100
浦城记者	1745			验方集成月刊社	2099
涅阳学社	1732	〔一〕		绥远省政府	1894
浩然	1471	陵晋笙	1653	继林枝	1540
海客	1467	陶谷	1918	骏	1565
海涛	1467	陶陶	1920		
海虞	1467	陶铭	1919	**十一画**	
海煦	1467	陶清	1919		
海藏	1467	陶然	1919	〔一〕	
海深德	1467	陶模	1919	教育部	1556
涂尧	1927	陶镕	1919	教育专门委员会	1556
涂武杰	1927	陶懋	1919	培根	1742
涂振文	1927	陶方瓒	1918	接允中	1556
涤	1296	陶斗元	1918	掞天	2100
涤尘	1296	陶可箴	1919	探候团	1910
润佑	1781	陶乐勤	1919	聊复尔斋主人	1641
润明	1781	陶礼雍	1919	菱青玉	1653
润东	1542	陶芝兰	1920	黄华	1520
悟盦	2019	陶光瑞	1918	黄花	1520
宵娥	2034	陶守保	1919	黄芳	1515
宾启荣	1208	陶寿亭	1920	黄连	1522
		陶克文	1919	黄灿	1514

黄社	1526	黄师岐	1526	黄秉章	1513
黄英	1530	黄刚木	1515	黄岳华	1531
黄郓	1515	黄先庸	1528	黄金若	1521
黄恬	1527	黄竹斋	1532	黄育庭	1531
黄超	1514	黄仲平	1532	黄炎培	1530
黄雯	1528	黄仲达	1532	黄泽尧	1531
黄谦	1525	黄仲贤	1532	黄学龙	1529
黄毓	1531	黄仲彬	1532	黄学敏	1530
黄翰	1520	黄任恒	1525	黄宝荣	1513
黄豀	1528	黄任潮	1525	黄宝树	1513
黄曦	1528	黄华官	1520	黄宗羲	1534
黄一尘	1530	黄全省	1525	黄诞英	1515
黄一举	1530	黄全卿	1525	黄孟箐	1524
黄万安	1527	黄兆海	1531	黄始明	1526
黄小农	1528	黄寿衮	1526	黄绍声	1526
黄广田	1516	黄志仁	1532	黄绍珣	1526
黄子秀	1534	黄苍霖	1514	黄贯虹	1515
黄子灵	1534	黄劳逸	1521	黄春岩	1514
黄子信	1534	黄坚白	1520	黄荣郴	1525
黄子衡	1533	黄伯桃	1514	黄树荣	1526
黄天士	1527	黄伯棠	1513	黄树洲	1527
黄元恺	1531	黄应福	1530	黄星石	1529
黄云龙	1531	黄良安	1522	黄星楼	1528
黄少伯	1526	黄启昌	1525	黄昭光	1531
黄少波	1526	黄启厚	1525	黄思礼	1527
黄中坤	1532	黄社经	1526	黄信臣	1528
黄水如	1527	黄其琮	1525	黄俊民	1521
黄介青	1521	黄松潜	1527	黄剑纯	1520
黄凤龙	1515	黄述岐	1526	黄胜白	1526
黄文东	1527	黄雨岩	1531	黄勉之	1524
黄文治	1528	黄雨铭	1531	黄庭钧	1527
黄去陈	1525	黄非病	1515	黄养民	1530
黄本然	1513	黄肯堂	1521	黄养真	1530
黄右昌	1531	黄国材	1516	黄恪勤	1521
黄旦元	1515	黄国林	1519	黄觉人	1521
黄圣白	1526	黄国亮	1519	黄冠三	1515
黄西园	1528	黄国祥	1519	黄祖云	1534
黄百川	1513	黄明三	1524	黄祖岐	1534
黄有章	1530	黄咏周	1530	黄祖裳	1534
黄有群	1530	黄和如	1520	黄眉孙	1522
黄迈廷	1522	黄季陆	1520	黄素庵	1527

黄振纲	1532	黄韶苍	1526	萧性坚	2038
黄载熙	1531	黄熊飞	1529	萧宝所	2035
黄真训	1532	黄慧慈	1520	萧宝鑫	2035
黄健亚	1521	黄樟梅	1531	萧建中	2035
黄颂和	1527	黄醉白	1534	萧俊逸	2036
黄席丰	1528	黄镐京	1515	萧退庵	2037
黄海平	1519	黄德祥	1515	萧继志	2035
黄海阳	1520	黄鹤祥	1520	萧梓材	2038
黄润书	1525	黄橘泉	1521	萧鸿昌	2035
黄润生	1525	黄镜庭	1521	萧葵日	2036
黄润光	1525	黄儒珍	1525	萧韵赓	2038
黄悦可	1531	黄儒真	1525	萧镇南	2038
黄培元	1524	黄馥生	1515	萧樾庭	2038
黄硕夫	1527	黄馥秀	1515	梦	1723
黄彩彬	1514	黄彝鼎	1530	梦兰	1723
黄逸周	1530	黄警顽	1521	梦西	1723
黄炯匡	1521	黄霭园	1513	梦秋	1723
黄炯臣	1521	黄耀舜	1530	梦蜨	1723
黄惕生	1527	茰厘山人	2201	梦蕉	1723
黄葆余	1513	菊秋	1565	梦蝶	1723
黄植勋	1532	菊屏	1565	梦飞山人	1723
黄惠初	1520	菊影	1565	梅轩	1721
黄惠健	1520	菩生	1745	梅君	1720
黄惠嘉	1520	萧然	2037	梅湛	1721
黄鼎瑚	1515	萧熙	2037	梅瘦	1721
黄策臣	1514	萧簹	2035	梅影	1721
黄敦汉	1515	萧九皋	2035	梅子芬	1722
黄道六	1515	萧少军	2037	梅永茂	1721
黄焯南	1514	萧介青	2035	梅竹洲	1721
黄渭南	1527	萧世彬	2037	梅叔肱	1721
黄渭卿	1527	萧龙友	2037	梅岭先	1721
黄渭清	1527	萧北丞	2035	梅退安	1721
黄惺斋	1529	萧有声	2038	梅舒萼	1721
黄瑞书	1525	萧延平	2038	梅詠仙	1721
黄献甫	1528	萧丽水	2036	梅滕更	1721
黄楣孙	1524	萧连城	2036	梅生居士	1721
黄锡昭	1528	萧怀之	2035	梅琳醒侠氏	1721
黄慈哉	1515	萧君绛	2036	梅县医药联合会	1721
黄煜哉	1529	萧叔轩	2037	梓登之徒	2470
黄瑶圃	1530	萧尚之	2037	曹鸣	1219
黄毓琦	1531	萧秉中	2035	曹天放	1219

曹文昆	1219	曹颖甫	1220	雪	2094
曹为德	1219	曹韵午	1220	雪翔	2094
曹尹甫	1219	曹赫民	1218	雪影	2094
曹立诚	1219	曹慕宗	1219	〔丨〕	
曹半帆	1215	曹蔚若	1219	虚中	2062
曹仲安	1221	曹瑾轩	1218	虚静子	2062
曹华峰	1218	戚扬	1746	常觉	1223
曹向平	1219	戚子云	1746	常友通	1223
曹孝珩	1219	戚永济	1746	常步衢	1223
曹芳涛	1217	戚有三	1746	常绩和	1223
曹克任	1218	戚屿璋	1746	常续和	1223
曹伯藩	1217	戚华昌	1745	常熟医学会	1223
曹伯蘅	1217	戚如轩	1746	常德国医公会	1223
曹亨泰	1218	戚肖波	1746	常德中西医协会	1223
曹青岩	1219	戚松年	1746	常德县国医公会	1223
曹拙巢	1221	戚梦龄	1745	常德国医药联合办事处	1223
曹味莼	1219	龚敏	1352	眭伯华	1894
曹迪先	1217	龚少渤	1352	晨曦	1273
曹性存	1219	龚文豪	1352	野烨	2139
曹春岩	1217	龚心斋	1352	野鹤	2139
曹树芸	1219	龚乐庭	1352	野五七郎	2139
曹钟英	1220	龚汉文	1352	野津猛男	2139
曹种苓	1220	龚庆善	1352	晦鸣学	1534
曹养丹	1219	龚纪焉	1352	晚成	1928
曹炳章	1215	龚伯超	1352	晚报	1928
曹洁卿	1218	龚松麟	1352	鄂棣华	1315
曹祖悫	1221	龚佩英	1352	啸月	2039
曹桂凤	1218	龚剑铭	1352	啸埃	2039
曹隽夫	1218	龚醒斋	1352	崑冈	1572
曹健安	1218	龚霖霏	1352	崔士儒	1284
曹奚年	1219	盛大贤	1856	崔文灿	1285
曹家达	1218	盛子香	1860	崔守信	1284
曹朗生	1218	盛止缘	1860	崔宗翰	1285
曹鸿文	1218	盛心如	1856	崔树森	1284
曹鸿仪	1218	盛应阳	1860	崔修亭	1285
曹鸿年	1218	盛星鼓	1860	崔勉斋	1284
曹棣轩	1217	盛养真	1860	崔真吾	1285
曹湘人	1219	盛宣怀	1860	崔逊先	1285
曹瑞堂	1219	盛载铭	1860	崔维周	1285
曹锡珍	1219	盛展龙	1860	崔景瑞	1284
曹锡畴	1219	盛展能	1860	崔虞阶	1285

崔嘉彦	1284	章韶	2296	商智	1794
崇汉青	1282	章飞仙	2294	商筌	1794
崇肖葵	1282	章不凡	2292	商佩苏	1794
崇明中医医所	1282	章太炎	2297	商复汉	1794
〔丿〕		章巨膺	2295	商渔笛	1794
铢庵	2464	章以同	2298	商务报社	1794
铭立	1726	章训娴	2298	商务印书馆	1794
铭泽	1726	章成之	2292	阎士麒	2098
笹冈省三	1879	章次公	2292	阎万铸	2098
符冠球	1332	章寿芝	2296	阎子俊	2098
敏田	1725	章芳圃	2294	阎子峻	2098
傀儡生鸢雏	1572	章吟絮	2298	阎世华	2098
假醒	1541	章启民	2295	阎汉文	2098
得庐主人	1290	章纳川	2295	阎汉臣	2098
欲寡过斋主	2204	章叔和	2296	阎志仁	2098
象贤	2034	章叔赛	2296	阎丽生	2098
逸丁	2181	章征俞	2298	阎雨龙	2098
逸厂	2180	章诗宾	2296	阎春浦	2098
逸人	2181	章孤鹤	2294	阎锡山	2098
逸君	2181	章树声	2296	阎静安	2098
逸梅	2181	章钦言	2295	阎德润	2098
逸庵	2180	章炳麟	2291	阎彝铭	2098
〔丶〕		章洪均	2295	焕长	1513
庶平	1883	章洪钧	2295	清	1766
康乐	1566	章济川	2295	清华	1766
康华	1566	章振和	2298	清格	1766
康健	1566	章真如	2298	清源	1766
康浩	1566	章晓崑	2298	清癯	1766
康衢	1566	章越民	2298	清华学校	1766
康升亭	1567	章景和	2295	清溪医隐	1766
康北海	1566	章道生	2294	清水藤太郎	1766
康念尧	1566	章献吾	2297	鸿仁	1489
康宜勤	1569	章新周	2298	淞沪警察厅	1884
康济民	1566	章毓琛	2298	淞沪商埠督办卫生局	1884
康焕章	1566	章澍周	2297	渠深	1773
康惟恂	1567	章鹤年	2294	渐	1542
康维恂	1567	章遹骏	2298	淑安	1881
康维新	1567	章翼方	2298	淑珍	1881
康乃尔医学院	1566	章璧如	2291	淑稚	1881
庸才	2184	章鑑虞	2295	淮阴县国医公会	1513
章林	2295	竟成	1563	渔父	2201

渔隐	2201	梁总鼎	1641	隐家	2183
淳斋	1284	梁家义	1638	隐名氏	2183
淡厂	1289	梁家齐	1638	绫部玄岫	1653
淡安石	1289	梁家维	1638	绮石	1748
淡泊老人	1289	梁祥云	1639	绵毅	1724
涵虚室主	1467	梁培基	1639	绿苔	1706
梁心	1640	梁梦侠	1638	绿亭	1706
梁愈	1640	梁章钜	1640	绿珠	1707
梁乃津	1639	梁朝浦	1637	巢甫	1223
梁大嵋	1637	梁惠琼	1638	巢元方	1223
梁子和	1641	梁湘岩	1639	巢亚丰	1223
梁子居	1641	梁辑五	1638	巢曼麟	1223
梁少泉	1639	梁暄和	1640		
梁长荣	1636	梁筱彦	1640	**十二画**	
梁介文	1638	梁慎余	1639	〔一〕	
梁凤文	1638	梁德文	1637	絜庐	2039
梁凤池	1637	梁翰芬	1638	琪华观	1747
梁右斋	1640	梁溪医隐	1639	琳	1651
梁任公	1639	惜阴	2021	塔斯社	1906
梁兆南	1640	惟忠子	1981	越子	2212
梁守真	1639	寇孟杰	1571	越鹿	2212
梁伯阳	1635	寇宪民	1572	越国王孙	2212
梁伯强	1635	寄尘	1540	越铎报社	2212
梁余生	1640	寄观	1540	越智真逸	2212
梁灿英	1636	寄萍	1540	博士	1209
梁启超	1639	寄痕	1540	博敷	1209
梁雨泉	1640	谌方	1273	博佩珊	1209
梁转斌	1641	谌养方	1273	彭怡	1743
梁卓谋	1641	〔一〕		彭子益	1744
梁国权	1638	屠寄	1927	彭天演	1743
梁昌义	1636	屠筠	1927	彭立成	1743
梁明行	1639	屠开元	1927	彭汉书	1743
梁和煦	1638	屠友梅	1927	彭光美	1743
梁季良	1638	弹铗俊人	1289	彭问苍	1743
梁秉钧	1635	隋连全	1895	彭寿萱	1743
梁绍浚	1639	随仲卿	1895	彭佑明	1744
梁经纶	1638	随翰英	1895	彭承中	1742
梁春葵	1637	随遇而安室主人	1895	彭承祖	1742
梁春煦	1637	隆昌县治疗公会	1683	彭荫丞	1743
梁峥嵘	1640	隐公	2183	彭映庄	1743
梁闺放	1638	隐吾	2183	彭秋宾	1743

彭养光	1743	董华瑞	1309	蒋兆桂	1553
彭祖寿	1744	董志仁	1311	蒋汝正	1552
彭涤生	1743	董丽娟	1310	蒋极青	1551
彭菊洲	1743	董若雨	1310	蒋怀民	1550
彭崧毓	1743	董味和	1310	蒋雨塘	1553
彭笛楼	1743	董学富	1310	蒋尚锦	1552
彭葆森	1742	董宗振	1311	蒋泽久	1553
彭朝仁	1742	董绍甫	1310	蒋宗涛	1554
彭植青	1744	董荫璋	1310	蒋定英	1550
彭鉴五	1743	董修直	1310	蒋承菊	1550
彭德溥	1742	董信植	1310	蒋拯青	1553
蛰庐	2310	董恪勤	1310	蒋荫椿	1553
蛰庵	2310	董健亭	1309	蒋柏梁	1549
壹贰	2179	董润芳	1310	蒋树杞	1552
斯格里	1884	董祥春	1310	蒋星华	1553
斯德益	1884	董继昌	1309	蒋洪钧	1550
斯培尔丁	1884	董辅勋	1309	蒋济周	1551
葳贞	1981	董朝纲	1308	蒋桂芬	1550
葛天稿	1349	董紫乡	1311	蒋栩庄	1553
葛介人	1349	董鉴瑭	1309	蒋颂南	1552
葛正言	1350	董德懋	1308	蒋逢春	1550
葛吉卿	1348	董鲤庭	1310	蒋鸿礼	1550
葛亚摩	1349	葆酥	1201	蒋鸿声	1550
葛寿彭	1349	葆鲁	1201	蒋超尘	1550
葛荣光	1349	敬熙	1563	蒋景山	1551
葛荫春	1349	敬斋古今黈	1564	蒋景鸿	1551
葛星炜	1349	蒋誉	1553	蒋瑞骐	1552
葛养民	1349	蒋云塘	1553	蒋蕙芬	1551
葛家辅	1348	蒋中正	1554	蒋履曾	1551
葛竣卿	1349	蒋文芳	1552	蒋㮦庵	1553
葛廉夫	1349	蒋可久	1551	蒋镜寰	1551
董浩	1309	蒋可均	1551	蒋㮦庵	1553
董康	1309	蒋右良	1553	蒋璧山	1549
董彭	1310	蒋乐安	1551	萱百	2090
董天吉	1310	蒋乐庵	1551	韩安	1468
董仁清	1310	蒋立人	1551	韩卿	1468
董龙文	1310	蒋匡可	1551	韩恕	1468
董圣与	1310	蒋有孚	1553	韩溥	1468
董西园	1310	蒋光汉	1550	韩一斋	1469
董至仁	1310	蒋仲贤	1554	韩一雷	1469
董华农	1309	蒋仲彦	1554	韩子璧	1470

韩天放	1468	惠君	1534	锄奸	1282
韩天爵	1468	惠松涛	1534	锌绛	2049
韩云鸿	1469	惠蕴明	1535	锐之	1781
韩云鹤	1469	惠阳县国医支馆	1535	智伯	2321
韩仁达	1468	覃勤	1907	智从元	2321
韩化民	1468	覃之芹	1907	犊儿	1311
韩文彬	1468	覃祖璋	1907	嵇觐	1537
韩玉甫	1469	覃益明	1907	程云	1281
韩玉珊	1469	覃朝桂	1907	程林	1278
韩永超	1469	厦门医会	2025	程哲	1281
韩成之	1468	厦门警察厅	2025	程力行	1278
韩旭升	1469	厦门国医学会	2025	程万里	1280
韩志谦	1469	雄	2061	程小青	1280
韩作昶	1470	〔丨〕		程门雪	1279
韩伯英	1468	斐兆麟	1324	程子潆	1281
韩汶渊	1468	辉	1534	程天灵	1280
韩武动	1469	辉祜	1534	程天放	1280
韩郁文	1469	晴晨	1766	程云来	1281
韩法周	1468	景飞	1562	程少班	1279
韩勋唐	1469	景赵	1563	程仁和	1279
韩哲仙	1469	景莲	1562	程六如	1279
韩润平	1468	景桐	1563	程书田	1280
韩家晟	1468	景开基	1562	程可均	1278
韩家骥	1468	景仰山	1563	程东溪	1278
韩绪臣	1469	景芸芳	1563	程仕根	1280
韩紫辉	1470	景叔甫	1562	程吉亭	1278
韩慕康	1468	景贻孙	1563	程企明	1279
韩镇教	1469	景淑祖	1563	程次明	1276
朝荣	1224	景鉴和	1562	程汝明	1279
朝瑞	1224	景贤医院	1563	程守文	1280
辜占梅	1353	景德镇中医联合会	1562	程杏轩	1281
辜照亭	1353	遗园	2179	程连云	1278
植林	2319	喦成	2099	程应旄	1281
植林医社	2320	喻又新	2204	程启昶	1279
植林姜堰	2319	喻万邦	2204	程际云	1278
森直乡	1787	喻若钦	2204	程国栋	1278
森田之皓	1787	啼红	1920	程国树	1278
森田幸门	1787	赐尔	1284	程国祥	1278
焚寇余生	1326	黑天先生	1487	程迪仁	1277
惠平	1534	〔丿〕		程和仁	1278
惠民	1534	铸园老人	2468	程秉文	1276

程朋五	1279	傅瑞眉	1336	欲然轩主人	1566
程绍典	1279	傅稠云	1335	觚哉	1353
程春波	1276	傅雍言	1337	〔丶〕	
程荣梁	1279	傅鹤皋	1336	敦明	1315
程钟龄	1281	傅稑云	1337	斌	1208
程庭玉	1280	傅翼之	1337	赓管纶	1350
程济普	1278	傅嬾园	1336	童少伯	1927
程觉先	1278	焦东	1554	童凤丹	1927
程祖培	1282	焦三者	1554	童芳圃	1926
程鸿宾	1278	焦会元	1554	童绍甫	1927
程淦藩	1278	焦易堂	1554	童爱仁	1926
程登瀛	1277	焦拯民	1556	翔山布衣	2034
程瑞坤	1279	焦勉斋	1554	尊经室主人	2475
程镜宇	1278	储雨田	1283	道一	1290
程瀚章	1278	储宗钰	1283	曾广方	2214
程曦参	1280	储铁肩	1283	曾广善	2214
程鑫甫	1281	储麟荪	1283	曾子安	2218
傅刚	1336	奥斯丁	1196	曾天治	2217
傅祥	1337	奥田谦藏	1196	曾少参	2217
傅文越	1336	舒啸	1882	曾文正	2217
傅仙坊	1336	舒正华	1882	曾心壶	2217
傅用宾	1337	舒伯炎	1882	曾本初	2214
傅乐仁	1336	舒采兰	1882	曾立群	2216
傅再希	1337	舒弢盦	1882	曾贞蔚	2218
傅旭初	1337	舒钦哉	1882	曾师孔	2217
傅汝文	1336	舒炳生	1881	曾光宇	2214
傅步兰	1335	舒高第	1882	曾庆华	2217
傅近秋	1336	舒韬盦	1882	曾庆松	2217
傅顶员	1335	释良定	1879	曾秀星	2218
傅虎臣	1336	释宝静	1879	曾秀铭	2218
傅建初	1336	释斯雨	1879	曾其逊	2216
傅嵘丞	1337	鲁子	1691	曾松茂	2217
傅复安	1336	鲁平	1691	曾昭伦	2218
傅济平	1336	鲁銮	1691	曾科进	2216
傅恒之	1336	鲁一贯	1691	曾勉湘	2216
傅祖望	1337	鲁六华	1691	曾胤参	2218
傅联璋	1336	鲁阳子	1691	曾养吾	2218
傅鼎元	1336	鲁秀山	1691	曾炳棠	2214
傅道珂	1335	鲁涤生	1691	曾炯南	2215
傅登朝	1335	鲁斐然	1691	曾觉叟	2215
傅瑞廷	1336	鲁德馨	1691	曾益群	2218

曾培梧	2216	温悦堂	1995	谢允府	2048
曾勒伟	2216	温敬修	1994	谢玉书	2047
曾惠民	2215	温碧泉	1993	谢功肃	2041
曾澄辉	2214	温州中医学社学生自治会		谢汇东	2041
曾霭如	2214		1995	谢幼舟	2047
鹈饲礼堂	1920	渭清	1991	谢幼安	2047
湛如	2221	滑寿	1512	谢则仁	2048
湛砺磋	2221	渡边熙	1313	谢仲墨	2048
湖北蚕桑局	1502	渡松园	1314	谢池春	2040
湖南医学会	1503	游丝	2186	谢守拙	2044
湖北国医分馆	1502	游立兴	2185	谢安之	2039
湖北省民政厅	1502	游显廷	2186	谢如璧	2044
湖南医药团体	1503	游烈卿	2185	谢寿枬	2044
湖南国医专校	1503	游焕明	2185	谢寿愚	2044
湖北医药月刊社	1502	游蕴秋	2185	谢杏园	2047
湖北国医专科学校	1502	寒士	1467	谢时雨	2044
湖南常德国医药会	1503	寒潮	1467	谢利恒	2042
湖北省立中医科大学	1502	富晚香	1338	谢伯昂	2040
湖北省国医馆筹备处	1502	富士川游	1338	谢伯高	2040
湖南长沙市国医公会	1502	寓公	2204	谢应三	2047
湖南医专学生自治会	1503	甯公锐	1734	谢良毅	2043
湖南医药建设委员会	1503	甯会零	1734	谢其安	2043
湖北全省国医馆筹备处	1502	裕	2204	谢杰鄂	2042
湖南国医药建设委员会	1503	禅航	1222	谢奋扬	2041
湖北国医专科学校校董会		谢立	2042	谢季彦	2042
	1502	谢观	2041	谢秉吾	2040
湖南国医专校学生自治会		谢芳	2041	谢泽霖	2048
	1503	谢昌	2040	谢建明	2042
湖南省芷江县中医师公会		谢涟	2043	谢栋忱	2041
	1503	谢瑜	2047	谢映庐	2047
湖南省筹备医药事业		谢一飞	2047	谢重辉	2048
建设委员会	1503	谢又新	2047	谢剑鸣	2042
湘北医专学生会	2033	谢子文	2048	谢剑新	2042
湘潭中医师公会	2034	谢子衡	2048	谢养吾	2047
温述而	1994	谢飞鸿	2041	谢洪赍	2041
温卓群	1995	谢友书	2047	谢诵穆	2044
温明远	1994	谢少昂	2044	谢屏珊	2043
温庚星	1994	谢仁山	2044	谢桂生	2041
温荣修	1994	谢从政	2040	谢铭山	2043
温冠群	1994	谢公展	2041	谢清舫	2044
温健中	1994	谢氏月	2044	谢绪仙	2047

谢惠安	2042	楚湖	1283	虞琹斋	2201
谢斐予	2041	楷	1565	虞舜臣	2201
谢遂畅	2046	楼民乐	1683	虞翔麟	2202
谢裕东	2047	楼百层	1683	虞鉴龄	2201
谢榆孙	2047	楼载诉	1683	鉴光	1542
谢筠寿	2042	楼普惠	1683	路东陞	1703
谢碧澄	2040	楼警镛	1683	路登云	1702
谢德金	2040	裘吉生	1770	路易司泰	1704
谢衡卿	2041	裘华候	1770	蜀笑子	1882
谢羲忱	2046	裘仰云	1773	嵊竹芷熙	1860
谢馥承	2041	裘庆煦	1773	嵊竹余祥	1860
谢馨谷	2047	裘吟五	1773	嵩岳山樵	1884
谦	1748	裘沛然	1773	〔丿〕	
谦吉堂	1748	裘宗华	1773	锡君	2022
〔一〕		裘振寰	1773	锡韩	2021
孱夫	1222	裘竞生	1773	锡龄	2022
强魄	1756	赖云清	1573	锡介眉	2022
登佛化学公司	1290	赖化育	1573	锦	1561
登佛制药公司	1290	赖文辉	1573	筱士	2039
登佛化学制药公司	1290	赖斗岩	1572	筱梅	2039
		赖汉滨	1573	筱璇	2039
十三画		赖有训	1573	筱呆生	2039
〔一〕		赖华锋	1573	简为良	1542
瑞锭	1781	赖良蒲	1573	简爵勋	1542
摄山	1821	赖际熙	1573	简井德光	1542
鼓手	1354	赖佩瑜	1573	微路岑	1981
鄞南病夫	2182	赖俊卿	1573	詹允阶	2221
靳子愚	1562	赖琴南	1573	詹先科	2221
靳国英	1562	赖植卿	1573	詹苦可	2220
蓝天伴	1574	赖筱梅	1573	詹松波	2220
蓝月恒	1574	赖醒非	1573	詹炳文	2220
蓝逸庵	1574	雷少逸	1575	詹鸿恩	2220
蒨	1756	雷典如	1575	詹程逊	2220
蒯修永	1572	雷鸣夏	1575	詹瑞云	2220
蒲仙舟	1745	零陵景贤医院	1653	詹瑶光	2221
蒲凯平	1745	〔丨〕		鲇川静	1732
蒲健鹏	1745	虞公	2201	鲍一木	1202
颐	2179	虞芸芳	2202	鲍士彬	1202
颐和	2179	虞尚仁	2201	鲍云柏	1202
楚汀	1283	虞胖子	2201	鲍云卿	1202
楚客	1283	虞哲夫	2202	鲍为良	1202

鲍东藩	1201	慎斋	1856	碧英	1208
鲍栋庭	1202	慎德	1856	嘉惠森	1540
鲍济民	1202	慎庐逸叟	1856	嘉翰清	1540
鲍振青	1202	慎食卫生会	1856	嘉兴中医协会	1540
鲍振镛	1202	慎德医室主人	1856	嘉善医药学会	1540
鲍斯明	1202	塞江一钓	1781	嘉善医学研究会	1540
鲍雅儒	1202	鹇	2204	赫德	1487
鲍槎法	1201	谨	1561	赫子真	1487
解纯一	1556	谨庸	1561	綦志千	1748
雏云溥	1283	褚民谊	1283	慕向	1729
〔丶〕		褚召浸	1283	蔡琼	1212
廉南湖	1635	褚绍庭	1283	蔡翘	1212
郦凤钧	1332	褚健民	1283	蔡人奇	1212
新元	2049	褚渊明	1283	蔡子复	1214
新术	2049	褚颐盒	1283	蔡子模	1214
新光	2049	福幼	1332	蔡子民	1211
新甫子	2049	福连	1332	蔡元培	1213
新中医学院	2054	福州医学会	1333	蔡友兰	1213
新中华医学会	2049	福寿堂某君	1332	蔡少星	1212
新中国医学院	2049	福州中医专校	1333	蔡少卿	1212
新加坡医药会	2049	福建省民政厅	1332	蔡曰如	1213
新中华医药学会	2050	福建省国医馆	1332	蔡月波	1214
新中医刊杂志社	2052	福建省教育厅	1332	蔡凤仪	1211
新加坡华商会馆	2049	福州咸康国药号	1333	蔡文铎	1212
新加坡智育界者	2049	福建省会警察厅	1332	蔡文森	1213
新中华医药月刊社	2050	福建漳浦县救济院	1332	蔡功臣	1211
新民会首都指导部	2049	福清国医学研究会	1332	蔡东荣	1211
新加坡中医联合会	2049	福建省晋江县中医公会	1332	蔡幼笙	1213
新加坡中医中药联合会	2049	福建泉州却疾医学研究社		蔡西铭	1213
新中华医学会出版事业			1332	蔡百星	1210
委员会	2050	谬效国	1726	蔡达五	1210
韵芳	2214			蔡任洪	1212
韵英	2214	**十四画**		蔡芳五	1211
意意生	2181	〔一〕		蔡希邰	1213
雍伯平	2184	静英	1564	蔡陆仙	1212
满立勳	1718	静真	1564	蔡松岩	1212
溥	1745	静庵	1564	蔡卓麟	1214
源通魏	2211	静溪	1564	蔡承绪	1210
溪老顽	2021	静盦	1564	蔡承熙	1210
梁余生	1641	碧汀	1208	蔡星山	1213
慎余	1856	碧光	1208	蔡适存	1212

蔡适季	1212	僧达理	1787	谭右江	1909
蔡香孙	1213	僧连理	1787	谭延闿	1909
蔡禹门	1213	僧洞天	1787	谭次仲	1907
蔡济川	1211	僧清华	1787	谭秀云	1909
蔡济平	1211	僧韬光	1787	谭佛海	1908
蔡觉民	1212	遯盦	1315	谭启贤	1909
蔡祖礼	1214	疑痴	2179	谭侃如	1909
蔡祖泽	1214	雒声峻	1713	谭泽民	1910
蔡载之	1214	〔丶〕		谭宝钧	1907
蔡哲夫	1214	蛮江钓叟	1707	谭钟麟	1910
蔡秩云	1214	腐	1333	谭活水	1908
蔡家本	1211	瘦鹤	1881	谭继洵	1909
蔡家骏	1211	瘦吟馆主	1881	谭智筠	1910
蔡维望	1212	廖子桢	1643	谭斌宜	1907
蔡锦球	1211	廖介清	1641	谭瑞祥	1909
蔡锺骏	1214	廖世勳	1642	谭鸥龄	1909
蔡蕉桐	1211	廖仲文	1643	谭韵笙	1909
蔡德斋	1211	廖仲航	1643	谭意园	1909
蔡镜清	1212	廖吴炎	1643	谭次仲函授国医学社	1908
熙载	2022	廖伯然	1641	肇威	2310
蔚南	1991	廖孟培	1642	〔一〕	
臧吟蕉	2214	廖祝之	1643	翟甘棠	2219
〔丨〕		廖浚泉	1642	翟冷仙	2219
裴德	1742	廖梦畴	1642	翟国荣	2219
裴东野	1742	廖景桐	1641	翟莲如	2220
裴国钟	1742	廖景曾	1642	熊楚	2061
裴雁宾	1742	廖温仁	1642	熊新	2062
裴慎思	1742	廖端诚	1641	熊世琳	2062
嘘	2062	端木栋如	1314	熊廷诏	2062
〔丿〕		阚勉	1566	熊兆飞	2062
管士贞	1360	粹华	1285	熊汝诚	2062
管文如	1360	漆绍康	1746	熊励修	2062
管世音	1360	漱石生	1883	熊其言	2062
管吉余	1360	漫人	1719	熊英灌	2062
管先登	1360	漪君	2179	熊杰钦	2061
管志群	1361	察哈尔省政府	1221	熊雨田	2062
管季耀	1360	谭献	1909	熊鸣旭	2062
管轶凡	1360	谭天骥	1909	熊孟威	2062
管调若	1360	谭友岑	1909	熊济川	2061
管愈之	1361	谭少棠	1909	熊晋阁	2061
管濡民	1360	谭方谷	1908	熊健如	2061

熊羡豪	2062	暹罗医会	2025	颜药生	2099
熊耀庭	2062	影庐	2184	颜德馨	2099
熊谷谦三郎	2061	〔丿〕		毅民	2181
缪一鸣	1727	镇	2312	毅甫	2181
缪东麟	1726	镇江县商会	2312	毅鸣	2181
缪永祺	1727	镇江医学公会	2312	潜	1756
缪幼坚	1727	镏文铁	1681	潜龙	1756
缪寿康	1727	稻田龙吉	1290	潭活水	1910
缪宏仁	1726	黎民	1576	潭黎民	1910
缪宏彬	1726	黎青	1576	潘让	1739
缪廼强	1727	黎士曼	1576	潘尘	1737
缪俊德	1726	黎万孚	1577	潘江	1738
缪素灵	1727	黎天佑	1577	潘蕺	1739
缪倬云	1727	黎年祉	1576	潘又岱	1741
缪铭泽	1727	黎志宁	1577	潘女士	1739
缪康寿	1727	黎伯概	1575	潘天龙	1740
		黎庇留	1575	潘友仁	1741

十五画

〔一〕

		黎灵生	1576	潘少兰	1739
慧	1535	黎若愚	1576	潘化心	1738
慧明	1535	黎肃军	1577	潘公展	1738
蕙	1535	黎萃拔	1576	潘文田	1740
蕉岑山人	1556	黎琴石	1576	潘文源	1740
蕉桐馆主	1556	黎棣初	1576	潘文藻	1740
蕴章	2214	德千	1290	潘北辰	1737
樊干卿	1316	德寿	1290	潘申甫	1739
樊子文	1316	德馨	1290	潘兆鹏	1741
樊天徒	1316	德莫让	1290	潘如桐	1739
樊少康	1316	德泰当罗	1290	潘纫娴	1739
樊书田	1316	德华医学杂志社	1290	潘志中	1741
樊星环	1316	德清县中医师公会	1290	潘劲夫	1738
樊须钦	1316	滕达	1920	潘纬亮	1740
樊清华	1316	滕脉华	1920	潘茂林	1738
樊楚农	1315	滕铸斋	1920	潘国贤	1738
醇贤亲王	1284	滕静波	1920	潘知本	1741
醉魂	2475	〔丶〕		潘承钧	1737
醉墨轩	2475	颜公辰	2099	潘绍文	1739
震南	2312	颜文亮	2099	潘绍箕	1739
霄	2038	颜芝馨	2099	潘春霆	1738
〔丨〕		颜兴斋	2099	潘柏辰	1736
		颜伯卿	2099	潘树仁	1739
暴振华	1202	颜宗凯	2099	潘保群	1737

潘炳奎	1737	薛泽珊	2093	衡	1487
潘恺义	1738	薛宝田	2090	〔丶〕	
潘诵翱	1740	薛定华	2090	激声	1537
潘载士	1741	薛承垲	2090	澹一子	1289
潘壶隐	1738	薛复初	2091		
潘荷锄	1738	薛笃弼	2091	**十七画**	
潘鸿如	1738	薛润山	2093	〔一〕	
潘筈泉	1739	薛润珊	2093	戴观	1287
潘粹琦	1738	薛通滨	2093	戴昌	1287
潘澄濂	1737	薛能安	2092	戴显	1288
潘澹川	1738	薛敏英	2092	戴麒	1288
澜平	1574	薛葆忱	2090	戴少洲	1288
澄齐	1282	薛瑞骥	2093	戴世昌	1288
澄冠居士	1282	薛韵琴	2093	戴尔第	1287
额田晋	1315	薛德焴	2090	戴达夫	1287
鹤	1487	擎天	1766	戴达甫	1287
〔一〕		薄桂堂	1209	戴谷孙	1287
履冰	1706	翰	1470	戴国封	1288
		翰公	1470	戴季陶	1288
十六画		樵夫	1757	戴性本	1288
〔一〕		橘圃	1565	戴柏谦	1287
燕斌	2100	醒	2057	戴保华	1287
燕尾生	2100	醒生	2057	戴炳宸	1287
薛炳	2090	醒我	2057	戴济民	1288
薛愚	2093	醒生育和	2057	戴祖培	1289
薛一斋	2093	醒生求是草	2057	戴章烈	1289
薛广兴	2092	霍然	1535	戴慈惠	1287
薛化民	2092	霍力克	1535	戴橘甫	1288
薛公善	2091	霍梦芳	1535	戴橘圃	1288
薛文元	2093	霍瑞焕	1535	鞠安	1565
薛正清	2094	〔丨〕		鞠前	1565
薛立夫	2092	冀泽	1540	檀郎	1910
薛玄鹏	2093	冀孔德	1540	懋辅	1720
薛成恺	2090	螭阳太阿	1282	〔丨〕	
薛仲猷	2094	〔丿〕		曙光	1882
薛时光	2093	镜清	1564	曙辉	1882
薛君律	2092	镜澄	1564	〔丿〕	
薛国英	2092	穆永洲	1729	魏氏	1992
薛明波	2092	穆宗岳	1729	魏萱	1993
薛念祖	2093	篠本慎一	2039	魏文耀	1992
薛炎公	2093	篠田平三郎	2039	魏世兴	1992

魏世贵	1992	〔一〕		〔丨〕	
魏平治	1992	甓水朱华	1744	蕭堂	1333
魏生乐	1992	翼云	2181	〔丶〕	
魏乐生	1992	翼庐	2181	燹忱	2048
魏达三	1991	翼藩	2181	燹忱氏	2048
魏达夫	1991			瀛峤	2184
魏光焘	1992	**十八画**			
魏创业	1991	〔一〕		**廿画**	
魏克逊	1992	瞽丐	1354	〔一〕	
魏步宽	1991	〔丨〕		馨	2054
魏念庭	1992	瞿均	1774		
魏治平	1993	瞿文楼	1774	**廿一画**	
魏宗岱	1993	瞿冷仙	1774	〔丶〕	
魏春晖	1991	瞿兑贞	1773	癫侣	1296
魏砚农	1993	瞿绍衡	1774		
魏复乾	1991	瞿雪鹭	1774	**其他**	
魏席珍	1992	瞿冕良	1774	□瓜	2476
魏雪芳	1993	瞿凰柏	1773	A. L. Herschensohn	2476
魏焕辰	1992	瞿鸿机	1773	H. Rohlerder 偌乃德	2476
魏善忱	1992	瞿惠荣	1774	H. W. Conn	2476
魏筱泉	1992	瞿澹庵	1773	Herbert E. Walter	2476
魏新绿	1992	瞻庐	2221	I. J. Wolman	2476
繁见	1317	鹭声	1704	Jane. A. Delano	2476
繁华	1317	鹭声医学杂志社	1704	KH	2477
黛	1289	嚣嚣子	2038	Knoepfelmacher	2477
朦叟	1722	〔丿〕		M. Fishbein	2477
〔丶〕		馥初	1338	MD	2477
燮忱	2048	馥廉	1338	P. Muhlens	2477
鹭峰樵	1565	〔丶〕		Pi	2477
糜仲章	1723	鹰	2184	R. L. Roddy	2477
糜雪亭	1723	〔一〕		Rupert Blue	2477
糜鹤鸣	1723	璧山	1208	San-RatDr. Frueckner	2477
膺	2184			T. M. Peng. M. D.	2477
濮凤笙	1745	**十九画**		W. A. Norland	2477
濮昂千	1745	〔一〕		W. Menk	2477
濮梧冈	1745	藿香	1535	W. W. Yung. M. D.	2477
濮键明	1745				

A

阿　妙
关于中西医药/阿妙//国医杂志.-4-6-473

阿　琴
瞧了陈无咎妄诋中医六气只有一气之说后感言（一）至（二）/阿琴//国医正言.-5-5-105,153

阿　谁
焦头时期的中医/阿谁//医界春秋.-3-10-48

阿　絜
饮食之研究/阿絜//中西医学报.-1-38-79

阿　应
古钱落骨记/阿应//杏林医学月报.-3-21-341

艾伯庸
讲究卫生首应讲究国药/艾伯庸//华西医药杂志.-5-37-286

艾伏之
学术讨论/艾伏之//华西医药杂志.-5-36-43

艾　伟
中西医药之我见/艾伟//北平医药月刊.-5-9-469

爱　民
读光华医药杂志一卷十二期朱君求治十五年不眠之法我见/爱民//光华医药杂志.-4-36-515

爱　维
生命危机的警告高血压/爱维（IrvineB. Alice）（著）；谢立（译）//德华医学杂志.-1-39

-393

爱　芝
医学刍言/爱芝//绍兴医药学报.-1-13-245

安得烈
学医非易事:沙磁医院参观记/安得烈//华西医药杂志.-5-36-494

安凤轩
寄张寿甫先生书/安凤轩//沈阳医学杂志.-3-1-403

安干青
北京国医讲习所讲习课程之规定草案/安干青//北京医药月刊.-5-21-420

病温期内服食牛乳之切戒/安干青//北京医药月刊.-5-21-236

参观西鹤年堂制药记/安干青//北京医药月刊.-5-21-619

冬月炉火过热之弊害/安干青//北京医药月刊.-5-21-66

古方权量考辩/安干青//北平医药月刊.-5-9-182

平人用鸦片为药品之害事（连载）/安干青//北京医药月刊.-5-21-378,501

时气病中有两种急需预备之要药/安干青//北京医药月刊.-5-21-278

史识/安干青//北平医药月刊.-5-9-35

寿萧龙友先生七十/安干青//北京医药月刊.-5-21-157

杏林一脉（连载）/安干青//北平医药月刊.-5-9-115,247,383

药铺有代顾客煎药之必要/安干青//北京医药月刊.-5-21-153

医林隽语/安干青//北平医药月刊.-5-9-36

医林胜语/安干青//北平医药月刊.-5-9-68

医统歌（连载）/安干青//北京医药月刊.-5-21-68,241

医者有应特加注意研究之两种病类/安干青//

北京医药月刊.-5-21-31

诊断学(连载)/安干青//北京医药月刊.-5-21
-569,641

中医分科应急须改订之商讨(连载)/安干青//
北京医药月刊.-5-21-127,196

中医于脑充血之认识与治疗(连载)/安干青//
北京医药月刊.-5-21-341,474

安艮文

读中国时令病学书后/安艮文//医学杂志.-2-
18-384

山西中医改进研究会验方调查员应行注意之事
项/安艮文//医学杂志.-2-18-383

增编中国时令病学处方目次录/安艮文//医学
杂志.-2-18-386

安文波

肝气变证治案/安文波//国医砥柱月刊.-5-15
-577

安义三

刺委中血络能治咽喉症/安义三//针灸杂志.-4
-30-153

安增寿

霍乱症之研究(连载)/安增寿//医学杂志.-2-
1-538.-2-2-67

安　周

浅田先生治验新解(一)至(二)/安周(作);鹤
(译)//文医半月刊.-5-14-121,154

奥斯丁

病毙了两个呆子/奥斯丁//绍兴医药学报星期
增刊.-1-22-191

信教/奥斯丁//绍兴医药学报星期增刊.-1-22
-208

奥田谦藏

结核性腹膜炎/[日]奥田谦藏(著);魏萱(译)
//光华医药杂志.-4-38-378

伤寒论/[日]奥田谦藏//国医文献.-5-15-81

伤寒论讲义(连载)/[日]奥田谦藏(著);魏萱
(译)//国医公报.-4-23-185,309,433.-4
-24-53,283,401.-4-25-69,187,299,453

B

八峰兆蓉

敬告汉医学家/八峰兆蓉//神州医药学报.-1-
45-14

八田善

打诊与听诊(连载)/[日]八田善,芦田光二
(著);锐之(译)//中西医药.-5-10-201,
349.-5-11-58,153,326,522.-5-12-65,
482.-5-13-66

八五老人

八五老人提出寿灸法/八五老人//针灸杂志.-4
-33-66

巴　夫

巴斯德颂/巴夫//新中华医药月刊.-5-35-566

话说江湖医生/巴夫//新中华医药月刊.-5-35
-415

略谈试题八股/巴夫//新中华医药月刊.-5-35
-458

巴拉枢

肺病新疗法学习不呼吸/[美]巴拉枢//国医砥
柱月刊.-5-18-110

巴少楼

小儿急惊外治效方/巴少楼//绍兴医药学报.-1
-15-42

白尔斌

腹中有积块其形状不同宜针刺何经何穴/白尔
斌//医学杂志.-2-11-111

白 虹

猪胆治疗特效/白虹//神州国医学报.-4-16-114

白济平

中央国医馆北平市分馆成立概况简介/白济平//国医砥柱月刊.-5-18-453

白 鹿

民众皆应有医药常识/白鹿//文医半月刊.-5-14-570

白 人

燥热伤饮感寒之治法/白人//文医半月刊.-5-14-6

白卫民

伤风/白卫民//中西医学报.-1-38-163

白宪章

改进中医应采取之方法/白宪章//医学杂志.-2-14-205

金匮谓黄疸病当以十八日为期治之十日以上瘥反剧为难治近来外县发生是病六七日间即致不救究竟是否疸症抑驳气使然试详言其理由及治法/白宪章//医学杂志.-2-10-509

痨瘵一症(西名肺结核古名传尸痨)死人甚多考中西医籍治法虽有多种而其能收效者实不一见惟在将成未成之际治之果不失宜每收良效试将其病因与将成未成之病状及防治法并处方详细论之/白宪章//医学杂志.-2-12-593

内经九针十二原篇云神乎神客在门夫进针落穴后何以知客邪入人经络之浅深试各本心得经验而详道之/白宪章//医学杂志.-2-9-376

上太原经济统制处改良国药意见书/白宪章//医林一谔.-4-11-354

世言温疫与伤寒对待立言然温病疫疠实非一门有经见者有不经见者其治法各别能一一详言之欤/白宪章//医学杂志.-2-9-372

问跌打损伤气血壅聚与疮疾无异或肿或痛状态不一若以针灸疗治有无效验/白宪章//医学杂志.-2-11-252

白耀先

喜读国医砥柱月刊小引言/白耀先//国医砥柱月刊.-5-16-449

白依山

生理学讲义/白依山//中医世界.-3-26-360//国医砥柱月刊.-5-17-54

白鱼仙史

食字居论中西医二则/白鱼仙史//神州国医学报.-4-14-115

白 云

初乳之功用/白云//中西医学报.-1-38-242

白仲英

与神州医药会绍兴分会书/白仲英//绍兴医药学报.-1-12-261

白 苧

康乐座谈会丁福保先生现身说法演讲健康长寿法/白苧//华西医药杂志.-5-37-233

百 忍

冻疮(Persiones)俗名冻死血/百忍//中国医学.-5-34-50

百 塘

消渴概论/百塘//北京医药月刊.-5-21-363

柏原长弘

不妊症之科学论据/[日]柏原长弘(著);胡九功(译述)//现代中医.-4-43-537

班若梦

地址不明/班若梦//医学杂志.-2-16-396

论中医外科亟宜研究/班若梦//医学杂志.-2-
　17-400

问病三则/班若梦//医学杂志.-2-16-598.-2
　-17-400

班体庵

证治心传/班体庵(著);曹克任(投)//中医杂志
　.-2-24-187

阪上弘藏

胃溃疡和胃扩张的症候及疗法/[日]阪上弘藏
　(著);陆以梧(译)//国医砥柱月刊.-5-15
　-569

坂本恒雄

百日咳/[日]坂本恒雄(著);谈安石(译)//国
　医砥柱月刊.-5-17-567

板本贡

灸科学(连载)/[日]板本贡(著);承淡安(译)
　//针灸杂志.-4-29-413,527.-4-30-67,
　145,213,393

半痴

行医难/半痴//绍兴医药学报.-1-15-516

糊涂与可怜/半痴//中西医药.-5-13-494

半凡

问疝气病治法/半凡//绍兴医药学报星期增刊
　.-1-21-350

半侬

土耳其浴/半侬//绍兴医药学报.-1-14-85

半天蜻蜓

大小便糊士之遭劫(卫生小说)/半天蜻蜓//三
　三医报.-2-30-243

包伯寅

包伯寅先生致山西中医改进研究会缄(连载)/

包伯寅//医学杂志.-2-1-325,433

包　超

致山东王肖舫君函/包超//三三医报.-2-29
　-445

包德辉

伤寒论讲义(连载)/包识生(著);包德辉,包德
　彰,包桢孚(参订)//神州医药学报.-1-45-
　549.-1-47-49,153,243,335,439,537

杂病论讲义(连载)/包识生(著),包德辉,包德
　彰,包桢孚(参订)//神州医药学报.-1-47-
　57,161,251,339,443,545

包德彰

伤寒论讲义(连载)/包识生(著);包德辉,包德
　彰,包桢孚(参订)//神州医药学报.-1-45-
　549.-1-47-49,153,243,335,439,537

杂病论讲义(连载)/包识生(著);包德辉,包德
　彰,包桢孚(参订)//神州医药学报.-1-47-
　57,161,251,339,443,545

包　尔

气管枝扩张症之缩合疗法/包尔(著);丁惠康
　(译)//德华医学杂志.-1-39-21

包　静

烧芋头可治痫病/包静//光华医药杂志.-4-36
　-114

包句香

赤痢之由来及扑灭法/包句香//国医导报.-5-
　29-305

鼠疫浅论/包句香//国医导报.-5-30-40

新惜花散治愈多骨疽之伟绩/包句香//国医导
　报.-5-29-151

烟毒之害应请良医戒除/包句香//光华医药杂
　志.-4-37-338

吟梅馆医话(连载)/包句香//国医导报.-5-29
　-197,365,424.-5-30-186

诊余偶谈/包句香//国医导报.－5－29－251

中央国医馆理事会第一次开会记/包句香//医学杂志.－2－13－632//医林一谔.－4－8－348

包开善

社友包蘅村先生热心提倡医学生平著述颇多此次因公积劳以致不起同社多哀挽之兹觅得哲嗣所撰行状谨录于左/包开善,包仁善,包锡善//绍兴医药学报.－1－14－235

包鲁昇

一封研究针灸八会古法之信书/包鲁昇(问);罗兆琚(答)//针灸杂志.－4－31－256

包曼郎

医林外史(连载)/程门雪,包曼郎//神州医药学报.－1－47－101,205,287,397

包农辅

包农辅先生致会长书/包农辅//医学杂志.－2－2－99

辨时君逸人咳嗽用杏仁遗害说/包农辅//绍兴医药学报.－1－15－163

寄周小农/包农辅//三三医报.－2－30－484

论霍乱之病理/包农辅//医学杂志.－2－2－163

予之霍乱病理新思想/包农辅//绍兴医药学报.－1－16－141

包仁善

社友包蘅村先生热心提倡医学生平著述颇多此次因公积劳以致不起同社多哀挽之兹觅得哲嗣所撰行状谨录于左/包开善,包仁善,包锡善//绍兴医药学报.－1－14－235

包识生

包识生启事/包识生//神州医药学报.－1－47－2,296

包氏诊断学(连载)/包识生(著);萧退庵(校)//神州医药学报.－1－46－165,261

驳中华医学白话报(连载)/包识生//神州医药

学报.－1－42－159,217,269,315

步钱缙甫诗韵/包识生//神州医药学报.－1－43－275

创设防疫实地研究会缘起/包识生//神州医药学报.－1－43－148

答爱卿女士/包识生//神州医药学报.－1－43－543

答陈君春/包识生//神州医药学报.－1－44－56

答复高春江君/包识生//神州医药学报.－1－45－570

答蒋君疑问/包识生//神州医药学报.－1－43－347

答三焦之商榷/包识生//神州医药学报.－1－43－356

答沈君少卿书/包识生//神州医药学报.－1－42－394,486

答疑/包识生//神州医药学报.－1－44－60

答张君汝伟与徐君莲塘之寒字问答/包识生//神州医药学报.－1－45－488

答张毅民君钱星若君/包识生//神州医药学报.－1－46－429

复束子嘉君/包识生//神州医药学报.－1－46－320

化制学:香药制造法/包识生//神州医药学报.－1－42－462

解剖学:经脉释疑/包识生//神州医药学报.－1－42－431

解释王女士与鄙人之问答/包识生//神州医药学报.－1－44－62

金匮侯氏黑散论/包识生//光华医药杂志.－4－35－236

经方医案/包识生//神州医药学报.－1－47－199

麻黄升麻汤之治验/包识生//神州医药学报.－1－47－45

内科学讲义(连载)/包识生(编辑)//神州医药学报.－1－47－31,149

拟编中医教科书籍与同志商榷书/包识生//神州医药学报.－1－47－177

人体之生理状态(一)至(三)/包识生//医界春

秋.-3-5-144,165,190

伤寒讲义/包识生//神州医药学报.-1-44
　-143

伤寒论讲义(连载)/包识生(著);包德辉,包德
　彰,包桢孚(参订)//神州医药学报.-1-45-
　549.-1-47-49,153,243,335,439,537

伤寒序(连载)/包识生//神州医药学报.-1-42
　-47,105,277

上海神州中医大学致山西中医改进研究会缄/
　包识生,叶伯良,张赞臣//医学杂志.-2-8
　-102

神州模范制药社缘起/包识生//神州医药学报
　.-1-45-505

生理之五行相生一端说/包识生//神州医药学
　报.-1-46-317

识生启事/包识生//神州医药学报.-1-45-
　216.-1-47-124

提倡保险医院缘起/包识生//神州医药学报.-1
　-45-585

天真论/包识生//神州医药学报.-1-42-438

挽吴君菊舫/包识生//神州医药学报.-1-47
　-82

卫生学:情说/包识生//神州医药学报.-1-42-
　443

温病辟谬/包识生//神州医药学报.-1-45-
　361

问一至八/包识生//神州医药学报.-1-42
　-483

新本草(连载)/包识生(鉴定);赵晋翰(撰著)//
　神州医药学报.-1-47-65,169,259,347,
　453,553

医药前途之悲观/包识生//神州医药学报.-1-
　47-19

医药危言(连载)/包识生//神州医药学报.-1-
　42-419.-1-43-13,103,201,297,397,492
　.-1-44-20,120,217,333,444

杂病论讲义(连载)/包识生(著);包德辉,包德
　彰,包桢孚(参订)//神州医药学报.-1-47-
　57,161,251,339,443,545

再答金鸡纳霜之性质/包识生//神州医药学报

.-1-44-165

脏腑新官制/包识生//神州医药学报.-1-42
　-441

中西生理学(连载)/包识生//神州医药学报.-1
　-45-341,460,531

包桃初

哎咀考/包桃初//神州医药学报.-1-42-463

桂枝汤即阳旦汤议/包桃初//神州医药学报.-1
　-42-460

药学精言/包桃初(遗稿)//神州医药学报.-1-
　45-41

医医五言广义/包桃初(著);雷典如(广义)//神
　州医药学报.-1-45-393

诊断学:脉要精微论节注/包桃初//神州医药学
　报.-1-42-452

包天白

对于读者与新中医刊之希望/包天白//新中医
　刊.-5-20-268

今后国医界应有之努力/包天白//医界春秋.-3
　-13-296

金匮中风论解/包天白//新中医刊.-5-20
　-234

内经病机之研究/包天白//新中医刊.-5-19
　-144

现阶段中之国药科学化问题/包天白//新中医
　刊.-5-19-317

中医的将来/朱小南,朱鹤皋,包天白,章次公,
　唐吉父等//新中医刊.-5-19-49

包锡善

社友包蔺村先生热心提倡医学生平著述颇多此
　次因公积劳以致不起同社多哀挽之兹觅得哲
　嗣所撰行状谨录于左/包开善,包仁善,包锡
　善//绍兴医药学报.-1-14-235

包学诗

惜春轩医话/包学诗//国医杂志.-4-12-31

犀角羚羊角的成分/包学诗//国医杂志.-4-12

-49//神州国医学报.-4-15-22

牙痛疟疾应针而愈/包学诗//针灸杂志.-4-28
-81

包　岩

包氏研究录论卫生四则/包岩//医学杂志.-2-
5-182

答五十八/包岩//绍兴医药学报.-1-12-449

葛仙翁(录包氏研究录)/包岩//医学杂志.-2-
5-525

内经解说(见包氏研究录)/包岩//医学杂志.-2
-2-171

三焦新发明(摘抄包氏研究录)/包岩//医学杂
志.-2-2-15

卫生说(包氏研究录)/包岩//医学杂志.-2-5-
302

中国生理教科书(连载)/包岩//医学杂志.-2-
2-299,432.-2-3-31,161,276,421,542//
沈阳医学杂志.-3-1-40,108,197,261,
327,391

朱肱(录包氏研究录)/包岩//医学杂志.-2-5-
524

包　渝

俞汝权轶事/包渝//现代医药月刊.-4-27
-393

包越湖

虚损略说/包越湖//绍兴医药学报.-1-8-59

包增南

产后血崩论/包增南//苏州国医杂志.-5-2
-129

包增益

历节痛风(尿酸性关节炎)/包增益//复兴中医
.-5-31-717

食养疗法新编(连载)/包增益(编);黄庭钧(校)
//中国医药月刊.-5-33-189,375

医家应有的守则/包增益//国医砥柱月刊.-5-

18-124

包桢孚

读余杂录/包桢孚//神州医药学报.-1-47
-104

伤寒论讲义(连载)/包识生(著);包德辉,包德
彰,包桢孚(参订)//神州医药学报.-1-45-
549.-1-47-49,153,243,335,439,537

杂病论讲义(连载)/包识生(著);包德辉,包德
彰,包桢孚(参订)//神州医药学报.-1-47-
57,161,251,339,443,545

葆　鲁

?/葆鲁//新中医刊.-5-19-80

葆　酥

牙齿与健康/葆酥//中西医学报.-1-35-155

报界冠吾

医林药石/报界冠吾//神州医药学报.-1-42
-481

抱　安

谈喘/抱安//国医砥柱月刊.-5-17-286

抱　一

疟疾验方/抱一//中医世界.-3-26-124

抱一道人

抱一道人致山西改进研究会书/抱一道人//医
学杂志.-2-4-469

鲍槎法

问阴挺治法/鲍槎法//绍兴医药学报星期增刊
.-1-22-142

鲍东藩

病时卫生/鲍东藩//医学杂志.-2-13-593

读了医学月刊发生的感想/鲍东藩//中国医学
月刊.-3-15-346

肺脏生理说略/鲍东藩//国医杂志.-4-13-170

肝胆篇/鲍东藩//中医杂志.-2-27-49

公共卫生/鲍东藩//医学杂志.-2-14-32

海陵医话/鲍东藩//神州医药学报.-1-47-355

寒疝方/鲍东藩//中医世界.-3-35-257

脾左肝右左关候肝胆右关候脾胃说/鲍东藩//国医杂志.-4-13-168

三焦论/鲍东藩//中医杂志.-2-26-207

世美堂笔记(连载)/鲍东藩//中医杂志.-2-26-240,391//国医杂志.-4-13-173,251

世美堂医话/鲍东藩//中医杂志.-2-26-53

伪羚羊角戒/鲍东藩//神州医药学报.-1-47-308

卫生刍言/鲍东藩//医学杂志.-2-13-502

小儿卫生/鲍东藩//医学杂志.-2-14-31

心藏篇/鲍东藩//中医杂志.-2-27-199

萱草特效/鲍东藩//中医世界.-3-35-248

鲍栋庭

征求外伤之治疗法/鲍栋庭//医界春秋.-3-10-161

鲍济民

病人忌口问题/鲍济民//中医世界.-3-27-587

癫狂痫证治选方(连载)/鲍济民//中医世界.-3-30-178,483

泻痢良方/鲍济民//中医世界.-3-27-508

鲍士彬

问竹蛇功用/鲍士彬//绍兴医药学报星期增刊.-1-22-78

鲍斯明

目疾治法概论/鲍斯明//中医世界.-3-36-329

预防近视眼的几种普通常识/鲍斯明//中医世界.-3-36-511

鲍为良

霍乱实验谈/戴保华(起草);鲍为良(校正)//中西医学报.-1-27-190

鲍雅儒

脉神与脉力之我见/鲍雅儒//中国医药月刊.-5-33-559

鲍一木

问小儿疑难症之研究/鲍一木//绍兴医药学报星期增刊.-1-22-78

鲍云柏

国医应有之觉悟/鲍云柏//中医世界.-3-37-535

鲍云卿

论脉可凭不可凭说/鲍云卿//国医正言.-5-3-68

鲍振青

中国医学将流传东西洋/鲍振青//医界春秋.-3-10-445

鲍振铺

灵素生理新论序/鲍振铺//医学杂志.-2-3-596

暴振华

冬不藏精冬伤于寒春必病温释义/暴振华//中医杂志.-2-19-216

救猝死法/暴振华//中医杂志.-2-19-532

入房饮酒之利害/暴振华//中医杂志.-2-19-345

小儿验方二则/暴振华//中医杂志.-2-19-513

药不可常服/暴振华//中医杂志.-2-19-45

北京大学潜社

史学论业消息/北京大学潜社//中西医药.-5-11-172

北京国医砥柱总社附属中医诊疗院
北京国医砥柱总社附属中医诊疗院医师诊例/北京国医砥柱总社附属中医诊疗院//国医砥柱月刊.-5-17-82

北京国医总社
北京国医总社照片第一版至第三版/北京国医总社//国医砥柱月刊.-5-17-174,175,176

北京华北国医学院
北京华北国医学院第六届同学毕业纪念合影/北京华北国医学院//中国医药月刊.-5-32-2

北京日报
汪总长拟废中医/北京日报//神州医药学报.-1-42-408

北京同仁医药学校
东京同仁医药学校章程(一)、(二)/北京同仁医药学校//医学报.-1-4-117,149

北京万国拒土总会
北京万国拒土总会唤醒社会之宣言/北京万国拒土总会//绍兴医药学报星期增刊.-1-22-239

北京宣南医学会
北京宣南医学会宣言书/北京宣南医学会//绍兴医药月报.-2-39-523

北京医学讲习会
国医分会北京医学讲习会通告/北京医学讲习会//北京医药月刊.-5-21-470

北京医药月刊社
百泉举行药材大会/北京医药月刊社//北京医药月刊.-5-21-405

北京市卫生局拟定预防灾后疫疠计划/北京医药月刊社//北京医药月刊.-5-21-505

北京市卫生局限期查验医药人员开业执照/北京医药月刊社//北京医药月刊.-5-21-505

北京市卫生局严防夏令传染病/北京医药月刊社//北京医药月刊.-5-21-453

北京特别市公署令/北京医药月刊社//北京医药月刊.-5-21-316

北京特别市公署卫生局管理成药暂行规则/北京医药月刊社//北京医药月刊.-5-21-88

北京药行商会改选委员/北京医药月刊社//北京医药月刊.-5-21-86

北京医药月刊编辑部启事/北京医药月刊社//北京医药月刊.-5-21-266,266,266,416,470

北京医药月刊编辑审查人员名表/北京医药月刊社//北京医药月刊.-5-21-261

北京医药月刊发行题词/北京医药月刊社//北京医药月刊.-5-21-28

北京医药月刊各组股长干事名单/北京医药月刊社//北京医药月刊.-5-21-262

北京医药月刊欢迎各地推销启事/北京医药月刊社//北京医药月刊.-5-21-522

北京医药月刊会员介绍/北京医药月刊社//北京医药月刊.-5-21-93

北京医药月刊启事/北京医药月刊社//北京医药月刊.-5-21-26,26,26,123,123,123,174,195,254,334,334,584,584

北京医药月刊时症专号预告/北京医药月刊社//北京医药月刊.-5-21-195

北京医药月刊添登医学讲座启事/北京医药月刊社//北京医药月刊.-5-21-522

北京医药月刊征稿简章/北京医药月刊社//北京医药月刊.-5-21-27

北京医药月刊征文题/北京医药月刊社//北京医药月刊.-5-21-174,254

北京医药月刊总务组启事/北京医药月刊社//北京医药月刊.-5-21-522

北京周边区增设四医疗所/北京医药月刊社//北京医药月刊.-5-21-246

赴津旅客须种牛痘/北京医药月刊社//北京医药月刊.-5-21-248

古本伤寒杂病论(连载)/北京医药月刊社//北

京医药月刊.-5-21-509,558,623

管理中西医药新闻广告规则/北京医药月刊社
(录)//北京医药月刊.-5-21-617

国医分会总务组启事/北京医药月刊社//北京
医药月刊.-5-21-416

国医社健秋开诊启事/北京医药月刊社//北京
医药月刊.-5-21-298

行政委员会公布海港检疫章程/北京医药月刊
社//北京医药月刊.-5-21-453

杭州发现白河证/北京医药月刊社//北京医药
月刊.-5-21-506

厚和取缔购买麻醉药品/北京医药月刊社//北
京医药月刊.-5-21-163

沪药缺货涨价/北京医药月刊社//北京医药月
刊.-5-21-88

怀市设立菜蔬消毒所/北京医药月刊社//北京
医药月刊.-5-21-454

回回药方(连载)/北京医药月刊社//北京医药
月刊.-5-21-459

回回药方人镜经(连载)/北京医药月刊社//北
京医药月刊.-5-21-97,175,255

会员介绍/北京医药月刊社//北京医药月刊.-5
-21-181,466

冀东区防疫委会调查卫生状况/北京医药月刊
社//北京医药月刊.-5-21-454

津发现真性霍乱/北京医药月刊社//北京医药
月刊.-5-21-553

津拟设大规模精神病疗养院/北京医药月刊社
//北京医药月刊.-5-21-247

津设妇婴健康检查所/北京医药月刊社//北京
医药月刊.-5-21-162

津市难民处理部努力防疫/北京医药月刊社//
北京医药月刊.-5-21-553

津市取缔药商夸大宣传/北京医药月刊社//北
京医药月刊.-5-21-163

津市药材市况冷落/北京医药月刊社//北京医
药月刊.-5-21-553

津铁预防天花/北京医药月刊社//北京医药月
刊.-5-21-247

津卫生局将在疫源地设诊疗所/北京医药月刊

社//北京医药月刊.-5-21-86

津整顿医疗机关/北京医药月刊社//北京医药
月刊.-5-21-453

京卫生局举办春季种痘运动/北京医药月刊社
//北京医药月刊.-5-21-246

京卫生局通知领有临时执照之医师等项人员限
期缴销临时执照从速请领证书/北京医药月
刊社//北京医药月刊.-5-21-246

临时政府公布中医暂行条例/北京医药月刊社
//北京医药月刊.-5-21-162

鲁妇女新民分会设新民助产院/北京医药月刊
社//北京医药月刊.-5-21-87

滦县流行猩红热症/北京医药月刊社//北京医
药月刊.-5-21-163

蒙设家畜防疫处/北京医药月刊社//北京医药
月刊.-5-21-554

南京卫生局通知中西医师限期换领部证/北京
医药月刊社//北京医药月刊.-5-21-555

内政部派员协同津卫生局办理灾后卫生已完竣
/北京医药月刊社//北京医药月刊.-5-21
-552

宁郊土产药材丰收/北京医药月刊社//北京医
药月刊.-5-21-454

宁警察厅督署认真查察无照开业之中西药人员
/北京医药月刊社//北京医药月刊.-5-21
-247

宁内政部公布中医资格审查委员会暂行组织章
程/北京医药月刊社//北京医药月刊.-5-21
-404

宁日当局彻底扑灭伤寒检查日商粪便/北京医
药月刊社//北京医药月刊.-5-21-247

宁设卫生试验所/北京医药月刊社//北京医药
月刊.-5-21-87,506

宁市府举行卫生展览会/北京医药月刊社//北
京医药月刊.-5-21-454

宁市署发表合格医师/北京医药月刊社//北京
医药月刊.-5-21-164

宁市卫生局公布核准药铺/北京医药月刊社//
北京医药月刊.-5-21-404

宁市卫生局严厉取缔私医/北京医药月刊社//

北京医药月刊.-5-21-404

宁市药材价格猛涨/北京医药月刊社//北京医药月刊.-5-21-554

宁卫生局创办传染病患者家属隔离所/北京医药月刊社//北京医药月刊.-5-21-404

宁卫生局制订成药注册表/北京医药月刊社//北京医药月刊.-5-21-247

宁中药公会吁请减低营业税率/北京医药月刊社//北京医药月刊.-5-21-404

宁中医业请求恢复公会/北京医药月刊社//北京医药月刊.-5-21-454

青岛防疫处结束/北京医药月刊社//北京医药月刊.-5-21-164

青警局商定伤害案件医治问题/北京医药月刊社//北京医药月刊.-5-21-405

青市发现真性虎烈拉/北京医药月刊社//北京医药月刊.-5-21-554

青市限令旅客种痘/北京医药月刊社//北京医药月刊.-5-21-405

石门检定中西医士/北京医药月刊社//北京医药月刊.-5-21-506

市防疫会加紧防疫设施/北京医药月刊社//北京医药月刊.-5-21-554

兽医条例不日颁布/北京医药月刊社//北京医药月刊.-5-21-162

苏州国医院开幕/北京医药月刊社//北京医药月刊.-5-21-403

太原发现斑疹伤寒/北京医药月刊社//北京医药月刊.-5-21-404

唐山举办卫生讲演大会/北京医药月刊社//北京医药月刊.-5-21-506

唐山收容所发现疑似赤痢证/北京医药月刊社//北京医药月刊.-5-21-554

唐山医士处方纸划一/北京医药月刊社//北京医药月刊.-5-21-87

皖设省卫生局/北京医药月刊社//北京医药月刊.-5-21-554

卫生局查验医药执照展期/北京医药月刊社//北京医药月刊.-5-21-555

卫生局扩大防疫工作/北京医药月刊社//北京

医药月刊.-5-21-552

卫生局严行取缔医药违章广告/北京医药月刊社//北京医药月刊.-5-21-617

卫生局在东车站组设防疫班/北京医药月刊社//北京医药月刊.-5-21-552

芜湖中医公会成立/北京医药月刊社//北京医药月刊.-5-21-163

碳石二区公所举办施医施药/北京医药月刊社//北京医药月刊.-5-21-506

县警所协助种痘工作/北京医药月刊社//北京医药月刊.-5-21-506

县立医院施诊施药/北京医药月刊社//北京医药月刊.-5-21-454

县署防止疫疠/北京医药月刊社//北京医药月刊.-5-21-454

县署设立天花隔离病所/北京医药月刊社//北京医药月刊.-5-21-403

徐州登记中西医士/北京医药月刊社//北京医药月刊.-5-21-164

医德(一)/北京医药月刊社//北京医药月刊.-5-21-151

彰民众医疗班巡回施疗/北京医药月刊社//北京医药月刊.-5-21-554

浙民厅防范时疫流行/北京医药月刊社//北京医药月刊.-5-21-403

止园医话出版启事/北京医药月刊社//北京医药月刊.-5-21-283

中药药剂生注册给照暂行规则市署已修正公布施行/北京医药月刊社//北京医药月刊.-5-21-85

中医审查会议已核准合格者三十余人/北京医药月刊社//北京医药月刊.-5-21-454

北京中医进修学校

北京中医进修学校来鸿/北京中医进修学校//华西医药杂志.-5-37-616

北京中医学会

北京中医学会政治学习资料/北京中医学会//华西医药杂志.-5-37-596

北京中医学社

北京中医学社启事/北京中医学社//中国医药
　　月刊.-5-32-100,378,384.-5-33-46,52
北京中医学社社员芳名录/北京中医学社//中
　　国医药月刊.-5-33-416
北京中医学社十一月份新社员/北京中医学社
　　//中国医药月刊.-5-33-325
北京中医学社新社员芳名录/北京中医学社//
　　中国医药月刊.-5-33-320,462
北京中医学社征求社员启事/北京中医学社//
　　中国医药月刊.-5-32-142,178,262,316,
　　348,386,416,546.-5-33-4,52
敬告有志入社的读者/北京中医学社//中国医
　　药月刊.-5-32-104

北京中医学社社员

北京中医学社八月新社员玉照/北京中医学社
　　社员//中国医药月刊.-5-33-260
北京中医学社七月新社员玉照/北京中医学社
　　社员//中国医药月刊.-5-33-226
北京中医学社社员玉照/北京中医学社社员//
　　中国医药月刊.-5-33-4,52,158

北平北城社

北平北城社启事/北平北城社//中西医药.-5-
　　12-193//文医半月刊.-5-14-381,403

北平公会

提议催请颁布中医条例暨中医研究院案/北平
　　公会//国医公报.-4-22-436

北平国产药品业同业公会

医药月刊题词/萧龙友,周葵敬,北平国产药品
　　业同业公会//北平医药月刊.-5-9-29,
　　237,378

北平国医砥柱社

赠送断疟灵/北平国医砥柱社//华西医药杂志
　　.-5-37-160

北平国医砥柱研究社浦江南分社

北平国医砥柱研究社浦江南分社章程/北平国
　　医砥柱研究社浦江南分社//国医砥柱月刊.-
　　5-18-326

北平国医砥柱月刊社

北京国医砥柱社扩大组织征求普通基本社员办
　　法/北平国医砥柱月刊社//国医砥柱月刊.-5
　　-17-562
北平国医砥柱月刊社来函聘本社主编为顾问兼
　　撰述主任/北平国医砥柱月刊社//医界春秋
　　.-3-14-208

北平国医砥柱月刊社旌德县分社

北平国医砥柱社旌德县分社告社员书/北平国
　　医砥柱月刊社旌德县分社//国医砥柱月刊.-
　　5-18-470

北平国医砥柱总社湘乡青北分社

北平国医砥柱总社湘乡青北分社征求社员启/
　　北平国医砥柱总社湘乡青北分社//国医砥柱
　　月刊.-5-18-470

北平国医分馆

北平国医分馆代电(平字第一号)/北平国医分
　　馆//国医砥柱月刊.-5-18-450

北平国医公会

提议整理国医学院学校案/北平国医公会//国
　　医公报.-4-22-409

北平国医学院全体董事会

北平国医学院改组通函/北平国医学院全体董
　　事会//国医正言.-5-5-543

北平医药月刊社

北平国医公会改换理事/北平医药月刊社//北
　　平医药月刊.-5-9-103
北平国医研究会举行扩大庆祝纪念会/北平医
　　药月刊社//北平医药月刊.-5-9-358

北平医药界筹备参加全国代表大会/北平医药月刊社//北平医药月刊.-5-9-341

北平医药团体庆祝国医节空前盛况/北平医药月刊社//北平医药月刊.-5-9-355

北平医药团体向大会所提议案/北平医药月刊社(录)//北平医药月刊.-5-9-341

北平医药月刊社同人摄影/北平医药月刊社//北平医药月刊.-5-9-21

北平医药月刊社征聘各省市县医药新闻记者启事/北平医药月刊社//北平医药月刊.-5-9-4,134,256

北平医药月刊社征求各地推销员启事/北平医药月刊社//北平医药月刊.-5-9-4,134,256

北平医药月刊杂志社设在养浩庐中医院既药庄之门前摄影/北平医药月刊社//北平医药月刊.-5-9-22

北平医药月刊杂志社社长杨浩如近影/北平医药月刊社//北平医药月刊.-5-9-20

北平医药月刊杂志社一览表/北平医药月刊社//北平医药月刊.-5-9-125

北平医药月刊暂行规则/北平医药月刊社//北平医药月刊.-5-9-123

本社启事一至三/北平医药月刊社//北平医药月刊.-5-9-2,2,3,132,132,133,254,254,255

编辑部启事一至二/北平医药月刊社//北平医药月刊.-5-9-3,3,133,133,255,255

各自治区均成立中医施诊所/北平医药月刊社//北平医药月刊.-5-9-227

国医诊例介绍/北平医药月刊社//北平医药月刊.-5-9-47

平市各自治区开办中医施诊所/北平医药月刊社//北平医药月刊.-5-9-103

剖脑割瘤(塔斯社莫斯科通讯)/北平医药月刊社(录)//北平医药月刊.-5-9-447

热烈严肃之淮阴国医纪念节/北平医药月刊社//北平医药月刊.-5-9-362

如皋潮桥医药界开纪念大会/北平医药月刊社//北平医药月刊.-5-9-364

上海国医学会改选职员/北平医药月刊社//北平医药月刊.-5-9-105

上海国医研究会举行扩大庆祝纪念会/北平医药月刊社//北平医药月刊.-5-9-359

特别启事/北平医药月刊社//北平医药月刊.-5-9-4,134,256

无锡中医研究会三一七纪念会盛况/北平医药月刊社//北平医药月刊.-5-9-364

武进国医界联合举行国医纪念会盛况/北平医药月刊社//北平医药月刊.-5-9-361

武进医学会改选职员/北平医药月刊社//北平医药月刊.-5-9-104

医林趣话(福医)/北平医药月刊社//北平医药月刊.-5-9-234

镇江三一七纪念大会之花絮/北平医药月刊社//北平医药月刊.-5-9-360

中央国医馆第一届理事任满定期改选第二届理事/北平医药月刊社//北平医药月刊.-5-9-104

贝　梭

木鳖子精治疗安眠药毒及白喉/贝梭//中西医药.-5-10-123

倍　度

肺病用格罗可文之经验谈/倍度(著);陈文灿(译)//德华医学杂志.-1-38-454

本草学委员会

现代本草纂要(连载)/本草学委员会//中西医药.-5-13-395,430

蚌埠中西医药团

蚌埠中西医药团通电/蚌埠中西医药团//杏林医学月报.-3-16-112

蚌埠中医公会

中国医学创刊纪念/蚌埠中医公会//国医砥柱月刊.-5-18-540

毕成一

肺痨医案/毕成一//现代中医.-4-43-411

改善现状以发皇真价值/毕成一//现代中医.-4-42-159

咳嗽浅说/毕成一//现代中医.-4-42-276

妊娠诊断法/毕成一//现代中医.-4-42-427

夏令时症谈/毕成一//现代中医.-4-43-257

余之治案/毕成一//现代中医.-4-42-259

毕任庸

妊娠谈(连载)/[日]三本松(著);毕任庸(译)//三三医报.-2-32-230,259,298,545,586

毕筱亭

改进中医之我见/毕筱亭//国医砥柱月刊.-5-17-443

神经损伤坐则震战之验案/毕筱亭//国医砥柱月刊.-5-17-154

毕寅谷

敬告青年之有志医学者/毕寅谷//中西医学报.-1-24-477

说汗/毕寅谷//中西医学报.-1-25-15

碧　光

晚餐后的家庭娱乐/碧光//中西医学报.-1-37-97

碧　汀

英国女子之标准美/碧汀//光华医药杂志.-4-36-47

碧　英

曹公颖甫为我序伤寒论新诠赋呈志感/碧英//神州国医学报.-4-17-411

璧　山

复胡剑华君函/璧山//三三医报.-2-32-525

卞率庄

针灸治疗学助治方备考(连载)/卞率庄//针灸杂志.-4-29-511,613

宾嘉圣

代友问妻月经症治法/宾嘉圣//绍兴医药学报星期增刊.-1-22-301

宾启荣

代友问手足不遂治法/宾启荣//绍兴医药学报星期增刊.-1-22-109

代友问阳物缩久入三分之二症/宾启荣//绍兴医药学报星期增刊.-1-22-335

致张寿甫先生书/宾启荣//绍兴医药学报.-1-20-277

斌

吃蟹须知/斌//新中医刊.-5-19-87

冰

月经来潮时的摄生法/冰//中医世界.-3-38-312.-3-39-461

冰　蟾

不合卫生逻辑之琐习/冰蟾//光华医药杂志.-4-36-488

冰　心

医药趣话/冰心//医界春秋.-3-5-134

秉　钧

医学琐谈(漪园业书第五集选录)/马廷涝(著);秉钧(校阅)//国医砥柱月刊.-5-17-417

柄　夫

贺裴吉生大医士/柄夫//三三医报.-2-29-564

自咏/柄夫//三三医报.-2-29-564

炳 威

使君子杀虫的威力/炳威//国医砥柱月刊.-5-18-494

并 日

贤哉中央/并日//医林一谔.-4-8-161

病 夫

伤风之新理解/病夫//中西医学报.-1-23-316

夏日卫生谈/病夫//中西医学报.-1-23-328

波

治病新术/波//神州国医学报.-4-15-574//光华医药杂志.-4-36-47

波 心

爱的真义(一)至(二)/波心//文医半月刊.-5-14-156,172

唱和与笼鸟的诗/波心//文医半月刊.-5-14-108

伯

寿眉茶为肺胀特效药/伯//中医世界.-3-39-160

伯 藩

疑问一则/伯藩//绍兴医药学报星期增刊.-1-22-228

伯力士

业医者诊断时适用之化学验尿法/伯力士//中西医学报.-1-40-527

伯 星

世界伟人之脑量/伯星//光华医药杂志.-4-35-566

泊 公

设女医校感言/泊公//三三医报.-2-29-321

博 敷

外科大法(一)至(二)/敏田(学耕)(著);博敷(校订)//文医半月刊.-5-14-599,642

博佩珊

中西医宜化除畛域共求真理实效说/博佩珊//北平医药月刊.-5-9-43

博 士

茶叶中含维他命/博士//光华医药杂志.-4-38-392//中西医药.-5-11-84

薄桂堂

车前草有效成分之生理作用/薄桂堂//医学杂志.-2-3-225

梅毒之血清凝固反应诊断法(连载)/薄桂堂//医学杂志.-2-1-595.-2-2-117

牛乳注射之潜伏梅毒诱发试验/薄桂堂//医学杂志.-2-4-107

三叉神经痛之治疗/薄桂堂//医学杂志.-2-3-487

生理的食盐水之静脉内注射已成过去的疗法/薄桂堂//医学杂志.-2-3-607

说胸腺/薄桂堂//医学杂志.-2-4-234

疣赘之水银疗法/薄桂堂//医学杂志.-2-3-608

诸种镇咳祛痰药之效力的比较试验(连载)/薄桂堂//医学杂志.-2-5-235,377

卜惠一

中国痘科学/卜惠一//中医世界.-3-26-307

卜锡霖

烂喉痧与白喉痧之区别论/卜锡霖//光华医药杂志.-4-38-200

贤贤斋验案/卜锡霖//光华医药杂志.-4-38-215.-4-39-39

卜雨雷

现代科学家眼目中的中国医学/[法]卜雨雷

（著）；刘郁周（译）//新中华医药月刊.-5-35-177

不 平

一夕话/不平//神州医药学报.-1-42-493

不平生

中国医学与军医/不平生//医界春秋.-3-6-513

布雷特什奈得

欧人发现中国植物史/［俄］布雷特什奈得（著）；李毓镛（节译）//医文.-5-34-607

布秀雯

通信/布秀雯//神州医药学报.-1-46-97

步天衢

石膏煅用即同卤水生用直如金丹说/步天衢//国医砥柱月刊.-5-16-548

C

蔡百星

辨正医林改错之错/蔡百星//国医砥柱月刊.-5-16-34

痓痉二字辨正/蔡百星//医界春秋.-3-6-491

崔紫虚脉诀四言举要订正（一）至（五）/蔡百星//国医砥柱月刊.-5-15-437,495,555,610.-5-16-28

代姚君松波征求良法奇方/蔡百星//医界春秋.-3-7-286

痘症顺险逆以及治疗方法商讨/蔡百星//医界春秋.-3-6-447

读吴汉僊君论东西译本以肠窒扶斯为伤寒谬误补充之商榷/蔡百星//医界春秋.-3-9-97

对于中央国医馆之建议/蔡百星//中医世界.-3-27-57

国新医学会通平议/蔡百星//医林一谔.-4-8-527

脚气之病因症状及其疗法/蔡百星//文医半月刊.-5-14-426

论厥症/蔡百星//医界春秋.-3-6-254

论太素脉/蔡百星//医界春秋.-3-9-12

内经非轩岐所著考/蔡百星//医林一谔.-4-8-457

上中央国医馆建议书/蔡百星//医界春秋.-3-8-200

释虫/蔡百星//医界春秋.-3-6-296

释中风/蔡百星//国医砥柱月刊.-5-16-420

勿害人/蔡百星//医界春秋.-3-9-332

医学纂述（崔氏四言脉诀证正）/蔡百星//医界春秋.-3-14-287

由脑脊髓膜炎谈到中西医之会通/蔡百星//医界春秋.-3-7-341//医林一谔.-4-10-97

中西医学会通评议/蔡百星//医界春秋.-3-8-455

子宫癌之研究/蔡百星//医学杂志.-2-13-153//医界春秋.-3-7-9

蔡承熙

白暗症治法之概况/蔡承熙//中医杂志.-2-26-226

临症笔录/蔡承熙//中医杂志.-2-27-367

治小儿小便不通良方/蔡承熙//中医杂志.-2-27-432

蔡承绪

各省分馆名称应冠以中央国医馆字样请大会注意研究之案/蔡承绪//国医公报.-4-22-437

急须振兴国医教育以期学术划一统系整齐力矫互相歧异之弊案/蔡承绪//国医公报.-4-22-402

请求大会力争中医应享受平等待遇案/蔡承绪//国医公报.-4-22-436

请求大会设法转请当道援照旧案指拨的款俾资进行馆务以免掣肘案/蔡承绪//国医公报.-4-22-429

蔡达五

疟疾概论/蔡达五//华西医药杂志.-5-37-81

伤寒表症治法一得/蔡达五//华西医药杂志.-5
　-36-120

胃出血治疗报告/蔡达五//新中华医药月刊.-5
　-35-327

蔡德斋

气的类别/蔡德斋//光华医药杂志.-4-37
　-344

征求痫病之治疗/蔡德斋//医界春秋.-3-9
　-119

蔡东荣

爱松堂医案(一)至(十二)/蔡东荣//杏林医学
　月报.-3-18-437,475,498.-3-19-29,
　72,190,239,451,490.-3-20-160,202.-3
　-21-28

蔡芳五

在举国反对卫生署颁布国医审查规则声浪中/
　蔡芳五//医学杂志.-2-18-401

在举国反对卫生署颁布国医审查规则声浪中的
　三项事(一)至(二)/蔡芳五//国医正言.-5-
　5-367,417

在举国反对卫生署颁布中医审查规则声浪中的
　三事/蔡芳五//医界春秋.-3-14-233

蔡凤仪

问小女久病之治法/蔡凤仪//三三医报.-2-30
　-191

再求治法/蔡凤仪//三三医报.-2-30-410

蔡功臣

医学从游录(连载)/蔡功臣(口述);王则樵(笔
　记)//中医世界.-3-31-534.-3-32-110

蔡济川

内科冬温壮热头痛气促支节痛痹而发麻疹治案
　(连载)/蔡济川,何益赞//绍兴医药月报.-2
　-39-459,513

蔡济平

广微生虫说/蔡济平//神州医药学报.-1-47
　-324

今后国医之前途/蔡济平//神州国医学报.-4-
　14-201

论中医药业宜亟谋团体之自治/蔡济平//神州
　医药学报.-1-47-222

伤寒论非专治伤寒/蔡济平//医林一谔.-4-10
　-538

上海市国医分馆通告/蔡济平等//神州国医学
　报.-4-15-407

我对于本报的希望/蔡济平//神州国医学报.-4
　-14-91

医话两则/蔡济平(述)//神州医药学报.-1-47
　-204

蔡家本

肝病刍言/蔡家本//中医世界.-3-38-285

蔡家骏

答高思潜君谈奇事一则/蔡家骏//绍兴医药学
　报星期增刊.-1-22-216

答守真君人身骨骼的疑问/蔡家骏//绍兴医药
　学报星期增刊.-1-22-244

答俞鉴泉君问干医药/蔡家骏//绍兴医药学报
　星期增刊.-1-22-308

蔡蕉桐

问神经症治法/蔡蕉桐//绍兴医药学报星期增
　刊.-1-21-214

蔡孑民

蔡孑民先生题词并说/蔡孑民//绍兴医药学报
　.-1-13-7

蔡锦球

问母病治法/蔡锦球//绍兴医药学报星期增刊
　.-1-21-192

蔡镜清

本社收入社员入社费及月捐表/蔡镜清//绍兴医药学报.-1-8-117,161,209

医宜破除迷信/蔡镜清//绍兴医药学报.-1-8-115

蔡觉民

改进中药函/蔡觉民//中医指导录.-4-2-85

蔡陆仙

驳王佐丞之伤寒治谬条/蔡陆仙//医界春秋.-3-5-87

对章太炎进一驳言(二)/蔡陆仙//医界春秋.-3-5-141

近代方案评议/蔡陆仙//光华医药杂志.-4-38-338

痢论/蔡陆仙//医界春秋.-3-5-70

六经浅释/蔡陆仙//中国医学.-5-34-150

论疟病寒热/蔡陆仙//医界春秋.-3-5-84

四物汤治血症辨略/蔡陆仙//医界春秋.-3-13-268

中风概论/蔡陆仙//医界春秋.-3-5-126

中药不适于化验谈/蔡陆仙//医界春秋.-3-5-61

蔡　翘

体内结合糖元之性质与机能/蔡翘//中西医药.-5-13-271

蔡　琼

各地民间疗法实录二/蔡琼//现代中医.-4-43-185

蔡人奇

食积痢之特效药/蔡人奇//国医砥柱月刊.-5-16-300

蔡任洪

针灸验案/蔡任洪//针灸杂志.-4-34-228

蔡少卿

慎思医庐验案/蔡少卿(著);花悲秋(录)//医界春秋.-3-14-147

蔡少星

内经决气篇精气津液血脉六字新释/蔡少星//医界春秋.-3-11-167

蔡适存

伐爱尔 Weil 氏病(传染性黄疸)/蔡适存//中西医学报.-1-36-421

急救法纲要/蔡适存//中西医学报.-1-37-23

神经系疾病之治疗/蔡适存//德华医学杂志.-1-38-519

消化器对于食物的工作/蔡适存//中西医学报.-1-36-487

蔡适季

白喉症候概论/蔡适季//国医砥柱月刊.-5-18-208

建立中国本位医药文化/蔡适季//中国医药月刊.-5-33-9

内经之研究/蔡适季//华西医药杂志.-5-37-36

中医教育之涵义与实施/蔡适季//国医导报.-5-30-265

中医科学研究法/蔡适季//国医导报.-5-30-77

蔡松岩

国联合作中国卫生事业之危机/蔡松岩//医林一谔.-4-10-581

阴阳五行六气之新释/蔡松岩//医林一谔.-4-10-592

蔡维望

蔡维望君致张寿甫书/蔡维望//医学杂志.-2-7-488

蔡文铎

北平国医砥柱月刊总社湖南汉寿县永和乡分社

筹备启事/刘了初,蔡文铎,梅岭先//国医砥
柱月刊.-5-18-378

蔡文森

期挽利权/蔡文森,叶秉衡//神州医药学报.-1
-45-299

蔡西铭

急慢惊风之辨别/蔡西铭//医界春秋.-3-11
-212

卫气为淋巴之商榷/蔡西铭//医界春秋.-3-11
-32

蔡希邠

两粤广仁善堂圣学会序/蔡希邠//利济学堂报
.-1-3-77

蔡香孙

妇女经病与卫生/蔡香孙//中国医学.-5-34
-56

题词/蔡香孙等//国医导报.-5-29-3,22,
45,99

蔡星山

蔡星山君致神州医药会绍兴分会书/蔡星山//
绍兴医药学报.-1-12-457

废止五行生克问题之正确解决/蔡星山//绍兴
医药学报.-1-11-463

论伤寒函授学校/蔡星山//绍兴医药学报.-1-
12-415

社友治验录:验案三则/蔡星山//绍兴医药学报
.-1-11-197

问三十/蔡星山//绍兴医药学报.-1-11-312

问三十一/蔡星山//绍兴医药学报.-1-11
-313

与何廉臣先生论公编医学讲义书/蔡星山//绍
兴医药学报.-1-10-380

致绍兴医药学报社函/蔡星山//绍兴医药学报
.-1-16-228

蔡友兰

附蔡友兰女士诗/蔡友兰//中医指导录.-4-1-
154

蔡幼笙

对于中华医学会呈请立法院驳斥国医条例之感
想/蔡幼笙//神州国医学报.-4-15-4

蔡禹门

肠热证/蔡禹门//中西医学报.-1-37-391

急性传染病之预防及治疗(连载)/蔡禹门//德
华医学杂志.-1-38-431,535.-1-39-61

日本横滨警察所对于霍乱之戒备/蔡禹门(译)
//中西医学报.-1-36-385

日本井上氏就本年横滨商埠初发病人霍乱菌之
实地研究谈/蔡禹门(译)//中西医学报.-1-
36-383

日本井上氏就本年流行霍乱之实验/蔡禹门//
中西医学报.-1-36-385

说嗜鸦片之害/蔡禹门//中西医学报.-1-40
-506

炭素化学说/蔡禹门//国药新声.-5-23-283

小儿结核(痨瘵)之早期诊断/蔡禹门//中西医
学报.-1-36-319

诊余丛谈/蔡禹门//中西医学报.-1-40-506

蔡元培

秋室研经图跋(二)/蔡元培//神州国医学报.-4
-14-222

蔡日如

不是搬弄文章在求认识新思想(中医界提倡读
书之必要征文九)/蔡日如//现代中医.-4-
43-54

对于医案改用白话文的我见/蔡日如//现代中
医.-4-43-665

各地民间疗法实录十二/蔡日如//现代中医.-4
-43-239

谜底揭晓/蔡日如//现代中医.-4-43-672

如意草堂笔记(连载)/蔡日如//现代中医.-4-

42-309,342,371,473,501,534

私处食猪肝之研究/蔡曰如//现代中医.-4-42
-397

谈月经及其病理/蔡曰如//现代中医.-4-43
-534

外感与内伤/蔡曰如//国医杂志.-4-13-313

现状如何/蔡曰如//现代中医.-4-42-234

药谜/蔡曰如//现代中医.-4-43-617

诊余闲谈/蔡曰如//现代中医.-4-42-476

中药之学理系统/蔡曰如//现代中医.-4-42
-188

蔡月波

急性胃肠炎的针灸疗法/蔡月波//国医砥柱月
刊.-5-17-233

针灸和十二经/蔡月波//国医砥柱月刊.-5-16
-632

蔡载之

记黄师治某童痰饮证节略/蔡载之//中医杂志
.-2-19-473

疹症论/蔡载之//中医杂志.-2-19-53

蔡哲夫

试述某针灸社与我社之孰优孰劣/蔡哲夫//针
灸杂志.-4-28-581

推倒不接近病人说/蔡哲夫//针灸杂志.-4-28
-328

我有几个小研究/蔡哲夫//针灸杂志.-4-28
-477

蔡秩云

癃闭/蔡秩云//光华医药杂志.-4-37-461

蔡锺骏

发刊辞/蔡锺骏//医学报.-1-7-308

黄帝素问二十四卷(四库全书提要)/蔡锺骏(选
录)//医学报.-1-7-373

金匮要略论注二十四卷(四库全书提要)/蔡锺
骏(选录)//医学报.-1-7-423

灵枢经十二卷(四库全书提要)/蔡锺骏(选录)
//医学报.-1-7-375

脉学精义(连载)/蔡锺骏//医学报.-1-7-
365,413

难经本义二卷(四库全书提要)/蔡锺骏(选录)
//医学报.-1-7-376

钦定四库全书提要医家类/蔡锺骏//医学报.-1
-7-373

伤寒论注十卷(附伤寒明理论三卷、论方一卷)
(四库全书提要)/蔡锺骏(选录)//医学报.-1
-7-424

蔡卓麟

答舒啸君大便下脓血治法三则/张腾蛟,蔡卓
麟,丁少侯//医界春秋.-3-11-495

蔡子复

问嗳气治法/蔡子复//绍兴医药学报星期增刊
.-1-21-349

蔡子模

单方备急/蔡子模//中医新生命.-5-6-153

单方二则/蔡子模//中医新生命.-5-6-331

红藤败酱与兔苏/蔡子模//中医新生命.-5-6
-284

疗治漫话(连载)/蔡子模//中医新生命.-5-6-
225,292

治案三则/蔡子模//中医新生命.-5-6-161

蔡祖礼

三问题之再探讨/蔡祖礼//华西医药杂志.-5-
36-547

脱肠自疗记/蔡祖礼//华西医药杂志.-5-37
-375

问题待答/蔡祖礼//华西医药杂志.-5-36
-204

蔡祖泽

肺痈之述义/蔡祖泽//国医杂志.-4-12-369

医痴笔录/蔡祖泽//国医杂志.-4-12-300

沧波

再谈废止中医问题/沧波//广东医药月刊.-3-24-228

再谈中医存废问题/沧波//医界春秋.-3-6-380

中医存废问题/沧波//医界春秋.-3-6-378//广东医药月刊.-3-24-224

沧海

关于药单贴印花之矛盾观/沧海//医林一谔.-4-8-106

破坏与建设/沧海//医林一谔.-4-8-159

认为最缺憾的两件事/沧海//医林一谔.-4-9-134,181

由日本侵占东三省而联想及所谓废止国医者/沧海//医林一谔.-4-8-455

沧 社

沧社简章/沧社//中医杂志.-2-20-3,177,351.-2-21-5

沧社紧要启事/沧社//中医杂志.-2-21-9,201,373.-2-22-3.-2-23-3

沧社征求同志启/沧社//中医杂志.-2-20-3,526.-2-21-364,546

沧 州

病后悔悟录/沧州//绍兴医药月报.-2-40-524

苍 霖

读种痘异议而深感中医科学化的难能/苍霖//中西医药.-5-13-13

苍佩室主

警告歙县时症厥逆/苍佩室主//绍兴医药学报星期增刊.-1-22-299

曹半帆

痰水说/[日]大塚敬节(著);曹半帆(译)//医界春秋.-3-13-497

瘀血说/[日]大塚敬节(著);曹半帆(译)//医界春秋.-3-13-452

曹炳章

蟗虫辨正/曹炳章//华西医药杂志.-5-36-484

本报继续出版周年纪念辞/曹炳章//绍兴医药学报.-1-10-519

辨舌新编(连载)/曹炳章//绍兴医药学报.-1-8-373,461,501.-1-9-23,187,251

辨正萃香精舍徐批疡科选粹之讹误/曹炳章//绍兴医药学报.-1-10-81

彩图辨舌指南绪言/曹炳章//绍兴医药学报.-1-18-162

曹炳章自传/曹炳章//华西医药杂志.-5-37-50

曹氏集古阁藏类目序/曹炳章//国医砥柱月刊.-5-15-630

慈溪魏氏验案类编初集序/曹炳章//医学杂志.-2-18-356

答八十/曹炳章//绍兴医药学报.-1-14-29

答二/曹炳章//绍兴医药学报.-1-9-559

答九(续)/曹炳章//绍兴医药学报.-1-10-401

答九/曹炳章//绍兴医药学报.-1-10-339

答六十/曹炳章//绍兴医药学报.-1-12-377

答六十一/曹炳章//绍兴医药学报.-1-12-379

答三/曹炳章//绍兴医药学报.-1-10-33

答四/曹炳章//绍兴医药学报.-1-10-35,113

答五/曹炳章//绍兴医药学报.-1-10-114

答五十八/曹炳章//绍兴医药学报.-1-12-371

答五十九/曹炳章//绍兴医药学报.-1-12-376

答一/曹炳章//绍兴医药学报.-1-9-556

读瘖诊刍之我见/曹炳章//华西医药杂志.-5-37-439

伏暑下利危症验治案/曹炳章//绍兴医药月报.-2-41-235

伏暑下利治验案/曹炳章//绍兴医药月报.-2-41-295

伏属下利危症治验案/曹炳章//三三医报.-2-34-29

复高思潜君书/曹炳章//三三医报.-2-31-564

关于药学上及植物上的研究人参/鲁鋆(译述);曹炳章(鉴定)//三三医报.-2-32-113

广益良方序言/曹炳章//绍兴医药学报.-1-12-527

规定药品之商榷(连载)/曹炳章//绍兴医药学报.-1-9-301,365,429,547.-1-10-23

哈士蟆功用之商榷/曹炳章//三三医报.-2-33-80

蛤士蟆考/曹炳章//华西医药杂志.-5-37-416

怀妊七载案医学上之研究/曹炳章//绍兴医药学报.-1-10-323

霍乱寒热辨正(连载)/曹炳章//医学杂志.-2-3-290,432

霍乱寒热辨正/曹炳章(选述)//三三医报.-2-31-491

集古阁重刊潜斋医学丛书十四种序/曹炳章//绍兴医药学报.-1-14-43

介绍广东医药杂志/曹炳章//绍兴医药月报.-2-41-574

历代伤寒书目考/曹炳章//国医文献.-5-15-65

鹿麋茸夏至解角考正/曹炳章//医史杂志.-5-39-146

论时疫之看护法/曹炳章//绍兴医药月报.-2-40-349

论时疫之预防法/曹炳章//绍兴医药月报.-2-40-344

论温暑蒙闭证治应用之丹丸/曹炳章//医界春秋.-3-12-42

肉桂之栽培及制造法/曹炳章//绍兴医药学报.-1-14-253

绍兴曹炳章诊所启事/曹炳章//华西医药杂志.-5-36-485

时疫霍乱寒热辨(附简明疗法)/曹炳章//绍兴医药学报.-1-15-417

时疫应用丸散之寒热鉴别法/曹炳章//绍兴医药月报.-2-40-334

时疫之看护法(连载)/曹炳章//三三医报.-2-35-175,209//沈阳医学杂志.-3-3-300

时疫之预防法/曹炳章//三三医报.-2-35-172//沈阳医学杂志.-3-3-252

讨论冬虫夏草之种类及效用/曹炳章//绍兴医药学报.-1-12-285

魏氏验案类编初集序/曹炳章//光华医药杂志.-4-39-530//国医砥柱月刊.-5-15-578

温痧证治要略/曹炳章//绍兴医药学报.-1-12-501

温暑神昏证治鉴别法(一)至(四)/曹炳章//国医砥柱月刊.-5-18-458,477,489,499

瘟痧证治要略自序/曹炳章//绍兴医药学报.-1-15-415

消暑七液丹之效用服法说明/曹炳章//绍兴医药学报.-1-11-32//医学杂志.-2-13-523

燕窝考/曹炳章//华西医药杂志.-5-37-37

药物学集说卷一/曹炳章//绍兴医药学报.-1-12-143

医界春秋五周颂词五则/曹炳章等//医界春秋.-3-8-368

医界新智囊(连载)/曹炳章//绍兴医药学报.-1-9-381,441.-1-10-65

医界新智识/曹炳章//绍兴医药学报.-1-9-263

瘀血证问答/曹炳章//医界春秋.-3-13-255

与高思潜先生书/曹炳章//三三医报.-2-33-54

增订伪药条辨卷一至卷四/郑肖岩(著);曹炳章(注)//绍兴医药月报.-2-41-341,377,397,475,491,527

增订伪药条辨绪言/曹炳章//绍兴医药月报.-2-41-325

增订医医病书序/曹炳章//绍兴医药学报.-1-9-534

征求卢氏芷园医书三种启事/曹炳章//三三医报.-2-30-536.-2-31-48.-2-33-40

征求卢氏芷园医种三种启事/曹炳章//中医杂志.-2-22-404

中国历代伤寒书沿革略史/曹炳章//国医文献.-5-15-35

中国医学丛书总序/曹炳章//国医公报.-4-22-337

中国医学丛书总序/曹炳章//医界春秋.-3-12-155

中华本草历代变迁史(连载)/曹炳章//国医公报.-4-24-313,425.-4-25-97,217

重刊妇科秘方发明序/曹炳章//绍兴医药学报.-1-12-316

重刊归砚录序/曹炳章//绍兴医药学报.-1-14-81

重刊霍乱论摘要序/曹炳章//绍兴医药学报.-1-14-543

重刊陆氏三世医验序/曹炳章//绍兴医药学报.-1-10-462

重刊慎斋遗书序/曹炳章//绍兴医药学报.-1-15-575

重刊四科简效方序/曹炳章//绍兴医药学报.-1-14-77

重刊王氏医案三编序/曹炳章//绍兴医药学报.-1-14-78

曹伯藩

答三十六/曹伯藩//绍兴医药学报.-1-11-399

废止五行生克问题之正确解决/曹伯藩//绍兴医药学报.-1-11-452

吞铁验方一则/曹伯藩//绍兴医药学报.-1-11-214

问二十六/曹伯藩//绍兴医药学报.-1-11-179

问二十五/曹伯藩//绍兴医药学报.-1-11-177

问四十一/曹伯藩//绍兴医药学报.-1-11-404

曹伯蘅

答何寅生君问治癞头特效药/曹伯蘅//绍兴医药学报星期增刊.-1-21-191

读古今医案类中质疑/曹伯蘅//绍兴医药学报.-1-13-69

废止五行生克问题之正确解决/曹伯蘅//绍兴医药学报.-1-11-454

论医药学报当慎重校勘/曹伯蘅//绍兴医药学报.-1-11-500

绍兴医药学报第十一卷发刊感言/曹伯蘅//绍兴医药学报.-1-17-397

问急喉风方之异同/曹伯蘅//绍兴医药学报星期增刊.-1-21-419

问五十一/曹伯蘅//绍兴医药学报.-1-12-246

药贵中病论/曹伯蘅//绍兴医药学报.-1-11-498

医贵识病用药/曹伯蘅//绍兴医药学报.-1-14-249

曹春岩

礼记伤肾干肝焦肺解/曹春岩//中医杂志.-2-21-233//神州国医学报.-4-15-168

左传膏肓之疾解/曹春岩(遗著)//医学报.-1-4-243//中医杂志.-2-20-389//神州国医学报.-4-15-119

曹迪先

征求收藏鲜汁方法/曹迪先//三三医报.-2-30-309

曹棣轩

关于妊妇后半期疾病原理及卫生之研究/曹棣轩//光华医药杂志.-4-39-217

曹芳涛

霍乱治疗之一报告/曹芳涛//中西医学报.-1-37-161

四年中治疗猩红热之经验/曹芳涛//德华医学杂志.-1-38-385

曹桂凤

国医界一个伟大的革命工作/曹桂凤//光华医药杂志.-4-35-368

曹赫民

桃核承气汤之申议/曹赫民//复兴中医.-5-31-82

曹亨泰

痹痛与痛风之研究/曹亨泰//医学杂志.-2-9-432

痨证之研究/曹亨泰//医学杂志.-2-8-572

痰饮病分别阴阳脉症及治疗/曹亨泰//医学杂志.-2-9-479

眩晕症多属肝风/曹亨泰//医学杂志.-2-9-434

中风伤寒热入血室之研究/曹亨泰//医学杂志.-2-9-119

曹鸿年

癫狂痫之区别和治疗/曹鸿年//国医砥柱月刊.-5-16-518

臌胀病之解剖观/曹鸿年//国医砥柱月刊.-5-16-611

关于儿童的遗尿/曹鸿年//国医砥柱月刊.-5-17-361

膨胀病之解剖观/曹鸿年//国医砥柱月刊.-5-17-53

我所知道的几张经验良方(连载)/曹鸿年//国医砥柱月刊.-5-16-627.-5-17-59

用汉药治愈胃寒病之验/[日]鹈饲礼堂(原著);曹鸿年(译)//国医砥柱月刊.-5-17-228

曹鸿文

针刺腿病之经验谈/曹鸿文//医学杂志.-2-14-515

曹鸿仪

论温病亦恶寒不宜汗下/曹鸿仪//医学杂志.-2-6-55

血之化源与其病证及其治法说/曹鸿仪//医学杂志.-2-4-115

中医学理根于气化气化升降本于河图试言河图气化升降之理/曹鸿仪//医学杂志.-2-3-115

曹华峰

治温提要/曹华峰(著);臧吟蕉(增订)//北京医药月刊.-5-21-322

曹家达

名医徐鹿平传/曹家达//中国医学月刊.-3-15-447

唐姓缝工治验案/曹家达//中医杂志.-2-19-98

曹健安

米糠疗病/曹健安//光华医药杂志.-4-36-201

曹洁卿

人脑重量之参考/曹洁卿(译)//中西医学报.-1-26-256

曹瑾轩

痧子与红麻鉴别诊断/曹瑾轩//光华医药杂志.-4-39-301

曹隽夫

曹氏医案/曹隽夫//中医杂志.-2-26-464

曹克任

证治心传/班体庵(著);曹克任(投)//中医杂志.-2-24-187

曹朗生

嗜鼻碧云散/曹朗生//中医杂志.-2-27-142

目疾误犯色欲易瞎论/曹朗生//中医杂志.-2-27-209

曹立诚

金匮论之唐注概说/曹立诚//光华医药杂志.-4
-40-366

曹 鸣

科学医案尝试集/曹鸣//国医导报.-5-29
-359

淋病史话/曹鸣//国医导报.-5-30-312

梅毒史话/曹鸣//国医导报.-5-30-109

曹慕宗

冻疮/曹慕宗//国医导报.-5-29-106

曹青岩

史记尸蹶解/曹青岩//中医杂志.-2-21-45

曹瑞堂

医难/曹瑞堂//光华医药杂志.-4-36-417

曹树芸

妇女血症论略/曹树芸//国医正言.-5-3-194

疟疾病原说/曹树芸//国医正言.-5-3-43

曹天放

去重舌方/曹天放//中医杂志.-2-24-436

曹为德

中国针灸研究社社员对于复兴针灸所负之责任
/曹为德//针灸杂志.-4-32-234

曹味莼

中西学术根本各异不能统一病名之理由/曹味
莼//国医杂志.-4-12-373

曹蔚若

知不足斋医案(连载)/曹蔚若(遗著);徐逸舟
(录)//中医杂志.-2-26-117,281,452.-2
-27-126

曹文昆

中西病因学说之比较/曹文昆//医林一谔.-4-
11-409

曹奚年

素问泣字释义/曹奚年//中医世界.-3-25
-456

曹锡畴

吕医净身粉说/曹锡畴//医学报.-1-4-19

麝香辨/曹锡畴//医学报.-1-5-306

治疫三要/曹锡畴//医学报.-1-5-314

治疫述原/曹锡畴//医学报.-1-5-283

曹锡珍

介绍一个实验的产孕良方/曹锡珍//文医半月
刊.-5-14-22

曹湘人

江阴东乡记闻/曹湘人//中医杂志.-2-23
-372

曹向平

中医之学习与研究/曹向平//中国医学.-5-34
-17

曹孝珩

百日咳方/曹孝珩//神州国医学报.-4-16
-269

曹性存

业师钱存济先生传略/曹性存//三三医报.-2-
31-388

曹养丹

论风邪为患之证/曹养丹//北平医药月刊.-5-
9-171

曹尹甫

记袁姓太阳证治验/曹尹甫//中医杂志.-2-19

－78

牝疟牡疟辨/曹尹甫//中医杂志.－2－19－59

伤寒论原文订误/曹尹甫//国医文献.－5－15－133

同乡季仲文伤寒治验/曹尹甫//中医杂志.－2－19－77

温病始于太阳议/曹尹甫//中医杂志.－2－19－43

庸工制造白痦说/曹尹甫//医界春秋.－3－5－342

征求投稿/曹尹甫,秦伯未,尤学周//三三医报.－2－30－480

治验笔记两则/曹尹甫//中医杂志.－2－21－445

曹颖甫

曹颖甫先生致本社书/曹颖甫//医界春秋.－3－5－23

对于象贝栽培效用及改良之意见/曹颖甫//国医杂志.－4－13－459

桂枝二麻黄一汤证(一)至(三)/曹颖甫(著);姜佐景(拟)//国医砥柱月刊.－5－15－512,575,627

记卞保堂治验/曹颖甫//中医杂志.－2－19－468

记痢疾治验/曹颖甫//中医杂志.－2－21－57

记许盟孚唐姓妇人脑疽治验/曹颖甫//中医杂志.－2－20－498

经方实验录(连载)/曹颖甫(撰述);姜佐景(编)//光华医药杂志.－4－39－318

经方实验录(连载)/曹颖甫(撰述);姜佐景(编按)//医学杂志.－2－17－295,395.－2－18－152//医界春秋.－3－13－363,468.－3－14－33//杏林医学月报.－3－22－430,470,551.－3－23－32,74//中医世界.－3－37－40,145//神州国医学报.－4－17－257,320,356//光华医药杂志.－4－39－124,218,392,495.－4－40－208//现代中医.－4－43－29,126,173,291,361,413,475//国医正言.－5－4－501,549,597.－5－5－18,63,111,160,214,267,322,373,435,466,522,576,616//文医

半月刊.－5－14－229,245,310,358,373

经方实验录(续)/曹颖甫(撰述);姜佐景(编按)//中国医药月刊.－5－32－429

经方实验录/曹颖甫(撰述);姜佐景(编按)//苏州国医杂志.－5－2－220

经方实验录历节风/曹颖甫//中国医学月刊.－3－15－46

经方实验录序/曹颖甫//光华医药杂志.－4－40－162

刘姓虚疟治验/曹颖甫//中医杂志.－2－19－259

论少阴三急下证答丁甘仁先生/曹颖甫//中医杂志.－2－20－324

论吴鞠通温病条辨/曹颖甫//中医杂志.－2－21－48

伤寒汲古评议/曹颖甫(注);冯超人(校)//中国医药月刊.－5－33－330

伤寒一日二日为一候二候解/曹颖甫//医界春秋.－3－6－295

同乡宋子载家痰饮治验/曹颖甫//中医杂志.－2－19－260

西医年来之治案(五)/曹颖甫//医界春秋.－3－5－61

验方三则/曹颖甫//中医杂志.－2－19－343

郑稼生头痛治验/曹颖甫//中医杂志.－2－19－259

曹韵午

历代针灸治验之考证/曹韵午//国医公报.－4－25－463//针灸杂志.－4－31－169

人身纵面八卦八穴图及歌/曹韵午//针灸杂志.－4－31－449

鼠疫简述/曹韵午//国医正言.－5－5－34

曹钟英

不满意于提议废弃阴阳五行书来函/曹钟英//绍兴医药学报.－1－17－44

曹种苓

一得之言(连载)/曹种苓//光华医药杂志.－4－

36-498,581

曹仲安
读画思亲图征求诗文法绘启/曹仲安//中医世界.-3-27-233

曹拙巢
气听齐诗集(连载)/曹拙巢//中医杂志.-2-19-533.-2-20-141

曹祖悫
消渴漫谈/曹祖悫//中国医学.-5-34-139

岑健生
月刊总社六十期纪念题诗一首/岑健生//国医砥柱月刊.-5-18-366

岑靖
请明白规定分馆大纲第五条条文案/岑靖//国医公报.-4-22-438
请明白规定各省市分馆组织大纲第二条条文案/岑靖//国医公报.-4-22-438
请明白规定中央国医馆医药改进会章程第十二条条文案/岑靖//国医公报.-4-22-437

岑铭恕
中国树木志自叙/岑铭恕//中医杂志(广东).-3-4-262

岑少侬
答问/岑少侬(问);陆渊雷(答)//中医新生命.-5-7-348

岑志刚
验案四则/岑志刚//针灸杂志.-4-30-326

岑志良
国医药界希望于政府者/岑志良//国医杂志.-4-13-394

岑仲冕
岑仲冕与卢校长论药物学书/岑仲冕//中医杂志(广东).-3-4-202

茶香熟温室主
女科验方四则/茶香熟温室主//神州国医学报.-4-17-397

茶阳回春医社
新加坡茶阳回春医社招考医生广告/茶阳回春医社//神州医药学报.-1-45-297

察哈尔省政府
察哈尔省政府复函/察哈尔省政府//国医公报.-4-19-279

拆西氏
交后乳儿之变化/拆西氏//光华医药杂志.-4-40-559

柴德新
答杭县李君一则/柴德新//绍兴医药学报星期增刊.-1-21-477
答和县高君思潜问膜原之名称/柴德新//绍兴医药学报星期增刊.-1-21-469
答黄君问治之商榷/柴德新//绍兴医药学报星期增刊.-1-21-478
答徽州许逸凡君问面黄治法/柴德新//绍兴医药学报星期增刊.-1-21-463
答余君问冻疮验方/柴德新//绍兴医药学报星期增刊.-1-21-469
答赵倚江君问痔疮预防法及治法/柴德新//绍兴医药学报星期增刊.-1-21-438
读康君色门棒喝之感言/柴德新//绍兴医药学报星期增刊.-1-22-63
告天津陈士成/柴德新//绍兴医药学报星期增刊.-1-21-483
杭县余春轩君书/柴德新//绍兴医药学报星期增刊.-1-21-504
问背疮治法/柴德新//绍兴医药学报星期增刊

.-1-21-470

问药二则/柴德新//绍兴医药学报星期增刊.-1-21-477

疑问一则/柴德新//绍兴医药学报星期增刊.-1-21-469

余姚康维恂先生书/柴德新//绍兴医药学报星期增刊.-1-21-464

治小儿遗尿之西药/陈邦贤,柴德新//绍兴医药学报星期增刊.-1-22-195

致余姚康维恂先生书/柴德新//绍兴医药学报星期增刊.-1-21-480

柴也愚

柴也愚先生致山西中医改进研究会书/柴也愚//医学杂志.-2-2-232

答陈炳垣君问药一/柴也愚//绍兴医药学报星期增刊.-1-22-120

答章道生君问湿疮治法(一)/柴也愚//绍兴医药学报星期增刊.-1-22-198

告息园治瘰病方/柴也愚//绍兴医药学报星期增刊.-1-22-189

康维恂先生书/柴也愚//绍兴医药学报星期增刊.-1-22-16

妊娠时之卫生/柴也愚//绍兴医药学报星期增刊.-1-22-416

致吉生道长先生尊鉴/柴也愚//绍兴医药学报星期增刊.-1-22-412

致陆晋笙君函/柴也愚//绍兴医药学报星期增刊.-1-22-160

屏　夫

常人对于却病健身之误解/屏夫//中西医学报.-1-25-415

禅　航

兴奋作用与强壮作用之区别/禅航//中西医学报.-1-36-487

昌慧仙

医学求是/吴东阳(著);昌慧仙(参校)//中医杂

志.-2-27-321

长步正

耳鸣/长步正//医学杂志.-2-17-501

问病二则/长步正//医学杂志.-2-18-87

疑问三则/长步正//医学杂志.-2-18-183

长庚子

赠炜彤先生中和医药室/长庚子等//三三医报.-2-36-427

长　荣

读南京市禁用洋文招牌而联想西医处方/长荣//现代医药月刊.-4-27-142

长沙市国医公会

长沙市国医公会成立宣言/长沙市国医公会//医学杂志.-2-14-184

长沙市国医公会等快邮代电/长沙市国医公会等//医界春秋.-3-11-46

长沙市国医公会快邮代电/长沙市国医公会//医学杂志.-2-15-313

长沙市国医公会谢蒋院长电文/长沙市国医公会//医界春秋.-3-13-310

长沙市国医公会致本社快邮代电/长沙市国医公会//医林一谔.-4-9-433

长沙卫生社

长沙卫生报社扩大组织征求基本社员/长沙卫生社//国医正言.-5-4-309,363

长沙卫生报社扩大组织征求基本社员启事/长沙卫生社//医学杂志.-2-16-607

长沙卫生社扩大组织征求基本社员/长沙卫生社//国医公报.-4-25-233//国医正言.-5-4-611.-5-5-40,92,108,155,201,279,320

长尾藻城

和汉医药之科学研究与其治疗之应用/[日]长尾藻城(著);薛泽珊(译)//中国医药月刊.-5

- 32 - 284

常步衢

工业卫生学/常步衢//中西医学报. - 1 - 41
- 237

常德国医公会

常德国医公会为中西医国选权待遇不平快邮代
电/常德国医公会//医学杂志. - 2 - 18 - 177

常德国医药联合办事处

常德国医药业联合办事处致本社快邮代电/常
德国医药联合办事处//医林一谔. - 4 - 10
- 649

常德县国医公会

常德县国医公会为庆祝一二二国民政府公布施
行中医条例纪念宣言/常德县国医公会//国
医公报. - 4 - 24 - 548

常德中西医协会

常德中西医学协会简章/常德中西医协会//三
三医报. - 2 - 36 - 124
常德中西医学协会启事/常德中西医协会//三
三医报. - 2 - 36 - 123

常绩和

发汗剂作用之探讨/常绩和//新中华医药月刊
. - 5 - 35 - 104
数种病症之食养问题/常绩和//新中华医药月
刊. - 5 - 35 - 183
鸦胆子治痢之一用法/常绩和//新中华医药月
刊. - 5 - 35 - 227

常　觉

看护婴儿之方针(录女子世界)/常觉,觉迷(译)
//中西医学报. - 1 - 31 - 195

常熟医学会

常熟医学会函委调查粹华分店营业各项/常熟

医学会//三三医报. - 2 - 29 - 230

常续和

与张为政评论中西医学之优劣/常续和//医学
杂志. - 2 - 15 - 82//国医公报. - 4 - 20 - 301

常友通

伤寒今释释桂枝作用之探索/常友通//中医新
生命. - 5 - 6 - 39

晁士元

耳疾/晁士元//光华医药杂志. - 4 - 38 - 256

巢　甫

广东二神丸之救国运动/巢甫//光华医药杂志
. - 4 - 35 - 188

巢曼麟

论成药及其利弊/巢曼麟//复兴中医. - 5 - 31
- 201

巢亚丰

报告子死腹中之验案/巢亚丰//复兴中医. - 5 -
31 - 345
告研究医学同志书/沈公健,巢亚丰//复兴中医
. - 5 - 31 - 734
脚气拉杂/巢亚丰//复兴中医. - 5 - 31 - 585
解毒万病丹/巢亚丰//复兴中医. - 5 - 31 - 714
伤寒论里的六经/巢亚丰//复兴中医. - 5 - 31
- 597
痰喘医案/巢亚丰//复兴中医. - 5 - 31 - 717
验案四则/巢亚丰//复兴中医. - 5 - 31 - 575
阴疽治验名医马培之轶事/巢亚丰//复兴中医
. - 5 - 31 - 339
知饥斋随笔/巢亚丰//复兴中医. - 5 - 31 - 480

巢元方

录巢元方心痛病诸候论/巢元方//医学报. - 1 -
5 - 249

朝 荣

国医馆不如国药馆说/朝荣//医林一谔.-4-8-275

朝 瑞

读了褚民谊先生的必如何始能致医药前途昌大与光明/朝瑞//广东医药月刊.-3-24-274

尘

潜阳及其他/尘/新中医刊.-5-19-88

陈霭堂

答李君慰农问油浸白果之制法/陈霭堂//三三医报.-2-30-55

答周小农先生问白降丹制法/陈霭堂//三三医报.-2-30-55

论止咳之非/陈霭堂//医学杂志.-2-6-348

医学会反对中医列入学校系统/陈霭堂//三三医报.-2-34-273

征求答案/陈霭堂//三三医报.-2-31-456

陈爱棠

焦馆长茝如视察国医药界/陈爱棠//国医公报.-4-26-445

如皋县中医公会公函/陈爱棠//国医砥柱月刊.-5-15-465

医界春秋七周纪念二则/陈爱棠,陈克道//医界春秋.-3-9-425

征求医界春秋/陈爱棠//医界春秋.-3-5-118,156

中国医药大成叙/陈爱棠//文医半月刊.-5-14-468

陈安波

痢疾棒喝/陈安波//绍兴医药学报.-1-8-145

痢疾棒喝补注/陈安波//绍兴医药学报.-1-8-249

奇症奇治(并引)/陈安波//绍兴医药学报.-1-8-469

四库全书驳义/陈安波//绍兴医药学报.-1-8-296

医医论(连载)/陈安波//绍兴医药学报.-1-8-273,317

陈白言

问右目右手指之病治法/陈白言//三三医报.-2-30-159

陈半痴

五种泻心汤释义及其分别/陈半痴//文医半月刊.-5-14-597

陈邦才

对于我国医学现状之积极进行计划/陈邦才//中西医学报.-1-32-185

检查循环器之听诊法/陈邦才//中西医学报.-1-33-397

简明诊断学问答(连载)/陈邦才//中西医学报.-1-31-441,529.-1-32-61,131,211,263,363

论细菌对于人身疾病之关系/陈邦才//中西医学报.-1-26-297

论学校医/陈邦才//中西医学报.-1-31-93.-1-36-433

女学生之卫生谈/陈邦才//中西医学报.-1-32-470

说热/陈邦才//中西医学报.-1-30-329

萎黄病之研究/陈邦才//中西医学报.-1-30-497

血液之检查谈/陈邦才//中西医学报.-1-33-475

陈邦贤

巴甫洛夫年谱/陈邦贤//医史杂志.-5-39-380

病理学问答(连载)/陈邦贤//中西医学报.-1-28-33,107,189,275,393.-1-29-41,397.-1-30-53,411.-1-31-273,273

病理学问答例言(代论)/陈邦贤//中西医学报.-1-29-361

参观肺痨病研究会记(代论)/陈邦贤//中西医学报.-1-31-349

陈邦贤启事/陈邦贤//中西医学报.-1-30-11

陈也愚来书/陈邦贤//中西医学报.-1-23-19,73

陈冶愚先生复会长书(十年十月)/陈邦贤//医学杂志.-2-1-583

村政卫生感言/陈邦贤//德华医学杂志.-1-40-61

鹅口疮与口内炎之鉴别/陈邦贤//中西医学报.-1-28-554

儿童体格之研究/陈邦贤,陆韵//德华医学杂志.-1-39-53

菲拉托夫院士传略/陈邦贤//医史杂志.-5-39-109

改良药业意见书/陈邦贤//中西医学报.-1-29-355

关于运动之卫生录要/陈邦贤//中西医学报.-1-33-487

函授新医学讲义序一/陈邦贤//中西医学报.-1-24-316

汉药实验谈绪言(代论)/陈邦贤//中西医学报.-1-28-503

花柳病救护法序/陈邦贤//中西医学报.-1-35-3

记石室秘录/陈邦贤//中西医学报.-1-23-439

简明外科学序(代论)/陈邦贤//中西医学报.-1-28-350

简要救急法讲义/陈邦贤//中西医学报.-1-32-510

江苏第五师范学校校友会卫生细则/陈邦贤//中西医学报.-1-32-303

江苏省立第五师范第八中学第一次练习急救法图系/陈邦贤//中西医学报.-1-32-509

江苏省立第五师范学校讲演卫生记事/陈邦贤//中西医学报.-1-32-227

脚气病原因及预防法摄生法大意/陈邦贤//中西医学报.-1-33-323

理想中之乡村卫生计划纲要/陈邦贤//德华医学杂志.-1-40-65

刘完素/陈邦贤//中西医学报.-1-23-439

论历代医学之流派/陈邦贤//绍兴医药月报.-2-40-487

论内生中毒为化学之原因/陈邦贤//中西医学报.-1-28-550

论喜服人参之害/陈邦贤//中西医学报.-1-23-438

美国侵略者细菌战史料/陈邦贤//医史杂志.-5-39-331

民众食物选择表(连载)/陈邦贤//华西医药杂志.-5-36-82,181

实验儿科外治法(连载)/陈邦贤//中西医学报.-1-32-425.-1-33-47

实验儿科外治法例言/陈邦贤//中西医学报.-1-32-419

实用小学校卫生讲义目次/陈邦贤//中西医学报.-1-34-195

实用小学校卫生讲义绪言/陈邦贤//中西医学报.-1-34-417

实用小学校卫生之讲义(连载)/陈邦贤//中西医学报.-1-34-137,197,255,321,407

述黑芝麻荄治肝气之功效/陈邦贤//中西医学报.-1-23-181

说脾/陈邦贤//中西医学报.-1-28-549

说铁/陈邦贤//中西医学报.-1-24-51

四史中医师职业考/陈邦贤//医史杂志.-5-38-321

素灵之科学的研究(连载)/陈邦贤//中西医学报.-1-40-271,353

素问中阴阳学与中国医学/陈邦贤//医史杂志.-5-38-91

卫生检查讲习所宣言(代论)/陈邦贤//中西医学报.-1-28-175

细菌学一夕谈/陈邦贤//中西医学报.-1-27-415

学校卫生谈/陈邦贤//中西医学报.-1-27-199

鸦片史略/陈邦贤//中西医学报.-1-41-421

药库叙言/陈邦贤//中西医学报.-1-28-177

医史丛话/陈邦贤//中西医学报.-1-40-463

医史研究会小启(简章附)/陈邦贤//中西医学报.-1-29-327//神州医药学报.-1-44-169,283

医学门径语/陈邦贤//中西医学报.-1-31-11

医学史分类之研究/陈邦贤//中西医学报.-1-40-305

幼儿卫生一夕谈/陈邦贤//中西医学报.-1-27-197

与袁君桂生讨论医学流派书/陈邦贤//中西医学报.-1-30-167

运动应用救治法(连载)/陈邦贤//中西医学报.-1-35-221,365

运动应用救治法序/陈邦贤//中西医学报.-1-35-219

镇江西医传习所缘起/陈邦贤//中西医学报.-1-26-295

治小儿遗尿之西药/陈邦贤,柴德新//绍兴医药学报星期增刊.-1-22-195

中风之原因及治法序/陈邦贤//中西医学报.-1-28-347

中国的医学/陈邦贤//华西医药杂志.-5-36-12

中国脚气病流行史/陈邦贤//中西医学报.-1-36-345

中国历代淋病的流行和微毒侵入中国的考证/陈邦贤//中西医学报.-1-36-417

中国医学史(连载)/陈邦贤//中西医学报.-1-30-69,141,205,289,543.-1-31-69,221,307,379,457,541

中国医学史例言/陈邦贤//绍兴医药学报.-1-16-339

中外医事年表(一)至(三)/陈邦贤//中西医学报.-1-37-3,169.-1-40-467

中外医事年表补遗/陈邦贤//中西医学报.-1-41-113

中外医事年表自叙/陈邦贤//德华医学杂志.-1-40-159

中西会通素灵摘要序/陈邦贤//中西医学报.-1-25-91

中西会通育儿粹言/陈邦贤//中西医学报.-1-29-189

中西会通育儿粹言序(代论)/陈邦贤//中西医学报.-1-29-187

中西医学会课小启/陈邦贤//中西医学报.-1-29-165,165

中西医学研究会总会与分会联络简章/陈邦贤//中西医学报.-1-23-345

自新医学校同学录序/陈邦贤//中西医学报.-1-27-188

陈宝康

上海中医专门学校学生成绩录目录/朱振声,虞舜臣,徐宝琛,施文德,陈宝康//中医杂志.-2-24-279

陈宝元

秘方数则/陈宝元//光华医药杂志.-4-38-40

问题数则/陈宝元//光华医药杂志.-4-37-546

陈宝箴

通饬查察监卡札/陈宝箴//利济学堂报.-1-1-383

陈葆怀

遁庐医学论文丛稿序/陈葆怀//中西医学报.-1-25-13

陈葆善

白喉条辨自叙(连载)/陈葆善//利济学堂报.-1-3-7,94

研经玉屑/陈葆善//中医世界.-3-26-302

陈本荣

下法概论/陈本荣//复兴中医.-5-31-203

陈碧川

我国医药宜如何改进方臻至善论/陈碧川//现代医药月刊.-4-27-515

针灸疗病法在医药上价值及其弊害/陈碧川//
　国医公报.-4-22-79

陈宾卿
读蒋总司令容纳医药总会请愿团意见批令教卫
　两部取消前令感言/陈宾卿//医学杂志.-2-
　12-63
记述黄疸证注意事项之说明/陈宾卿//医学杂
　志.-2-12-125
记胃出血案/陈宾卿//医学杂志.-2-14-89
记戊辰年之黄疸症(连载)/陈宾卿//医学杂志
　.-2-11-500,624
脉话(连载)/陈宾卿//医学杂志.-2-13-534,
　597.-2-14-38
拟定中医考试法暂行草案之商榷/时逸人,陈宾
　卿//医学杂志.-2-13-441
杨部长方案汇纪/陈宾卿//医学杂志.-2-18
　-540

陈秉初
绩荫堂笔记/陈秉初//中医杂志.-2-22-91

陈秉钧
御医方脉恭纪/陈秉钧//医学报.-1-5-465

陈伯辰
百日咳/陈伯辰//国医砥柱月刊.-5-18-189
儿科诊疗实际(连载)/陈伯辰//国医砥柱月刊
　.-5-18-207,245

陈伯诚
哺儿须知(一)至(三)/陈伯诚//文医半月刊.-5
　-14-234,248,264
肺痨三期立时保好/陈伯诚//文医半月刊.-5-
　14-240
介绍医书/陈伯诚//文医半月刊.-5-14-
　141,241
文医半月刊社编辑后记/陈伯诚//文医半月刊
　.-5-14-544
文医半月刊社今后的方针/陈伯诚//文医半月

刊.-5-14-392
朱壶山先生新医案/陈伯诚(记)//文医半月刊
　.-5-14-332,412
朱壶山验案/陈伯诚(记)//国医砥柱月刊.-5-
　16-404

陈伯范
从霍乱想到针灸/陈伯范//针灸杂志.-4-31
　-438
怪病奇治/陈伯范//光华医药杂志.-4-39-164
五个疑问/陈伯范//光华医药杂志.-4-39
　-253
验案报告三则/陈伯范//针灸杂志.-4-32
　-161
应时逸人先生征求全国学者共同讨论伤寒温病
　定义/陈伯范//光华医药杂志.-4-40-405
重要验案/陈伯范//光华医药杂志.-4-38
　-214

陈伯豪
答二十/陈伯豪//绍兴医药学报.-1-11-302
答二十八/陈伯豪//绍兴医药学报.-1-11
　-403
读医报第二年第八期沈君少卿驳陈修园伤寒论
　浅注/陈伯豪//神州医药学报.-1-46-210
读郑君振德论中风症之原委及其治法/陈伯豪
　//绍兴医药学报.-1-14-458
汉代分两考/陈伯豪//绍兴医药学报.-1-11-
　519//神州医药学报.-1-46-544
鼠疫之研究/陈伯豪//神州医药学报.-1-45
　-23

陈伯良
答王佐绅问症/陈伯良//神州医药学报.-1-46
　-521

陈伯民
见痰休治痰说/陈伯民//中医指导录.-4-3
　-361
内经秋伤于湿冬生咳嗽之管见/陈伯民//中医

指导录.-4-3-394

我之中西医学观/陈伯民//中医指导录.-4-3-300

陈伯坛

读张仲景伤寒论原序识后/陈伯坛//杏林医学月报.-3-17-88

麻痘蠡言(一)至(八)/陈伯坛//杏林医学月报.-3-20-498.-3-21-17,58,103,146,188,236,281

三阴三阳讲义(伤寒门径之一)(连载)/陈伯坛//神州医药学报.-1-43-109,217,321

证象阳旦解(连载)/陈伯坛//杏林医学月报.-3-16-29,60

左肝右脾释疑/陈伯坛//神州医药学报.-1-42-361

陈伯涛

冰麝论治及其利害观/陈伯涛//神州国医学报.-4-17-383

当今中医界读书问题之我见/陈伯涛//现代中医.-4-43-49

冬日之饮食卫生/陈伯涛//现代中医.-4-43-91

概论医学上所谓精神治疗之重要性/陈伯涛//医界春秋.-3-14-419//国医砥柱月刊.-5-18-577

概论中国之外科学/陈伯涛//现代中医.-4-43-140

葛根药效与学验之印证/陈伯涛//医学杂志.-2-18-124

公开家传经效秘方/陈伯涛//医学杂志.-2-18-444

关于编订中医教学规程之体例我见/陈伯涛//医界春秋.-3-14-460

国民健康问题之研讨/陈伯涛//现代中医.-4-42-463

活用大小青龙汤剂之治验并附识/陈伯涛//医学杂志.-2-18-251

霍乱论治/陈伯涛//国医砥柱月刊.-5-18

-173

酒客不喜甘之研究/陈伯涛//医学杂志.-2-17-261

论逍遥散与越鞠丸/陈伯涛//现代中医.-4-43-550

慢性鼻炎概论/陈伯涛//医学杂志.-2-16-481

内经之免疫观念/陈伯涛//现代中医.-4-42-387

伤风漫谈/陈伯涛//医界春秋.-3-14-293//国医砥柱月刊.-5-15-611

伤寒太阳病发热恶寒热多寒少脉微弱者此无阳也不可发汗宜桂枝二越婢一汤条之研究/陈伯涛//现代中医.-4-42-392

伤科急救秘方/陈伯涛//现代中医.-4-43-617

胃病养生论/陈伯涛//医界春秋.-3-12-227

我们要研究医案/陈伯涛//现代中医.-4-42-517

细菌说/陈伯涛//现代中医.-4-42-305

逍遥散越鞠丸近代在妇科病之权威和科学应用上真精神/陈伯涛//国医公报.-4-26-307

泻心汤治吐血衄血论/陈伯涛//医界春秋.-3-12-96

性欲与神经衰弱/陈伯涛//现代中医.-4-42-306

薛生白医案评议/陈伯涛//中国医药月刊.-5-33-187

牙医之弊端与管理/陈伯涛//现代中医.-4-42-599

眼珠见风流泪之原因病理治法处方并中西应用有效之验方/陈伯涛//医学杂志.-2-16-488

医学之起源/陈伯涛//现代中医.-4-42-420

因感冒饮冷而致经行落后的有效疗养法/陈伯涛//中医世界.-3-39-232

征求刘仲迈先生通讯处启事/陈伯涛//国医砥柱月刊.-5-18-127//华西医药杂志.-5-36-105

整理国医学之我见(连载)/刘仲迈(撰);陈伯涛

（录）//文医半月刊.-5-14-395,422,438,
　456,473,491//国医砥柱月刊.-5-15-488,
　547,603.-5-16-21,89,324,384
中西医学上之所称伤寒病症名虽同而实不同说
　/陈伯涛//医界春秋.-3-12-150
中西医药研究论(连载)/陈伯涛//复兴中医.-5
　-31-233,309,430
中西医药研究论/陈伯涛//国医砥柱月刊.-5-
　17-331
中医革命化中药科学化其说然否/陈伯涛//医
　学杂志.-2-18-396
中医条例与中医审查规则果为改进中医平等待
　遇之举乎/陈伯涛//医学杂志.-2-18-294
中医之整理与改进/陈伯涛//国医砥柱月刊.-5
　-18-136//中国医药月刊.-5-33-402

陈伯淘
概论中医药之学理规则/陈伯淘//现代中医.-4
　-42-209
中医药改革论/陈伯淘//现代中医.-4-42
　-229

陈博儒
痘科学(连载)/陈博儒,林德仁//广东医药月刊
　.-3-24-23,68,310,371,516,568
读和田氏的中国医学非陈腐之医学感言/陈博
　儒//广东医药月刊.-3-24-61

陈博山
回轮汤/陈博山//中国医学月刊.-3-15-44

陈博瑜
卷头语/陈博瑜//广东医药月刊.-3-24-133

陈步丹
踝骨足跟酸痛治验/陈步丹//医学杂志.-2-4-
　457
噤口痢之治疗/陈步丹//医学杂志.-2-3-461
经闭劳症之治疗/陈步丹//医学杂志.-2-3
　-460

陈禅楷
读何佩瑜君暑病宜知之商榷/陈禅楷//国医杂
　志.-4-7-213
读张锡纯君石膏治病无分南北论之书后/陈禅
　楷//医界春秋.-3-9-111
金鸡纳霜杀人问题(一)/陈禅楷//医界春秋.-3
　-8-321

陈昌道
病理学浅说/陈昌道//中西医学报.-1-26
　-461
传染病一般/黑天先生(讲义);陈昌道(笔述)//
　中西医学报.-1-26-455
论解热剂/陈昌道//中西医学报.-1-28-511
灭菌法/陈昌道//中西医学报.-1-28-437
妊娠诊断法/陈昌道//中西医学报.-1-27-349

陈昌顺
秦伯未医案(连载)/陈昌顺//中医世界.-3-26
　-178,286

陈朝荣
陈朝荣君提出/陈朝荣//中医指导录.-4-3
　-371
温病商兑之商兑(一)/陈朝荣,陈国忠//中医世
　界.-3-32-368
延龄轩临诊笔记/陈朝荣//中医世界.-3-39
　-41

陈成鼎
为小孙征求惊风后余疾未除之治法/陈成鼎//
　医界春秋.-3-8-198
为友人问失荣症之治法/陈成鼎//医界春秋.-3
　-9-74

陈成禹
对于医界春秋五周纪念的一腔话/陈成禹//医
　界春秋.-3-8-374
医界春秋七周以来国医之悲乐观/陈成禹//医
　界春秋.-3-9-438

陈承年

医验纪要/陈承年//中医指导录.-4-3-144

陈 澄

鼠疫防救办法/陈澄//中西医药.-5-13-141

陈崇五

疟疾古今中外病原考/陈崇五//国医导报.-5-29-140

陈 春

驳问包君识生天真论/陈春//神州医药学报.-1-44-55

陈粹吾

健康教育/陈粹吾//中西医药.-5-10-673

健康教育应有之常识/陈粹吾//中西医药.-5-11-426,533

陈存仁

编辑导言/陈存仁//国医文献.-5-15-5

陈存仁致褚民谊函/陈存仁//医界春秋.-3-6-355//杏林医学月报.-3-16-103//广东医药月刊.-3-24-271

国民大会通过中医提案之争执经过/陈存仁//华西医药杂志.-5-37-501

奇哉中国老妪之神术/陈存仁//医界春秋.-3-5-164

全世界注意中国医药记/陈存仁//中医世界.-3-31-95

述三一七之经过/陈存仁//华西医药杂志.-5-36-507

姚公鹤对于中医之谈话/陈存仁//医界春秋.3-5-25

药学常用名词(录药学大辞典)/陈存仁//现代中医.-4-43-327

以孙中山先生行易知难为根据论中医是否合于科学应否加以提倡/陈存仁//医界春秋.-3-6-331

银耳之功用/陈存仁//光华医药杂志.-4-35-569

中国医学院本学期之展望/陈存仁//国医文献.-5-15-181

中西医与新旧/陈存仁//医界春秋.-3-5-21

中医世界画报第二版(一)囊肿生痈摄影(二)中医世界特约撰述玉照二帧/陈存仁//中医世界.-3-39-8

中医世界画报第一版(瘰疬摄影二帧)/陈存仁//中医世界.-3-38-560

中医世界画报第一版(一)骨痨摄影/陈存仁//中医世界.-3-38-370

中医世界画报第一版(一)人形何首乌之摄影(二)本社编辑玉照二帧/陈存仁//中医世界.-3-38-7

中医世界画报第一版(又一骨痨摄影)/陈存仁//中医世界.-3-38-472

中医世界画报骨痨摄影之一/陈存仁//中医世界.-3-39-116

陈达仁

伤寒汗后之我见/陈达仁//中医世界.-3-26-451

伤寒论太阳篇发汗后之诸变/陈达仁//中医世界.-3-26-455

五苓散之桂与桂枝辨/陈达仁//中医世界.-3-26-463

陈达三

陈达三君来书/陈达三//中医新生命.-5-8-205

答缪一鸣目病求方/陈达三//三三医报.-2-32-450

胡瀛峤太夫子八秩荣庆/陈达三//三三医报.-2-32-214

夏天却目病法/陈达三//三三医报.-2-33-104

陈达源

霍乱病疗法与预防之我见/陈达源//国医砥柱月刊.-5-16-411

陈大勋

独灵草对于痛症确有神效/陈大勋//医界春秋
.-3-11-223

陈代和

论少阴伤寒咽痛证/陈代和//医学杂志.-2-4-
422

千金阳毒升麻汤阴毒甘草汤两方解/陈代和//
医学杂志.-2-6-78

问有妇人年三十许产后四十余日因乳子未成时
值夏月坐于门外树下哭啼甚哀忽然昏倒地不
省人事舁至家目合口开手散遗尿其脉沉而伏
此何证也当用何药救之/陈代和//医学杂志
.-2-5-391

问至真要大论病机十九条独不言燥岂六气之中
燥不为病六经之证亦无燥证耶然何以后人有
风燥寒燥热燥湿燥火燥之分试详言之/陈代
和//医学杂志.-2-3-494

仲景正水病脉云沉则络脉虚伏则小便难究竟虚
难二字理何在试说明之/陈代和//医学杂志
.-2-4-114

陈丹华

产后服生化汤之商讨/陈丹华//苏州国医杂志
.-5-2-127

催眠术之研究/陈丹华//苏州国医杂志.-5-1-
275

痘症梗概/陈丹华//苏州国医杂志.-5-1-437

读伤寒论太阳篇之心得/陈丹华//苏州国医杂
志.-5-1-83

论腹诊在诊断上之重要/陈丹华//苏州国医杂
志.-5-2-287

苏州国医学校二年级课余研究会记录/陈丹华
(记)//苏州国医杂志.-5-1-365

苏州国医学校学生医学研究会记录/陈丹华
(记)//苏州国医杂志.-5-2-130

桃核承气汤论/陈丹华//苏州国医杂志.-5-2-
580

吴县县党部特派员孙丹忱先生训词/陈丹华
(记)//苏州国医杂志.-5-2-49

中医西医解/陈丹华//苏州国医杂志.-5-1
-10

周礼医师篇阐注/郑元(注);陈丹华(阐注)//苏
州国医杂志.-5-2-200

陈 道

常山场之重要法规两则/陈道//新中华医药月
刊.-5-35-534

金佛山药垦刍议/陈道//新中华医药月刊.-5-
35-499

陈道卿

铁樵函授医学学员课艺选刊:热高而脉数者其
病易治脉反弱者难治试言其故(其三)/陈道
卿//铁樵医学月刊.-4-44-27

铁樵函授医学学员课艺选刊:试言大青龙汤小
青龙汤主治异同之点(四)/陈道卿//铁樵医
学月刊.-4-44-256

铁樵函授医学学员课艺选刊:试言麻黄汤桂枝
汤应用共同之点(二)/陈道卿//铁樵医学月
刊.-4-44-168

问血虚带下症/陈道卿//针灸杂志.-4-28
-266

陈德历

中医的危险及其挽救途径/陈德历//国医砥柱
月刊.-5-18-295

陈德沐

呼吁/陈德沐//国医砥柱月刊.-5-18-253

陈德征

医界春秋社二周题词二十五则/陈德征等//医
界春秋.-3-6-11

陈典周

茶花与簕头婆治痢之神效/陈典周//医界春秋
.-3-10-103//医林一谔.-4-10-165

答韦雍甫君问茶花之真相/陈典周//医界春秋
.-3-10-469

答韦雍甫君征求调治中风半身不遂妙方/陈典周//医界春秋.-3-10-469

代家姊谢氏征求答案/陈典周//医界春秋.-3-7-320

道隐庐医案/陈典周//中医世界.-3-32-275

记先府君泽民公弃养之病症/陈典周//中医指导录.-4-3-272

夹色病即热入精室之研究/陈典周//医界春秋.-3-11-477

外感咳嗽论/陈典周//中医指导录.-4-2-45

温病从口鼻而入之商榷/陈典周//中医世界.-3-32-256

以指甲代针竟能愈病/陈典周//针灸杂志.-4-28-83

原因疗法/陈典周//中医世界.-3-27-283

肿胀论治/陈典周//中医指导录.-4-3-428

陈鼎昌

伏温治验/陈鼎昌//光华医药杂志.-4-41-384

纠正温病条辨论之蠡测/陈鼎昌//光华医药杂志.-4-40-344

难产治验/陈鼎昌//光华医药杂志.-4-40-380

陈东生

陈东生问渊雷夫子答/陈东生(问);陆渊雷(答)//中医新生命.-5-6-473

陈董尘

答吴泽民滑精治法/陈董尘//绍兴医药学报星期增刊.-1-21-429

读盐山张君答泌尿器的道路书后/陈董尘//绍兴医药学报星期增刊.-1-21-431

内经十二经脉有名无质之商榷/陈董尘//绍兴医药学报星期增刊.-1-22-275

陈斗星

眼病/陈斗星//光华医药杂志.-4-37-262

陈萼梅

喉症验方/陈萼梅//绍兴医药学报.-1-8-425

陈尔康

松木次郎与康之卫生谈/陈尔康//绍兴医药学报.-1-17-283

问小儿饮食不慎治法/陈尔康//绍兴医药学报星期增刊.-1-22-474

药用硫磺熏之良心难泯语/陈尔康//绍兴医药学报.-1-17-282

疑问二则/陈尔康//绍兴医药学报星期增刊.-1-21-340

治案一则/陈尔康//绍兴医药学报.-1-19-521

陈发元

答乔贞如君令弟脚疾之顽固因下问二辨别症治/陈发元//医界春秋.-3-14-36

答乔贞如君为弟征案(原案见本刊七十八期)/陈发元//医界春秋.-3-10-317

陈方之

中医学总评/陈方之//华西医药杂志.-5-37-16

陈放勋

读陆渊雷先生伤寒论今释之桂枝附子汤白术附子汤之驳案/陈放勋//杏林医学月报.-3-19-184

伤寒方释义/陈放勋//杏林医学月报.-3-19-308

十枣汤之意义/陈放勋//杏林医学月报.-3-19-270

陈凤姿

蝇毒宜防/陈凤姿//中西医学报.-1-26-372

陈腐

月经/陈腐//文医半月刊.-5-14-40

陈复正

惊风/陈复正(撰)//绍兴医药学报.-1-18
-437

陈干卿

春温风温不同浅说/陈干卿//国医杂志.-4-12
-287

伤寒恶寒中风恶风辨/陈干卿//医学杂志.-2-
2-285

神效救疫丹/陈干卿//中医杂志.-2-19-511

疫痧论(连载)/陈耕道(著);陈干卿(抄录)//中
医杂志.-2-19-33,180,403

陈高芝

半硫丸与胃肠病/陈高芝//国医砥柱月刊.-5-
17-210

陈耕道

疫痧论(连载)/陈耕道(著);陈干卿(抄录)//中
医杂志.-2-19-33,180,403

陈赓飏

香港调查员陈赓飏致南京濮君凤笙函/陈赓飏
//医学公报.-1-7-4

祝中国医学公会文/陈赓飏//医学公报.-1-7-
92

陈公明

非暑论/陈公明//新中医刊.-5-20-187

外感病原论/陈公明//新中医刊.-5-20-122

中风论(神经系病)/陈公明//新中医刊.-5-20
-128

陈公泽

答人参问/陈公泽//医学杂志.-2-1-548

陈鼓阳

辅仁学社陈鼓阳先生来函/陈鼓阳//医学杂志
.-2-15-631

陈观光

分合操纵无不如意允推合作/陈观光//医学报
.-1-6-226

复全国医药总会解释书/时逸人;陈观光//医学
杂志.-2-13-90

论热入精室与热入血室治法之所以略/陈观光
//医学报.-1-6-228

论色脉变夺之不同/陈观光//医学杂志.-2-8-
576

论伤寒结胸与痞证之略/陈观光//医学报.-1-
6-261

论温热发斑疹之理由/陈观光//医学报.-1-6-
262

论五苓散与猪苓汤之别/陈观光//医学报.-1-
6-223

脉中有力与有神不同之研究/陈观光//医学杂
志.-2-1-170

神气与诊断/陈观光//医学杂志.-2-4-189

太原医学馆课艺(连载)/陈观光//医学报.-1-
6-223,261

向全国医药总会建议保护各医团财产书/时逸
人,陈观光//医学杂志.-2-13-88

向全国医药总会建议为国医界加入国民会议选
举及考试法书/时逸人,陈观光//医学杂志.-
2-13-90

向中央国医馆提议八大案/时逸人,陈观光//医
林一谔.-4-8-247

药性升降浮沉论/陈观光//医学报.-1-6-225

药以治病食以养人论/陈观光//医学报.-1-6-
264

致中央国医馆建议书/时逸人,陈观光//医学杂
志.-2-13-85

陈观澜

糖尿方/陈观澜//国医杂志.-4-12-309

陈光桦

疗治败血症所用各种化学药品经验丛录/陈光
桦//中西医学报.-1-41-317

生理盐水及罗玛莎溶液注射中所得不良之结果

/陈光桦(译)//德华医学杂志.-1-39-369

陈光林

对于中央国医馆成立之感想/陈光林//医林一谔.-4-8-162

医林一谔报一周年纪念感言/陈光林//医林一谔.-4-9-30

陈国祥

阿司必林治疗成绩之报告/陈国祥//中西医学报.-1-24-501

陈国熊

大承气汤研究/陈国熊//中国医药月刊.-5-32-463

酵素之与肠胃病/陈国熊//国医导报.-5-30-259

伤寒论撮议(一)至(六)/陈国熊//中国医药月刊.-5-32-597.-5-33-57,121,288,406,556

头痛证辩/陈国熊//国医砥柱月刊.-5-18-44

维他命保命之治验一斑/陈国熊//国医导报.-5-29-423

正气篇/陈国熊//国医导报.-5-30-49

陈国忠

温病商兑之商兑(一)/陈朝荣,陈国忠//中医世界.-3-32-368

陈果夫

不一定能适合中国人的体质/陈果夫//光华医药杂志.-4-35-89

陈果夫题词/陈果夫//国医砥柱月刊.-5-18-517//新中华医药月刊.-5-35-493

陈果夫先生发挥中国的医药问题/陈果夫(著);何佩瑜(补充按语)//国医杂志.-4-7-164

陈果夫先生题辞/陈果夫//新中华医药月刊.-5-35-55

陈果夫先生致编者函:我国医药功用实在西药以上/陈果夫//新中华医药月刊.-5-35-204

当今医者的责任/陈果夫//中医世界.-3-38-481//光华医药杂志.-4-38-15

关于医疗上的几点观察/陈果夫//现代中医.-4-42-439

科学单方三则(治白癜风治黄疸方治臁疮方)/陈果夫//中医世界.-3-36-35

如何去认识中国的医学/陈果夫//中医世界.-3-36-95

五行的新解释/陈果夫//光华医药杂志.-4-35-45

医学的幼稚及中医科学化的必要/陈果夫//中医世界.-3-36-9

医学幼稚及中医科学化必要/陈果夫//国医公报.-4-21-14//中西医药.-5-10-446

医政学院院长陈果夫氏对卫生特别训练班学生训话/陈果夫//国医砥柱月刊.-5-18-688

阴阳五行新解释/陈果夫//光华医药杂志.-4-39-424

用科学的有组织的方法把医学研究出一个体系来/陈果夫//中医世界.-3-36-179

中央国医馆焦馆长在江苏省立医政学院开学演词(发凡从略)/陈果夫//杏林医学月报.-3-21-300

陈汉霖

内经灵兰秘典十二官新释/陈汉霖//医界春秋.-3-12-322

内经灵兰秘典十二位官新释/陈汉霖//医林一谔.-4-11-597

糖尿病证治法/陈汉霖//医界春秋.-3-14-80

陈汉英

征求答案四则/陈汉英,翁廉介,苏艺,钟天赋//医界春秋.-3-6-267

陈航慈

诈盲鉴别法/陈航慈//医学杂志.-2-14-41

陈　豪

说肉食/陈豪//中西医学报.-1-26-400

陈浩泉

急救方/陈浩泉//中医杂志.-2-28-243

陈和和

不卫生之习惯/陈和和//绍兴医药学报星期增刊.-1-21-434

答和县高思潜君问骨之数/陈和和//绍兴医药学报星期增刊.-1-21-444

论酒之毒害/陈和和//绍兴医药学报星期增刊.-1-21-360

卫生谈(不卫生之习惯)/陈和和//绍兴医药学报星期增刊.-1-21-499

问医学门径/陈和和//绍兴医药学报星期增刊.-1-21-419

陈和相

宁波城内外医药调查录/陈和相//三三医报.-2-31-275

劝戒酒论/陈和相//三三医报.-2-31-422

疑问二则/陈和相//绍兴医药学报星期增刊.-1-21-419

陈河书

关于中医学校种种问题的探讨(连载)/陈河书//医林一谔.-4-9-223,268,316

陈衡哲

疟症新说/陈衡哲//医学报.-1-5-213

陈洪范

来函/陈洪范//针灸杂志.-4-28-410

陈华亭

咳嗽论症/陈华亭//国医砥柱月刊.-5-18-286

陈 桓

冬瘟症发现可骇/陈桓//绍兴医药学报星期增刊.-1-21-419

陈夬璠

读卫生学问答/陈夬璠//中西医学报.-1-25-134

陈焕球

先夏至日为病温后夏至日为病暑论/陈焕球//国医杂志.-4-7-179

陈焕云

烂喉风和白喉之区别/陈焕云(述);华企元(录)//苏州国医杂志.-5-2-543//国医砥柱月刊.-5-16-520//中国医药月刊.-5-33-170

三一七国医节纪念/陈焕云//国医杂志.-4-13-374

卫生署提议修改中医条例移转管辖中医权我国医药界应一致据理力争/陈焕云//国医正言.-5-4-541

与民众间话吐血/陈焕云//医界春秋.-3-13-246

陈黄馦

对于广州市卫生局取缔中医的追求/陈黄馦//医界春秋.-3-9-229

气化与物质/陈黄馦//医界春秋.-3-14-12

释礜石/陈黄馦//国医导报.-5-30-174

陈 辉

述重要之症状及其病名为医学生临症之一助/陈辉//中西医学报.-1-24-327

陈惠民

本草异名小录/陈惠民//现代中医.-4-42-318

避妊术/陈惠民//中医世界.-3-33-296//现代中医.-4-42-105

陈惠民启事/陈惠民//现代中医.-4-43-509

瘄子正论(连载)/陈惠民//现代中医.-4-42-22,39

丁济万近案/陈惠民(录)//现代中医.-4-42

－92

疾病原因简述/陈惠民//现代中医.－4－42－500

江西安远正式成立分社的写真/陈惠民//国医
　砥柱月刊.－5－18－442

介绍自己/陈惠民//现代中医.－4－43－80

人体珍话/陈惠民//现代中医.－4－42－138

现代小儿科智识/陈惠民//现代中医.－4－42
　－58

现代中医编者小言/陈惠民//现代中医.－4－43
　－519

医药笔记抄(一)至(五)/陈惠民//现代中医.－4
　－42－498,534,561,619.－4－43－90

诊余漫谈/陈惠民//现代中医.－4－42－349

陈惠言

百合病变怪莫名其认证何的请详说之/陈惠言
　//中医杂志(广东).－3－4－666

读河间六书伤寒医鉴书后(连载)/陈惠言//医
　林一谔.－4－8－20,64,108,410//中医杂志
　(广东).－3－4－150,251,391,535

各科课程纲要/陈惠言//中医杂志(广东).－3
　－4－445

金匮久咳数岁其脉弱者可治实大数者死其脉虚
　者必苦冒释义/陈惠言//中医杂志(广东).－3
　－4－537

金匮论正水后结血分一条黄汗后结气分一条请
　各详其用意/陈惠言//中医杂志(广东).－3－
　4－668

经闭治验三则/陈惠言//杏林医学月报.－3－19
　－493

论百合病认证之的/陈惠言//杏林医学月报.－3
　－19－483

身痛而色微黄齿垢黄爪甲上黄黄瘅也安卧小便
　黄赤脉小而涩者不嗜食解/陈惠言//杏林医
　学月报.－3－20－19

述崩大碗治水肿之奇验/陈惠言//杏林医学月
　报.－3－20－121

星聚草堂医草(连载)/陈惠言//中医杂志(广
　东).－3－4－55,182,279,416,561,688

虚证多有遗尿伤寒阳明篇三阳合病亦言遗尿其

虚实若何/陈惠言//中医杂志(广东).－3－4－
　388

言古者必有验于今说/陈惠言//杏林医学月报
　.－3－16－427

陈慧雄

麻黄桂枝二方俱治太阳病其不同之点若何试择
　要言之/陈慧雄//国医杂志.－4－5－188

脉象有二十七何者为纲领其要义何如平人与病
　人之脉何分四时之脉何别死脉有几孕脉何形
　能一一言之钦/陈慧雄//国医杂志.－4－5
　－95

陈穑畲

按湖北痧疫拟比霍乱之关系及治验法/陈穑畲
　//医学报.－1－6－431

陈穑畲治验一则/陈穑畲//医学公报.－1－7
　－51

陈纪常

暑温症治疗法/陈纪常//杏林医学月报.－3－23
　－19

陈际虞

治愈溺血重症之报告/陈际虞//针灸杂志.－4－
　33－151

陈济民

百零八岁老妇访问记/陈济民//国医杂志.－4－
　7－469

评日人隆轩氏的希望中西医法之互相接近论/
　陈济民//国医杂志.－4－5－267

奇病妙医谈/陈济民//国医杂志.－4－6－198

日人和田氏论中医非陈腐之学/陈济民//国医
　杂志.－4－5－39

虚劳症概论/陈济民//国医杂志.－4－5－457

血证随笔录(连载)/陈济民//国医杂志.－4－5－
　584.－4－6－74.－4－7－233,309

与友人论延医常识/陈济民//国医杂志.－4－5－
　201

中医有应得平等待遇之理由/陈济民//国医杂志.-4-7-452

陈济棠

陈济棠对国医之谈话/陈济棠//杏林医学月报.-3-21-16

陈济棠提倡国医国药之演说词/陈济棠//医林一谔.-4-11-11

第八路陈总指挥济棠题词/陈济棠//医林一谔.-4-8-144

国民革命军第一集团军陈总司令题词/陈济棠//医林一谔.-4-9-15

陈继高

血寒挟淤/陈继高//光华医药杂志.-4-39-167

陈继文

霍乱证治概论/陈继文//医学杂志.-2-16-476

陈佳民

疗毒内服方/陈佳民//中国医学月刊.-3-15-444

陈家鸿

痢疾概述/陈家鸿//现代中医.-4-42-308

书中医界提倡读书之必要后/陈家鸿//现代中医.-4-43-145

无希望的前途/陈家鸿//现代中医.-4-42-157

无锡陈家鸿启事/陈家鸿//现代中医.-4-42-124

重用生石膏实验录/陈家鸿//现代中医.-4-42-133

陈建椿

问项边发蔓肿治法/陈建椿//绍兴医药学报星期增刊.-1-21-358

陈健侯

读知医必辨略论/陈健侯//绍兴医药学报.-1-11-265

陈鉴清

答王道良君久患遗精治法/陈鉴清//绍兴医药学报星期增刊.-1-21-45

陈阶云

对于中医不得用西法西药西医不得用中药再进一辨/陈阶云//医界春秋.-3-5-475

陈 杰

辨或者论大青龙误/陈杰//中医杂志.-2-19-47

病痰饮者当以温药和之论/陈杰//中医杂志.-2-19-53

承气用于少阴四逆用于阳明说/陈杰//中医杂志.-2-19-58

痘症证治概要(一)至(二)/韩卿,陈杰(辑)//中医杂志.-2-20-199,364

诗三首/陈杰//中医杂志.-2-19-128

眼科录要(连载)/陈杰//中医杂志.-2-21-64,449.-2-22-78,287

陈景汉

河北定县医药状况调查/陈景汉//光华医药杂志.-4-35-57

陈景歧

小儿夜啼之研究/陈景歧//中医杂志.-2-27-344

陈景虞

痢症治验/陈景虞//中医杂志.-2-20-249

四乳散/陈景虞//中医杂志.-2-20-299

猪胆膏/陈景虞//中医杂志.-2-19-512

陈竞梅

试言如何为热化燥证象/陈竞梅//铁樵医学月

刊. - 4 - 44 - 173

陈竞成
中医必亡说之反响两封信/庐志坚,陈竞成//光
　　华医药杂志. - 4 - 38 - 519

陈敬先
广东新中医学会在全国医药团体代表大会之提
　　案/余凤智,陈敬先//广东医药月刊. - 3 - 24 -
　　148
阴虚发热之原理/陈敬先//国医杂志. - 4 - 12
　　- 153

陈静山
征求外伤之病名及治法/陈静山//医界春秋. - 3
　　- 11 - 383

陈九洲
答水臌治法/陈九洲//三三医报. - 2 - 29 - 444

陈君达
妇女闭经症/陈君达//中医世界. - 3 - 32 - 604

陈君玉
齿痛方/陈君玉//中国医学月刊. - 3 - 15 - 560

陈　潘
支提学宪考试医生批/陈潘//绍兴医药学报. - 1
　　- 8 - 258

陈开椿
治梦遗灵效方法/陈开椿//光华医药杂志. - 4 -
　　36 - 115

陈康颐
被强奸兽奸及惯于鸡奸者之要征/陈康颐//医
　　林一谔. - 4 - 11 - 514
中国法医学史/陈康颐//医史杂志. - 5 - 39
　　- 207

陈克道
医界春秋七周纪念二则/陈爱棠,陈克道//医界
　　春秋. - 3 - 9 - 425

陈克松
问咳嗽治法/陈克松//三三医报. - 2 - 29 - 444

陈孔生
验方录要/陈孔生//中医杂志. - 2 - 22 - 371

陈　奎
赠罗君炜彤中和医药室/陈奎//三三医报. - 2 -
　　36 - 427

陈来加
肝蛭(分枝睾吸虫)之研究(连载)/陈来加//新
　　中医刊. - 5 - 20 - 363,417

陈兰圃
陈兰圃先生致山西中医改进研究会书/陈兰圃
　　//医学杂志. - 2 - 1 - 578

陈朗清
病愈复感变症治验/陈朗清//光华医药杂志. - 4
　　- 37 - 210
热瘀发狂治验/陈朗清//光华医药杂志. - 4 - 36
　　- 500

陈乐三
问题两则/陈乐三//光华医药杂志. - 4 - 39
　　- 447

陈犁樵
恽氏医学观/陈犁樵//铁樵医学月刊. - 4 - 44
　　- 553

陈　澧
万德华传/陈澧//神州国医学报. - 4 - 16 - 110

陈历耕

调查员陈历耕君来函/陈历耕//绍兴医药学报.-1-12-398

陈立夫

不近人情之至/陈立夫//光华医药杂志.-4-35-168

陈立夫先生题辞/陈立夫//新中华医药月刊.-5-35-95

陈逊斋伤寒论改正并注序/陈立夫//光华医药杂志.-4-36-288

封面署签/陈立夫//国医砥柱月刊.-5-18-509

国医果当废弃乎/陈立夫//医林一谔.-4-10-12//国医公报.-4-19-30

危乎哉今之中医/陈立夫//国医砥柱月刊.-5-18-450

序黄帝内经太素补注/陈立夫//光华医药杂志.-4-40-77

医药之将来/陈立夫(讲);叶劲秋(笔记)//光华医药杂志.-4-36-348

中国医学之将来/陈立夫(讲);许济弘(记)//医界春秋.-3-11-369

中央国医馆第二届全国代表大会开幕演词/陈立夫//医学杂志.-2-16-374//医界春秋.-3-12-169

主席陈立夫致开会词/陈立夫//国医公报.-4-22-391

陈莲峰

痹症治验/陈莲峰//中医杂志.-2-23-471

不药疗法/陈莲峰//医学杂志.-2-16-286

产后血量及感风之证/陈莲峰//三三医报.-2-32-312

肠风下血案/陈莲峰//医学杂志.-2-13-409

陈莲峰集验秘抄二则/陈莲峰//三三医报.-2-32-208

陈莲峰君致山西中医改进研究会书/陈莲峰//医学杂志.-2-6-100

齿衄验案/陈莲峰//医学杂志.-2-13-409

胆汁性青尿下消案/陈莲峰//医学杂志.-2-14-94

钉瘰病方/陈莲峰//医学杂志.-2-5-217

肺胀治验/陈莲峰//医学杂志.-2-6-71

风热肺胀案/陈莲峰//医学杂志.-2-14-170

佛庐医话/陈莲峰//医学杂志.-2-16-343

佛庐医谈/陈莲峰//中医杂志.-2-23-113

佛庐诊案/陈莲峰//三三医报.-2-32-207

浮肿属血分治法/陈莲峰//医学杂志.-2-17-372

妇人血崩症以温药治愈/陈莲峰//医学杂志.-2-16-286

咯血治愈/陈莲峰//医学杂志.-2-7-223

寒疝用围药治愈(谢铭山录)/陈莲峰//医学杂志.-2-6-69

横痃下疳治验/陈莲峰//中医杂志.-2-24-93

纪甲子春月之麻症/陈莲峰//医学杂志.-2-7-76

纪甲子年春月之麻疹/陈莲峰//三三医报.-2-32-279

脐风研究/陈莲峰//医学杂志.-2-7-78

热毒脚气验案/陈莲峰//医学杂志.-2-17-33

通外窍而利内窍/谢少昂(著);陈莲峰(录)//医学杂志.-2-7-344

痛经血疝案/陈莲峰//医学杂志.-2-14-170

头痛研究/陈莲峰//医学杂志.-2-17-365

小便癃闭用探吐法/谢铭山(著);陈莲峰(录)//医学杂志.-2-6-70

验方汇录/陈莲峰//医学杂志.-2-18-79

验方七则/陈莲峰//中医杂志.-2-22-170

验方十则/陈莲峰//中医杂志.-2-21-525

验方五则/陈莲峰//医学杂志.-2-10-488

治癫狗咬伤特效方/陈莲峰//医学杂志.-2-5-217

治金钱癣牛皮癣癞癣顽癣验方/陈莲峰//医学杂志.-2-5-217

治胃气痛验方/陈莲峰//医学杂志.-2-5-217

治心腹痛神效/陈莲峰//医学杂志.-2-17-373

痔疮验案/陈莲峰//医学杂志.-2-17-372

中医之救急疗法最捷效而无流弊者试详言之/

陈莲峰//医学杂志.-2-18-524

陈良夫

颖川医案(连载)/陈良夫(遗著);朱振声(录)//中医杂志.-2-20-275,492.-2-21-149,328,503.-2-22-125

陈亮衡

松阴秘传喉科合抄秘传(连载)/陈亮衡(藏)//中国医学月刊.-3-15-499,562,604

陈亮节

生物亦有天然自疗能力说/陈亮节//杏林医学月报.-3-21-384

陈六鳌

血虚/陈六鳌//光华医药杂志.-4-37-79

陈 龙

化奇轩治验笔记/许思文(著);陈龙(录)//中医杂志.-2-20-433

陈龙池

本刊投稿诸公也当提倡白话文/陈龙池//绍兴医药学报星期增刊.-1-21-83

产后伤胦辨/陈龙池//绍兴医药学报.-1-16-207

答百四十二/陈龙池//绍兴医药学报.-1-16-105

答百四十三/陈龙池//绍兴医药学报.-1-16-106

答第三则/陈龙池//绍兴医药学报星期增刊.-1-21-384

答沈君仲圭问疑第二则/陈龙池//绍兴医药学报星期增刊.-1-21-248

答杨燧熙君睾丸偏大治法/陈龙池//绍兴医药学报星期增刊.-1-21-248

答游戏问题第二则/陈龙池//绍兴医药学报星期增刊.-1-21-383

热饮喘咳治法一得/陈龙池//绍兴医药学报.-1-17-161

声明精神学养成所不可去学/陈龙池//绍兴医药学报星期增刊.-1-21-325

释方/陈龙池//绍兴医药学报.-1-16-492

问白浊变疝的理及治法/陈龙池//绍兴医药学报星期增刊.-1-21-302

问百四十八/陈龙池//绍兴医药学报.-1-16-100

问鼻塞治法/陈龙池//绍兴医药学报星期增刊.-1-21-413

问出汗的理/陈龙池//绍兴医药学报星期增刊.-1-21-276

问打胎出血的医治法/陈龙池//绍兴医药学报星期增刊.-1-21-276

问怪经的理/陈龙池//绍兴医药学报星期增刊.-1-21-237

问红磷愈病的理/陈龙池//绍兴医药学报星期增刊.-1-21-406

问虎疫(俗名瘰螺痧)的正当疗法/陈龙池//绍兴医药学报星期增刊.-1-21-236

问虎疫正当疗法/陈龙池(问);杨燧熙(答)//绍兴医药月报.-2-41-241

问霍乱急救法/陈龙池//绍兴医药学报星期增刊.-1-21-312

问节调嗜茶的法子/陈龙池//绍兴医药学报星期增刊.-1-21-299

问口涎治法/陈龙池//绍兴医药学报星期增刊.-1-21-413

问药/陈龙池//绍兴医药学报星期增刊.-1-21-501

问治横生倒产方的理/陈龙池//绍兴医药学报星期增刊.-1-21-126

问子鸣之理及治法/陈龙池//绍兴医药学报星期增刊.-1-21-4

杏仁中毒之解救/陈龙池//绍兴医药学报.-1-16-138

扬州发现虎疫/陈龙池//绍兴医药学报星期增刊.-1-21-291

要不生病是要静坐的/陈龙池//绍兴医药学报星期增刊.-1-21-275

医事见闻录之广陆医俗/陈龙池//绍兴医药学
　报.-1-17-169

医医谈/陈龙池//绍兴医药学报.-1-18-16

再问横生倒产方子的理/陈龙池//绍兴医药学
　报星期增刊.-1-21-325

正误/陈龙池//绍兴医药学报星期增刊.-1-21
　-448

拙作校勘记/陈龙池//绍兴医药学报.-1-17
　-329

陈銮中

中国医术风行于瑞士/陈銮中//广东医药月刊
　.-3-24-603

陈眉公

补白/陈眉公//中医新生命.-5-7-244

陈梅庵

从中国医药界的迷途中指出一个光明的大道来
　/陈梅庵//光华医药杂志.-4-40-325

改进中国医学之我见/陈梅庵//光华医药杂志
　.-4-36-357

陈美贞

问牙疼治法/陈美贞//绍兴医药学报星期增刊
　.-1-22-88

谢诸道长赐方函/陈美贞//绍兴医药学报星期
　增刊.-1-22-348

致浙江医校赵为范先生书/陈美贞//绍兴医药
　学报星期增刊.-1-22-340

陈　明

讽隐/陈明//利济学堂报.-1-3-187

华报合办议/陈明//利济学堂报.-1-3-287

见闻近录叙/陈明//利济学堂报.-1-2-193

论变法须首自易西服始/陈明//利济学堂报.-1
　-3-281

论黄人不宜视变法为无裨因循自误/陈明//利
　济学堂报.-1-2-103

论学堂报馆须相辅而行/陈明//利济学堂报.-1

　-1-115

论自强当以中学为体西学为用/陈明//利济学
　堂报.-1-1-491

商务丛谈叙/陈明//利济学堂报.-1-1-395

洋务掇闻叙/陈明//利济学堂报.-1-1-211

针儒(连载)/陈明//利济学堂报.-1-2-279,
　375,473

陈明子

斯何病欤/陈明子//光华医药杂志.-4-37
　-265

陈鸣璆

肥胖病/陈鸣璆//光华医药杂志.-4-39-553

陈铭清

单方照录(映溪草堂笔记)/陈铭清,周维翰(录)
　//医学报.-1-5-29

陈铭枢

广东省府陈主席复国医馆笺函/陈铭枢//医林
　一谔.-4-8-284

陈默斋

外科宣秘录补遗/陈默斋(辑);陈锡周(录)//中
　医杂志.-2-27-173

宣秘录(连载)/陈默斋(遗著);陈锡周(录)//中
　医杂志.-2-21-32,225,405.-2-26-340
　.-2-27-7

陈慕陶

问百四十七/陈慕陶//绍兴医药学报.-1-16
　-99

陈念祖

厘正医学三字经卷一(连载)/陈念祖(著);张骥
　(辑);刘复(参校)//中国医学.-5-34-
　11,76

陈培之

中国医学科学整理之我见/陈培之//中西医药.-5-10-478

陈沛霖

万灵种玉酒之商榷/陈沛霖//中医指导录.-3-38-646

陈佩芳

经痛/陈佩芳//光华医药杂志.-4-37-264

陈 皮

医药界之腐败现象/陈皮//神州医药学报.-1-43-50

陈萍生

对于各地医校学社之展望/陈萍生//光华医药杂志.-4-39-197

陈 璞

关于国产药材科学研究之意见/陈璞//医学杂志.-2-14-313
国产药材料学研究之意见/陈璞//医林一谔.-4-10-26

陈其采

陈其采先生题辞/陈其采//新中华医药月刊.-5-35-127

陈其璋

奏请添铸铜圆折/陈其璋//利济学堂报.-1-2-555

陈奇生

痘疹明镜/陈奇生(原著);许其瑞(增订);陈锡三(抄录)//中医杂志.-2-27-188

陈琦贞

南华寺卓锡泉记/陈琦贞//国医杂志.-4-5-104

陈企高

问药一则/陈企高//三三医报.-2-34-357

陈启成

退思轩临诊笔记(连载)/陈启成//神州医药学报.-1-47-459,561
退思轩治验(连载)/陈启成//神州国医学报.-4-14-225.-4-15-74,131.-4-16-456.-4-18-103

陈启娄

大椎间使后谿三穴治疗疟疾之研究/陈启娄//针灸杂志.-4-32-165
灸经渠穴立止鼻衄/陈启娄//针灸杂志.-4-32-164
数年痫疾一针两穴治根/陈启娄//针灸杂志.-4-32-502

陈起云

和民众闲话痢疾/陈起云//国医砥柱月刊.-5-16-284
马脾喉风之可畏/陈起云//国医砥柱月刊.-5-16-617

陈乾元

科学化之中国药方立治霍乱/陈乾元//国医杂志.-4-13-57

陈青云

陈会员青云来函(一)至(三)/陈青云//神州国医学报.-4-15-198,200,203
绞肠痧之治验/陈青云//神州国医学报.-4-14-181
临症经验(连载)/陈青云//神州国医学报.-4-14-508,558.-4-15-29
论中西医诊病不同处(连载)/陈青云//神州国医学报.-4-14-318,378,444
诊余偶谈(连载)/陈青云//神州国医学报.-4-14-568,613.-4-15-37,136

陈庆云

陈庆云先生题词/陈庆云//医林一谔.-4-9
-18

广东虎门要塞陈司令庆云题词/陈庆云//医林
一谔.-4-8-146

陈秋舫

陈氏医案/陈秋舫//绍兴医药学报.-1-8-421

陈秋孙

寄周小农/陈秋孙//三三医报.-2-32-159

陈 虬

保种首当习医论/陈虬//利济学堂报.-1-1
-297

祷医圣文/陈虬//利济学堂报.-1-1-111

格致后言叙/陈虬//利济学堂报.-1-3-91

霍乱病源方法论/陈虬//利济学堂报.-1-1
-587

教经答问(连载)/陈虬//利济学堂报.-1-1-
159,237,331,425,519,619.-1-2-31,121,
207,307,397,501,595.-1-3-31,199,373

教经答问弁言/陈虬//利济学堂报.-1-1-157

教经序/陈虬//利济学堂报.-1-1-61

近政备考叙/陈虬//利济学堂报.-1-2-373

利济丛书总序/陈虬//利济学堂报.-1-1-207

利济汇编总序/陈虬//利济学堂报.-1-1-393

利济讲义/陈虬//利济学堂报.-1-1-129,
217,308,401,501,603.-1-2-14

利济教经/陈虬//利济学堂报.-1-1-63

利济外乘叙/陈虬//利济学堂报.-1-1-489

利济卫生经/陈虬//利济学堂报.-1-1-319

利济元经(连载)/陈虬//利济学堂报.-1-1-
219,311,403.-1-2-195,287,383,483,577
.-1-3-17,105,189

利济元经/陈虬//利济学堂报.-1-2-16

利济元经卷一至三/陈虬//利济学堂报.-1-1-
137,503.-1-2-107

论陈同甫上孝宗皇帝书/陈虬//利济学堂报.-1
-3-285

农学琐言叙/陈虬//利济学堂报.-1-2-471

说名(连载)/陈虬//利济学堂报.-1-3-
179,263

算纬前编(连载)/陈虬(主讲);陈侠(编)//利济
学堂报.-1-1-411,509,609.-1-2-21,
113,199,299,389,493,587.-1-3-23,109,
197,353

心战(连载)/陈虬//利济学堂报.-1-2-95,
185,275

医历答问(连载)/陈虬//利济学堂报.-1-1-
155,235,329,423,517,617.-1-2-29

医历答问弁言/陈虬//利济学堂报.-1-1-153

医医/陈虬//利济学堂报.-1-3-291

艺事稗乘叙/陈虬//利济学堂报.-1-3-5

蛰庐诊录(连载)/陈虬//利济学堂报.-1-2-
293,387,487,583.-1-3-305

蛰庐诊录序/陈虬//利济学堂报.-1-2-5

箴时/陈虬//利济学堂报.-1-2-565

中星图略(连载)/陈虬(主讲);林獬(编)//利济
学堂报.-1-1-325,419,613.-1-2-117,
303,591.-1-3-369

中星图略弁言/陈虬//利济学堂报.-1-3-369

陈壬一

胡瀛峤先生八旬大庆寿诗/陈壬一//三三医报
.-2-32-32

浙江余姚胡瀛峤先生小传/陈壬一//三三医报
.-2-31-567

陈忍一

论医生与社会之关系/陈忍一//中西医学报.-1
-32-467

陈稔秋

复王润霖先生书/陈稔秋//绍兴医药学报.-1-
14-155

陈任枚

本省国医界为筹设广东省国医馆致中央国医馆
筹备处快邮代电/陈任枚等//医林一谔.-4-

8-286

广东中医药专门学校校长题词/陈任枚//医林
　　一谔.-4-8-150.-4-9-23

卷首题字/陈任枚//杏林医学月报.-3-23
　　-459

陈容生

保身善法(益闻录)/陈容生(译)//中西医学报
　　.-1-25-276

陈汝来

伤寒承气汤麻仁丸论/陈汝来//中医杂志(广
　　东).-3-4-40

陈汝廉

流行性脑脊髓膜炎/陈汝廉//绍兴医药学报.-1
　　-17-163

陈汝器

气化生理谈/陈汝器//杏林医学月报.-3-19
　　-328

天食人以五气地食人以五味论/陈汝器//中医
　　杂志(广东).-3-4-540

阳出之阴则静阴出之阳则怒解/陈汝器//中医
　　杂志(广东).-3-4-674

陈汝舟

妇科肤说/陈汝舟//神州医药学报.-1-47
　　-432

陈　睿

论葶苈子/陈睿//中西医学报.-1-23-128

陈若愚

肾水泛上为痰论/陈若愚//神州医药学报.-1-
　　47-519

陈尚达

病理学会通(连载)/裘吉生(撰);朱祖瑞;陈尚
　　达(校)//绍兴医药学报.-1-12-225,297

陈少柳

代问右脚不能行步微痛微肿之治法/陈少柳//
　　医界春秋.-3-13-503

题赠医界春秋九周纪念/陈少柳//医界春秋.-3
　　-12-267

题赠医界春秋社敬呈张主席赞臣先生法正/陈
　　少柳//医界春秋.-3-11-272

征求瘰疬愈后体弱之调治法/陈少柳//医界春
　　秋.-3-12-108

陈少铭

代友征求良方/陈少铭//医界春秋.-3-13
　　-455

陈少竹

祝医界春秋社十一周纪念/陈少竹//医界春秋
　　.-3-14-341

陈绍歧

答陈文曼君问目疾/陈绍歧//医界春秋.-3-10
　　-500

陈绍闻

秦景明幼科医案(连载)/陈绍闻//中医世界.-3
　　-31-115,570.-3-32-87,443.-3-33-
　　89,317.-3-34-21,152

陈绍熙

日本汉医案新译/陈绍熙//中医世界.-3-26
　　-250

陈慎园

伤食腹痛经验谈/陈慎园//医界春秋.-3-12
　　-328

陈升之

喉风喉毒喉痈治验三案/陈升之//华西医药杂
　　志.-5-36-385

陈生白

呼吸诠释(连载)/陈生白//神州国医学报.-4-
15-595.-4-16-6

研究脉学之基础知识(连载)/陈生白//神州国
医学报.-4-15-338,379

由血液之凝固证国医药学数则/陈生白//神州
国医学报.-4-14-263

陈绳枢

答冉济川君征求腰骨结核治法/陈绳枢,郑克光
//医界春秋.-3-14-259

陈圣化

今后整理医学之希望/陈圣化//光华医药杂志
.-4-40-330

陈圣之

最后之信仰/陈圣之//国医导报.-5-29-74

陈师平

律诗其二/陈师平//针灸杂志.-4-32-8

律诗其一(集经穴成句)/陈师平//针灸杂志.-4
-32-8

满江红(咏三周纪念)/陈师平//针灸杂志.-4-
32-8

一针之微能愈邪祟凭身之危证/陈师平//针灸
杂志.-4-31-202

陈石夫

各省市已成立之国医分馆统计/陈石夫//光华
医药杂志.-4-35-55

陈实功

急救疗疮全集/陈实功(著);叶种骥(录)//中医
杂志.-2-21-20

陈史六

腹痛辨(连载)/〔日〕茂木藏之助(原著);陈史
六(译)//中医新生命.-5-6-431,502,574
.-5-7-11

胃肠加答儿之汉方疗法/陈史六(译)//中医新
生命.-5-6-322

陈士成

问异症治法/陈士成//绍兴医药学报星期增刊
.-1-21-421

陈士青

灸科学试卷/陈士青等//针灸杂志.-4-30
-293

生理解剖学试卷/陈士青等//针灸杂志.-4-30
-307

忆承师/陈士青//针灸杂志.-4-34-108

诊断学试卷/陈士青等//针灸杂志.-4-30
-317

陈士任

痢疾病论治/陈士任//光华医药杂志.-4-38
-104

颂光华杂志二周纪念/陈士任//光华医药杂志
.-4-38-296

外感咳嗽误治成损说/陈士任//光华医药杂志
.-4-40-366

血崩病论治/陈士任//光华医药杂志.-4-37
-496

陈世华

食米为脚气症之病原辨/陈世华//中西医学报
.-1-33-439

陈世杰

重刻张仲景金匮玉函经序/陈世杰//中医新生
命.-5-6-557

陈世金

胃病疗养法/陈寿亚,陈世金//医界春秋.-3-
12-228

陈世青

参加南京中医师考试记/陈世青//国医砥柱月

刊.-5-18-222

陈守真

辨人参之真伪/陈守真//绍兴医药学报.-1-17
-530

答高思潜函/陈守真//绍兴医药学报.-1-19
-231

答嘉定王绍声君问不寐治法/陈守真//绍兴医
药学报星期增刊.-1-21-173

答山东刘希文问治二则/陈守真//绍兴医药学
报星期增刊.-1-22-411

答沈仲圭君疑问四则(问题在二十七号)/陈守
真//绍兴医药学报星期增刊.-1-21-260

答竹余祥君论鬼病/陈守真//绍兴医药学报.-1
-17-103

丹心/陈守真//绍兴医药学报星期增刊.-1-21
-507

读灵枢经脉篇之疑问/陈守真//绍兴医药学报
星期增刊.-1-21-469

对难者辨人参之味(连载)/陈守真//绍兴医药
学报.-1-17-533,535

放鹞子/陈守真//绍兴医药学报星期增刊.-1-
21-481

茯苓之研究/陈守真//绍兴医药学报.-1-16
-351

妇人行经腹痛/陈守真//绍兴医药学报.-1-19
-136

复陶梦英函/陈守真//绍兴医药学报星期增刊
.-1-22-128

改造旧社会的医家/陈守真//绍兴医药学报.-1
-18-393

感旧十章/陈守真//三三医报.-2-30-605

告诉迎菩萨底朋友/陈守真//绍兴医药学报星
期增刊.-1-21-259

海螵蛸紫菜/陈守真//绍兴医药学报.-1-17
-537

和张相臣先生咏怀原韵二章/陈守真//三三医
报.-2-30-604

琥珀/陈守真//绍兴医药学报.-1-17-482

考阳起石之产地/陈守真//绍兴医药学报.-1-

17-529

录教育参观团参观江苏上海无锡南通三县教育
状况报告书关于学校卫生之设备者/陈守真
//绍兴医药学报星期增刊.-1-21-271

论鬼病/陈守真//绍兴医药学报.-1-16-399

论芥苨/陈守真//绍兴医药学报.-1-17-234

论蛞蝓即蜗牛/陈守真//绍兴医药学报.-1-18
-34

论蛞蝓与蜓油之别/陈守真//绍兴医药学报.-1
-18-34

梅豌豆/陈守真//绍兴医药学报.-1-17-483

霉菌的危害/陈守真//绍兴医药学报星期增刊
.-1-21-171

内经上古天真论今义/陈守真//绍兴医药学报
.-1-18-265

青年期的疾病(连载)/[美]路易司泰(著);陈
守真(译)//三三医报.-2-36-80,114,
152,190

人中黄/陈守真//绍兴医药学报.-1-17-532

石膏赤石脂/陈守真//绍兴医药学报.-1-17
-531

世医/陈守真//绍兴医药学报星期增刊.-1-22
-27

属马山医药界之写真/陈守真//绍兴医药学报
.-1-19-59

说巴戟天之真伪/陈守真//绍兴医药学报.-1-
17-234

说丁香之效用/陈守真//绍兴医药学报.-1-17
-233

说黄连之产地/陈守真//绍兴医药学报.-1-17
-233

说阳起石之成分/陈守真//绍兴医药学报.-1-
17-532

问螟虫能治何病及其气味功能若何/陈守真//
绍兴医药学报星期增刊.-1-21-262

五年来所泛览过的医药书报介绍(连载)/陈守
真//三三医报.-2-29-299,375

延寿问题/陈守真//绍兴医药学报.-1-19
-257

疑问二则/陈守真//绍兴医药学报星期增刊.-1

－21－84

译青年期之病书序/陈守真//绍兴医药学报星
　期增刊.－1－21－471

再答竹余祥君论鬼病/陈守真//绍兴医药学报
　.－1－17－433

再问孕双胎法并答复刘吉人卢育和竹余祥三君
　/陈守真//绍兴医药学报星期增刊.－1－21
　－236

箴车家弄之喉科/陈守真//绍兴医药学报星期
　增刊.－1－21－63

整理国医药学术标准大纲草案签注/陈守真//
　国医公报.－4－19－313

致高思潜君函/陈守真//绍兴医药学报.－1－19
　－375

致马叔循先生函/陈守真//绍兴医药学报星期
　增刊.－1－22－168

致沈仲圭君函/陈守真//绍兴医药学报.－1－18
　－367//绍兴医药学报星期增刊.－1－22－
　128,184

致同社书/陈守真//三三医报.－2－30－160

中国人的二大病/陈守真//绍兴医药学报星期
　增刊.－1－21－163

中医西医/陈守真//绍兴医药学报.－1－17
　－335

自感寄徐召南君/陈守真//三三医报.－2－29
　－635

陈寿柏
四饮异同辨/陈寿柏//复兴中医.－5－31－205

陈寿民
膨胀单方琐谈/陈寿民//华西医药杂志.－5－36
　－384

上当今医界意见书/陈寿民//国医砥柱月刊.－5
　－18－311

谈谈常今之混称中西医/陈寿民//国医砥柱月
　刊.－5－18－71

折中参西喉治验记/陈寿民//国医砥柱月刊.－5
　－18－270

陈寿山
征求头皮痒及膝胫痒之疗法/陈寿山//医界春
　秋.－3－13－25

陈寿亚
胃病疗养法/陈寿亚,陈世金//医界春秋.－3－
　12－228

陈瘦夫
敬题炜彤先生中和医药室/陈瘦夫//三三医报
　.－2－36－427

陈叔旌
三周纪念祝词/陈叔旌//针灸杂志.－4－32－6

陈叔屏
医方经验汇编(一)至(二十一)/余奉仙(著);陈
　叔屏(录)//医界春秋.－3－6－39,68,96,
　129,156,189,257,303,404,442,493,523.－3
　－7－14,50,88,127,168,206,243,277,312

陈舒然
中国医药人士当前应该奋往的途径/陈舒然//
　华西医药杂志.－5－37－358

陈述先
编者赘言/陈述先//国医砥柱月刊.－5－16
　－480

国医砥柱月刊社编辑部启事/陈述先//国医砥
　柱月刊.－5－15－416,466.－5－16－566.－5
　－18－20

敬告医界同胞书/陈述先//文医半月刊.－5－14
　－243

论妇人之病首在调经/陈述先//国医砥柱月刊
　.－5－15－507

论阴阳为医理之要/陈述先//国医砥柱月刊.－5
　－15－443

陈树生
问脘痛吐水治法/陈树生//绍兴医药月报.－2－

39－571

陈树修
中医在现时代之感想与运用/陈树修//神州国
医学报.－4－18－421

陈硕人
参观民生药厂以后的感想/陈硕人//苏州国医
杂志.－5－2－454
唐仁缙博士医学演讲录(实扶的里的病理及治
疗)(连载)/唐仁缙(讲);陈硕人(笔记)//苏
州国医杂志.－5－2－269,482

陈　思
手淫之治法/陈思//广东医药月刊.－3－24
－106

陈思九
六淫病之真义/陈思九//光华医药杂志.－4－40
－364
谈谈健忘症/陈思九//光华医药杂志.－4－41
－193

陈松龄
噎嗝论/陈松龄//苏州国医杂志.－5－2－568

陈松茂
回阳九针表/陈松茂//针灸杂志.－4－32－337
井荥俞经合主治/陈松茂//针灸杂志.－4－33
－39
十二经井荥俞经合图/陈松茂//针灸杂志.－4－
33－39
针灸术关于四时八节五行甲子人神禁忌之讨论
/陈松茂//针灸杂志.－4－33－30

陈颂周
近案一则/陈颂周//中医指导录.－4－3－275
暑温湿温浅说/陈颂周//中医指导录.－4－3
－297
血症论治/陈颂周//中医指导录.－4－1－437

治痘简明条例/陈颂周//中医世界.－3－32
－319

陈素希
陈氏验方/陈素希//神州国医学报.－4－17－
328,355,395,444,475.－4－18－61
附子之尝试/陈素希//神州国医学报.－4－17
－310
生半夏百合治浸淫疮之特效/陈素希//神州国
医学报.－4－17－460
鲜荷花叶治毒蛇咬伤之特效/陈素希//神州国
医学报.－4－18－48

陈绥清
问遗泄症治法/陈绥清//绍兴医药学报星期增
刊.－1－21－6
再问遗精治法/陈绥清//绍兴医药学报星期增
刊.－1－21－47

陈匋厂
陈匋厂先生致山西中医改进研究会第二书/陈
匋厂//医学杂志.－2－2－97
陈匋厂先生致山西中医改进研究会书附/陈匋
厂//医学杂志.－2－1－450

陈惕安
三个问题/陈惕安//光华医药杂志.－4－38
－544

陈天如
临证笔验/陈天如//中医杂志.－2－27－240

陈天枢
猩红热新论(连载)/邓立铭,陈天枢(编译)//中
西医学报.－1－34－249,329
猩红热新论目次/邓立铭,陈天枢//中西医学报
.－1－34－346
猩红热新论序/邓立铭,陈天枢//中西医学报.－
1－34－345

陈廷谔

疫毒霍乱一夕谈/陈廷谔//中西医学报.-1-36
-93

陈庭悦

儿童饮食品之研究/陈庭悦//中西医学报.-1-
36-175

陈霆锐

军队卫生之研究(录大中华)/陈霆锐//中西医
学报.-1-31-415

军队卫生之研究/陈霆锐//中西医学报.-1-35
-357

人体之奥妙/陈霆锐//中西医学报.-1-36
-479

陈桐英

答问(七)/陈桐英//自强医学月刊.-3-41
-564

陈万成

烹饪之目的及其效用/陈万成//德华医学杂志
.-1-39-154

陈维藩

问二十一/陈维藩//绍兴医药学报.-1-11
-175

陈维侬

阜宁全县医药卫生概况/陈维侬//医界春秋.-3
-11-502

难经攻错(一)至(十三)/陈维侬//医界春秋.-3
-12-401,444,498.-3-13-30,87,134,
361,420,465,512.-3-14-30,202,255

陈炜如

艾灸治疗结核之新福音/[日]原志免太郎
(著);邱炳煌(译);陈炜如(转载)//针灸杂志
.-4-29-64

多灸隐白穴能救三脱症之奇效/陈炜如//针灸
杂志.-4-29-411

陈卫卿

问久咳之治法/陈卫卿//医界春秋.-3-7-459

陈渭滨

父病获愈记/陈渭滨//中医新生命.-5-7-217

是否用药错误/陈渭滨//光华医药杂志.-4-35
-595

陈慰苍

痧疹之六大时期/陈慰苍//中国医学.-5-34
-131

十二种治咳法(连载)/陈慰苍//中国医学.-5-
34-29,96

陈文炳

二个病症/陈文炳//光华医药杂志.-4-39
-258

陈文灿

大马邦之镇静功用/陈文灿//德华医学杂志.-1
-39-43

肺病用格罗可文之经验谈/倍度(著);陈文灿
(译)//德华医学杂志.-1-38-454

糖尿病之蛋白体疗法/陈文灿//中西医学报.-1
-38-236

脱落派林之与胃肠痉挛/陈文灿//德华医学杂
志.-1-39-144

新阿脱洛品之功用/陈文灿//德华医学杂志.-1
-38-546

陈文鼎

梦遗/陈文鼎//光华医药杂志.-4-38-554

陈文甫

请赐良方/陈文甫//光华医药杂志.-4-37
-261

陈文虎

西湖口占四绝/陈文虎//国医公报.-4-25
-426

陈文曼

征求疗治胞弟右目内障良方/陈文曼//医界春
秋.-3-10-319

陈文旭

铁樵函授医学学员课艺选刊:读病理各论第一
册书后(其十)/陈文旭//铁樵医学月刊.-4
-44-72

铁樵函授医学学员作品:读讲义一得(其四)/陈
文旭//铁樵医学月刊.-4-44-304

铁樵医药事务所读者园地:咳嗽之种类与证状
(其一)/陈文旭//铁樵医学月刊.-4-44
-524

陈文轩

柳叶桃叶治狂病之奇验/陈文轩//国医砥柱月
刊.-5-15-625

陈问天

闲话血崩/陈问天//医界春秋.-3-13-264

想到那里说到那里/陈问天//医界春秋.-3-14
-9

也是见仁见智各自天良/陈问天//医界春秋.-3
-14-119

张治河先生悬额纪念/陈问天//医界春秋.-3-
14-157

陈我权

问百四十四/陈我权//绍兴医药学报.-1-16
-96

陈无咎

白术黄芩说/陈无咎//医界春秋.-3-7-248

病名草案的扬榷/陈无咎//国医公报.-4-25
-427

病名草案之回顾及断制/陈无咎//医界春秋.-3

-12-85//中医世界.-3-35-315

不欲批评里感想/陈无咎//医界春秋.-3-10
-229

不在话下/陈无咎//医界春秋.-3-10-281

陈无咎启事/陈无咎//医界春秋.-3-12-410
//光华医药杂志.-4-40-237

陈无咎先生所著医垒丛书/陈无咎//神州医药
学报.-1-47-359

吃肉行/陈无咎//国医公报.-4-25-418

痓痉说/陈无咎//医界春秋.-3-7-43

从伤寒论说到编制病名/陈无咎//国医公报.-4
-22-501

从胃说到侯氏黑散/陈无咎//医界春秋.-3-12
-195

从恽铁樵先生说到金石斛/陈无咎//杏林医学
月报.-3-23-133

从中国医学界限说到伤寒论真伪/陈无咎//医
界春秋.-3-12-425

答客难/陈无咎//医界春秋.-3-6-481

丹溪大学宣言/陈无咎//三三医报.-2-35
-439

读了教育部处置中医学校的命令书后/陈无咎
//医界春秋.-3-6-431

读子耀疑/陈无咎//医界春秋.-3-12-171

反动派底卖狗肉功臣谭次仲/陈无咎//医界春
秋.-3-8-380

伏气辨/陈无咎//医界春秋.-3-7-80

复曾君觉叟书/陈无咎//医界春秋.-3-13
-316

复李重人先生书/陈无咎//医界春秋.-3-14
-98

肝病传脾论(金匮参衡之一)/陈无咎//医界春
秋.-3-7-7

肝病传脾论/陈无咎//医学杂志.-2-13-151

疳湿证与疳湿方/陈无咎//中医世界.-3-26
-140

刚底灵素(医垒之九)/陈无咎//神州医药学报
.-1-47-321

刚底灵素片谈(一)至(三)/陈无咎//医界春秋
.-3-5-415,448,480

刚底灵素之二:经络(连载)/陈无咎//杏林医学月报.-3-16-89,136

刚底灵素之三:标本/陈无咎//杏林医学月报.-3-16-257

刚底灵素之一(连载)/陈无咎//杏林医学月报.-3-16-14,49

告全国中医同志最后一封书/陈无咎//医界春秋.-3-14-38

国民会议与医药团体/陈无咎//神州医药学报.-1-47-411

国医馆成立与以后国医药界之认识/陈无咎//中医世界.-3-27-55

喉痹之研究/陈无咎//医界春秋.-3-6-216

胡叟方案/陈无咎//神州医药学报.-1-47-195

壶叟笔记/陈无咎//中医杂志.-2-20-423.-2-22-87

壶叟方案/陈无咎//神州医药学报.-1-47-39

皇初藤之灵异/陈无咎//神州医药学报.-1-47-393

黄溪词抄/陈无咎//医界春秋.-3-6-78

黄溪妇科方案/陈无咎//医界春秋.-3-14-484

黄溪妇人病三六案/陈无咎//中医世界.-3-25-314

黄溪诗歌(岁丰集)/陈无咎//光华医药杂志.-4-40-254

黄溪诗裔(连载)/陈无咎//医界春秋.-3-6-50,77

黄溪校议(连载)/陈无咎//杏林医学月报.-3-16-319,354,401,506.-3-17-21,62,127,166,250,497

黄溪校议/陈无咎//国医导报.-5-30-244

黄溪友议/陈无咎//神州医药学报.-1-47-457

黄溪最近方案(连载)/陈无咎//医界春秋.-3-14-145,204

霍乱旧治举隅/陈无咎//医界春秋.-3-5-264

几封公开的信/陈无咎//医界春秋.-3-9-421

寄生行/陈无咎//国医公报.-4-25-416

解墨明医论/陈无咎//医界春秋.-3-12-32

金带围楼诗词(连载)/陈无咎//国医公报.-4-24-329,452

金带围楼诗歌/陈无咎//国医公报.-4-25-376

金带围篆长短句(定风波用药名题馆壁)/陈无咎//医界春秋.-3-13-411

开鬼门洁净府说/陈无咎//中医世界.-3-25-230

揆度说/陈无咎//国医公报.-4-25-53

灵素阳阴谈/陈无咎//中医世界.-3-25-49

论学说的成立/陈无咎//医界春秋.-3-14-70

论中医对生命宜自力/陈无咎//国医公报.-4-23-277

萝饼行/陈无咎//国医公报.-4-25-566

埋鹄行(重卫生也)/陈无咎//国医公报.-4-26-319

民族主义与中国医学/陈无咎//医界春秋.-3-6-87

女人三十六病说/陈无咎//中医世界.-3-25-476

辟中医六气说之妄言妄见/陈无咎//国医公报.-4-24-267

骑箕行(再悼展堂先生一死生也)/陈无咎//国医公报.-4-25-452

气化行(说明寒暑六入之理教中医也)/陈无咎//国医公报.-4-25-442

前贤医案(连载)/张鞠景(重录);陈无咎(评点)//神州医药学报.-1-47-367,471

清故乡进士内阁中书刘公墓志铭/陈无咎//神州医药学报.-1-47-394

人及医人/陈无咎//神州医药学报.-1-47-305

乳岩证治之索引/陈无咎//神州医药学报.-1-47-523

阮郎归附浣溪沙/陈无咎//国医公报.-4-24-224

若何为中国医药而奋斗/陈无咎//医界春秋.-3-11-115

三因六气如何编制病名/陈无咎//光华医药杂

志.-4-37-199

散膏辨/陈无咎//医界春秋.-3-7-121

射干行/陈无咎//光华医药杂志.-4-40-166

神州医药总会评议员陈君无咎审断言/陈无咎//神州医药学报.-1-47-467

诗两首麦秋至/陈无咎//国医公报.-4-25-461,466

实验脉学讲义(连载)/黄谿,陈无咎//国医公报.-4-23-64,179,295

双十节与民生主义/陈无咎//医界春秋.-3-6-118

水之消毒方法/陈无咎//绍兴医药学报.-1-14-87

睡狮行/陈无咎//国医公报.-4-25-462

说盅/陈无咎//医界春秋.-3-10-140

说开中医条例公布后之中国医事建设/陈无咎//国医公报.-4-24-516

孙中山病证之研究/陈无咎//神州医药学报.-1-47-513

讨论医学学术之往来二函/李征绍,陈无咎//医界春秋.-3-12-292

题词/陈无咎等//医界春秋.-3-5-207.-3-6-467.-3-7-388.-3-12-21

题字/陈无咎等//医界春秋.-3-9-383.-3-10-405

为编辑中医教科书者进一言/陈无咎//医界春秋.-3-7-4

文化与气化在中国医学史上之位置/陈无咎//医界春秋.-3-13-389

五诊十度说/陈无咎//中医世界.-3-25-108

写在医界春秋八周纪念册上(附题词)/陈无咎//医界春秋.-3-10-414

猩红热/陈无咎//神州医药学报.-1-47-378

兴奋的灵素商兑/陈无咎//神州医药学报.-1-47-306

勖同学书/陈无咎//复兴中医.-5-31-147

血与毒/陈无咎//医界春秋.-3-13-192

一般西医评论的评论/陈无咎//医界春秋.-3-6-327

医国卮言(连载)/陈无咎//国医公报.-4-26-

320,442,543

医界春秋五周祝词十二则/陈无咎等//医界春秋.-3-8-365

医垒笔记/陈无咎//中医杂志.-2-22-275

医垒丛书总叙/陈无咎//神州医药学报.-1-47-491

医学上之格物致知观/陈无咎//光华医药杂志.-4-40-120

医药系言/陈无咎//神州医药学报.-1-46-112

倚剑楼诗斋/陈无咎//神州医药学报.-1-47-396//医界春秋.-3-8-346

意山医案/陈无咎//神州医药学报.-1-46-79

阴阳五行的抽象及其将来/陈无咎//中医世界.-3-25-43

阴阳五行五运六气浅释/陈无咎//国医公报.-4-26-182//光华医药杂志.-4-41-146

营卫篇/陈无咎//光华医药杂志.-4-41-147

应帝王/陈无咎//光华医药杂志.-4-40-166

由杏林百期纪念说到中医科学化的门径/陈无咎//杏林医学月报.-3-23-466

与本刊主编张君书/陈无咎//医界春秋.-3-13-424

与全国中医同志书/陈无咎//医界春秋.-3-12-454

与余无言先生书/陈无咎//医界春秋.-3-9-120

原电行/陈无咎//国医公报.-4-26-60//光华医药杂志.-4-40-80

再告全国中医同志书/陈无咎//医界春秋.-3-13-38

责任(一)至(二)/陈无咎//神州医药学报.-1-47-509,509

张君赞臣三十叙言/陈无咎//医界春秋.-3-12-299

针灸经穴图考序三/陈无咎//国医公报.-4-21-470

整顿医风之慨言/陈无咎//光华医药杂志.-4-40-204

中国内科学讲义(连载)/陈无咎(讲述);张赞臣

（校）//医界春秋.-3-5-344,365,392,424,
455,483,510.-3-6-155,189,257,301,
403,441,493,521.-3-7-13,48,87,126,
167,205

中国医药抉疑/陈无咎//医界春秋.-3-8-97

中西医宣战以后/陈无咎//医界春秋.-3-6
-391

中央国医馆第二次筹备会议演说词/陈无咎//
医界春秋.-3-8-49

中央国医馆内科病名表式草案之二/陈无咎//
医界春秋.-3-11-446

中央国医馆宣言/陈无咎//医学杂志.-2-13-
111//杏林医学月报.-3-18-76//中医世
界.-3-27-9//医林一谔.-4-8-188//国
医公报.-4-19-23//中西医药.-5-10
-436

中央国医馆之成立与以后本国医药界之认识/
陈无咎//医界春秋.-3-8-85//医林一谔.-
4-8-160

中医机械论之辟除/陈无咎//光华医药杂志.-4
-41-25

中医条例公布后之中国医事建设/陈无咎//医
界春秋.-3-13-293

中医系统问题/陈无咎//医界春秋.-3-14-343

忠告医药两界同人/陈无咎//神州医药学报.-1
-47-314

资本主义与中西医学/陈无咎//杏林医学月报
.-3-20-275

陈五昌

陈五昌君阅余云岫驳义感言/陈五昌//医学杂
志.-2-7-497

陈西侯

胞衣不下验方/陈西侯//针灸杂志.-4-33
-141

验案八则/陈西侯//针灸杂志.-4-33-321

治倒生方/陈西侯//针灸杂志.-4-33-141

治妇人胎动/陈西侯//针灸杂志.-4-33-141

治横生方/陈西侯//针灸杂志.-4-33-141

治盘肠生方/陈西侯//针灸杂志.-4-33-141

陈希范

河源县国医支馆陈希范先生来函/陈希范//杏
林医学月报.-3-21-342

陈希濂

国医治愈脑膜炎之迅速/陈希濂//光华医药杂
志.-4-35-551

陈锡桓

咯血谈/陈锡桓//中西医学报.-1-33-173

淋菌淮科钦疗法（连载）/陈锡桓//中西医学报
.-1-27-35,109

司丕尔明与资佩尔苦林伍用治愈肺痨之成绩/
陈锡桓//中西医学报.-1-27-409

西药不宜于华人疾病辨/陈锡桓//中西医学报
.-1-27-263

陈锡康

四时病症全书/陆廷珍（遗著）；陈锡康（校刊）//
医学杂志.-2-14-53

陈锡三

痘疹明镜/陈奇生（原著）；许其瑞（增订）；陈锡
三（抄录）//中医杂志.-2-27-188

征求遗书/陈锡三//中医杂志.-2-27-144

陈锡周

外科宣秘录补遗/陈默斋（辑）；陈锡周（录）//中
医杂志.-2-27-173

宣秘录（连载）/陈默斋（遗著）；陈锡周（录）//中
医杂志.-2-21-32,225,405.-2-26-340
.-2-27-7

验方十则/陈锡周//中医杂志.-2-21-522

陈习庭

树立全马中医中心思想/陈习庭//国医砥柱月
刊.-5-18-475

陈 侠

算纬前编(连载)/陈虬(主讲);陈侠(编)//利济学堂报.-1-1-411,509,609.-1-2-21,113,199,299,389,493,587.-1-3-23,109,197,353

算纬前编序/陈侠//利济学堂报.-1-1-303

陈霞影

中西催眠术浅说(连载)/陈霞影//沈阳医学杂志.-3-1-280,356.-3-2-59

陈贤锦

针灸秘传经验法/陈贤锦(编述);温敬修(校正)//光华医药杂志.-4-41-594

陈宪镕

中国加入红十字会之原考/陈宪镕//中西医学报.-1-27-186

陈湘魂

施医与杀人/陈湘魂//三三医报.-2-29-167

陈翔藻

问高思潜先生答任伯和君顽癣治法/陈翔藻//三三医报.-2-30-412

陈小兰

神游病用维他赐保命之神效/陈小兰//国医导报.-5-30-412

陈小无

辨物小志/陈小无//神州医药学报.-1-47-497

病惑述闻/陈小无//神州医药学报.-1-47-380

黄溪最近方案/陈小无//神州医药学报.-1-47-363

客座谭邮/陈小无//神州医药学报.-1-47-391,591

溲勃居科学涂说/陈小无(辑)//神州医药学报.-1-47-373

陈小引

仙鹤草之药理研究/吴云瑞(讲);陈小引(速记)//中国医药月刊.-5-33-529

陈筱梅

读书须择善本论/陈筱梅//中医世界.-3-39-29

阳和汤用之大害/陈筱梅//中医世界.-3-39-452

陈肖岐

中医呼吁/陈肖岐//国医砥柱月刊.-5-18-356

陈效良

广东浛洸国医砥柱分社成立观感/陈效良//国医砥柱月刊.-5-18-378

英德浛洸分社来函/陈效良//国医砥柱月刊.-5-18-397

陈心诚

白喉症治之验案(连载)/陈心诚//国医公报.-4-22-333.-4-23-106

麻风症之研究/陈心诚//国医公报.-4-23-319

腮腺炎症治案/陈心诚//国医公报.-4-22-219

陈心田

瘰螺疬问答/陈心田//绍兴医药学报.-1-9-88

产后惯习之贻害/陈心田//绍兴医药学报.-1-9-32

答二十二/陈心田//绍兴医药学报.-1-11-305

答二十六/陈心田//绍兴医药学报.-1-11-308

答二十三/陈心田//绍兴医药学报.-1-11-305

答二十五/陈心田//绍兴医药学报.-1-11
　-307

答十八(连载)/陈心田//绍兴医药学报.-1-11
　-46,115

答十九/陈心田//绍兴医药学报.-1-11-184

答十四/陈心田//绍兴医药学报.-1-10-565

答五十八/陈心田//绍兴医药学报.-1-12
　-444

答武昌医学专校吴君绍玑问伤寒论少阴篇中两
　则之疑义/陈心田//绍兴医药学报.-1-10
　-99

酒客感热验案/陈心田//绍兴医药学报.-1-8-
　336

逆经结瘕验案/陈心田//绍兴医药学报.-1-8-
　111

伤寒不愈易成肺痨说/陈心田//绍兴医药学报
　.-1-8-235

退庐医案(连载)/陈心田//绍兴医药学报.-1-
　9-445,446,448,563

问三十七/陈心田//绍兴医药学报.-1-11-
　317

吸烟致病验案(友人黄善初君)/陈心田//绍兴
　医药学报.-1-8-335

医案/陈心田,汪竹安//绍兴医药学报.-1-8
　-505

治利一得/陈心田//绍兴医药学报.-1-8-113

陈欣荣
脑漏的一个秘方/陈欣荣//医界春秋.-3-9-
　404//医林一谔.-4-8-438

陈兴忠
东来医院创办之缘起/陈兴忠//中西医学报.-1
　-26-435

陈星平
代叶君征求咯血良方/陈星平//医界春秋.-3-
　7-219

西医科学疗治果如是耶/陈星平//中医杂志.-2
　-28-213

陈星孙
答余祥之君步原韵/陈星孙//中医指导录.-4-
　4-56

陈　雄
湖南医专游泳老将湘潭陈君康雅/陈雄(摄)//
　国医砥柱月刊.-5-16-2

陈秀豊
救蛊毒良方/陈秀豊//杏林医学月报.-3-17
　-30

陈秀玉
带下痫症均针治而愈/陈秀玉//针灸杂志.-4-
　28-79

热入血室当刺期门说/陈秀玉//针灸杂志.-4-
　28-578

热入血室论治/陈秀玉//光华医药杂志.-4-36
　-29

十月十日为本刊周年志庆率成五绝录淡安夫子
　晒政/陈秀玉//针灸杂志.-4-29-10

手不能举者一年药石无灵针竟奏功/陈秀玉//
　针灸杂志.-4-28-507

针灸杂志二周纪念题词/陈秀玉//针灸杂志.-4
　-30-109

针灸杂志三周志庆率成七绝四首/陈秀玉//针
　灸杂志.-4-32-10

陈序东
金牛草答问/陈序东//中医指导录.-4-3-208

陈轩卿
发热恶寒者发于阳无热恶寒者发于阴义/陈轩
　卿//中医杂志.-2-19-220

陈学文
痢疾之病理与治疗/陈学文//光华医药杂志.-4
　-36-100

陈学章

头痛治验二则/陈学章//华西医药杂志.-5-36
-439

闲话中医颓落的原因和希望医政当局应注重的
一些管见/陈学章//华西医药杂志.-5-36
-331

与同道函论拙登头痛治验二则之补充/陈学章
//华西医药杂志.-5-37-536

陈雪生

近代名医医案一脔:川沙陈雪生先生医案/陈雪
生//中医世界.-3-26-557

陈勋南

答奇病治法/陈勋南//华西医药杂志.-5-37
-447

火伤/陈勋南//华西医药杂志.-5-36-522

陈逊斋

陈逊斋先生演题伤寒论概说/陈逊斋(著);方幼
农,杨辉(记录)//医学杂志.-2-18-24

陈逊斋先生在中央国医馆附设特别训练班演讲
词演题伤寒论概说/陈逊斋//国医杂志.-4-
7-521

论麻黄汤与桂枝汤/陈逊斋//国医公报.-4-21
-54

伤寒概说/陈逊斋//光华医药杂志.-4-37-45

伤寒论概说(在国医特训班演辞)/陈逊斋//国
医公报.-4-25-532

伤寒论释疑之一/陈逊斋//国医公报.-4-20
-476

伤寒杂病论集注序/陈逊斋//医学杂志.-2-16
-130

伤寒杂病论集注序/焦易堂,陈逊斋,周柳亭//
光华医药杂志.-4-35-574

伤寒卒病论集注序二/陈逊斋//国医公报.-4-
21-367

伤寒卒病论集注序二则/焦易堂,陈逊斋//医界
春秋.-3-11-147

芍药/陈逊斋//光华医药杂志.-4-36-189

提倡国医刍议/陈逊斋//国医公报.-4-19
-114

为订立国医条例上立法院意见书/陈逊斋//国
医公报.-4-20-433

针灸经穴图考序二/陈逊斋//国医公报.-4-21
-470

中西医治病用药之比较/陈逊斋//现代医药月
刊.-4-27-711

中央国医馆国医周刊主编陈逊斋黄竹斋来函/
陈逊斋,黄竹斋//医学杂志.-2-16-383

中医条例公布后/陈逊斋//现代医药月刊.-4-
27-697//光华医药杂志.-4-39-20

中医条例公布以后/陈逊斋//医学杂志.-2-17
-220

中医药条例公布后/陈逊斋//国医公报.-4-24
-525

仲景伤寒论书后/陈逊斋//医学杂志.-2-16-
419//医界春秋.-3-11-210//杏林医学月
报.-3-21-151//光华医药杂志.-4-36-
54//国医文献.-5-15-122

陈雅愉

茶余医话/陈雅愉//中医新生命.-5-8-182

产后痢验谈/陈雅愉//国医砥柱月刊.-5-16
-281

寸白虫治法/陈雅愉//文医半月刊.-5-14
-296

读医/陈雅愉//文医半月刊.-5-14-486

妇科效方秘笈(一)至(四)/陈雅愉//文医半月
刊.-5-14-306,466,485,620

痢谈/陈雅愉//国医砥柱月刊.-5-16-290

论温度表不可靠/陈雅愉//文医半月刊.-5-14
-118

盲肠炎:文明鬼野蛮人/陈雅愉//文医半月刊.-
5-14-116

民间丹方/陈雅愉//中医新生命.-5-8-578//
文医半月刊.-5-14-376

药材与土性/陈雅愉//中医新生命.-5-7-602

治痢丹方治休息痢久痢神效/陈雅愉//国医砥
柱月刊.-5-16-300

中医今日应有之态度/陈雅愉//文医半月刊.-5-14-422//国医砥柱月刊.-5-15-545

陈雅瑜

民间丹方/陈雅瑜//国医砥柱月刊.-5-15-516

陈亚兰

知母研究/陈亚兰//光华医药杂志.-4-35-420

陈延善

灸痨虫实验报告/陈延善,熊杰钦//针灸杂志.-4-34-288

陈 言

食盐宜少用说/陈言//中西医学报.-1-36-486

陈衍芬

食盐与人生之关系/陈衍芬//中西医学报.-1-24-411.-1-27-205

陈仰孙

问左半身烧热治法/陈仰孙//绍兴医药学报星期增刊.-1-21-358

再问半身烧热治法/陈仰孙//绍兴医药学报星期增刊.-1-21-471

陈养真

暑湿论/陈养真//医学报.-1-6-275

阴阳五行新说(一)至(三)/陈养真//医学报.-1-5-438,471,540

陈耀堂

崇道轩笔记/陈耀堂//中医杂志.-2-19-73

对于国医节之希望/陈耀堂//国医杂志.-4-13-405

喉科学/陈耀堂//医学杂志.-2-17-137

临诊笔记/陈耀堂//中医杂志.-2-27-233

三阴三阳发病为偏枯萎易四肢不举释/陈耀堂//国医杂志.-4-12-22

石淋治验/陈耀堂//中医杂志.-2-23-274

温病治法不外乎外感伏气三阳三阴宜分别论治/陈耀堂//中医杂志.-2-20-224

陈也齐

湿温证治论略/陈也齐//中医杂志.-2-19-439

陈野畔

面患疙瘩/陈野畔//光华医药杂志.-4-38-534

陈一方

流行性脑脊髓膜炎症之研讨/陈一方//国医导报.-5-29-107

脉学新义/陈一方//华西医药杂志.-5-37-565

伤寒论研究(连载)/陈一方//国医砥柱月刊.-5-18-460,476,488

陈一航

步王太蕤先生原韵/陈一航//光华医药杂志.-4-41-225

陈一清

光华医药社无锡二分社来电/陈一清//国医公报.-4-22-452

陈一仁

医道之三大原则系统轮解图自序/陈一仁//光华医药杂志.-4-40-390

陈一苇

骨骼之研究/陈一苇//现代医药月刊.-4-27-451

论发汗剂/陈一苇//现代医药月刊.-4-27-333

陈一斋

伤寒温热一贯说/陈一斋//绍兴医药学报.-1-19-419

陈仪臣

答百三十/陈仪臣//绍兴医药学报.-1-16-95

答沈耕莘君遗精及目医牙实等症/陈仪臣//绍兴医药学报星期增刊.-1-21-190

答沈君问浊症治法/陈仪臣//绍兴医药学报星期增刊.-1-21-168

疯颠论病/陈仪臣//绍兴医药月报.-2-41-268

古今人元气不同书后/陈仪臣//绍兴医药月报.-2-41-215

贺胡瀛峤先生八旬大庆七律二首/陈仪臣//绍兴医药月报.-2-41-251

胡瀛峤先生小传/陈仪臣//绍兴医药月报.-2-41-250

胡瀛峤先生自咏八旬甲子中秋母难偶成俚句/陈仪臣//绍兴医药月报.-2-41-249

交肠证治之讨论/陈仪臣//绍兴医药月报.-2-41-265

谨步胡瀛峤先生八秩寿辰原韵/郭知非(撰);陈仪臣(选录)//绍兴医药月报.-2-41-252

敬和胡瀛峤先生八旬自寿原韵/朱楷元(撰);陈仪臣(选录)//绍兴医药月报.-2-41-252

论南风致病之理由/陈仪臣//绍兴医药学报.-1-8-249

脾胃之研究/陈仪臣//绍兴医药月报.-2-41-267

失眠之心理疗法/陈仪臣//绍兴医药月报.-2-41-161

王氏黍谷春医学薪传/王雪均(辑);陈仪臣(录)//绍兴医药月报.-2-41-183

自经与投水之我见/陈仪臣//绍兴医药月报.-2-41-163

陈宜臣

公共卫生之大意/陈宜臣//绍兴医药学报.-1-8-75

陈宜诚

普济方序/陈宜诚//光华医药杂志.-4-41-488//国医砥柱月刊.-5-16-182

陈彝

验方四则/陈彝//中医杂志.-2-22-172

陈乙莲

题赠医界春秋社并颂张主席赞臣先生/陈乙莲//医界春秋.-3-11-193

医界春秋社九周刍言/陈乙莲//医界春秋.-3-12-101

陈以时

北平医药月刊发刊词/陈以时//北平医药月刊.-5-9-33

肝病之研究/陈以时//北平医药月刊.-5-9-159

实用本草(连载)/陈以时//北平医药月刊.-5-9-59,177,291

陈义

中医应有之道德/陈义//国医砥柱月刊.-5-18-122

陈亿智

答问/陈亿智(问);陆渊雷(答)//中医新生命.-5-8-262

国药麻黄之科学整理/陈亿智//国药新声.-5-22-158

国药人参之科学整理/陈亿智//国药新声.-5-23-165

国药肉桂之科学整理/陈亿智//国药新声.-5-22-421

国医科学化之管见/陈亿智//国药新声.-5-24-13

陈亦卢

国医生理新论序/陈亦卢//中医指导录.-4-4-541

陈亦毅

发刊词/陈亦毅//医林一谔.-4-8-12

荆芥之研究/陈亦毅//医林一谔.-4-8-24

心者生之本神之变也其华在面其充在血脉说/
　陈亦毅//中医杂志(广东).-3-4-681

腰脊者身之大关节也论/陈亦毅//中医杂志(广
　东).-3-4-680

药物出产真伪录/陈亦毅//医林一谔.-4-8
　-70

陈益坤

铳伤刀伤特效方/陈益坤//文医半月刊.-5-14
　-467

陈益钦

眼科五轮及其因症辩/陈益钦(撰);何幼廉(选
　录)//绍兴医药月报.-2-41-114

陈益生

临诊钩脉说/陈益生//医学杂志.-2-7-460

临诊左外以候肝说/陈益生//医学杂志.-2-7-
　463

脑脊髓膜炎预防急救浅说/陈益生//医学杂志
　.-2-11-331

器能句解/陈益生//医界春秋.-3-5-74

轻淡养与六气/陈益生//国医公报.-4-20
　-492

伤寒论之研究/陈益生//医学杂志.-2-8-418

原子与太极/陈益生//国医公报.-4-21-57

陈逸鹤

陈逸鹤君问/陈逸鹤//中医指导录.-4-3-277

赠伯未先生/陈逸鹤//中医世界.-3-32-367

自咏/陈逸鹤//中医指导录.-4-4-56

陈　茵

可怜的玫瑰/陈茵//文医半月刊.-5-14-12

陈吟芬

雀斑治法/陈吟芬//光华医药杂志.-4-36

　-202

治疗见色流精特效药/陈吟芬//光华医药杂志
　.-4-36-202

陈寅阶

医界春秋九周纪念敬颂赞臣先生法正/陈寅阶
　//医界春秋.-3-12-70

征求耳疾治法/陈寅阶//医界春秋.-3-11
　-270

征求耳聋流水之治疗法/陈寅阶//医界春秋.-3
　-12-107

陈尹光

霍乱病检讨/陈尹光//国医导报.-5-30-228

陈应侯

论红疗术海氏神经过敏带高桥氏中枢施术点与
　针灸术之关系及其得失(连载)/陈应侯//针
　灸杂志.-4-33-159,239,332

陈应期

补叙猪毛箭证之治疗/陈应期//杏林医学月报
　.-3-20-331

苍耳草膏治愈麻风之明征/陈应期//医林一谔
　.-4-11-38

春伤于风夏生飧泄论/陈应期//国医正言.-5-
　5-157

春伤于风夏生飧泄论/陈应期//杏林医学月报
　.-3-23-265//文医半月刊.-5-14-262

葱白汤能治脱肛之特效/陈应期//杏林医学月
　报.-3-21-298

答复征求血崩后治法/陈应期//现代医药月刊
　.-4-27-399

答江都王雅南征求疑似之症/陈应期//医界春
　秋.-3-11-221

大小陷胸汤分治大小结胸之症论(一)至(二)/
　陈应期//国医正言.-5-5-59,107

大小陷胸汤分治大小结胸之症论/陈应期//文
　医半月刊.-5-14-246

冬令周身爆裂之商榷/陈应期//杏林医学月报

.-3-20-74

冬伤于寒春必病温论/陈应期//杏林医学月报
.-3-22-546//国医正言.-5-4-495

读国医馆施副馆长建议病名统一之问题/陈应
期//杏林医学月报.-3-20-237

读周伟呈君驳上海市医师公会对于制定国医条
例责成中央国医馆管理国医案意见书后/陈
应期//杏林医学月报.-3-20-413

短气之病确有原因/陈应期//杏林医学月报.-3
-19-192

发热论/陈应期//杏林医学月报.-3-19-526

粪门出虫不绝之商榷/陈应期//杏林医学月报
.-3-20-28

妇女血水兼蓄淤积胞中致成坚症硬痛之病/陈
应期//国医正言.-5-4-301

膈食症之研究/陈应期//杏林医学月报.-3-22
-26

国医存废与国家存亡之关系/陈应期//医林一
谔.-4-10-575

国医砥柱月刊发刊序/陈应期//国医砥柱月刊
.-5-15-480

国医改良之忠告/陈应期//杏林医学月报.-3-
23-297//国医正言.-5-5-211//国医砥柱
月刊.-5-15-546

国医界宜筹御侮之策/陈应期//医林一谔.-4-
11-353

国医药革命之我见/陈应期//杏林医学月报.-3
-21-234

国医药界原系自由之营业/陈应期//现代医药
月刊.-4-27-411

国医药之前途不堪设想/陈应期//现代医药月
刊.-4-27-313

火药泡酒能下胞衣之特效/陈应期//杏林医学
月报.-3-18-478

火灼筋证变态无穷论/陈应期//医林一谔.-4-
10-463

火灼筋证之治例/陈应期//医林一谔.-4-10
-512

今后之国医/陈应期//杏林医学月报.-3-21
-11

厥阴热利下重与下利欲饮水者仲景均以白头翁
汤主之其义何在/陈应期//杏林医学月报.-3
-23-307//国医砥柱月刊.-5-16-421

厥阴热利下重与下利欲饮水者仲圣均以白头翁
汤主之其义何在(连载)/陈应期//国医正言
.-5-5-83,127

老年脑贫血致使头目晕花之经过/陈应期//国
医正言.-5-5-591//国医砥柱月刊.-5-16
-526

冷水浸愈神经病之妙法/陈应期//医林一谔.-4
-11-124

羚羊犀角对于治疗上之存废问题/陈应期//医
林一谔.-4-9-111

芦荟半夏酒与犀角地黄汤之妙用/陈应期//杏
林医学月报.-3-18-506

芦荟半夏能治喉肿之奇效/陈应期//杏林医学
月报.-3-17-236

论大小陷胸汤与大小结胸症/陈应期//杏林医
学月报.-3-23-147

论医药与生命之关系/陈应期//杏林医学月报
.-3-19-355

麻疹之研究/陈应期//医林一谔.-4-9-183

男女前阴肿痛证治辨/陈应期//杏林医学月报
.-3-19-264

内经秋伤于湿冬生咳嗽释义/陈应期//杏林医
学月报.-3-23-385

脾硬之原因及其治疗/陈应期//医林一谔.-4-
11-549

辟干姜横人之说/陈应期//杏林医学月报.-3-
17-351

奇哉天雨能医神经病/陈应期//医林一谔.-4-
9-424

奇哉猪毛箭之证/陈应期//杏林医学月报.-3-
20-123

庆祝医林一谔社一周纪念/陈应期//医林一谔
.-4-9-20

三消坏证论/陈应期//医林一谔.-4-9-324

生姜泻心汤治长期泻之神效/陈应期//杏林医
学月报.-3-22-126

手足瘫痪之治例/陈应期//医林一谔.-4-11

－78

水泄之原因及治疗说/陈应期//国医正言.－5－
　　4－561

说水泻之原因及治疗/陈应期//杏林医学月报
　　.－3－23－67

死而复生之奇案两则/陈应期//杏林医学月报
　　.－3－19－142

谈谈虚劳症/陈应期//医界春秋.－3－9－71//
　　医林一谔.－4－9－293

袒庇西医之罪之当诛/陈应期//现代医药月刊
　　.－4－27－363

瓦板头对于溺血之奇效/陈应期//杏林医学月
　　报.－3－18－265

翁源陈应期先生复本社函/陈应期//医林一谔
　　.－4－9－385

五德堂医案(连载)/陈应期//杏林医学月报.3
　　－20－162,335.－3－21－166,294//现代医
　　药月刊.－4－27－464,554

犀角地黄汤之妙用/陈应期//杏林医学月报.3
　　－16－476

夏令时期孩儿多发咳嗽身热疴呕之证/陈应期
　　//杏林医学月报.－3－22－254

夏伤于暑秋必疟疟论/陈应期//国医正言.－5－
　　4－191

夏伤于暑秋必疟疟之研究/陈应期//杏林医学
　　月报.－3－22－242

痢症治疗之商榷/陈应期//杏林医学月报.－3－
　　19－401

小孩咳哭常见血泪之商榷/陈应期//杏林医学
　　月报.－3－21－381

杏林医学月报百期纪念之庆祝与感想/陈应期
　　//杏林医学月报.－3－23－474

血热医案六则/陈应期//杏林医学月报.－3－18
　　－199

阳明病有可攻有不可攻者其义安在/陈应期//
　　杏林医学月报.－3－16－265

阳痿不举之研究/陈应期//杏林医学月报.－3－
　　19－300

夜明砂望月砂治目疾之特效/陈应期//医林一
　　谔.－4－11－297

医学实录(一)至(十二)/陈应期//杏林医学月
　　报.－3－17－189,225,272,308,354,397,
　　431,473,522.－3－18－26,71,113

医药宜参天时说/陈应期//杏林医学月报.－3－
　　17－131

异哉孕妇自家有病自家知/陈应期//杏林医学
　　月报.－3－19－453

阴阳浅说/陈应期//杏林医学月报.－3－19
　　－329

阴阳五行配合脏腑之古说/陈应期//杏林医学
　　月报.－3－21－503

孕妇有病不忌犯胎药/陈应期//医林一谔.－4－
　　11－630

孕妇有病药无禁忌论(连载)/陈应期//国医正
　　言.－5－4－89,138

肿胀臌胀之研究/陈应期//杏林医学月报.－3－
　　17－22

撞红赋/陈应期//杏林医学月报.－3－16－165

撞红证治发明/陈应期//杏林医学月报.－3－19
　　－21

左瘫右痪之研究(连载)/陈应期//医林一谔.－4
　　－8－538,574

陈颖真

归脾汤之组织研究/陈颖真//光华医药杂志.－4
　　－35－399

陈影鹤

藏躁之研究/陈影鹤//光华医药杂志.－4－39
　　－123

痘疹源流考/陈影鹤//杏林医学月报.－3－22
　　－198

复兴中医之先决条件/陈影鹤//光华医药杂志
　　.－4－40－316

盲肠炎之原因及疗法/陈影鹤//光华医药杂志
　　.－4－38－322

糖尿病论治/陈影鹤//光华医药杂志.－4－38
　　－194

王进观轶事/陈影鹤//现代医药月刊.－4－27
　　－343

胃酸过多症之病因及疗法/陈影鹤//光华医药杂志.-4-39-25

新生活运动与国医/陈影鹤//医林一谔.-4-11-99

子肿之病因及疗法/陈影鹤//杏林医学月报.-3-22-385

陈雍然

浙江浦江平湖区分社成立大会开会辞/陈雍然//国医砥柱月刊.-5-18-413

陈永鹤

论两感之症治/陈永鹤//国医杂志.-4-6-476

治伤寒病与温热病以辨症为最要论/陈永鹤//国医杂志.-4-6-429

陈永梁

论中国医学史纲要/陈永梁//华西医药杂志.-5-37-392

陈永礽

鼓胀特效药/陈永礽//光华医药杂志.-4-36-286

摄生珍言/陈永礽//光华医药杂志.-4-36-488

怎样预防疾病/陈永礽//光华医药杂志.-4-36-571

治冻疮初起的未溃方/陈永礽//光华医药杂志.-4-36-287

陈永生

妊娠中毒症(连载)/陈永生//国药新声.-5-23-240,307

陈永祉

交骨不开之效方/陈永祉//光华医药杂志.-4-38-206

陈咏香

皮肤美丽法/陈咏香//中西医学报.-1-36-181

陈詠鹤

白通加人尿猪胆汁汤之研究/陈詠鹤//杏林医学月报.-3-23-403

不得眠症治之概论/陈詠鹤//现代医药月刊.-4-27-679

发斑分别证治之研究/陈詠鹤//杏林医学月报.-3-22-248

发狂证治之研究/陈詠鹤//现代医药月刊.-4-27-551

结胸病证治概论/陈詠鹤//现代医药月刊.-4-27-286

类伤寒辨证/陈詠鹤//杏林医学月报.-3-20-116

癃闭验案/陈詠鹤//杏林医学月报.-3-23-322

梦泄与鼓胀治验/陈詠鹤//现代医药月刊.-4-27-295

内伤挟外感论治/陈詠鹤//现代医药月刊.-4-27-521

热燥验案三/陈詠鹤//杏林医学月报.-3-22-515

三黄石膏汤方解/陈詠鹤//杏林医学月报.-3-20-469

伤寒大纲领并温热辨疑论/陈詠鹤//现代医药月刊.-4-27-330

伤寒坏病概论/陈詠鹤//杏林医学月报.-3-21-333

双解散治温热病为第一方概论/陈詠鹤//杏林医学月报.-3-20-382

四逆汤释义/陈詠鹤//杏林医学月报.-3-23-238

四逆汤与通脉四逆汤/陈詠鹤//杏林医学月报.-3-22-467

谈妇科种子方法/陈詠鹤//杏林医学月报.-3-20-372

谈两感之症治/陈詠鹤//医学杂志.-2-15-426

瘟疫病治验五则/陈詠鹤//杏林医学月报.-3-21-473

小柴胡汤概论/陈詠鹤//杏林医学月报.-3-20

－468

循衣摸床治法之研究/陈詠鹤//杏林医学月报
　.－3－23－318

中风治验四则/陈詠鹤//现代医药月刊.－4－27
　－499

陈幼勤

似疟病机/陈幼勤//铁樵医学月刊.－4－44
　－415

铁樵函授医学课艺选刊:伤寒论太阳篇发汗后
　有几种变局试大别列举之(一)/陈幼勤//铁
　樵医学月刊.－4－44－346

铁樵函授医学学员课艺选刊:读完本学期讲义
　后有何心得各抒所见言之(其一)/陈幼勤//
　铁樵医学月刊.－4－44－163

铁樵函授医学学员课艺选刊:伏暑之病因如何/
　陈幼勤//铁樵医学月刊.－4－44－28

铁樵函授医学学员课艺选刊:何谓代偿作用试
　约举其例并言其理(其一)/陈幼勤//铁樵医
　学月刊.－4－44－260

铁樵函授医学学员课艺选刊:体工有抵抗病毒
　之本能试约举其例(其一)/陈幼勤//铁樵医
　学月刊.－4－44－256

铁樵函授医学学员课艺选刊:诊脉应先明了脉
　之原理试述其要/陈幼勤//铁樵医学月刊.－4
　－44－73

陈渔洲

白疹秘钥(一)至(二)/陈渔洲//国医砥柱月刊
　.－5－15－555.－5－16－96,159

白疹秘钥(一)至(十五)/陈渔洲(著);陈芝高
　(参校)//杏林医学月报.－3－22－288,334,
　373,456,500.－3－23－18,57,97,136,177,
　217,260,302,423,506

答邓侣农先生对于小产暴崩案之商榷/陈渔洲
　//杏林医学月报.－3－22－388

国医砥柱月刊创刊纪念序(一)/陈渔洲//国医
　砥柱月刊.－5－15－418

红白疹案/陈渔洲//医学杂志.－2－17－31

霍乱证治论/陈渔洲(著);陈芝高(校订)//杏林

医学月报.－3－22－154

敬赠国医砥柱月刊二周年纪念/陈渔洲//国医
　砥柱月刊.－5－17－387

痢疾研究/陈渔洲//国医砥柱月刊.－5－16
　－278

痢症实验谈/陈渔洲//国医砥柱月刊.－5－16
　－240

论程若水谓紫河车不可入药之说/陈渔洲//杏
　林医学月报.－3－23－53

麻黄附子细辛汤症解/陈渔洲//杏林医学月报
　.－3－22－294

麻杏石甘汤证解/陈渔洲//杏林医学月报.－3－
　22－62

疟疾论序/陈渔洲//文医半月刊.－5－14－484

气液两虚挟毒红白疹案/陈渔洲//神州国医学
　报.－4－17－441

热厥治验/陈渔洲//杏林医学月报.－3－22
　－555

妊娠呕吐不止干姜人参半夏丸主之释义/陈渔
　洲//杏林医学月报.－3－22－293

伤寒解后虚羸少气气逆欲吐竹叶石膏汤主之释
　义/陈渔洲//杏林医学月报.－3－23－183

伤寒脉弦细头痛发热者属少阳少阳不可发汗发
　汗则谵语释义/陈渔洲//杏林医学月报.－3－
　23－139

少阴病下利咽痛胸满心烦者猪肤汤主之释义/
　陈渔洲//杏林医学月报.－3－23－511

宋元明清名医类案正误/陈渔洲//杏林医学月
　报.－3－22－297

太阳病不解热结膀胱其人如狂血自下下者愈其
　外不解者尚未可攻当先解外外解已但少腹急
　结者乃可攻之宜桃核承气汤方释义/陈渔洲
　//杏林医学月报.－3－22－244

痰泻阴亏发疹案/陈渔洲//医学杂志.－2－17
　－29

王叔和考各异之质疑/陈渔洲//国医砥柱月刊
　.－5－17－74

吴又可温病禁用黄连喜用大黄之我见/陈渔洲
　//杏林医学月报.－3－22－252

心气不足吐血衄血泻心汤主之释义/陈渔洲//

文医半月刊.-5-14-444

杏林医学月报百期纪念叙文/陈渔洲//杏林医学月报.-3-23-479

因观龙舟竞渡而言及今日之国医学/陈渔洲//文医半月刊.-5-14-242

阴亏出疹误用温补案/陈渔洲//神州国医学报.-4-17-440

芫花甘遂大戟反甘草而炮制必用甘草之质疑/陈渔洲//杏林医学月报.-3-23-24

藻潜医案(连载)/陈渔洲(著);陈芝高(编订)//杏林医学月报.-3-22-202,256,302,344,391,468,512,549.-3-23-30,72,111,155,197,239,279,319,359,404,523//神州国医学报.-4-18-16,104,209,257,346,441//文医半月刊.-5-14-268,317,333,349,378,430,448,464,483,600//国医砥柱月刊.-5-15-515,576,628//国医砥柱月刊.-5-16-617

陈与生

福州陈与生先生公开验方/陈与生//医林一谔.-4-11-171

陈宇泽

游泳之研究/陈宇泽//德华医学杂志.-1-39-245

陈雨亭

婴儿之养育及保护/陈雨亭(译)//德华医学杂志.-1-40-155

陈庚公

白喉证治发明(连载)/陈庚公//杏林医学月报.-3-16-28,74

阳入之阴则静阴出之阳则怒解/陈庚公//杏林医学月报.-3-20-455

陈玉林

补益药概论/陈玉林//中医指导录.-4-3-359

代问咯血愈后变为胸闷之治法/陈玉林//医界春秋.-3-7-540

七方十剂之意义/陈玉林//中医指导录.-3-37-69

外感咳嗽概论/陈玉林//中医指导录.-4-3-458

血症之治疗法/陈玉林//中医世界.-3-32-253

陈玉铭

国医之现在及今后应有之努力/陈玉铭//光华医药杂志.-4-36-354

为本刊三周纪念对吾界敬订小言/陈玉铭//光华医药杂志.-4-40-336

祝光华二周纪念感言/陈玉铭//光华医药杂志.-4-38-294

陈玉祥

国医方剂之探讨(连载)/陈玉祥//国医砥柱月刊.-5-16-115,339,400

陈郁

不费人室经验医方之一/陈郁//新中华医药月刊.-5-35-566

陈郁题词/陈郁//国医砥柱月刊.-5-18-518

川省药材之出产应用与整理/陈郁//华西医药杂志.-5-36-422

拟请定期召集全国医药学术会议案/陈郁//医学杂志.-2-18-554

全国医药学术会议组织大纲草案/陈郁//医学杂志.-2-18-555

三年有成/陈郁//针灸杂志.-4-32-4

题鸡鸣风雨图赠张简斋道长/陈郁//新中华医药月刊.-5-35-206

完成民主政治与改进中国医药/陈郁//新中华医药月刊.-5-35-5

为中医设学问题告从事中医教育者/陈郁//光华医药杂志.-4-41-550//中西医药.-5-13-344

现代中医妇科学(连载)/陈郁//新中华医药月刊.-5-35-74,108,143,188,229,269,312

中国药学大辞典序/陈郁//新中华医药月刊.-5
　　-35-275
中华医药出版感言/陈郁//针灸杂志.-4-33
　　-272
中央国医馆第二届第二次全体理事会提案之一
　　拟请定期召集全国医药学术会议案/陈郁//
　　医界春秋.-3-14-443
中医委员会创办联合诊所与渝州全市中医多任
　　义诊诗以酬之/陈郁//新中华医药月刊.-5-
　　35-7
中医诤言/陈郁//新中华医药月刊.-5-35
　　-384
重印康平伤寒论序/陈郁//新中华医药月刊.-5
　　-35-633

陈裕业
来函/陈裕业//神州医药学报.-1-42-339
论欲振兴医学保存国粹首宜流通医籍/陈裕业
　　//神州医药学报.-1-45-15
医药诸君读此函其速猛醒/陈裕业//神州医药
　　学报.-1-46-193

陈遹声
劝办蚕桑以广生业示/陈遹声//利济学堂报.-1
　　-1-479

陈元凤
治瘰全书(连载)/董西园(述);陈元凤(校)//中
　　医世界.-3-26-91,203

陈元礼
新国医之展望/陈元礼//中医世界.-3-36-284

陈元龄
问咽痛一症属少阴伤寒者十居八九其症极险而
　　又极速乃现今社会见咽痛者即名之曰白喉而
　　以养阴清肺汤治之无效此症既极危险而其中
　　之阴阳寒热虚实又极复杂试即医疗此症之认
　　症/陈元龄//医学杂志.-2-3-617

陈元章
陈元章先生函询麻风疑问/陈元章//医林一谔
　　.-4-10-35

陈　垣
古弗先生(近人或译为阁氏)/陈垣//中西医学
　　报.-1-27-53
中国解剖学史料/陈垣//中西医学报.-1-26
　　-447

陈援菴
论人巧免疫之理/陈援菴//中西医学报.-1-23
　　-330
论小吕宋勾虫病/陈援菴//神州医药学报.-1-
　　45-142
释医院/陈援菴//中西医学报.-1-24-178
说肾/陈援菴//中西医学报.-1-24-321

陈源顺
配穴精义(连载)/陈源顺//针灸杂志.-4-33-
　　208,291

陈远志
痢疾述/陈远志//国医文献.-5-15-197

陈月锄
问遗精之症可能附姜附否/陈月锄//沈阳医学
　　杂志.-3-3-99

陈月舫
对于我国医学之感想/赵英夫,陈月舫//绍兴医
　　药月报.-2-41-317

陈越樵
余之医学观/陈越樵//绍兴医药学报.-1-9
　　-355

陈樾乔
陈樾乔君致骆保安君介绍入社书/陈樾乔//绍
　　兴医药学报.-1-8-473

惠书节录/陈樾乔//医学报.-1-6-365

论医道与声学光学之关系/陈樾乔//绍兴医药学报.-1-8-451

为创办中医学校之忠告/陈樾乔//绍兴医药学报.-1-12-207

西医谓人之知觉运动皆属于脑中医则谓属心两说孰是(连载)/陈樾乔//绍兴医药学报.-1-9-17,63,113

陈云平

福清县国医专校将成立/陈云平//光华医药杂志.-4-35-126

陈云轩

砥柱月刊二周年纪念赠杨医亚先生叙/陈云轩//国医砥柱月刊.-5-17-388

陈运舫

食亦论/费溥泉(述);陈运舫(评)//中医杂志.-2-25-53

陈赞图

增订伪药条辨绪言陈序二/陈赞图//绍兴医药月报.-2-41-331

陈则参

医生与药学之关系/陈则参//中西医学报.-1-28-95

陈泽东

百日咳之理想与治法/陈泽东//国医正言.-5-3-195

本市中医公会答赵石甫先生喉症正治法并来往原函/陈泽东//国医正言.-5-3-544

驳反对设立国医馆者/陈泽东//医林一谔.-4-8-282

驳傅孟真无端侮辱国医之原文/陈泽东//国医正言.-5-3-159

驳金鸣宇反对国医馆之我见/陈泽东//杏林医学月报.-3-18-7

答复宋志良先生/陈泽东//国医正言.-5-5-609

答高徙菴先生来函问病并求解释经文(附原函)/陈泽东//国医正言.-5-3-591

答刘和民先生来函问病(附原函)/陈泽东//国医正言.-5-3-595

读陈无咎辟六气妄言妄见书后/陈泽东//医学杂志.-2-18-108

读陈无咎辟中医六气为妄言妄见书后(一)至(二)/陈泽东//国医正言.-5-4-483,537

复曾觉叟先生解释脑膜炎之原因并治疗预防方法书/陈泽东//国医正言.-5-3-611

复刘子霞函/陈泽东//国医正言.-5-3-198

复中央国医馆函/陈泽东//国医正言.-5-3-509

国医伤寒课义(一)至(三十七)/陈泽东//国医正言.-5-3-19,75,119,174,230,288,330,377,432,483,524,575,631.-5-4-15,78,125,180,235,289,345,397,445,503,552,600.-5-5-21,69,116,165,221,272,326,378,423,474,526,581,622

国医正言社会义务部启事/陈泽东,齐志学//国医正言.-5-5-341,395,449,500

和张相臣先生咏怀七律二首/陈泽东//三三医报.-2-30-605

喉痧误治/陈泽东//国医正言.-5-4-304

喉痧又起/陈泽东//国医正言.-5-3-268

黄痢难治/陈泽东//国医正言.-5-3-213

今岁时症之治法/陈泽东//国医正言.-5-3-63

脑脊髓膜炎解释真象(一)至(二)/陈泽东//国医正言.-5-4-169,221

奇症奇医/陈泽东//国医正言.-5-3-147

伤寒痢疾又现/陈泽东//国医正言.-5-4-91

上中央国医馆陈无咎先生书/陈泽东//医界春秋.-3-12-508

时症复杂剧烈之治法/陈泽东//国医正言.-5-3-48

暑月防疫救急运动/陈泽东//国医正言.-5-3-111

天津东门内中医学传习所十周年纪念会宣言/
　　陈泽东//国医正言.-5-5-513

天津中医公会又一呈中央国医馆文/陈泽东//
　　国医正言.-5-3-465

吐泻痢疾同现/陈泽东//国医正言.-5-4-30

王市长富有中西医的经验(连载)/陈泽东//国
　　医正言.-5-3-145,201

西医幻术打破/陈泽东//国医正言.-5-3-369

新生活运动之愚感(一)至(二)/陈泽东//国医
　　正言.-5-3-15,67

宣言/陈泽东//国医正言.-5-3-13

羊毛疹温痧猩红热解纷之愚见/陈泽东//医界
　　春秋.-3-14-417//国医正言.-5-5-536
　　//国医砥柱月刊.-5-16-98

疫疹怪象之写真/陈泽东//国医正言.-5-3
　　-639

致焦馆长易堂演论中医书/陈泽东//医学杂志
　　.-2-16-134//国医正言.-5-3-270

致益世报社会服务版函/陈泽东//国医正言.-5
　　-5-565

中西医莫忽视冬温/陈泽东//国医正言.-5-3-
　　392

中西医总论:第一纲生理门(连载)/陈泽东//医
　　学杂志.-2-10-460,563.-2-11-50,
　　187,316

中医公会防疫法/陈泽东//国医正言.-5-3
　　-430

中医条例公布后之两种感想/陈泽东//医学杂
　　志.-2-17-336

中医条例公布两感症说/陈泽东//国医正言.-5
　　-4-490

中医卫生设施方案(一)至(六)(二十五年四月
　　天津市中医公会陈泽东编拟以应中央国医馆
　　之征集)/陈泽东//国医正言.-5-4-566,
　　617.-5-5-39,87,134,179

陈曾源

谏陈无咎先生书/陈曾源//国医正言.-5-5
　　-12

致陈无咎先生书/陈曾源//国医正言.-5-4

　　-215

致江苏省政府主席函/陈曾源//国医正言.-5-
　　4-325

致焦馆长易堂演论中医书/陈曾源//国医公报
　　.-4-22-111

陈增铨

国药治疟法/陈增铨//华西医药杂志.-5-37
　　-79

介绍一张霍乱特效方急救回生丹/陈增铨//华
　　西医药杂志.-5-36-281

陈展纬

医余拉杂谈(向我中医界贡献几点)/陈展纬//
　　医界春秋.-3-14-87

陈兆麟

求才急于育才论/陈兆麟//利济学堂报.-1-1-
　　593

陈兆龙

问九十一/陈兆龙//绍兴医药学报.-1-14
　　-280

陈兆文

请停捐实官折/陈兆文//利济学堂报.-1-1
　　-289

陈兆祥

简谈妇婴卫生(连载)/陈兆祥//文医半月刊.-5
　　-14-41,55,86,101

用发汗剂时之注意点/陈兆祥//文医半月刊.-5
　　-14-85

陈　振

致余姚康维恂君函/陈振//绍兴医药学报星期
　　增刊.-1-22-96

陈振民

经济的康健/陈振民//中西医药.-5-10-691

陈振翼

福建的治疗草药学/陈振翼//国医砥柱月刊.-5
　-18-659

汇验治痢草药学(连载)/陈振翼(编辑);温敬修
　(校正)//国医砥柱月刊.-5-16-296,545

汇验治痢草药学(连载)/陈振翼(编辑);温荣修
　(校正)//国医砥柱月刊.-5-17-68

陈　震

敬告全国医药同胞刍言/陈震//神州医药学报
　.-1-44-435

陈震异

妇人腹中疼痛与当归芍药散/[日]矢数道明
　(撰);陈震异(译)//光华医药杂志.-4-37
　-526

关于禁止函授医学的时论/陈震异等//铁樵医
　学月刊.-4-44-443

国医学说光被宇宙/陈震异//神州国医学报.-4
　-17-417

水蛭之研究/陈震异//光华医药杂志.-4-40
　-43

汤本求真言论之荒谬/陈震异//光华医药杂志
　.-4-38-381

卫生署管理中医问题/陈震异//光华医药杂志
　.-4-40-311//国医正言.-5-5-258//国
　医砥柱月刊.-5-15-599

胃肠病之研究/陈震异//神州国医学报.-4-17
　-134

我国医理与气化/陈震异//神州国医学报.-4-
　18-133

我国阴阳说之复兴/陈震异//光华医药杂志.-4
　-39-506

细菌非病原/[日]鲇川静(著);陈震异(译)//
　光华医药杂志.-4-41-211

下淤血汤与疯犬毒蛇咬伤/陈震异//中国医药
　月刊.-5-33-382

心脏病的原因/陈震异//神州国医学报.-4-17
　-133

性的内分泌(一)至(二)/居龙太(撰);陈震异

(意译)//光华医药杂志.-4-41-303,483

阴阳说之复兴/陈震异//中医指导录.-3-37
　-493

中西医平等待遇问题/陈震异//神州国医学报
　.-4-17-177

中西阴阳说/陈震异//神州国医学报.-4-17
　-420

中医气化之研究/陈震异//光华医药杂志.-4-
　40-214

陈拯民

火伤(一名烫伤 Dieverbrennungcombnstio)/陈
　拯民//中西医学报.-1-34-185

陈之英

赠国医方公溥先生/陈之英//中医世界.-3-25
　-93

陈支泉

疫咳治疗之经验/陈支泉//复兴中医.-5-31
　-580

陈芝高

白虎加桂枝汤/陈芝高//杏林医学月报.-3-23
　-71

白疹秘钥(一)至(十五)/陈渔洲(著);陈芝高
　(参校)//杏林医学月报.-3-22-288,334,
　373,456,500.-3-23-18,57,97,136,177,
　217,260,302,423,506

本以下之故心下痞与泻心汤痞不解其人渴而口
　烦小便不利者五苓散主之解/陈芝高//神州
　国医学报.-4-18-96

鳖甲功用之研究/陈芝高//国医砥柱月刊.-5-
　17-475

病解能食七八日更发热者此为胃实宜大承气汤
　主之释义/陈芝高//杏林医学月报.-3-23
　-184

病者脉伏其人欲自利利反快虽利心下痞坚满此
　为留饮欲去故也甘遂半夏汤主之释义/陈芝
　高//国医砥柱月刊.-5-15-561

补中益气汤方释义/陈芝高//杏林医学月报.-3
-22-466

陈芝高启事/陈芝高//国医砥柱月刊.-5-17
-165

喘家作桂枝汤加厚朴杏子佳释义/陈芝高//文
医半月刊.-5-14-247

春温白㾦案/陈芝高//杏林医学月报.-3-22
-206

答万震九君问伤寒论太阳篇伤寒脉浮滑此表有
热里有寒白虎汤主之一节/陈芝高//文医半
月刊.-5-14-280

大承气汤方解/陈芝高//杏林医学月报.-3-23
-142

冬伤于寒春必病温之我见/陈芝高//杏林医学
月报.-3-22-241

读内经暑汗不出者秋成风疟有感/陈芝高//
文医半月刊.-5-14-345

读医随笔(连载)/陈芝高//国医砥柱月刊.-5-
15-622.-5-17-74

读医随笔/陈芝高//杏林医学月报.-3-23-
309//神州国医学报.-4-18-261//文医半
月刊.-5-14-486

对于西医所称肠热症之商榷/陈芝高//杏林医
学月报.-3-23-268

风毒眼疾案/陈芝高//文医半月刊.-5-14
-301

风伤卫论/陈芝高//杏林医学月报.-3-22
-548

干霍乱案/陈芝高//神州国医学报.-4-18
-313

桂附功用之研究/陈芝高//神州国医学报.-4-
18-15

国医砥柱月刊创刊纪念序(二)/陈芝高//国医
砥柱月刊.-5-15-418

国医改进之我见/陈芝高//杏林医学月报.-3-
22-532

汗出而脉尚躁疾者死论/陈芝高//神州国医学
报.-4-17-426

黄芪之研究/陈芝高//国医砥柱月刊.-5-17
-411

霍乱证治论/陈渔洲(著);陈芝高(校订)//杏林
医学月报.-3-22-154

结胸痞满之鉴别/陈芝高//杏林医学月报.-3-
23-146

金元四大家论/陈芝高//杏林医学月报.-3-22
-418

经方类编(一)至(六)/陈芝高//国医砥柱月刊
.-5-15-499,609.-5-16-28.-5-17-
281,355,468

里水者一身面目黄肿其脉沉小便不利故令病水
假令小便自利此亡津液故令渴越婢加术汤主
之释义/陈芝高//杏林医学月报.-3-22-
245

苓桂术甘汤及肾气丸治短气微饮之意义/陈芝
高//杏林医学月报.-3-22-295

苓桂术甘症脉沉紧大陷胸汤症脉亦沉紧二症
寒热悬殊何以脉皆沉紧请细言其故/陈芝高
//杏林医学月报.-3-22-460

论本年之痢症/陈芝高//杏林医学月报.-3-23
-145

论龟板鳖甲白㾦必用之药/陈芝高//杏林医学
月报.-3-23-275

论金匮远血近血并释方义/陈钟莲(遗著);陈芝
高(录寄)//杏林医学月报.-3-23-188

论麻黄利尿之我见/陈芝高//现代医药月刊.-4
-27-739//文医半月刊.-5-14-316

论人参之阴阳/陈芝高//杏林医学月报.-3-22
-200

论伤寒金匮二书意义之异同/陈芝高//杏林医
学月报.-3-22-238

论暑病/陈芝高//杏林医学月报.-3-22-464

论疹痧之原理/陈芝高//神州国医学报.-4-18
-188

麻桂二汤之功用论/陈芝高//中医世界.-3-38
-301

麻黄利尿之我见/陈芝高//神州国医学报.-4-
18-242

麻黄升麻汤症治之研究/陈芝高//国医砥柱月
刊.-5-17-39

疟脉自弦论/陈芝高//杏林医学月报.-3-22

－421

人参非补药之商榷/陈芝高//文医半月刊.－5－
14－331

伤风不醒变成痨之我见/陈芝高//杏林医学月
报.－3－22－106

伤寒脉浮滑此表有热里有寒白虎汤主之释义/
陈芝高//杏林医学月报.－3－22－336

伤寒脉浮紧不发汗因致衄者麻黄汤主之解/陈
芝高//神州国医学报.－4－17－315

伤寒若吐若下后七八日不解热结在里表里俱热
时时恶风大渴舌上干燥而烦欲饮水数升者白
虎加人参汤主之/陈芝高//杏林医学月报.－3
－23－306

伤寒温病传经论/陈芝高//杏林医学月报.－3－
23－191

少阴病脉微细之研究/陈芝高//文医半月刊.－5
－14－279

生化汤论/陈芝高//国医砥柱月刊.－5－15－450

湿毒虚疹案/陈芝高//神州国医学报.－4－18
－348

湿温病与风温病辨/陈钟莲(遗著);陈芝高(录
寄)//杏林医学月报.－3－23－189

湿温失治案/陈芝高(编录)//国医砥柱月刊.－5
－17－48

湿温医案/陈芝高//杏林医学月报.－3－23
－281

熟读王叔和不如临症多论/陈芝高//杏林医学
月报.－3－22－191

暑必兼湿说/陈芝高//杏林医学月报.－3－23
－312

暑湿结胸论/陈芝高//杏林医学月报.－3－23
－355

四物汤论/陈芝高//杏林医学月报.－3－23－71

素问热病论言先夏至日为病温后夏至日为病暑
岂夏至前无暑病夏至后无温病耶请详其说/
陈钟莲(遗著);陈芝高(录寄)//杏林医学月
报.－3－22－290

痰湿阴虚案/陈芝高//杏林医学月报.－3－23
－240

溏鸡矢治慢惊之奇验/陈芝高//杏林医学月报

.－3－23－77

借僧议喻昌秋伤于燥冬生咳嗽之说/陈芝高//
杏林医学月报.－3－22－387

温病耳聋病系少阴与小柴胡汤必死论/陈芝高
//文医半月刊.－5－14－460

温病虚甚死论/陈芝高//杏林医学月报.－3－22
－460//神州国医学报.－4－17－89

温邪上受首先犯肺论/陈芝高//杏林医学月报
.－3－22－377

吴又可温病禁用黄连篇/陈芝高//文医半月刊
.－5－14－294

五水辨/陈芝高//杏林医学月报.－3－23－107

下利后腹胀满身体疼痛者先温其里乃攻其表温
里宜四逆汤攻表宜桂枝汤释义/陈芝高//杏
林医学月报.－3－23－140

下利三部脉皆平按之心下坚者急下之宜大承气
汤释义/陈芝高//医学杂志.－2－17－25

阴亏湿毒发疹案/陈芝高//杏林医学月报.－3－
22－474

阴阳发黄论/陈芝高//文医半月刊.－5－14
－231

阴阳两虚痰湿发疹案/陈芝高//医学杂志.－2－
17－30

藻潜医案(连载)/陈渔洲(著);陈芝高(编订)//
杏林医学月报.－3－22－202,256,302,344,
391,468,512,549.－3－23－30,72,111,155,
197,239,279,319,359,404,523//神州国医
学报.－4－18－16,104,209,257,346,441//
文医半月刊.－5－14－268,317,333,349,
378,430,448,464,483,600//国医砥柱月刊
.－5－15－515,576,628.－5－16－617

诊脉宜贵活泼论/陈芝高//文医半月刊.－5－14
－327

祝杏林医学月报万岁/陈芝高//杏林医学月报
.－3－23－480

壮水之主以制阳光益火之源以消阴翳辨/陈芝
高//杏林医学月报.－3－22－61

陈芝英

急性温热病之舌苔诊断法/陈芝英//光华医药

杂志.-4-35-408
谈虚汗/陈芝英//光华医药杂志.-4-36-423
特效方数则(连载)/陈芝英//光华医药杂志.-4
-36-111,198,284.-4-37-521

陈植三
征求答案两则/陈植三//医界春秋.-3-5-492

陈芷谷
广济医学报序/陈芷谷//中西医学报.-1-32
-30

陈芷馨
对于袁黎二君商榷五行生克意见书/陈芷馨//
绍兴医药学报.-1-16-144

陈至愚
改进中医函件一束/陈至愚//中医世界.-3-27
-616

陈志潜
医学应积极提倡科学训练/陈志潜//中西医药
.-5-13-324

陈志仁
妊娠药忌之可商/陈志仁//中医世界.-3-39
-54
乡村医风之感慨/陈志仁//中医世界.-3-38
-609
阳明坏证有滋阴之必要/陈志仁//中医世界.-3
-39-449

陈志庄
警告有眼疾的同胞/陈志庄//三三医报.-2-31
-168
卫生之阅历谈(录广济医报)/陈志庄(译)//中
西医学报.-1-31-515

陈治鼎
防疫预告/陈治鼎//医学报.-1-5-341

陈治平
针之补泻宜以科学眼光研究说/陈治平//针灸
杂志.-4-32-320

陈秩平
答苏子才君问案一则/陈秩平//医界春秋.-3-
7-218
冬伤于寒春必病温解/陈秩平//杏林医学月报
.-3-21-462
读内经伤寒论/陈秩平//杏林医学月报.-3-18
-369
读内经生理病理解剖学讨论(连载)/陈秩平//
杏林医学月报.-3-22-72,117,164
读伤寒本论桃花汤方之疑问/陈秩平//杏林医
学月报.-3-17-302
论胃心痛治疗/陈秩平//杏林医学月报.-3-21
-377
论吴鞠通温病条辨脱离伤寒圈套错/陈秩平//
杏林医学月报.-3-19-182
论整顿国医/陈秩平//杏林医学月报.-3-22
-11
鼠疫论治(连载)/陈秩平//杏林医学月报.-3-
22-338,383
鸦片病释及治疗方法/陈秩平//杏林医学月报
.-3-18-68//国医杂志.-4-5-361
鸦片病释及治疗上之新发明/陈秩平//医界春
秋.-3-8-313

陈秩云
麻风胚胎/陈秩云//国医杂志.-4-5-147
眼科略言(连载)/陈秩云//国医杂志.-4-5-
254,373,546
中华国医学会同人挽黎琴石母韦太夫人联/陈
秩云//国医杂志.-4-6-361
邹殿邦馆长为封翁祝寿征诗漫题以应/陈秩云
//国医杂志.-4-7-117

陈智明
临症笔记/陈智明//中医杂志.-2-27-370

陈中坚

述几种西药之始祖/陈中坚//中医世界.-3-26
-652

陈中权

癫狂之分析研究/陈中权//中医世界.-3-26-568

耳疾验方/陈中权//中医世界.-3-27-522

古方权量考证及折衷/陈中权//医界春秋.-3-
8-228

内经标本治法之研究/陈中权//中医世界.-3-
26-658

逆流挽舟法之应用/陈中权//中国医学.-5-34
-106

权庐笔记/陈中权//中医世界.-3-26-641,
651,657

伤寒论太阳篇独多于他经并杂出他经病状之研
究/陈中权//中医世界.-3-27-144

阴阳五行之定义/陈中权//中医世界.-3-25
-39

中医世界编者小言/陈中权//中医世界.-3-26
-635

陈钟莲

妇人血崩其巅顶痛说/陈钟莲//杏林医学月报
.-3-22-547

论金匮远血近血并释方义/陈钟莲(遗著);陈芝
高(录寄)//杏林医学月报.-3-23-188

湿温病与风温病辨/陈钟莲(遗著);陈芝高(录
寄)//杏林医学月报.-3-23-189

素问热病论言先夏至日为病温后夏至日为病暑
岂夏至前无暑病夏至后无温病耶请详其说/
陈钟莲(遗著);陈芝高(录寄)//杏林医学月
报.-3-22-290

陈钟琦

论强国必先强民/陈钟琦//利济学堂报.-1-2-
569.-1-3-13,99

陈仲铠

小儿科学新智囊/陈仲铠//现代中医.-4-43
-259

陈仲明

咳嗽与治疗/陈仲明//国医导报.-5-29-68

陈竺同

汉魏南北朝外来的医术与药物的考证(连载)/
陈竺同//中西医药.-5-11-115,203

陈 柱

中西医药研究社两周纪念赠言/陈柱//中西医
药.-5-12-264

陈祝卿

答韦雍普君为族兄征奇疾治法/陈祝卿//医界
春秋.-3-11-217

答游焕明君征头风治法/陈祝卿//医界春秋.-3
-11-219

陈祝三

爱日庐读书记/陈祝三//国医砥柱月刊.-5-18
-670

答百二十九/陈祝三//绍兴医药学报.-1-16
-113

问百四十八/陈祝三//绍兴医药学报.-1-16
-102

问紫黑血症之区别/陈祝三//三三医报.-2-30
-517

陈 倬

现在中国医生的急务/陈倬//绍兴医药学报.-1
-17-81

陈 滋

东方最多之眼病(椒疮粟疮)/陈滋//中西医学
报.-1-28-449

脓漏眼预防法/陈滋//中西医学报.-1-28-451

眼科一夕话/陈滋//中西医学报.-1-27-441

再染脓漏眼之失明/陈滋//中西医学报.-1-28
-454

陈滋全

北平国医砥柱社四安分社成立宣言/陈滋全//
国医砥柱月刊.-5-18-341

中国百日咳治疗法(二)/陈滋全(编著);杨医亚
(鉴定)//国医砥柱月刊.-5-18-367

陈子光

秘本五十症治图(连载)/陈子光//针灸杂志.-4
-32-77,155,431,493.-4-33-45,137,
223,307,397

培养针灸鲜花收获/陈子光//针灸杂志.-4-28
-589

奇针奇术记/陈子光//针灸杂志.-4-31-293

神秘五十症治图/陈子光//针灸杂志.-4-32
-333

提案一条/陈子光//针灸杂志.-4-28-595

问病一则/陈子光//针灸杂志.-4-28-595

我最后的希望/陈子光//针灸杂志.-4-28
-593

陈子华

读仲景太阳篇之大要/陈子华//国医杂志.-4-
6-485

读仲景阳明篇之大要/陈子华//国医杂志.-4-
7-59

血之解剖/陈子华//国医杂志.-4-6-325

陈子俊

茶叶中之咖啡因/陈子俊//国医新声.-5-27
-34

陈子开

喉症之病理与治疗/陈子开,黄国亮//光华医药
杂志.-4-36-463

陈子毅

手淫病/陈子毅//光华医药杂志.-4-38-253

陈子宇

答半凡治痛气病法/陈子宇//绍兴医药学报星
期增刊.-1-21-381

陈紫波

生命与医道之研究/陈紫波//神州医药学报.-1
-43-194

陈组光

论中医界提倡读书之必要及其书目/陈组光//
现代中医.-4-43-41

脾胃分治论(连载)/陈组光//国医公报.-4-25
-198,323

玉屏风散之研究/陈组光//中医世界.-3-37
-37

陈祖年

产后血风疮/陈祖年//光华医药杂志.-4-37
-366

小儿病/陈祖年//光华医药杂志.-4-38-81

陈祖荫

论目/陈祖荫//绍兴医药学报.-1-10-460

论药升浮同品而治异/陈祖荫//绍兴医药学报
.-1-11-24

问一百/陈祖荫//绍兴医药学报.-1-14-520

陈　祚

赠中和医药室主人罗伟彤先生/陈祚//三三医
报.-2-30-209

晨　曦

桃枝的故事/晨曦//中国女医.-5-34-174

谌　方

答蔡祖礼君问题三则/谌方//华西医药杂志.-5
-36-553

疑问一则待答/谌方//华西医药杂志.-5-36
-554

谌养方

谌养方问谢诵穆答/谌养方(问);谢诵穆(答)//

中医新生命.-5-6-132

赤痢/谌养方//华西医药杂志.-5-37-98

答问/谌养方(问);陆渊雷(答)//中医新生命.-5-8-53

答问/谌养方(问);谢诵穆(答)//中医新生命.-5-7-572

公开噎膈反胃特效方一则/谌养方//中医新生命.-5-7-550

合于验便贱的几个痢疾单方/谌养方//华西医药杂志.-5-37-384

回归热/谌养方//华西医药杂志.-5-36-111

回归热病名之再商榷/谌养方//华西医药杂志.-5-37-334

良方醇/谌养方//中医新生命.-5-7-149

良方萃/谌养方//中医新生命.-5-7-90

良方侯鲭录/谌养方//中医新生命.-5-6-510

为回归热病与编辑先生之商榷/谌养方//华西医药杂志.-5-36-420

成都新闻报

图书征税/成都新闻报//华西医药杂志.-5-36-334

成开钧

背痈之白糖疗法/成开钧//中西医学报.-1-32-498

成　之

上宗人太炎先生论王朴庄所说古方两数书(附太炎先生按语)/成之,章次公//中国医学月刊.-3-15-177

谈枕/成之//三三医报.-2-36-484

成赟公

造物真宰说/虞哲夫,成赟公//三三医报.-2-30-522

成仲义

现金征求藏毒验方/成仲义//光华医药杂志.-4-38-250

呈村降叶

小儿病后聋哑治法/呈村降叶//绍兴医药学报星期增刊.-1-22-165

承淡安

艾灸治效之研究/承淡安//医林一谔.-4-9-229

白带与难产之特效疗法/承淡安//光华医药杂志.-4-37-499

别兮东京/承淡安//光华医药杂志.-4-38-375,472,570

病理诊疗常识问题/承淡安//针灸杂志.-4-34-367

从针灸立场说到本社创办经过及以后之方针/承淡安//针灸杂志.-4-30-21,341

答宝山南门大街赵仲芬问/承淡安//针灸杂志.-4-34-60

答福建屏南吴逢年君之问/承淡安//针灸杂志.-4-34-58

答苏州皮市街钱自严问/承淡安//针灸杂志.-4-34-59

答伍学愈针难产/承淡安(答)//针灸杂志.-4-28-384

答武进焦溪缪丕承问/承淡安//针灸杂志.-4-34-145

答俞吉人问甲状腺肿病与针治/承淡安//针灸杂志.-4-34-56

答袁文轩问针术何以能治传染病/承淡安//针灸杂志.-4-34-217

淡安启事/承淡安//针灸杂志.-4-34-5

东渡归来/承淡安//针灸杂志.-4-29-571

肺病针灸治疗法/承淡安//针灸杂志.-4-34-120

福建福鼎中山路溪西里五六五号汪苞泉社友/承淡安//针灸杂志.-4-34-294

复刊词/承淡安//针灸杂志.-4-34-7

给诸同学/承淡安//针灸杂志.-4-30-257

汉方医学之新研究(连载)/[日]中山忠直(著);承淡安(译)//光华医药杂志.-4-37-227,318,420.-4-38-49,127,223,569.-4

- 39 - 59,152,232

合谷穴胜过阿斯匹灵/承淡安//针灸杂志.-4-28-20

黑特氏带图/承淡安//针灸杂志.-4-28-459

经外奇穴之研究(连载)/承淡安//针灸杂志.-4-29-271,379,495,607.-4-30-49,127,193

敬步姚江倪市隐先生述怀/承淡安//针灸杂志.-4-34-24

敬谢王馆长贺电/王硕如,承淡安//针灸杂志.-4-31-301

灸科常识问题/承淡安//针灸杂志.-4-34-365

灸科学(连载)/[日]板本贡(著);承淡安(译)//针灸杂志.-4-29-413,527.-4-30-67,145,213,393

灸科学讲义/承淡安//针灸杂志.-4-30-277

卷头语/承淡安//针灸杂志.-4-29-5

看捉痨虫记(连载)/承淡安//针灸杂志.-4-34-35,118

甪直西市乔荣生社友/承淡安//针灸杂志.-4-34-292

年未满二十灸命门有绝子之恐解/承淡安//针灸杂志.-4-28-195

捧心产/贺绍彭(录);承淡安(按)//针灸杂志.-4-28-300

迁移通告/承淡安//针灸杂志.-4-29-562

山东胶东乳山县二区白沙滩孙旭东社友/承淡安//针灸杂志.-4-34-295

山西省太原市活牛市街五〇号魏毓英社友/承淡安//针灸杂志.-4-34-295

上海石门二路一五四弄一九号曹逸庵社友/承淡安//针灸杂志.-4-34-296

身柱灵台治疗疮有特效之臆测/承淡安//针灸杂志.-4-28-375

十四经发挥/滑寿(著);承淡安(重校)//针灸杂志.-4-30-477

苏州学士街二四一号老钱自严社友/承淡安//针灸杂志.-4-34-293,294

铜人经穴图考序/承淡安//针灸杂志.-4-32-289

为针灸治验报告与同志书/承淡安//针灸杂志.-4-34-63

问半身不遂/曾天治(问);承淡安(答)//针灸杂志.-4-28-157

问病五则/金箫雷(问);承淡安(答)//针灸杂志.-4-28-158

问答簿中摘录/童芳圃(问);承淡安(答)//针灸杂志.-4-28-164

问治灸疮玉红膏之替代药/邹凤生(问);承淡安(答)//针灸杂志.-4-28-161

问中消病之针疗法/许伯常(问);承淡安(答)//针灸杂志.-4-28-161

问足痿症治法/傅祖望(问);承淡安(答)//针灸杂志.-4-28-163

我对于普及针灸疗法的意见/承淡安//针灸杂志.-4-34-391

我所希望于第二届毕业同学者/承淡安//针灸杂志.-4-31-319

无锡和桥钱裕松社友/承淡安//针灸杂志.-4-34-291

无锡黄土塘邢正北社友/承淡安//针灸杂志.-4-34-292

武进焦溪元章西药房缪丕承社友/承淡安//针灸杂志.-4-34-295

西康西昌谌嘉猷社友/承淡安//针灸杂志.-4-34-296

萧平凉北门外杨恩泽社友/承淡安//针灸杂志.-4-34-293

萧山长河镇咸春堂张效良社友/承淡安//针灸杂志.-4-34-294

新著中国针灸外科治疗学序/承淡安//针灸杂志.-4-32-459

与陈伯范论针法/承淡安//针灸杂志.-4-33-7

远年咳嗽之灸法/承淡安//医界春秋.-3-10-448

在苏南卫生建设委员会上的发言/承淡安//针灸杂志.-4-34-395

浙江嵊县竹鉴灿社友/承淡安//针灸杂志.-4-34-291

针刺治效之研究/承淡安//杏林医学月报.-3-19-360

针灸学讲义/承淡安//针灸杂志.-4-30-275

针灸医话(连载)/承淡安//杏林医学月报.-3-18-104,147,180//针灸杂志.-4-28-47

针灸杂谈/承淡安//医林一谔.-4-8-77

针灸治疗秘笈自序/承淡安//针灸杂志.-4-30-181

针科常识问题/承淡安//针灸杂志.-4-34-363

针难出穴之种种/承淡安//针灸杂志.-4-28-152

中国针灸学研究社附设讲习所简章/承淡安//针灸杂志.-4-32-279

重刊古本十四经发挥序/承淡安//针灸杂志.-4-30-449

承国维

急性关节炎/承国维//华西医药杂志.-5-37-369

慢性关节炎/承国维(作);新元(录)//华西医药杂志.-5-37-320

腺窝性扁桃腺炎:烂喉蛾/承国维//华西医药杂志.-5-37-550

承汉

奔豚病之病理及疗法/承汉//医林一谔.-4-11-365

承弘

关于中国药用生物研究之价值/承弘//医文.-5-34-575

承纪会

质疑一则/承纪会//绍兴医药学报星期增刊.-1-21-236

承梦琴

种痘浅说(连载)/承梦琴//绍兴医药学报星期增刊.-1-21-95,112,120,136,159,216,223

承秋梧

问一百四十一/承秋梧//绍兴医药学报.-1-16-27

承为奋

病理诊断常识(连载)/承为奋//针灸杂志.-4-34-54,143,301

大脑炎之鉴别与针灸治疗/承为奋//针灸杂志.-4-34-46

生理解剖常识(连载)/承为奋//针灸杂志.-4-34-52,141,299

消毒卫生常识(连载)/承为奋//针灸杂志.-4-34-50,139,297

针灸医事常识前言/承为奋//针灸杂志.-4-34-49

承 五

外科的炎症总论/承五(译)//国医砥柱月刊.-5-18-30

承 忠

读吴虎君驳晚成君中西医治疗脚气之科学观后再进一解/承忠//医界春秋.-3-5-237

城一格

月经与红铅/[日]城一格(著);魏萱(译)//光华医药杂志.-4-37-322

程秉文

歙县秋季时疾异病之警告/程秉文//绍兴医药学报星期增刊.-1-22-234

程春波

致俞鉴泉先生书/程春波//三三医报.-2-34-571

程次明

百合病与脑膜炎之比例观/程次明//神州国医

学报.-4-14-381

从谷富治肺痈之神效说到肺痈之治法/程次明//神州国医学报.-4-16-500

丹溪传尸将军丸考/程次明//神州国医学报.-4-15-296

读伤寒金匮之疑义/程次明//中医杂志.-2-22-66

肺痿肺痈之辨别/程次明//神州国医学报.-4-14-65

黑热病之研讨/程次明//神州国医学报.-4-16-241

霍乱/程次明//神州国医学报.-4-15-535

痉病与脊髓炎之讨论/程次明//神州国医学报.-4-14-586

疟邪在经犹可延挨痢关乎脏误治则危说/程次明//神州国医学报.-4-16-60

奇闻/程次明//神州国医学报.-4-14-477

三家医案之评论/程次明//神州国医学报.-4-16-316

膻中者臣使之官喜乐出焉释义/程次明//神州国医学报.-4-16-258

伤寒施用麻黄汤之注意/程次明//神州国医学报.-4-16-405

暑说/程次明//神州国医学报.-4-16-546

水气病解/程次明//神州国医学报.-4-16-97

太阳中风阳浮而阴弱一节释义/程次明//神州国医学报.-4-16-11

痰饮咳嗽与虚损咳嗽之辨别/程次明//神州国医学报.-4-14-493

乌贼骨丸解/程次明//神州国医学报.-4-15-15

五行五味五脏五色五音释义/程次明//神州国医学报.-4-16-182

犀角羚角之代用品/程次明//神州国医学报.-4-15-115

新闻报记者文公达猝死之研讨/程次明//神州国医学报.-4-14-446

阴者藏精而起亟也阳者卫外而为固也解/程次明//神州国医学报.-4-15-441

燥咳论/程次明//神州国医学报.-4-14-207

诸禁鼓栗如丧神守皆属于火解/程次明//神州国医学报.-4-15-232

程登瀛

豆蔻之种种/程登瀛//医林一谔.-4-8-429

番泻叶之研究/程登瀛//医林一谔.-4-8-72

关于龙涎香真伪问题之来鸿去雁/程登瀛//医林一谔.-4-8-346

龙涎之药效问题/程登瀛//医林一谔.-4-8-116

南洋之羚羊角/程登瀛//医林一谔.-4-8-27

蛇缠角/程登瀛//医林一谔.-4-8-384

神效痢疾丸实验记/程登瀛//医林一谔.-4-8-31

兜与水角片问题/程登瀛//医林一谔.-4-8-386

药物几种/程登瀛//医林一谔.-4-8-502

一月间暹罗医事述评/程登瀛//医林一谔.-4-8-85

长圆形石莲子不可用/程登瀛//医林一谔.-4-8-340

珠贝图说/程登瀛//医林一谔.-4-9-89

程迪仁

读伤寒论的研究(连载)/程迪仁//医界春秋.-3-6-157,192

改革国医之我见/程迪仁//医界春秋.-3-5-159

三一七商榷/程迪仁//国医杂志.-4-13-389

三一七商一切/程迪仁//神州国医学报.-4-16-296

伤寒论探髓(一)至(四)/程迪仁//国医导报.-5-29-278,325.-5-30-21.-5-40-144

伤寒探髓(连载)/程迪仁//神州国医学报.-4-14-62,108,174,214,383,448

研究黄疸病源后之感想/程迪仁//医界春秋.-3-5-187

值得注目的一封书/程迪仁//神州国医学报.-4-14-17

中医所说的气/程迪仁//医界春秋.-3-6-75

程东溪

神经衰弱/程东溪//光华医药杂志.-4-37
-367

程淦藩

谈蝉/程淦藩//光华医药杂志.-4-41-576

程国栋

鼻渊之治法/程国栋//医学杂志.-2-17-413

问病三则/程国栋//医学杂志.-2-17-497

迎风流泪方/程国栋//医学杂志.-2-18-159

再问鼻渊治法/程国栋//医学杂志.-2-18-88

治痢验方/程国栋//医学杂志.-2-18-159

程国树

湿温病为太湖流域独多之症候其治法与伤寒不同
论/程国树,严以平//中医世界.-3-36-187

闻诊解/程国树//中医世界.-3-38-391

程国祥

敬告中医宜参考生理学勿专重内经/程国祥//
中西医学报.-1-27-497

论宜辟除沐浴伤气之谬谈(卫生忠告之一)/程
国祥//中西医学报.-1-24-266

程瀚章

低能儿之原因及其分类/程瀚章//中西医学报
.-1-36-331

论防疫之先决问题/程瀚章//中西医学报.-1-
36-380

程和仁

食鲑常识/程和仁//医林一谔.-4-11-32

程鸿宾

常用何法施治/程鸿宾//光华医药杂志.-4-36
-68

程吉亭

喉间生小舌/程吉亭//医学杂志.-2-16-597

难题二则/程吉亭//医学杂志.-2-16-311

吐血忌盐之理由/程吉亭//医学杂志.-2-16
-398

程际云

小儿起风之臆说/程际云//医学杂志.-2-2
-297

程济普

简便戒烟方四则/程济普//现代中医.-4-43
-446

谈诊察之要点/程济普//现代中医.-4-43
-442

程镜宇

痧喉阐义/程镜宇//中医世界.-3-31-156

程觉先

中医诊断学纲要跋/程觉先//华西医药杂志.-5
-36-553

程可均

程君可均读灵素生理新论书/程可均//医学杂
志.-2-5-102

医界春秋五周序四则/钟去恶,于汉皋,程可均,
李健颐//医界春秋.-3-8-361

程力行

西洋参真伪之分/程力行//医界春秋.-3-10
-294

程连云

中风病之原理/程连云//光华医药杂志.-4-36
-256

程　林

玉函经序:程氏重订序/程林//绍兴医药学报.-
1-10-414

程六如

两个医案/程六如//光华医药杂志.-4-37
-518

天花与种痘之研究/程六如//光华医药杂志.-4
-38-457

程门雪

程著金匮讲义(连载)/程门雪//现代中医.-4-
43-20,120,170,229,284,355,409

带下论/程门雪//新中医刊.-5-19-201

桂枝论/程门雪//现代中医.-4-42-498

黄连之理论与使用法/程门雪//现代中医.-4-
42-34

金匮虚劳之研究(连载)/程门雪(述);田先平
(录)//中国医学月刊.-3-15-373,418,470

医林外史(连载)/程门雪,包曼郎//神州医药学
报.-1-47-101,205,287,397

疫之检讨/吴继耀,董丽娟,胡宝林,薛国英,程
门雪//国医砥柱月刊.-5-18-128

赠今阳道兄/程门雪//国医砥柱月刊.-5-17
-653

程朋五

针灸薪传(连载)/程朋五(著);殷鉴昭(录)//针
灸杂志.-4-31-153,245,427.-4-32-27,
117,297,399,463.-4-33-17,105,199,279

程企明

问腋下手足有汗特效方法/程企明//绍兴医药
学报星期增刊.-1-21-175

程启昶

报告验案四则/程启昶//针灸杂志.-4-30
-225

耳聋遗精气痛等症针治得痊之验案/程启昶//
针灸杂志.-4-30-328

验案治疗歌/程启昶//针灸杂志.-4-32-89

程仁和

积聚病治法与治例/程仁和//医林一谔.-4-9-
466

南洋特产药物考察记(一)至(七)/程仁和//医
林一谔.-4-9-155,196,245,288,331,
377,421

瀛庐医话/程仁和//医林一谔.-4-9-252

癥瘕积聚病原说/程仁和//医林一谔.-4-9
-33

程荣梁

缄郭沫若先生/程荣梁//新中华医药月刊.-5-
35-77

医林改错述评上篇(一)/程荣梁//新中华医药
月刊.-5-35-115

程汝明

眼科心矩(一)至(二十四)/程汝明(著);程书田
(参注);周禹锡(参校)//医界春秋.-3-12-
45,99,155,275,333,389,430,484.-3-13-
17,73,122,350,408,455,501.-3-14-20,
82,131,188,241,296,356,420,469

程瑞坤

治验笔记两则/程瑞坤//中医杂志.-2-25
-239

程少班

呕吐头痛乞赐方调治/程少班//医学杂志.-2-
18-458

月经不止及腿部肿麻之治法/程少班//医学杂
志.-2-18-458

程绍典

痢证要方选释/黄锡昭,程绍典//神州国医学报
.-4-16-493

内经治疗术语之临床应用/程绍典//新中医刊
.-5-19-181

伤寒之类似症/程绍典//新中医刊.-5-19-
602//国医导报.-5-30-163

伤酒脞谈/程绍典//新中医刊.-5-19-237

痰饮之检讨/程绍典//新中医刊.-5-19-295

血症之检讨/程绍典//新中医刊.-5-19-263

医学碎语(连载)/程绍典//中国医药月刊.-5-
32-474,505,540.-5-33-314

脏器治疗法之新评价(连载)/程绍典//新中医
刊.-5-19-155,186,217,243,300,492,569
.-5-20-42,98

诊余随笔/程绍典//新中医刊.-5-19-397

中国医学艺术论之批评/程绍典//新中医刊.-5
-19-437

中国治疟剂之发掘(连载)/程绍典//新中医刊
.-5-19-333//中国医药月刊.-5-32-
573,603

程仕根

脑膜炎之预防与看护/[日]伊藤知教(著);程
仕根(译)//苏州国医杂志.-5-2-530

程守文

霍乱辨症以脾胃湿寒湿热为主说/程守文//医
学杂志.-2-6-208

针刺疗毒之经验/程守文//医学杂志.-2-3
-622

针刺喉咙乳鹅子经验/程守文//医学杂志.-2
-5-398

程书田

答倪克庆君问癫痫治法/程书田//医界春秋.-3
-9-467

答彭鉴五问蟹睛治法/程书田//医界春秋.-3-
9-468

眼科心矩(一)至(二十四)/程汝明(著);程书田
(参注);周禹锡(参校)//医界春秋.-3-12-
45,99,155,275,333,389,430,484.-3-13-
17,73,122,350,408,455,501.-3-14-20,
82,131,188,241,296,356,420,469

程天放

政治与医药/程天放(讲);张锡君(记并识)//光
华医药杂志.-4-36-535

程天灵

辩正盛止缘对程天灵氏所著伤寒漫谈之商榷/
程天灵//华西医药杂志.-5-37-466

补正侯敬舆君营卫新义/程天灵//华西医药杂
志.-5-37-214

答谌养方君疑问一则/程天灵//华西医药杂志
.-5-37-186

痢症三字诀(改正唐宗海)/程天灵//华西医药
杂志.-5-37-102

伤寒漫谈(二)仲景以前之医药/程天灵//国医
砥柱月刊.-5-18-426

伤寒漫谈(一)伤寒病的范围/程天灵//国医砥
柱月刊.-5-18-370

再读营卫新义答侯君/程天灵//华西医药杂志
.-5-37-435

程庭玉

答钱君存济妇人双胎三胎问/程庭玉//神州医
药学报.-1-46-93

论医贵权变/程庭玉//神州医药学报.-1-44
-330

问症一则/程庭玉//神州医药学报.-1-45
-161

医界之道德/程庭玉//神州医药学报.-1-46
-11

程万里

三一七纪念致意/程万里//国医杂志.-4-13
-398

程曦参

分类本草诗(一)至(七)/程曦参(校);胡仿西
(录)//中医杂志.-2-23-338,473.-2-24-
99,211,385.-2-25-92,256,410

程小青

悼恽铁樵先生/程小青//铁樵医学月刊.-4-44
-655

记恽铁樵先生/程小青//铁樵医学月刊.-4-44
-656

程鑫甫

？病/程鑫甫//光华医药杂志.-4-36-221

程杏轩

瘀虫治案(一)/程杏轩(遗著)//神州国医学报.-4-16-395

程应旄

玉函经序:原序/程应旄//绍兴医药学报.-1-10-415

程 云

论今日中国首以简使才为急/程云//利济学堂报.-1-2-11

程云来

唐杜广成先生玉函经(连载)/崔嘉彦(加注);程云来(校订);徐树荣(重订)//绍兴医药学报.-1-10-497,571

玉函经卷上/杜光庭(撰);崔嘉彦(注);程云来(校正重订);徐树荣(重录较点)//绍兴医药学报.-1-10-419

程 哲

产后浮肿症之研究/程哲//医学杂志.-2-5-199

刺痧之经验/程哲//医学杂志.-2-5-83

大头瘟宜针刺之研究/程哲//医学杂志.-2-6-279

大头瘟治法之研究/程哲//医学杂志.-2-2-322

妇女经闭原因之研究/程哲//医学杂志.-2-9-316

妇人劳病之治法/程哲//医学杂志.-2-9-558

寒瘕腹痛治验/程哲//医学杂志.-2-5-214

喉症刺法新发明/程哲//医学杂志.-2-4-569

积聚腹痛之治法(连载)/程哲//医学杂志.-2-1-297,402

噤口痢之治疗/程哲//医学杂志.-2-3-581

久病有劳郁之辨/程哲//医学杂志.-2-5-456

灸膏肓俞治愈虚劳症/程哲//医学杂志.-2-2-195

痢疾宜重用黄连/程哲//医学杂志.-2-9-83

两腿寒湿肿痛之治验/程哲//医学杂志.-2-3-318

疟病之研究/程哲//医学杂志.-2-7-454

痧症宜忌之研究/程哲//医学杂志.-2-6-371

痧症治法之研究/程哲//医学杂志.-2-2-470

室女经闭之研究/程哲//医学杂志.-2-3-566

双解散治痧之研究/程哲//医学杂志.-2-2-469

痛无补法辨/程哲//医学杂志.-2-5-296

瘟病传变最速治法大要/程哲//医学杂志.-2-4-73

小儿痧疹内陷之治验/程哲//医学杂志.-2-2-472

咽喉疼痛治法述略/程哲//医学杂志.-2-4-328

研究用药过度致坏之救济法/程哲//医学杂志.-2-5-82

玉屏风散之研究(连载)/程哲//医学杂志.-2-6-379.-2-8-594

针刺赤眼肿痛之经验/程哲//医学杂志.-2-5-532

针刺结胸症之研究/程哲//医学杂志.-2-4-449

针刺期门穴之研究/程哲//医学杂志.-2-4-447

针刺小儿惊风之研究/程哲//医学杂志.-2-6-551

治喉痛简便法/程哲//医学杂志.-2-4-199

程钟龄

取华池水补真阴说(录程钟龄医学心悟)/程钟龄//医学杂志.-2-5-181

程子潆

白喉证急要治法之研究/程子潆//医学杂志.-2-8-330

痛风症之验方数则/程子潆//医学杂志.-2-8-463

程祖培

医林改错之改错/程祖培//中西医学报.-1-36
-187

澄冠居士

问二十余月月经不至腹不胀之原因/澄冠居士
//医界春秋.-3-8-433

澄齐

港医学会提案之批评/澄齐//国医杂志.-4-7-
343

螭阳太阿

眼科/螭阳太阿//绍兴医药学报.-1-13-288

池立慧

礼佛余间研习针灸成功之一封书/池立慧//针
灸杂志.-4-28-86

池志征

书治平通议弛女足章后/池志征//利济学堂报
.-1-2-7

池子常

养生须知岁气/池子常//绍兴医药学报.-1-9-
197

齿冷

答巢县汤雨霖君问鸡蛋异状/齿冷//绍兴医药
学报星期增刊.-1-21-70

重庆指南社

重庆指南十周年纪念刊要目/重庆指南社//华
西医药杂志.-5-36-542

重庆中西医药图书社

全国中西医药界著作家出版家均鉴/重庆中西
医药图书社//华西医药杂志.-5-36-150,
194,238

重修南阳医圣祠筹备处

重修南阳医圣祠筹备处来函/重修南阳医圣祠
筹备处//医学杂志.-2-16-384

崇汉青

崇汉青君致卢育和君函/崇汉青//医学杂志.-2
-15-65

崇明中医医所

三三医社迁杭三周年志喜/崇明中医医所//三
三医报.-2-35-43

崇肖葵

答徐君鸣石问病二则/崇肖葵//神州医药学报
.-1-45-43

讲究卫生学当以中华医药学为主说/崇肖葵//
神州医药学报.-1-44-343

空气谈/崇肖葵//神州医药学报.-1-44-349

来函/崇肖葵//神州医药学报.-1-45-559

论病原学之邪气及微生物(连载)/崇肖葵//神
州医药学报.-1-43-498.-1-44-29

论医药界之结束/崇肖葵//神州医药学报.-1-
44-440

论医药学业与社会学科之关系(连载)/崇肖葵
//神州医药学报.-1-42-355.-1-43-21

奇疾方注释(连载)/崇肖葵//神州医药学报.-1
-45-255,380,465.-1-46-67,187,389

伤寒三问之商榷/崇肖葵//神州医药学报.-1-
43-245

问二/崇肖葵//神州医药学报.-1-43-537

问三/崇肖葵//神州医药学报.-1-43-537

问一/崇肖葵//神州医药学报.-1-43-537

征求夏子益奇疾方/崇肖葵//神州医药学报.-1
-44-262

刍虑

为中医界进一言/刍虑//三三医报.-2-34-113

锄奸

刘案感言/锄奸//光华医药杂志.-4-39-481

雏云溥

题黄竹斋先生针灸经穴图考/雏云溥//国医公报.-4-22-224

储麟苏

中国医药之前途/储麟苏//医界春秋.-3-6-147

储铁肩

口臭特效药/储铁肩//光华医药杂志.-4-36-202

储雨田

可怕的沙眼(连载)/储雨田//中西医药.-5-11-66,148

储宗钰

白喉中西症治及征求中医效方/徐蔚霖,储宗钰//国医砥柱月刊.-5-16-609

楚湖

问两膝肿痛治法/楚湖//绍兴医药学报星期增刊.-1-21-302

问阳虚恶风治法/楚湖//绍兴医药学报星期增刊.-1-21-302

楚客

题罗伟彤先生中和医药室杂著/楚客//三三医报.-2-30-243

再赠罗伟彤先生一律/楚客//三三医报.-2-30-243

楚汀

早近男色/楚汀//光华医药杂志.-4-36-137

褚健民

答邢昇平君征求大便下血之治法(一)/褚健民//医界春秋.-3-13-504

经验冻疮神方/褚健民//医界春秋.-3-13-409

经验秘方五则/褚健民//医界春秋.-3-14-20

经验医案/褚健民//中医指导录.-4-4-187

神怪的治验/褚健民//医界春秋.-3-12-161

外敷内服麻药方二则/褚健民//医界春秋.-3-11-384

预防冻疮复发法/褚健民//医界春秋.-3-13-410

褚民谊

褚民谊氏之意见/褚民谊//杏林医学月报.-3-16-102//广东医药月刊.-3-24-261

道德上卫生的责任/褚民谊//广东医药月刊.-3-24-392

谈中西医术/褚民谊//中医世界.-3-33-113

褚绍庭

陈果夫先生医学经验谈/褚绍庭(笔记)//光华医药杂志.-4-37-112

褚颐盦

论治痘大纲/褚颐盦//医学报.-1-6-186

褚渊明

内经谓肝左脾右解驳议/褚渊明//绍兴医药学报.-1-17-367

褚召浸

人参补阴说/褚召浸//医学公报.-1-7-217

川端勇男

和汉药效便览(连载)/[日]川端勇男(著);陆伯辰(译)//中国医药月刊.-5-33-456,478,504

和汉药效便览(一)至(二)/[日]川端勇男(著);陆伯辰(译)//国医导报.-5-30-238,386

春和堂

药家劝世箴/春和堂//绍兴医药学报.-1-15-349

春江夏良

问病一则/春江夏良//绍兴医药学报星期增刊
.-1-21-373

春梦婆

说医/春梦婆//绍兴医药学报.-1-12-174

春　熙

风病浅说(连载)/荫先(撰稿);春熙(主穴)//针
灸杂志.-4-30-53,135

春　仙

疑问二则/春仙//绍兴医药学报星期增刊.-1-
21-444

淳　斋

万能的百灵机/淳斋//神州医药学报.-1-47
-308

醇贤亲王

清醇贤亲王赐凌绂曾诗/(清)醇贤亲王//三三
医报.-2-30-455

次　贤

风伤卫寒伤营之管见/次贤//中医世界.-3-25
-493

赐　尔

胜利后的新发明五种治肺特效/赐尔//华西医
药杂志.-5-36-35

从遂民

患门治痨之铁证/从遂民//针灸杂志.-4-28
-80

丛斑侯

答任伯和君问毒蛇咬伤治法/丛斑侯//三三医
报.-2-29-405

丛学诗

力辟温病泄泻非内陷论/丛学诗//绍兴医药学
报.-1-20-337

丛言志

温病泄泻非内陷说/丛言志//医学杂志.-2-3-
563

中风治法当标本合图论/丛言志//三三医报.-2
-29-19

崔嘉彦

唐杜广成先生玉函经(连载)/崔嘉彦(加注);程
云来(校订);徐树荣(重订)//绍兴医药学报
.-1-10-497,571

玉函经卷上/杜光庭(撰);崔嘉彦(注);程云来
(校正重订);徐树荣(重录较点)//绍兴医药
学报.-1-10-419

崔景瑞

镇咳止喘有效方法/崔景瑞//国医砥柱月刊.-5
-16-540

崔勉斋

月经病/崔勉斋//光华医药杂志.-4-37-364

崔士儒

鸣谢保赤圣药小儿百效神丹/崔士儒//国医砥
柱月刊.-5-17-247

崔守信

膝关节神经痛特效疗法/崔守信//国医砥柱月
刊.-5-18-209

崔树森

答汪为光君征求气迫肛门盘旋注痛案/崔树森
//医界春秋.-3-9-471

征求热病治疗方剂/崔树森//医界春秋.-3-10
-495

崔逖先

崔逖先启事/崔逖先//国医砥柱月刊.-5-18
-510

崔维周

还读我书斋随笔/崔维周//中医杂志.-2-21-249

崔文灿

哮喘/崔文灿//医学杂志.-2-18-183

崔修亭

问国医单方社地址/崔修亭//医学杂志.-2-16
-399

崔虞阶

本年痘症多毙之原因/崔虞阶//杏林医学月报
.-3-19-400

痹症之我见/崔虞阶//杏林医学月报.-3-16
-467

复翔山布衣对于台山枪中医生之评议/崔虞阶
//杏林医学月报.-3-20-62

黑热病之商榷/崔虞阶//杏林医学月报.-3-22
-19

霍乱症纪/崔虞阶//杏林医学月报.-3-19
-220

霍乱之病因/崔虞阶//杏林医学月报.-3-16
-196

久咳成痨/崔虞阶//杏林医学月报.-3-16
-407

论报纸上不宜刊登板方/崔虞阶//杏林医学月
报.-3-17-87

论痉病之复杂/崔虞阶//杏林医学月报.-3-19
-528

论小儿暑搐与惊风不同/崔虞阶//杏林医学月
报.-3-17-269

脑膜炎治验两则/崔虞阶//杏林医学月报.-3-
19-491

鼠疫谈/崔虞阶//杏林医学月报.-3-17-519

说麻风/崔虞阶//杏林医学月报.-3-20-460

温病感言/崔虞阶//杏林医学月报.-3-21

-332

小儿惊风谈/崔虞阶//杏林医学月报.-3-16
-322

阅台城枪杀医生事有感/崔虞阶//杏林医学月
报.-3-19-437

肿胀症治验记/崔虞阶//杏林医学月报.-3-22
-259

崔真吾

贝母/崔真吾//中医杂志.-2-19-255

崔宗翰

论心与肾之关系/崔宗翰//沈阳医学杂志.-3-
1-307

粹　华

月缺重圆/粹华//绍兴医药学报星期增刊.-1-
22-499

存存堂主人

治麻一得/存存堂主人//绍兴医药学报.-1-16
-348

存济医庐

存济医庐征求通函研究医学员通函研究简则/
存济医庐//国医砥柱月刊.-5-17-83

后世药方解记/[日]矢数道明(著);存济医庐
(译)//中国医药月刊.-5-33-578

疟疾台湾的民间疗法/存济医庐(译)//国医导
报.-5-29-288

日本拓殖大学汉方医学讲义 全部名贵讲义/存
济医庐(译)//复兴中医.-5-31-295

存　仁

暴吐血方/存仁//中国医学月刊.-3-15-561

存仁医院

神药之害人/存仁医院//绍兴医药学报.-1-19
-341

存 真

三个问题/存真//光华医药杂志.-4-37-363

瘰病/存真//光华医药杂志.-4-36-512

D

达 夫

霍乱最重预防/达夫//三三医报.-2-33-178

达 观

病与疫之来源及其预防法/达观//中西医学报
.-1-34-157

达 泉

盲从弊大/达泉//中国医药月刊.-5-32-278

大

秋感/大//文医半月刊.-5-14-27

大 川

与友人论胃病/大川//国医杂志.-4-13-247

原病论(连载)/大川//国医杂志.-4-13-
98,171

大 公

膨胀/大公//中国医学月刊.-3-15-491

大荒勇士

后话/大荒勇士//医界春秋.-3-14-158

大 可

皮肤卫生说/大可//中西医学报.-1-32-33

人世间一大快事/大可//医界春秋.-3-10-59

大同山西高等法院第二分院

大同山西高等法院第二分院嘱山西中医改进研
究会鉴定药方公函/大同山西高等法院第二
分院//医学杂志.-2-17-282

大同月报

人生健康之论究/大同月报//中西医学报.-1-
36-114

大 王

从芦苇提取维他命/大王//光华医药杂志.-4-
38-140

大丈夫

有办法有希望中国医药系统之整理/大丈夫//
杏林医学月报.-3-16-379

大塚敬节

汉医要诀(连载)/[日]大塚敬节(著);唐慎坊
(译)//苏州国医杂志.-5-1-69,139,221,
303,387

康平本伤寒论/[日]大塚敬节(著);杨小华,张
公让(口译)//华西医药杂志.-5-36-294

痰水说/[日]大塚敬节(著);曹半帆(译)//医
界春秋.-3-13-497

瘀血说/[日]大塚敬节(著);曹半帆(译)//医
界春秋.-3-13-452

大众医药服务社

大众医药服务社加聘高鉴如张嘉因为文书股干
事/大众医药服务社//国医砥柱月刊.-5-17
-244

呆 鹤

闲谈巫医/呆鹤//中国医药月刊.-5-32-542

代 生

远东卫生局开幕志闻/代生//三三医报.-2-33
-270

代田文志

关于心脏疾患之应用灸治疗(连载)/[日]代田
文志(述);张锡君(校正);于成立(译文)//针
灸杂志.-4-31-258.-4-32-56

关于心脏疾患之应用灸治疗/[日]代田文志

（述）；张锡君（校正）；于成立（译文）//光华医药杂志.-4-40-245

待 时
国医知新篇（连载）/待时//国医导报.-5-30-271,341

戴柏谦
针治怪症奇闻/戴柏谦//针灸杂志.-4-34-232

戴保华
霍乱实验谈/戴保华（起草）；鲍为良（校正）//中西医学报.-1-27-190

戴炳宸
针灸验案八则/戴炳宸//针灸杂志.-4-29-213

戴 昌
节欲歌/戴昌//中西医学报.-1-34-10

戴慈惠
蚌水治马脾风有特效/戴慈惠//光华医药杂志.-4-38-454

产后暑温治验/戴慈惠//光华医药杂志.-4-40-222

青蔗汁能愈瘅疟/戴慈惠//光华医药杂志.-4-39-44

我之制药观/戴慈惠//光华医药杂志.-4-40-533

戴达夫
风中卫寒伤营辨误/戴达夫//国医杂志.-4-13-444

国医节之意义与国医之责任/戴达夫//国医杂志.-4-13-370

回天再造丸方/戴达夫//中医杂志.-2-26-139

温症斑疹辨证/戴达夫//中医杂志.-2-26-20

戴达甫
阳气衰于下则为寒厥阴气衰于下则为热厥论/戴达甫//中医杂志.-2-19-236

戴尔第
新的国药调剂与处方（连载）/戴尔第（原著）；朱良春（编按）//国医砥柱月刊.-5-17-660.-5-18-13,45,98,114

新的国药调剂与处方/戴尔第,朱良春//华西医药杂志.-5-36-21

戴谷孙
觖庵医话（连载）/戴谷孙（遗著）//中国医学.-5-34-25,88

梁武帝以医自误/戴谷孙//医学报.-1-6-185

论汗多是亡阴证/戴谷孙//医学报.-1-6-255

论经络之关系/戴谷孙//神州医药学报.-1-42-214

论气/戴谷孙//医学报.-1-6-474

论神经即先天元精（附魂魄心脏）/戴谷孙//医学报.-1-6-336

论肾脏/戴谷孙//医学报.-1-6-435

论夏月伏阴在内/戴谷孙//医学公报.-1-7-185

论虚劳/戴谷孙//医学公报.-1-7-15

论治病当明气化/戴谷孙//医学报.-1-6-273

阳常有余阴常不足论/戴谷孙//医学报.-1-6-200

中国医学公会序/戴谷孙//医学公报.-1-6-577

戴 观
接骨方/戴观//中医杂志.-2-19-102

救治枪伤方/戴观//中医杂志.-2-19-101

戴国封

臁疮奇治/戴国封//光华医药杂志.-4-37
-209

十余年之淋浊症/戴国封//光华医药杂志.-4-
37-367

戴季陶

戴季陶发表改进农村医药意见/戴季陶//医学
杂志.-2-15-68

戴济民

答嘉定张山雷君/戴济民//绍兴医药学报星期
增刊.-1-22-131

戴橘甫

红丝疔/戴橘甫//中国医学月刊.-3-15-551

湿滞作呃/戴橘甫//中国医学月刊.-3-15
-549

暑湿胎压膀胱/戴橘甫//中国医学月刊.-3-15
-548

中搭手/戴橘甫//中国医学月刊.-3-15-550

戴橘圃

肝胃气痛/戴橘圃//中国医学月刊.-3-15
-489

喉痈治验/戴橘圃//中国医学月刊.-3-15
-491

论烂喉痧与白喉之别/戴橘圃//中医杂志.-2-
24-51

论烂喉有喉痧喉风之别/戴橘圃//中医杂志.-2
-24-52

培橘斋临证笔记(连载)/戴橘圃//中医杂志.-2
-22-488.-2-23-263.-2-24-90,243,
366.-2-25-229.-2-27-225

培橘斋临证笔记/戴橘圃//国医杂志.-4-12
-167

培橘斋内科良方录验/戴橘圃//国医杂志.-4-
12-175

培橘斋外科良方录验(连载)/戴橘圃//中医杂
志.-2-21-521.-2-22-167,367,557.-2

-23-351.-2-27-295,427

培橘斋医案/戴橘圃//国医杂志.-4-12
-105

奇虫治验/戴橘圃//中国医学月刊.-3-15
-490

伤寒论/戴橘圃//中医杂志.-2-24-210

伤寒温热神昏之辩/戴橘圃//国医杂志.-4-12
-360

时疫喉症有喉风喉痧烂喉痧烂喉风之别/戴橘
圃//中医杂志.-2-27-208

暑病论/戴橘圃//中医杂志.-2-25-216

痰饮论/戴橘圃//中医杂志.-2-23-81

头痛/戴橘圃//中国医学月刊.-3-15-490

遗泄论/戴橘圃//中医杂志.-2-23-251

癥瘕论/戴橘圃//中医杂志.-2-24-52

癥瘕医案/戴橘圃//中医杂志.-2-24-421

中风论/戴橘圃//中医杂志.-2-25-55

戴 麒

病状日记/戴麒//中西医学报.-1-24-517

戴少洲

答吴绍岐君征痫疯之治方(二)/戴少洲//医界
春秋.-3-14-260

花科论治法(连载)/戴少洲//国医砥柱月刊.-5
-15-505,561.-5-16-36

寄向本刊同志一封公函/戴少洲//国医砥柱月
刊.-5-16-553

痢疾须知/戴少洲//国医砥柱月刊.-5-16
-291

戴世昌

骨折浅谈/戴世昌//国医导报.-5-29-186

戴 显

杂感/戴显//新中医刊.-5-19-123

戴性本

征求顽固性胃病治法/戴性本//医界春秋.-3-
13-74

戴章烈

肺结核之和汉医药/[日]渡边熙（著）；戴章烈（译）//医林一谔.-4-8-426

改进国医学刍议/戴章烈//医林一谔.-4-8-569

施灸后之皮肤组织的研究/戴章烈//医林一谔.-4-8-336

戴祖培

论肺痨/戴祖培//医学公报.-1-7-84

论肝病当补脾阴/戴祖培//医学公报.-1-7-220

论黄帝是卫生家老子是养生家宗旨不同/戴祖培//医学报.-1-6-220

论气病当理痰/戴祖培//医学公报.-1-7-112

论神昏/戴祖培//医学公报.-1-7-182

论微胞/戴祖培//医学公报.-1-7-151

论细菌/戴祖培//医学公报.-1-7-198

王清任/戴祖培//医学公报.-1-7-100

黛

女子经期中注意卫生/黛//中国医药月刊.-5-32-244

丹波元简

金匮玉函要略综概/[日]丹波元简//中医新生命.-5-6-555

救急选方（连载）/[日]丹波元简（辑）；秦又安（校）//中医世界.-3-26-223,337,615,675.-3-27-175

脉学辑要（一）至（五）/[日]丹波元简（著）；沈仲圭（录）//中医杂志.-2-24-172,318.-2-25-20,186,334

伤寒论仲景自序诠注/[日]丹波元简//国医文献.-5-15-33

伤寒论综概/[日]丹波元简//国医文献.-5-15-84

药治通义（连载）/[日]丹波元简（撰）；张功全（节录）//中医世界.-3-32-495.-3-33-129

但秉恒

半济堂医案选辑自序/但秉恒//华西医药杂志.-5-37-235

中医师但秉恒征求启事/但秉恒//国医砥柱月刊.-5-18-127

弹铗俊人

二阳之病发心脾一节/弹铗俊人//绍兴医药学报.-1-19-122

汗多亡阴又能亡阳说并治法/弹铗俊人//绍兴医药学报.-1-19-121

淡 厂

调息法/淡厂//三三医报.-2-33-317

淡安石

国医之感想/淡安石//国医砥柱月刊.-5-18-40

淡泊老人

承气汤类诸方总论/淡泊老人//中国医药月刊.-5-32-46

古方用法/淡泊老人//中国医药月刊.-5-32-6

痰饮/淡泊老人//中国医药月刊.-5-32-233

小青龙汤解/淡泊老人//中国医药月刊.-5-32-18

澹一子

读遇安斋证治丛录有感/杨一民,澹一子//三三医报.-2-33-426

当涂县医学会

当涂县医学会来函/当涂县医学会//医界春秋.-3-8-332

党波平

中医障碍之一证/党波平//中医杂志.-2-27-330

党然侃

灸疮特效疗法/党然侃//针灸杂志.-4-33
-400

导　农

健康之要素/导农//国药新声.-5-23-77

岛野武原

水产类的民间药/[日]岛野武原(著);叶橘泉
(译)//华西医药杂志.-5-37-491

道　一

论几种清血与补血之良品/道一//绍兴医药月
报.-2-40-559

稻田龙吉

疾病治疗与体质(连载)/[日]稻田龙吉(著);
泽(译)//中西医药.-5-10-124,209

得庐主人

打油词(调寄一枝梅)/得庐主人//三三医报.-2
-32-465

德华医学杂志社

介绍柏林万国医师练习所/德华医学杂志社//
德华医学杂志.-1-39-493
金鸡纳注射剂巴苦诺恩之临床实验摘要/德华
医学杂志社//德华医学杂志.-1-40-157

德莫让

中国针灸在法国/[法]德莫让(著);刘郁周
(译)//针灸杂志.-4-33-269

德　千

中西病名对照表(连载)/德千(辑)//文医半月
刊.-5-14-414,432,450,486,504,603

德清县中医师公会

德清县中医师公会公函/德清县中医师公会//
国医砥柱月刊.-5-18-194

德　寿

拟复核减丁漕钱数片/德寿//利济学堂报.-1-
1-577

德泰当罗

问十九/德泰当罗//绍兴医药学报.-1-11-45

德　馨

向同学们建议/德馨//针灸杂志.-4-34-77

登佛化学公司

登佛化学公司来函/登佛化学公司//中西医学
报.-1-41-486

登佛化学制药公司

美国纽约登佛化学制药公司来函/登佛化学制
药公司//医界春秋.-3-7-256

登佛制药公司

安福消肿膏启事/登佛制药公司//中国医学月
刊.-3-15-614

邓秉枢

温病治疗之我见/邓秉枢//光华医药杂志.-4-
41-468
我之中西医学观/邓秉枢//光华医药杂志.-4-
40-25
中西医术可分可合说/邓秉枢//光华医药杂志
.-4-39-483

邓伯高

建议数条/邓伯高,王逸桥//针灸杂志.-4-29-
440
十三鬼穴表/邓伯高//针灸杂志.-4-29-296
十四经分经补泻左右不同之理解/邓伯高//针
灸杂志.-4-29-623

邓伯琨

产妇疟发垂危治验记/邓伯琨//针灸杂志.-4-
32-439

搭背特效刺法/邓伯琨//针灸杂志.-4-32-440

难产治验记/邓伯琨//针灸杂志.-4-32-438

痿症治疗得效记/邓伯琨//针灸杂志.-4-32-439

针灸遗精咳嗽之效果/邓伯琨//针灸杂志.-4-32-437

邓炽华

读金匮人禀五常节后/李佩珍,邓炽华//杏林医学月报.-3-20-70

读梁湘严先论医学之系统后再论医学之系统(连载)/邓炽华//杏林医学月报.-3-18-262,305

游陆底印象(连载)/邓炽华//杏林医学月报.-3-18-272,313

正负这是阴阳/邓炽华,李佩珍//杏林医学月报.-3-19-495

邓德辅

急惊症论治/邓德辅//杏林医学月报.-3-22-66

论霍乱标本寒热治法/邓德辅//杏林医学月报.-3-22-160

论惊风症/邓德辅//杏林医学月报.-3-22-65

论咳嗽病原治法/邓德辅//杏林医学月报.-3-22-28

论小儿疮疡证治/邓德辅//杏林医学月报.-3-22-67

泄泻论治/邓德辅//杏林医学月报.-3-22-113

邓　钝

警乡村庸医文/邓钝//绍兴医药学报.-1-16-218

邓凤笙

肝癌宜早治疗/邓凤笙//神州国医学报.-4-15-476

鼠疫流行治法之经验/邓凤笙//神州国医学报.-4-18-383

邓国华

怪症奇医/邓国华//杏林医学月报.-3-19-455

预防痘症验方/邓国华//杏林医学月报.-3-19-494

邓鹤芝

汉医式微之原因及其今后之认识与努力/邓鹤芝//杏林医学月报.-3-17-371.-3-19-166

劳病发微(连载)/邓鹤芝//杏林医学月报.-3-16-12,50

论中暑与伤暑/邓鹤芝//杏林医学月报.-3-16-358

呕而脉弱小便复利身有微热见厥者难治四逆汤主之解/邓鹤芝//杏林医学月报.-3-16-64

邓吉人

答一百二十五/邓吉人//绍兴医药学报.-1-15-548

问一百三十二/邓吉人//绍兴医药学报.-1-15-550

问一百三十三/邓吉人//绍兴医药学报.-1-15-551

问一百三十四/邓吉人//绍兴医药学报.-1-15-551

邓介豪

艾灸治愈危症记/邓介豪//针灸杂志.-4-29-299

淡师东游返国率成二绝藉申积悃并乞郢政/邓介豪//针灸杂志.-4-30-16

观痔积刺法之研究/邓介豪//针灸杂志.-4-32-85

灸肺俞命门治愈疟母记/邓介豪//针灸杂志.-4-31-129

卖蔗者治霍乱吐泻之秘法/邓介豪//针灸杂志.-4-31-282

素髎穴可治急惊风/邓介豪//针灸杂志.-4-30-425

温热暑病宜于针治说（附温热暑病治疗表）/邓介豪//针灸杂志.-4-30-410

详论针灸之适应病症/邓介豪//针灸杂志.-4-32-226

学习针灸后之感想/邓介豪//针灸杂志.-4-30-385

验案四则/邓介豪//针灸杂志.-4-31-295.-4-32-343

长灸关元足三里可保健康说/邓介豪//针灸杂志.-4-32-319

针灸验案七则/邓介豪//针灸杂志.-4-29-315

针灸杂志二周纪念弁言/邓介豪//针灸杂志.-4-30-109

中风门风中脏腑治疗之研究/邓介豪//针灸杂志.-4-30-63

重舌药效何如针效/邓介豪//针灸杂志.-4-28-292

邓靖山

驳筋续骨本无难/邓靖山//杏林医学月报.-3-22-509

颠狗咬伤小便现狗形之单方/邓靖山//杏林医学月报.-3-21-423

疔疮治疗经验/邓靖山//杏林医学月报.-3-20-385

飞疡榕治飞疡之神速/邓靖山//杏林医学月报.-3-19-536

妇科治验案四条/邓靖山//杏林医学月报.-3-21-39

感暑热不自持而遗溺之治验/邓靖山//杏林医学月报.-3-21-211

各种毒蛇咬伤经验治法/邓靖山//杏林医学月报.-3-20-510//医林一谔.-4-11-552

骨碎补之功用/邓靖山//杏林医学月报.-3-22-504

假菩蒂根皮治大瓜疮之奇效/邓靖山//杏林医学月报.-3-19-536

脚不正行有类麒麟较脱臼者之证治/邓靖山//杏林医学月报.-3-22-476

脚痛奇症求教/邓靖山//杏林医学月报.-3-23-154

颈疬不宜作阴疽治/邓靖山//杏林医学月报.-3-22-465

老鼠偷粪与藏毒之辨别/邓靖山//杏林医学月报.-3-22-545

论花柳治法/邓靖山//杏林医学月报.-3-20-432

漫谈/邓靖山//杏林医学月报.-3-20-246

内伤吐血愈后可主死之原由/邓靖山//杏林医学月报.-3-20-388

逆疹验方/邓靖山//杏林医学月报.-3-22-128

脓泡疮之辨别/邓靖山//杏林医学月报.-3-21-172

乳癌乳疬治法/邓靖山//杏林医学月报.-3-20-81

乳症杂谈/邓靖山//杏林医学月报.-3-20-476

肾囊痕痒之治法/邓靖山//杏林医学月报.-3-22-301

湿温治验记/邓靖山//杏林医学月报.-3-20-384

暑热怔忡/邓靖山//杏林医学月报.-3-21-168

数年心痛治验/邓靖山//杏林医学月报.-3-22-129

死人风变疯疾之治法/邓靖山//杏林医学月报.-3-20-82

胎中传染花柳治疗之神化/邓靖山//杏林医学月报.-3-20-389

谈霍乱验方/邓靖山//杏林医学月报.-3-21-299

脱眼膜之简便治法/邓靖山//杏林医学月报.-3-20-82

胃痛治验/邓靖山//杏林医学月报.-3-23-323

小儿脾胃虚寒多食生果之害/邓靖山//杏林医

学月报.-3-23-443

续论花柳治法/邓靖山//杏林医学月报.-3-20
-475

血虚风晕/邓靖山//杏林医学月报.-3-20
-507

验方杂记/邓靖山//杏林医学月报.-3-19
-413

医学琐论/邓靖山//杏林医学月报.-3-19
-369

阴亏感暑脉微之治验/邓靖山//杏林医学月报
.-3-22-261

阴痛质疑/邓靖山//杏林医学月报.-3-22
-201

阅蜂螫致命异闻/邓靖山//杏林医学月报.-3-
21-439

再续花柳治法/邓靖山//杏林医学月报.-3-20
-509

治大便出虫方法/邓靖山//杏林医学月报.-3-
19-537

治肺痈妙法/邓靖山//杏林医学月报.-3-20
-389

中药要重实验之理/邓靖山//杏林医学月报.-3
-20-416

竹沥水之善通经络/邓靖山//杏林医学月报.-3
-23-68

邓可则

经方赤小豆谈/邓可则//中医杂志.-2-25
-266

温病条辨宣痹汤重名订正之磋商/邓可则//中
医杂志.-2-26-217

邓昆怡

夫精者身之本也故藏于精者春不病温论/邓昆
怡//杏林医学月报.-3-22-107

麻黄桂枝大青龙三证并论/邓昆怡//杏林医学
月报.-3-22-375

妊娠脉象之研究/邓昆怡//杏林医学月报.-3-
22-29

生死脉之研究/邓昆怡//杏林医学月报.-3-23

-519

阴寒霍乱案/邓昆怡//杏林医学月报.-3-23
-158

仲景黄芩汤能治下利之原因/邓昆怡//杏林医
学月报.-3-22-467

邓厉沂

问西医狭心症为中医何病及用药治疗/邓厉沂
//自强医学月刊.-3-41-123

邓立铭

肺炎之疗法/邓立铭//中西医学报.-1-33-43

猩红热新论(连载)/邓立铭,陈天枢(编译)//中
西医学报.-1-34-249,329

猩红热新论目次/邓立铭,陈天枢//中西医学报
.-1-34-346

猩红热新论序/邓立铭,陈天枢//中西医学报.-
1-34-345

邓 亮

甘遂半夏汤可否加蜜之商讨/邓亮//医学杂志
.-2-17-66

甘遂半夏汤可否加蜜之再商讨/邓亮//医学杂
志.-2-17-188

关于汉和处方歌诀之改正/邓亮//医学杂志.-2
-17-415

肾盂炎之研究/邓亮//医学杂志.-2-18-133

研商数事/邓亮//医学杂志.-2-17-300

中药如全依照科学方法精制后是否能维持原有
之效用望详论之/邓亮//医学杂志.-2-18
-36

邓侣农

拜读陈渔洲先生小产气血两亏夹于医案有所商
榷/邓侣农//杏林医学月报.-3-22-298

冬温时邪入营热毒乘心痰迷心窍案/邓侣农//
杏林医学月报.-3-22-394

读内经秋伤于湿冬生咳嗽喻嘉言秋伤于燥冬生
咳嗽有感/邓侣农//杏林医学月报.-3-23
-223

灵枢营卫生会篇有曰夺血者无汗夺汗者无血故
　人生有两死而无两生与证治类推/邓侣农//
　杏林医学月报.-3-23-102

伤寒论病有发热恶寒者发于阳也无热恶寒者发
　于阴也之我见/邓侣农//杏林医学月报.-3-
　23-509

太阳病脉浮紧无汗发热身疼痛八九日不解表证
　仍在此当发其汗麻黄汤主之服药已微除其人
　发烦目瞑剧者必衄衄乃解所以然者阳气重故
　也释义/邓侣农//杏林医学月报.-3-23
　-428

邓名世

肺痨病艾灸疗法之实验/[日]原志免太郎
　(著);邓名世(译)//中医世界.-3-37-29

汉方疗法义解(连载)/[日]清水藤太郎(著);
　邓名世(译)//中医世界.-3-38-487,596.-
　3-39-43,149,371

汉和医药:日常食用野菜之医治作用/[日]伊
　藤富雄(著);邓名世(译)//中医世界.-3-39
　-456

皇汉医学治疗之法则/[日]森田幸门(著);邓
　名世(译)//中医世界.-3-37-119

为艾灸之方法答复余伟民先生/邓名世//中医
　世界.-3-38-404

性的卫生/邓名世//中医世界.-3-37-568

邓乃壎

今夫热病者皆伤寒之类也说/邓乃壎//杏林医
　学月报.-3-23-266

邓　南

五官之疾病/邓南//中西医学报.-1-34-437

邓庆云

邓庆云君来函/邓庆云//中医新生命.-5-6
　-303

论药之功用当注重实验及特效/邓庆云//医界
　春秋.-3-8-275

邓睿杰

提倡针灸必先整理经穴之管见/邓睿杰//针灸
　杂志.-4-34-262

我对针灸疗法的一些意见/邓睿杰//针灸杂志
　.-4-34-446

邓绍华

读内经热论篇暑当与汗皆出勿止之感想/邓绍
　华//杏林医学月报.-3-22-14

评论静而得之为中暑动而得之为中热中暑者阴
　证中热者阳证之说/邓绍华//杏林医学月报
　.-3-23-144

朱丹溪谓产后以大补气血为先虽有他证以末治
　之张景岳谓产后既有表邪不得不解既有火邪
　不得不清既有内伤停滞不得不开通消导既有
　恶露不得不攻之我见/邓绍华//杏林医学月
　报.-3-23-186

邓世官

为族侄孙邓良臣征求咳血吐血症治愈后每日午
　后头部犹有微发热之特效退热药及此症是否
　肺痨亦或应定何病名为合书/邓世官//医界
　春秋.-3-12-484

邓文达

妊娠卫生/邓文达//现代中医.-4-43-565

邓享明

(一)久年痔疾(二)神经衰弱/邓享明//光华医
　药杂志.-4-40-177

邓孝亭

六治阐要/邓孝亭//中医世界.-3-26-447

邓　新

内经起信论/邓新//广东医药月刊.-3-24
　-521

邓　薪

废汰中医感言/邓薪//广东医药月刊.-3-24

－220

邓彦华

邓彦华先生题词/邓彦华//医林一谔.－4－9
－17

广东建设厅邓厅长彦华题词/邓彦华//医林一
谔.－4－8－145

邓养秋

桂林轩临证心悟录/邓养秋(著);黄载熙(录)//
中医杂志.－2－23－85

邓怡如

读郭韶九核疫柔瘟救治方法之感言/邓怡如//
杏林医学月报.－3－18－208

儿科大纲词/邓怡如//杏林医学月报.－3－18
－355

行浆疹子与痘之辨别/邓怡如//国医公报.－4－
19－423

黄帝内经说略/邓怡如//杏林医学月报.－3－22
－534

论医生之义务与权利/邓怡如//杏林医学月报
.－3－19－87

伤寒定论篇(一)至(四)/邓怡如//杏林医学月
报.－3－17－423,461,513.－3－18－16

邓煜华

素问真伪年代考(一)至(九)/邓煜华//杏林医
学月报.－3－16－350,393,430.－3－17－16,
54,90,169,329,376

邓毓林

答胡天中君警告春令时病/邓毓林//绍兴医药
学报星期增刊.－1－22－93

答章君道生湿疮治法/邓毓林//绍兴医药学报
星期增刊.－1－22－219

邓源和

治妊妇呕吐法/邓源和//德华医学杂志.－1－38
－466

邓日仁

论何刊古本伤寒杂病论之真伪/邓日仁//医学
杂志.－2－16－328//国医文献.－5－15－177

论中西医之成绩与信仰/邓日仁//医学杂志.－2
－15－251

论中医改进之原理与整理/邓日仁//医学杂志
.－2－18－398

论中医科学化之途径/邓日仁//医学杂志.－2－
17－117//中国医药月刊.－5－32－5

伤寒论疑误之探究再申鄙见/邓日仁//医学杂
志.－2－16－103

伤寒论疑误之研究/邓日仁//医学杂志.－2－15
－479

伤寒论疑误之研究续申鄙见/邓日仁//医学杂
志.－2－16－280

中国传染病序/邓日仁//医学杂志.－2－15
－144

中医名称之商榷/邓日仁//医学杂志.－2－15
－76

邓直哉

班蝥/邓直哉//杏林医学月报.－3－23－276

答邓靖山君阴痛质疑/邓直哉//杏林医学月报
.－3－22－299

瘰疬治验案/邓直哉//杏林医学月报.－3－22
－433

石膏在处方时困难之原因/邓直哉//杏林医学
月报.－3－22－379

宿食转瘅案/邓直哉//杏林医学月报.－3－22
－472

邓稚梅

养生珍言/邓稚梅//光华医药杂志.－4－36
－406

邓卓卿

代问痾症治法/邓卓卿//医界春秋.－3－6－104

裘吉生先生医学大家也创设三三医报海内风行
为吾国医界一新纪元兹因迁杭三年纪念勉成
俚语二绝以申祝悃耳/邓卓卿//三三医报.－2

－35－44

邓子厚

北平邓子厚君来函催印时令病学/邓子厚//医
学杂志.-2-15-623

中国妇科病学序/邓子厚//医学杂志.-2-18
-17

中国时令病学序/邓子厚//医学杂志.-2-17
-436

狄嘉箴

参观医专听见关于药学方面的几句话/狄嘉箴
//苏州国医杂志.-5-2-461

狄景明

美人信仰中医之一证/狄景明//神州国医学报
.-4-16-207

狄仁菴

麻科明镜(一)至(五)/狄仁菴(著);宫竹轩(录)
//中医杂志.-2-22-450.-2-23-47,219,
408.-2-24-21

狄詠霄

腹痛便溏四肢不温/狄詠霄//国医杂志.-4-12
-363

腹痛便溏四肢不温根据虚劳门中说明之/狄詠
霄//中医杂志.-2-28-337

涤

药名诗/涤//光华医药杂志.-4-37-250

涤尘

国医药方之鉴定权/涤尘//神州国医学报.-4-
14-162

癫侣

医界春秋五周纪念三则/穆宗岳,戎先庆,癫侣
//医界春秋.-3-8-396

典周

乙亥端阳后一日北海归来/典周//文医半月刊
.-5-14-156

刁继冲

奉张寿甫先生书/刁继冲//三三医报.-2-33
-563

刁继柔

遗精三载请示治法/刁继柔//医学杂志.-2-18
-183

刁质明

崇明外沙之医药界/刁质明//三三医报.-2-31
-276

答蔡凤仪君问小女久病治法/刁质明//三三医
报.-2-30-266

答李元素君问赖氏红(赖氏橘红)/刁质明//三
三医报.-2-30-16

答夏明诚君问喉癣治法/刁质明//三三医报.-2
-29-504

答张黼章先生问腰痛治法/刁质明//三三医报
.-2-30-338

冬温夹湿酿痰化燥治验/刁质明//绍兴医药学
报.-1-20-184

读医药丛书感言/刁质明//三三医报.-2-30
-509

对于三三报社之感言/刁质明//三三医报.-2-
29-514

喉蛾治验/刁质明//绍兴医药学报.-1-20
-378

喉痛治验/刁质明//绍兴医药学报.-1-20
-385

烂喉治验/刁质明//绍兴医药学报.-1-20
-191

三三医社迁杭三年纪念文/刁质明//三三医报
.-2-35-45

神志素弱不能办事之实情/刁质明//三三医报
.-2-35-154

失血异症治验/刁质明//绍兴医药学报.-1-20

－381

暑温夹湿治验/刁质明//绍兴医药学报.－1－20
－383

述朱范两姓之女同是疫毒烂喉生死说/刁质明
//绍兴医药学报.－1－20－38

问王肖舫先生眼科外科书/刁质明//三三医报
.－2－30－486

问玉雪救苦丹不知载于何书/刁质明//三三医
报.－2－30－450

问张汝伟君福世无遗录书/刁质明//三三医报
.－2－30－486

问症一则/刁质明//三三医报.－2－34－570

郁症治验/刁质明//绍兴医药学报.－1－20
－386

阅三三医报第一卷之感怀/刁质明//三三医报
.－2－30－606

archive良

含有机性钙质之几种疗肺要药/archive良//神州国
医学报.－4－17－348

丁宝福

沙洲国医砥柱分社成立有感而作此诗/丁宝福
//国医砥柱月刊.－5－18－325

丁保生

问齿缝出脓治法/丁保生//绍兴医药学报星期
增刊.－1－22－277

问方药/丁保生//绍兴医药学报星期增刊.－1－
22－188

问药/丁保生//绍兴医药学报星期增刊.－1－22
－196

丁秉臣

记家祖气膈反胃治验/丁秉臣//中医杂志.－2－
23－281

金姓相思劳治验/丁秉臣//中医杂志.－2－19
－261

无锡女孩流注成管治验/丁秉臣//中医杂志.－2
－23－271

丁成萱

癫狂病论治(连载)/丁成萱//医界春秋.－3－6－
152,181

今夏景和救疫所的救治经过/丁成萱//自强医
学月刊.－3－40－109

谈谈打鬼箭的原理/丁成萱//自强医学月刊.－3
－40－101

丁福保

阿特林之治疗的效用/丁福保//中西医学报.－1
－28－443

安眠法/丁福保//中西医学报.－1－29－297

八代诗精华录笺注序/丁福保//中西医学报.－1
－31－225

鼻加答儿(Rhinitiscatarrhalis)/丁福保//中西医
学报.－1－32－41

病理学大家威氏别传/丁福保//中西医学报.－1
－28－55

病原细菌学绪言(代论)/丁福保//中西医学报
.－1－28－353

传染病客座谈话(连载)/丁福保//中西医学报
.－1－34－359,473

达尔文之幼时/丁福保//中西医学报.－1－32
－135

大谬之卫生/丁福保//中西医学报.－1－31
－407

丁福保介绍英国新药散拿吐瑾/丁福保//中西
医学报.－1－26－500

丁福保启事/丁福保//中西医学报.－1－23－
453,533.－1－24－223

丁福保征求诗话诗稿简章/丁福保//中西医学
报.－1－31－79

丁氏藏书目录序言/丁福保//中西医学报.－1－
33－287

丁仲祜君复何廉臣君函/丁福保//绍兴医药学
报.－1－8－433

丁仲祜先生复阎督军书/丁福保//医学杂志.－2
－1－112

动植物之寿命/丁福保//中西医学报.－1－32
－141

对于厌世观及乐天观之医学的观察/丁福保//中西医学报.-1-32-243

顿死论(连载)/丁福保//中西医学报.-1-34-231,309,399

顿死论后序/丁福保//中西医学报.-1-34-405

二十世纪新内经序/丁福保//医学报.-1-5-402

发刊词/丁福保//国药新声.-5-22-5

肺痨病浅说/丁福保//中西医学报.-1-25-105

肺痨病之警告十则/丁福保//中西医学报.-1-27-525

肺痨病之天然疗法/丁福保//中西医学报.-1-29-247

肺痨与棉花根/丁福保//新中医刊.-5-19-552

复陈也愚书/丁福保//中西医学报.-1-23-20,74

改正丁氏医学丛书总序/丁福保//中西医学报.-1-25-465

国医补习科讲义(连载)/丁福保//国药新声.-5-22-37,131,213,283,375,479,553.-5-23-13,103,209,289,373,473,563.-5-24-24,154,241,585.-5-25-13,125

国医科学化之我见/丁福保//复兴中医.-5-31-679

函授新医学简章/丁福保//中西医学报.-1-23-18

函授新医学讲习社简章/丁福保//中西医学报.-1-23-72.-1-24-535

汉法医典序/丁福保//中西医学报.-1-33-299

汉法医典绪言/[日]野津猛男(著);丁福保(译)//中西医学报.-1-33-229

汉译临床医典例言/丁福保//中西医学报.-1-26-159

黑洛氏之无病长生法十则/丁福保//中西医学报.-1-23-414

喉痧新论/丁福保//中西医学报.-1-23-131

喉痧新论序/丁福保//医学报.-1-6-321

花柳病疗法之绪论/丁福保//绍兴医药学报.-1-9-11

花柳病之预防与治疗/丁福保//中西医药.-5-9-539

霍乱预防法/丁福保//中西医学报.-1-25-177

家庭侍疾法/丁福保//中西医学报.-1-23-83

健康长寿法/丁福保//华西医药杂志.-5-36-81

脚气病之原因及治法序/丁福保//中西医学报.-1-23-289

结核扑灭法/丁福保//中西医学报.-1-32-11

结核预防法(一)至(四)/丁福保//文医半月刊.-5-14-524,553,578,595

结婚之利害观/丁福保//中西医学报.-1-31-115

解剖学的动物试验/丁福保//医学报.-1-7-515//中西医学报.-1-23-57

解剖学讲义杂议/丁福保//中西医学报.-1-24-393

介绍内外科兼长之西医/丁福保//中西医学报.-1-30-478

介绍牙科高长顺医生/丁福保//中西医学报.-1-23-283

近世催眠术绪言/丁福保//中西医学报.-1-25-165

近世妇人科全书绪言/丁福保//中西医学报.-1-25-457

近世长寿法(连载)/丁福保//中西医学报.-1-29-363,461

精神病者之窃盗行为/丁福保//中西医学报.-1-24-336

精神作用与疾病/丁福保//中西医学报.-1-32-81

敬告各省地方自治议员/丁福保//中西医学报.-1-24-153

敬告函授新医学讲习社社员/丁福保//中西医学报.-1-24-302

开业上之主义/丁福保//中西医学报.-1-31

- 492

考察日本医学记/丁福保,俞鼎熏//医学报.-1
- 6 - 491

口腔卫生谈/丁福保//中西医学报.-1-30
- 191

痨虫战争记叙/丁福保//中西医学报.-1-25
- 463

老人性尿闭症(一)至(八)/丁福保//文医半月
刊.-5-14-399,443,458,476,495,552,
574,592

老人延年术(一)至(十六)/丁福保//文医半月
刊.-5-14-292,309,324,340,357,372,
403,423,442,457,475,493,549,591,
613,636

乐天为成功之母/丁福保//医学报.-1-7-509
//中西医学报.-1-23-51

冷水摩擦法/丁福保//中西医学报.-1-29
- 385

历代名医列传序/丁福保//医学报.-1-7-380

瘰疬之原因及治法绪言/丁福保//中西医学报
.-1-24-273

痢疾浅说/丁福保//中西医学报.-1-25-173

临床病理学绪言/丁福保//中西医学报.-1-27
- 171

临证指南序/丁福保//中西医学报.-1-34-79

论濒死时之情景/丁福保//中西医学报.-1-31
- 253

论妇女独身生活之运命/丁福保//中西医学报
.-1-32-7

论交接之度数及禁忌/丁福保//中西医学报.-1
- 25 - 489

论精液之可贵/丁福保//中西医学报.-1-25
- 486

论男子纵欲之害/丁福保//中西医学报.-1-25
- 485

论女子纵欲之害/丁福保//中西医学报.-1-25
- 487

论生活之本能/丁福保//中西医学报.-1-32
- 93

论手淫之害/丁福保//中西医学报.-1-25

- 490

论手淫之诱因及治法/丁福保//中西医学报.-1
- 25 - 491

论笑之益/丁福保//医学报.-1-7-507//中西
医学报.-1-23-49

论医师之资格/丁福保//中西医学报.-1-23
- 99

论医之目的/丁福保//中西医学报.-1-23
- 223

论中西医学宜求其会通/丁福保//医学报.-1-
7 - 317

梅毒与家庭/丁福保//中西医学报.-1-31
- 329

免咳良方/丁福保//中西医学报.-1-25-35

某学生病床日记一则(录痨虫战争记)/丁福保//
中西医学报.-1-26-15

南洋医科试艺(一)至(三)/丁福保//医学报.-1
- 6 - 411,425,437

内分泌病学(连载)/丁福保//国药新声.-5-23
- 623.-5-24-79,181,263,381.-5-25-
192,411,543.-5-26-69,195,329,452,579
//国医新声.-5-27-162,288,380,635//国
药新声.-5-28-34,113,200,300,459,534

皮肤病学序/丁福保//中西医学报.-1-26
- 153

气管枝加答儿/丁福保//中西医学报.-1-32
- 49

气质谈/丁福保//中西医学报.-1-24-409

千里眼/丁福保//中西医学报.-1-32-135

强肺术/丁福保//中西医学报.-1-29-109

全汉三国晋南北朝诗序言(连载)/丁福保//中
西医学报.-1-31-227,313

却病条件廿二条/丁福保//中西医学报.-1-24
- 161

热带气候及于人类劳动力之影响/丁福保//中
西医学报.-1-32-145

人体寄生虫病编序/丁福保//医学报.-1-7
- 565

人体五官机关之退化/丁福保//中西医学报.-1
- 34 - 173

日本医学记/丁福保//医学报.-1-7-501//中西医学报.-1-23-43

日记选录（连载）/丁福保//中西医学报.-1-30-209,299,369,453

日记之一斑（民国二年）/丁福保//中西医学报.-1-28-15

日记之一斑/丁福保//中西医学报.-1-24-275

乳儿卫生谈/丁福保//中西医学报.-1-34-213

伤生条件廿二条/丁福保//中西医学报.-1-24-165

上海译书公会丁仲祜君来函/丁福保//绍兴医药学报.-1-9-149

上民政部禀/丁福保//中西医学报.-1-23-2

少年之模范叙/丁福保//中西医学报.-1-32-151

神经衰弱症/丁福保//中西医学报.-1-32-485

实验良方一夕谈跋语/丁福保//中西医学报.-1-24-274

食人及人体供牺/丁福保//中西医学报.-1-32-143

食物与早老（连载）/丁福保//新中医刊.-5-19-612.-5-20-25//国药新声.-5-23-410,506

食盐水注射法/丁福保（译）//中西医学报.-1-25-325

世界医学百科全书序/丁福保//国药新声.-5-24-130

鼠疫一夕谈/丁福保//中西医学报.-1-24-23

述欧洲帝王之病尸解剖/丁福保//中西医学报.-1-23-375

述医疗器械/丁福保//中西医学报.-1-23-109

衰老之原因及其预防（连载）/[德]罗兰（著）；丁福保（译）//国药新声.-5-25-249,511.-5-26-36,171,308,434,560//国医新声.-5-27-43,266,373,469,625//国药新声.-5-28-25,94,187,282,376

说吃逆/丁福保//中西医学报.-1-23-108

说汗/丁福保//中西医学报.-1-24-326

说解剖学/丁福保//医学报.-1-7-342

说咳嗽/丁福保//中西医学报.-1-23-109

说梦/丁福保//医学报.-1-7-523//中西医学报.-1-23-65

说脐/丁福保//中西医学报.-1-24-241

说睡眠/丁福保//中西医学报.-1-23-244

说痣/丁福保//中西医学报.-1-23-107

胎生学按语一则（代论）/丁福保//中西医学报.-1-28-343

外科学一夕谈绪言/丁福保//中西医学报.-1-24-11

王君问樵诬余捏造蔡小香启事/丁福保//中西医学报.-1-23-217

王君问樵诬余造蔡小香伪函/丁福保//中西医学报.-1-23-217

卫生格言/丁福保//中西医学报.-1-33-89

卫生琐谈（连载）/丁福保//中西医学报.-1-28-563.-1-29-73,323

胃肠养生法序/丁福保//医学报.-1-7-457

我理想中之说鬼/丁福保//中西医学报.-1-36-211

西洋按摩术讲义/丁福保//中西医学报.-1-24-13

西洋医学史绪言（代论）/丁福保//中西医学报.-1-28-89

西药实验谈/丁福保//中西医学报.-1-23-87

消化腺与排泄腺之作用/丁福保//医学杂志.-2-13-361//医林一谔.-4-10-629

小肠吸营之功用/丁福保//国医杂志.-4-12-155

新脉学一夕法/丁福保//中西医学报.-1-23-95

新难经十条/丁福保//医学报.-1-7-505//中西医学报.-1-23-47

新医学入门（连载）/丁福保//医学报.-1-6-21,56,85,117,149

新撰病理学讲义（丁氏医学丛书）/丁福保//医学报.-1-7-553

新撰虚痨讲义序/丁福保//中西医学报.-1-26
-9

学校病一夕谈/丁福保//中西医学报.-1-25
-109

学校健康之保护绪言/丁福保//中西医学报.-1
-25-247

学医笔记/丁福保//中西医学报.-1-30-293

演说纸烟之害/丁福保//中西医学报.-1-24
-467

一语千金录(连载)/丁福保//中西医学报.-1-
23-205,273,353,445,523.-1-24-63.-1-
29-421,511.-1-30-77,149,225

医话丛存续编(连载)/丁福保//中西医学报.-1
-23-183,265.-1-24-367.-1-25-365,
443,493

医界之铁椎绪言/丁福保//中西医学报.-1-25
-243

医生丁福保李祥麟陈兴忠屠筠等谨禀/丁福保
等//中西医学报.-1-26-277

医师之十德/丁福保//中西医学报.-1-31
-483

医士之义务/丁福保//中西医学报.-1-24
-170

医学上之女性观/丁福保//中西医学报.-1-31
-187

医余随笔(连载)/丁福保//中西医学报.-1-32
-219,295,377,449,521.-1-33-63,135,
209,279,345,415,489

与函授新医学讲习社社员书/丁福保//中西医
学报.-1-23-363

预防产褥热说/丁福保//中西医学报.-1-34
-217

诊病大纲/丁福保(讲);叶劲秋(纪)//医界春秋
.-3-6-149

诊断学大成(丁氏医学丛书)/丁福保//医学报
.-1-7-529

职业病一夕谈/丁福保//中西医学报.-1-25
-121

中外医通/丁福保//医学报.-1-7-545

中西医方会通(丁氏医学丛书)/丁福保//医学
报.-1-7-541

种牛痘法一夕谈/丁福保//中西医学报.-1-29
-313

最危险之施医院(录痨虫战争记)/丁福保//中
西医学报.-1-26-13

丁复康

霍乱今论/丁复康//国医导报.-5-29-341

款冬花与枇杷花/丁复康//复兴中医.-5-31
-529

现代食疗本草拾遗/丁复康//复兴中医.-5-31
-631

丁甘仁

喉痧症治概要(连载)/丁甘仁//中医杂志.-2-
19-23,171

会长演说词/丁甘仁//中医杂志.-2-19-13

思补山房医案(连载)/丁甘仁//中医杂志.-2-
19-87,318,489.-2-20-95,267,481.-2-
21-138,319,509.-2-22-159,355,545.-2
-23-321,447.-2-24-76,424

为筹设上海中医学校呈大总统文/丁甘仁等//
中西医药.-5-13-204

五脏六腑胀病方案/丁甘仁(遗著)//中医世界
.-3-33-47

疫喉痧验案/丁甘仁//绍兴医药月报.-2-40
-249

丁涵人

伤寒温病杂症呃逆论治/丁涵人//中医杂志.-2
-23-256

温病有外感有伏气有在三阳有在三阴宜分别论
治/丁涵人//中医杂志.-2-20-43

丁惠康

阿米巴痢疾之预防/丁惠康//中西医学报.-1-
37-201

德国柏林大学最新处方录(一)至(四)/丁惠康
//德华医学杂志.-1-39-189,355,471,519

肥壮法/丁惠康//德华医学杂志.-1-38-531

肺结核最新疗法之成功/丁惠康//中西医学报
.-1-36-291

肺痨病患者之自疗法/丁惠康//中西医学报.-1
-41-209

肺痨病疗法(连载)/丁惠康//德华医学杂志.1
-40-37,107,205

肺痨病最新治疗之进步/丁惠康//德华医学杂
志.-1-39-281

疯狗病/丁惠康//中西医学报.-1-37-382

咯血(肺出血)之处置/丁惠康//中西医学报.-1
-38-263

公众卫生/丁惠康//中西医学报.-1-38-291

呼吸器疾病之预防法/丁惠康//德华医学杂志
.-1-39-441

呼吸器疾患之药物疗法/丁惠康//德华医学杂
志.-1-39-453

霍乱治法感言/丁惠康//中西医学报.-1-36
-387

敬告医者与患疫者/丁惠康//中西医学报.-1-
36-389

论伤寒/丁惠康//绍兴医药月报.-2-40-435

论婴孩肺炎之血清疗法/丁惠康//中西医学报
.-1-38-167

麻风/丁惠康//德华医学杂志.-1-39-127

年来医药界之进步/丁惠康//德华医学杂志.-1
-38-401

气管枝扩张症之缩合疗法/包尔(著);丁惠康
(译)//德华医学杂志.-1-39-21

乳儿卫生谈/丁惠康//中西医学报.-1-38-239

生命的摧残者/丁惠康//中西医学报.-1-38
-160

谈砒/丁惠康//中西医学报.-1-38-25

外科学大纲(连载)/丁惠康//中西医学报.-1-
37-297,419,503.-1-38-33,115,193,313

显微镜使用时之注意/丁惠康//中西医学报.-1
-37-57

香港脚/丁惠康//中西医学报.-1-38-250

鸦片(吗啡)中毒之急救法/丁惠康//德华医学
杂志.-1-39-145

医学概论/丁惠康//中西医学报.-1-37-211

再告医者与患疫者/丁惠康//中西医学报.-1-
36-389

再论霍乱之治法/丁惠康//中西医学报.-1-36
-388

最新发现之 ERGOSTERIN 与软骨病/丁惠康
//中西医学报.-1-38-3

丁济苍

戒烟简效方三则/丁济苍//中医世界.-3-35
-141

丁济华

丁济华君论中医改进首在注重诊断/丁济华//
医学杂志.-2-4-596

发热/丁济华//中国医学月刊.-3-15-335

肺病丛谈/丁济华//中国医学月刊.-3-15-23

根据自然疗治说到政府应有提倡中医之必要/
丁济华//医界春秋.-3-6-334

霍乱论治/丁济华//中国医学月刊.-3-15
-426

疟疾/丁济华//中国医学月刊.-3-15-86

呕吐症的一般治法/丁济华//中国医学月刊.-3
-15-128

胃热移心/丁济华//中国医学月刊.-3-15
-442

余之汉药观(连载)/丁济华//医学杂志.-2-3-
203,324

治疗指南/丁济华//中国医学月刊.-3-15
-481

中西经验方汇录/丁济华//医学杂志.-2-4
-580

丁济民

跋明金陵刊本本草纲目/丁济民//医史杂志.-5
-38-301

伤寒论亟应鉴定的几点(连载)/丁济民//医界
春秋.-3-6-194,264

神农本草经考证/丁济民//光华医药杂志.-4-
40-454

药学起源/丁济民//光华医药杂志.-4-40

－445

元椠经史证类大观本草跋/丁济民//医史杂志
.-5-38-222

张锡君丁济民启事/张锡君,丁济民//光华医药
杂志.-4-40-276

中国医史文物展览会记/丁济民//医史杂志.-5
-38-177

丁济万

丁济万启事/丁济万//现代中医.-4-43-509

复中央国医馆函/丁济万等//国医杂志.-4-12
-395

记沈氏妇中风治验/丁济万//中医杂志.-2-20
-67

纪念曹先生/王慎轩,丁济万//新中医刊.-5-
20-324

江北船户阴结治验/丁济万//中医杂志.-2-20
-241

咳嗽论治/丁济万//中医杂志.-2-19-432

如何纪念三一七国医节/丁济万//国医杂志.-4
-13-359

三一七之回忆录/丁济万//国医杂志.-4-13-
369

伤寒温病杂症均有呃逆宜分别论治/丁济万//
中医杂志.-2-23-429

徐姓宿食治验/丁济万//中医杂志.-2-24-
242

丁冀英

冯炳南先生胃病治法之管见/丁冀英//光华医
药杂志.-4-41-299

丁　俭

国医不振之一大问题/丁俭//医学杂志.-2-14
-490

丁　镜

针灸治验报告录/丁镜//针灸杂志.-4-28-
500

丁乐民

肾痹治验/丁乐民//国医杂志.-4-12-173

长乐山房诊余笔记/丁乐民//中医杂志.-2-27
-366.-2-28-203

丁绿溪

国药刍言/季爱人,丁绿溪//国医公报.-4-19-
299

丁茂水

卫生与家常积习之关系说(录广济医报)/丁茂
水//神州医药学报.-1-46-253

蝇类与卫生谈(录广济医报)/丁茂水//中西医
学报.-1-31-521

丁懋修

月刊总社六十期纪念题诗一首/丁懋修//国医
砥柱月刊.-5-18-364,365

丁名全

不能施手术的胃肝恶性瘤尚有治疗的希望否/
丁名全(译)//德华医学杂志.-1-39-81

产科临床杂录/丁名全//德华医学杂志.-1-40
-151

成孕时之现状及不育之救济法/丁名全//德华
医学杂志.-1-39-361

盗汗之治疗法/丁名全//德华医学杂志.-1-38
-545

第三期梅毒之最新治疗法(梅毒神经系疾患之
麻拉利亚菌疗法)/丁名全//德华医学杂志.-
1-38-503

痨病之最新治疗法/丁名全//德华医学杂志.-1
-38-487

临床杂识/丁名全//德华医学杂志.-1-39-47

麻黄精之今昔观/丁名全//德华医学杂志.-1-
39-435

麻黄之研究/丁名全//中西医学报.-1-37-33

女子白浊白带之治疗法/丁名全//德华医学杂
志.-1-39-33

女子生殖器内腺之研究/丁名全//德华医学杂

志.-1-39-105

肾石治疗之经验谈/丁名全//德华医学杂志.-1-39-239

糖尿症/丁名全//中西医学报.-1-37-151

握姆纳丁之经验谈/丁名全//德华医学杂志.-1-38-543

心/丁名全//德华医学杂志.-1-39-147

新止痛药敌老敌(吗啡之代理品)/丁名全//德华医学杂志.-1-38-447

眼科大纲/丁名全//德华医学杂志.-1-40-101

阳痿之由来与其最新治疗法/丁名全//德华医学杂志.-1-39-235

一九二七至一九二八年研究肺痨病成绩之报告/丁名全//德华医学杂志.-1-39-527

预防结核症之最新方法/丁名全//德华医学杂志.-1-39-113

再近医药界之新发明/丁名全//德华医学杂志.-1-38-377

治疗白浊之最新三方法/丁名全//德华医学杂志.-1-39-131

治疗乏经的新药/丁名全//德华医学杂志.-1-39-533

治疟新药扑疟母圣/丁名全//德华医学杂志.-1-39-241

中毒/丁名全//德华医学杂志.-1-39-249

中西医学报沿革史/丁名全//德华医学杂志.-1-38-375

最近医药界之新发明/丁名全//德华医学杂志.-1-39-197

丁秋碧

经文质疑/丁秋碧//三三医报.-2-31-376

题三三医报即赠吉生先生/丁秋碧//三三医报.-2-31-398

丁少侯

答舒啸君大便下脓血治法三则/张腾蛟,蔡卓麟,丁少侯//医界春秋.-3-11-495

答王子丰君问痔漏与唇焦之治法/丁少侯//医界春秋.-3-13-73

答王子丰问痔漏与唇焦治法/丁少侯//医界春秋.-3-13-350

答杨宜斋君问头痛治法(一)/丁少侯//医界春秋.-3-13-17

答杨孕灵奇症之原因及治法/丁少侯//医界春秋.-3-11-379

改进中医药之建议(连载)/丁少侯//国医砥柱月刊.-5-16-494,576.-5-17-15,103

改进中医药之建议/丁少侯//国医公报.-4-26-391

建设农村医药的入手三策/丁少侯//国医公报.-4-26-517//文医半月刊.-5-14-439

三一七国医节感言/丁少侯//文医半月刊.-5-14-514//国医砥柱月刊.-5-16-16

眼病与喉病(连载)/丁少侯//现代医药月刊.-4-27-741,743

医圣仲景对于治痢之意见的探讨/丁少侯//国医砥柱月刊.-5-16-247

丁笙甫

中西医学优劣论/丁笙甫//神州医药学报.-1-46-465

丁士镛

痘为先天之毒论/丁士镛//医界春秋.-3-7-239

西医之科学治疗如此/丁士镛//中医指导录.-4-2-303

阴阳为万物之纲纪论/丁士镛//医界春秋.-3-6-296

诊余笔记(连载)/丁士镛//医界春秋.-3-6-409.-3-7-456

诊余记/丁士镛//医界春秋.-3-7-53

丁寿康

清洁之标准(一)至(九)/丁寿康//文医半月刊.-5-14-299,314,330,342,363,377,408,425,449

丁叔廉

巴豆之研究/丁叔廉//医学杂志.-2-14-50

辨证说/丁叔廉//医林一谔.-4-8-593

病人之卫生/丁叔廉//杏林医学月报.-3-19-198

川贝与象贝异同考/丁叔廉//杏林医学月报.-3-19-210

痘科金镜赋集解(连载)/丁叔廉//医林一谔.-4-9-68,186,416

俭庐伤寒医话/丁叔廉//杏林医学月报.-3-18-384

俭庐药话/丁叔廉//医学杂志.-2-14-51

橘园随笔/丁叔廉//医学杂志.-2-14-467

流行性时疫治验案/丁叔廉//医学杂志.-2-14-92

麻杏甘石汤之研究/丁叔廉//医学杂志.-2-13-521

疟论/丁叔廉//医学杂志.-2-14-316

培橘斋笔记/丁叔廉//医林一谔.-4-8-389

葡萄疫之研究/张泽霖,丁叔廉//医学杂志.-2-14-64

天地人三因说/丁叔廉//医学杂志.-2-14-141

营卫论/丁叔廉//医林一谔.-4-8-550

治小儿痘疮说/丁叔廉//医学杂志.-2-13-554

中国病理学序/丁叔廉//医学杂志.-2-17-286

丁肃廉

脏腑受病轻重谈/丁肃廉//医学杂志.-2-16-52

丁武奇

疟疾论/丁武奇//中医杂志.-2-26-50

丁锡康

阿米巴痢疾治疗法之进步/丁锡康//中西医学报.-1-38-273

白喉患者脉搏之研究/丁锡康//中西医学报.-1-38-21

蓖麻子油与急性盲肠炎/丁锡康//中西医学报.-1-37-483

冰之研究/丁锡康//中西医学报.-1-38-159

病室之卫生/丁锡康//中西医学报.-1-37-473

不消化之原因/丁锡康//中西医学报.-1-38-71

虫啮之新疗法/丁锡康//中西医学报.-1-38-83

大便秘结之预防/丁锡康//中西医学报.-1-37-381

盗汗之新疗法/丁锡康//德华医学杂志.-1-39-299

恶性贫血症之食肝疗法/丁锡康//德华医学杂志.-1-38-517

非特性之伐克辛丹毒疗法/丁锡康//德华医学杂志.-1-39-297

肺结核患者腹泻之疗法/丁锡康//中西医学报.-1-38-273

肺结核与维孛耳疗法/丁锡康//德华医学杂志.-1-38-400

肺脏梅毒症谈/丁锡康//德华医学杂志.-1-38-513

罐头食物卫生上之研究/丁锡康//德华医学杂志.-1-38-463

疾病新疗法丛谈/丁锡康//中西医学报.-1-38-5

近年来疾病症状之变态(节译罗司顿医士之演讲稿)/丁锡康//中西医学报.-1-37-389

酒类之危险/丁锡康//中西医学报.-1-38-159

劳倦与疾病之关系/丁锡康//中西医学报.-1-37-473

冷热浴说/丁锡康//中西医学报.-1-37-381

量人身温度法/丁锡康//中西医学报.-1-37-473

疗疫小言/丁锡康//中西医学报.-1-36-374

硫苦静脉注射之功用(节译美国罗色实验室报告书)/丁锡康(译)//中西医学报.-1-37

－293

牛痘杂说/丁锡康//中西医学报.-1-36-467

软性下疳传染症之静脉注射疗法/丁锡康//中西医学报.-1-37-484

散拿克拉新对于肺结核之治疗价值/莫兰医士（著）；丁锡康（译）//中西医学报.-1-37-479

散拿克拉新治疗肺结核之成绩/丁锡康//德华医学杂志.-1-38-397

食物杂说/丁锡康//中西医学报.-1-37-472

说肉/丁锡康//中西医学报.-1-37-474

说蚊/丁锡康//中西医学报.-1-37-380

太阳光治疗软骨病之功用/丁锡康//德华医学杂志.-1-39-143

糖尿病新药新塞林/丁锡康//德华医学杂志.-1-39-141

痛经之治疗法/丁锡康//德华医学杂志.-1-39-392

头发之卫生/丁锡康//中西医学报.-1-38-72

卫生脞录/丁锡康//中西医学报.-1-37-79

胃溃疡之药物疗法/丁锡康//德华医学杂志.-1-39-287

小儿之性格/丁锡康//德华医学杂志.-1-38-464

小孩游戏之规则/丁锡康//中西医学报.-1-38-159

小孩之慢性肠中毒/丁锡康//德华医学杂志.-1-39-289

小孩之预防肺痨/丁锡康//中西医学报.-1-37-471

猩红热之新疗法/丁锡康//德华医学杂志.-1-38-393

牙齿之卫生/丁锡康//中西医学报.-1-38-71

颜面之保护法/丁锡康//中西医学报.-1-38-71

氧气治疗法/丁锡康//德华医学杂志.-1-39-139

药物丛录(译英国医学周刊)/丁锡康//中西医学报.-1-36-425

药物丛谈(译英美医学会报)/丁锡康//中西医学报.-1-37-157

药物丛谈/丁锡康//中西医学报.-1-36-351

婴儿之卫生规则/丁锡康//中西医学报.-1-37-473

痈之药物疗法/丁锡康//中西医学报.-1-38-9

鱼肝油与维他命/丁锡康//中西医学报.-1-37-486

雨水用为饮料之研究/丁锡康//中西医学报.-1-37-474

孕妇之卫生规则/丁锡康//德华医学杂志.-1-38-463

正常体温及脉搏之研究/丁锡康//中西医学报.-1-37-485

最近治疗界之进步/丁锡康//德华医学杂志.-1-39-293

最新治疗界之一般/丁锡康//德华医学杂志.-1-38-527

丁新华

冬日卫生(连载)/丁新华//光华医药杂志.-4-36-408,489

丁秀华

儒医妙对/丁秀华//光华医药杂志.-4-35-424

丁学明

多年咳症/丁学明//光华医药杂志.-4-37-545

谵语谵言说/丁学明//神州国医学报.-4-15-533

丁尧镜

胃病针灸异同论/丁尧镜//针灸杂志.-4-28-579

针灸学术为医家必修说/丁尧镜//针灸杂志.-4-28-430

中风宜针灸说/丁尧镜//针灸杂志.-4-29-188

丁翼翔

改进中医之商榷/钟六一,丁翼翔//中医指导录
.-4-4-283

旱患/丁翼翔//中医指导录.-4-4-122

回天丸与安脑丸/丁翼翔//中医指导录.-4-4-
54

论废除国医国药/丁翼翔//中医指导录.-4-3-
245

脾胰论/丁翼翔//中医指导录.-4-3-237

夏日即景/丁翼翔//中医指导录.-4-4-56

营卫新论/丁翼翔//中医指导录.-4-3-295

中风之研究(连载)/丁翼翔//中医指导录.-4-
4-110,139,171

丁荫荪

人当如何可享百岁寿命/丁荫荪//医界春秋.-3
-5-369

丁永铸

疥癣之新疗法/丁永铸//中西医学报.-1-23
-326

虱之驱除法(摘译日本卫生新报皮肤病篇)/丁
永铸(译)//中西医学报.-1-24-101

世医朱玉峰先生家传/丁永铸//中西医学报.-1
-25-132

卫生讲习所同学录序/丁永铸//中西医学报.-1
-23-381

丁佑之

伤寒夹湿案/丁佑之//绍兴医药月报.-2-39
-615

丁郁文

热深厥深热微厥微之原理/丁郁文//医界春秋
.-3-5-390

释扁鹊传六不治/丁郁文//医界春秋.-3-5-342

丁　寓

送赠医学书目提要/丁寓//中西医学报.-1-23
-370

丁云卿

肝胃独灵散实验谈/丁云卿//医界春秋.-3-14
-389

中西医治伤之比较/丁云卿//医界春秋.-3-11
-35

丁泽周

创办中医学校呈各部文/丁泽周等//绍兴医药
学报.-1-11-56

丁肇嘉

痘疮(天花)一夕谈/丁肇嘉//中国医药月刊.-5
-32-332

丁仲英

登记问题/丁仲英//绍兴医药月报.-2-41
-150

国大代表候选人公开竞选之意义/丁仲英//光
华医药杂志.-4-41-545

疾病原因之分类及其解释/丁仲英//现代中医
.-4-42-34

晋京报告书/张梅庵,谢利恒,丁仲英,张始生//
医林一谔.-4-8-183

全国医药团体总联合会致各省医校公函/殷受
田;丁仲英//杏林医学月报.-3-16-221

三一七感言/丁仲英//国医杂志.-4-13-353

王一仁诊疗启事/余继鸿,丁仲英,谢利恒,徐访
儒//中医杂志.-2-23-4,194

西药中药化/丁仲英//现代中医.-4-42-336

习用验方四则(连载)/丁仲英//中医杂志.-2-
19-509.-2-21-155

医界国选代表之立场与其所负之使命/丁仲英
//光华医药杂志.-4-41-437

缘起/丁仲英//中医杂志.-2-19-11

中医药之前瞻/丁仲英//光华医药杂志.-4-40
-314

丁子良

废话一套/丁子良//神州医药学报.-1-46
-441

个人防疫法/丁子良//绍兴医药学报.-1-13
　-425

霍乱病/丁子良//绍兴医药学报.-1-15-432

霍乱病治验之讨论/丁子良//绍兴医药学报.-1
　-15-434

东北一叟

忆长白山之人参/东北一叟//华西医药杂志.-5
　-36-275

东方杂志

医术进步之利弊/东方杂志//中西医学报.-1-
　36-87

东方针灸学社

东方针灸学社出版书籍重订新价通告/东方针
　灸学社//复兴中医.-5-31-130

东湖老圃

医政宜设专官论/东湖老圃//神州医药学报.-1
　-44-337

东　雷

中医宜在上者提倡说/东雷//绍兴医药学报.-1
　-16-467

东　选

外伤中之流注谈/东选//国医杂志.-4-13
　-455

东　亚

汉药麻黄之医治应用与药理(连载)/东亚//中
　医新生命.-5-8-307,368

东亚病夫

问遗精症治法/东亚病夫//绍兴医药学报星期
　增刊.-1-21-6

东洋医道会

东洋医道会规则(来件一)/东洋医道会//三三

医报.-2-36-129

东洋医道会宣言书/东洋医道会//绍兴医药月
　报.-2-41-371//中医杂志(广东).-3-4
　-712

东洋医道会宣言与规则/东洋医道会//医学杂
　志.-2-10-262

东　垫

婴儿卫生/东垫//中西医学报.-1-31-431

游戏文章:国体论/东垫//神州医药学报.-1-
　45-408

东漪氏

答任伯和君征求治毒蛇咬伤法/东漪氏//三三
　医报.-2-29-366

答任伯和君征求治喉症法/东漪氏//三三医报
　.-2-29-366

何首乌之研究/东漪氏//绍兴医药学报.-1-20
　-298

问鼻端奇痒之理由及治法/东漪氏//三三医报
　.-2-29-368

东子嘉

研究疯犬伤人之病情/东子嘉//绍兴医药学报
　星期增刊.-1-22-196

冬　华

常饮开水之功效/冬华//中西医学报.-1-36
　-493

冬子才

西医应研究中药/冬子才//医界春秋.-3-5
　-17

董朝纲

瘤厥/董朝纲//光华医药杂志.-4-38-82

董德懋

贺慎余兄与施女士结婚佳礼/董德懋//中国医
　药月刊.-5-32-70

卷尾语/董德懋//中国医药月刊.-5-32-383

请全国中医界一致选施今墨为立委/杨医亚,董
德懋/国医砥柱月刊.-5-18-401

求真医谈/董德懋(译)//光华医药杂志.-4-38
-473

伤寒论中之寒热(一)至(三)/[日]森田幸门
(著);董德懋(译)//国医砥柱月刊.-5-16-
541.-5-17-70,152

伤寒论中之阴阳(连载)/[日]森田幸门(著);
董德懋(译)//国医公报.-4-24-67,181,
295,411.-4-25-83,201,536

实用临床诊断学(连载)/董德懋//中国医药月
刊.-5-33-483,508,597

汤本求真医谈(连载)/[日]汤本一雄(记);董
德懋(译)//光华医药杂志.-4-38-46,382
.-4-39-153

写在卷尾/董德懋//中国医药月刊.-5-33
-165

新年感言/董德懋//中国医药月刊.-5-32
-219

针灸讲座(经穴之考正)(连载)/董德懋//中国
医药月刊.-5-32-91,133,169,205,254,
301,337

针灸讲座(绪言)(连载)/董德懋//中国医药月
刊.-5-32-27,59

中国医药月刊创刊宣言/董德懋//中国医药月
刊.-5-32-3

中国医药月刊之第三年/董德懋//中国医药月
刊.-5-33-353

董辅勋

杏园笔记(连载)/董辅勋//沈阳医学杂志.-3-
3-174,242,290

董 浩

杭州市长召开针灸座谈会/董浩//针灸杂志.-4
-34-159

董华农

白芷之栽培法/董华农//华西医药杂志.-5-37
-418

论三十五年度中医高考试题/董华农//国医砥
柱月刊.-5-18-345

中国古代的心理卫生学/董华农//华西医药杂
志.-5-37-376

中国上古医药史初步试探/董华农//华西医药
杂志.-5-37-32

董华瑞

问伤寒病火症最多而寒症亦复不少试即大寒二
证与脉分别言之/董华瑞//医学杂志.-2-8-
232

董继昌

批评陈修园/董继昌//国医砥柱月刊.-5-15
-622

董健亭

个人临床最精审之验案及确有奇效之秘方/董
健亭//医学杂志.-2-18-341

几个无统系之心得(连载)/董健亭//医学杂志
.-2-17-362.-2-18-158

十枣汤之辨疑/董健亭//医学杂志.-2-18
-157

头痛之种类治法及方剂/董健亭//医学杂志.-2
-18-538

问题三则/董健亭//医学杂志.-2-18-86

心脏病之验案/董健亭//医学杂志.-2-18
-440

中医在治疗上应如何改善方有长足之进步/董
健亭//医学杂志.-2-17-494

董鉴瑭

牛黄之研究/董鉴瑭//医学杂志.-2-3-69

董 康

北京医药月刊题词/董康//北京医药月刊.-5-
21-5

董恪勤

中医教学规程之拟定以后/董恪勤//光华医药
杂志.-4-41-263

董鲤庭

董鲤庭治验一则/董鲤庭//医学公报.-1-7
-239

董丽娟

疫之检讨/吴继耀,董丽娟,胡宝林,薛国英,程
门雪//国医砥柱月刊.-5-18-128

董龙文

脚气经闭疝气针灸而愈/董龙文//针灸杂志.-4
-28-188

针灸治愈疟疾痈疽验案/董龙文//针灸杂志.-4
-28-296

董 彭

三百六十行之一农村的走方郎中/董彭//华西
医药杂志.-5-37-113

董仁清

呈张寿甫夫子书/董仁清//中医杂志.-2-21
-172

董润芳

代问阳强泄精/董润芳//三三医报.-2-30-17

用张锡纯先生参赭培气汤治愈噎症/董润芳//
医学杂志.-2-5-233

董若雨

我们的脉学/董若雨//国医砥柱月刊.-5-17
-36

董绍甫

国医节的感想/董绍甫//新中医刊.-5-19
-176

董圣与

郁血疗法之成绩报告/董圣与//中西医学报.-1
-23-401

董天吉

惜分阴轩医案序/董天吉//绍兴医药学报.-1-
15-393

董味和

小孩肠胃炎之经验与治法/董味和//新中医刊
.-5-20-441

董西园

治瘰全书(连载)/董西园(述);陈元凤(校)//中
医世界.-3-26-91,203

董祥春

张生甫先生六十征诗启/周镇,郑留隐,陆济,董
祥春,郑鸿元,严鸿基,胡鉴//三三医报.-2-
31-613

董信植

温痉气臌之治愈/董信植//针灸杂志.-4-28
-189

董修直

论西医细菌说是舍本求末/董修直//国医正言
.-5-4-333

董学富

金匮论四饮之主治/董学富//中医世界.-3-31
-243

董荫璋

问一百三十九/董荫璋//绍兴医药学报.-1-16
-25

董至仁

由沪医药界抵制象贝风潮而瞻望国医药之前途
/董至仁//现代医药月刊.-4-27-314

董志仁

(经验良方)止血棉/董志仁//医界春秋.-3-13-273

编订正骨科学之我见/董志仁//国医公报.-4-20-83

读了中西医药以后/董志仁//中西医药.-5-11-80

肺痨病之气功疗法/董志仁//国医杂志.-4-13-241

肺痨病之特殊疗养法简称气功疗法/董志仁//医学杂志.-2-15-416

临床以外应注意的一种工作/董志仁//中西医药.-5-13-394

千金子可治口眼歪斜/董志仁//医林一谔.-4-11-44

伤食/董志仁//医界春秋.-3-12-223

天医与药王(连载)/董志仁(演讲);蒋拯青(速记)//光华医药杂志.-4-40-52,146

董紫乡

痫厥/董紫乡//光华医药杂志.-4-38-555

董宗振

二个问题/董宗振//光华医药杂志.-4-37-548

栋

厨房内之清洁法/栋//中西医学报.-1-37-384

恽铁樵先生轶事/栋//铁樵医学月刊.-4-44-669

洞天

精神病谈/洞天//医学报.-1-6-258

疟疾问题及答案之概论(一)至(三)/洞天//医学报.-1-6-301,326,335

平望镇九华寺体仁医院开院启/洞天//中西医学报.-1-25-303

伤寒症/洞天//医学报.-1-6-203,217

下肢麻痹症临床诊治/洞天//医学报.-1-6-189

与医会总理蔡小香先生唔谭笔记(代论)/洞天//医学报.-1-6-333

都

耳之梅毒(Die Syphilis Ohres)/都//文医半月刊.-5-14-149

都敬斋

三消症论治并方义/王普耀(鉴定);都敬斋,许佩斋(合参)//绍兴医药学报.-1-10-245

与何廉臣论中医学校办法/王香岩,都敬斋//绍兴医药学报.-1-15-499

读 者

肠覃/读者//光华医药杂志.-4-37-548

台山中医公会呼吁之评议/读者//光华医药杂志.-4-39-482

犊 儿

肝脏考/犊儿//文医半月刊.-5-14-135

独 鹤

国药科学化/独鹤//医界春秋.-3-14-391

黄膺白先生的死/独鹤//神州国医学报.-4-18-161

上海种种之一:中医/独鹤//中西医药.-5-13-360

食物的克忌/独鹤//神州国医学报.-4-17-29

用科学来整理中医/独鹤//医界春秋.-3-14-171

独 清

街市卫生琐谈/独清//中西医学报.-1-27-276

独 善

湿温伏邪论治/独善//绍兴医药学报.-1-19-450

问病式/独善//绍兴医药学报星期增刊.-1-22

－471

问服西药/独善//绍兴医药学报星期增刊.-1-
　　22-6

问红色补丸功用若何/独善//绍兴医药学报星
　　期增刊.-1-21-508

问口臭龈肿牙宣出血治法/独善//绍兴医药学
　　报星期增刊.-1-21-302

问书一则/独善//绍兴医药学报星期增刊.-1-
　　21-300

问丸药/独善//三三医报.-2-31-67

问夏日大妇分床之理/独善//绍兴医药学报星
　　期增刊.-1-21-317

问新绛之气味功用及主治何病/独善//绍兴医
　　药学报星期增刊.-1-21-340

问治遗精有简易之方否/独善//绍兴医药学报
　　星期增刊.-1-21-508

药学质疑一则/独善//绍兴医药学报星期增刊
　　.-1-21-300

疑问二则/独善//绍兴医药学报星期增刊.-1-
　　21-262,300

独啸庵

伤寒论/独啸庵//国医文献.-5-15-20

杜棣生

设有不应知变所缘三部不同病各异端解/杜棣
　　生//医林一谔.-4-11-488

心者生之本神之变也其华在面其充在血脉说/
　　杜棣生//中医杂志(广东).-3-4-682

杜光庭

玉函经卷上/杜光庭(撰);崔嘉彦(注);程云来
　　(校正重订);徐树荣(重录较点)//绍兴医药
　　学报.-1-10-419

玉函经序:玉函经自序/杜光庭//绍兴医药学报
　　.-1-10-418

杜光亚

脑充血治验谭/杜光亚//国医杂志.-4-13
　　-107

杜海生

杜海生先生来函/杜海生//绍兴医药月报.-2-
　　38-377

函请研究症治/杜海生//三三医报.-2-32-58

绍兴医药会记事/杜海生//三三医报.-2-32
　　-379

与徐君仙槎讨论马脾风书/杜海生//三三医报
　　.-2-32-197//绍兴医药月报.-2-39-97
　　//沈阳医学杂志.-3-1-204

致徐仙槎先生函/杜海生//绍兴医药月报.-2-
　　38-449

杜厚之

痘症论/杜厚之//中医杂志.-2-19-44

儿科望形色审苗窍论/杜厚之//中医杂志.-2-
　　20-406

急惊风概论/杜厚之//中医世界.-3-26-33

惊风惊疭论/杜厚之//中医杂志.-2-19-51

论急惊风及治法之大概/杜厚之//中医杂志.-2
　　-19-226

论慢惊风及治法之大概/杜厚之//中医杂志.-2
　　-19-226

卫生七要/杜厚之//中医杂志.-2-19-105

炙甘草汤方义/杜厚之//中医杂志.-2-19
　　-456

杜蕙芳

黛吟楼治验笔记/杜蕙芳//中医杂志.-2-23
　　-261

治痦我见/杜蕙芳//中医杂志.-2-21-258

治喑我见/杜蕙芳//中医杂志.-2-23-255

杜静仙

中华医药当求自保论/杜静仙//神州医药学报
　　.-1-43-95

杜鎏辉

广告亡国论/杜鎏辉//神州医药学报.-1-43
　　-293

杜 蕢

肛门弛缓病/杜蕢//医学杂志.-2-17-68

关于痫症之验案试分别虚实寒热列举实在病症经过以证明之/杜蕢//医学杂志.-2-16-585

请示良方/杜蕢//医学杂志.-2-17-410

沙眼病/杜蕢//医学杂志.-2-17-189

为母求治/杜蕢//医学杂志.-2-18-459

中医药与公共卫生之设施/杜蕢//医学杂志.-2-17-442

杜同甲

白喉忌表抉微之驳议/杜同甲//绍兴医药月报.-2-39-267

答印岩问坐功躐等发神经病/杜同甲//绍兴医药月报.-2-37-129

杜同甲君来函/杜同甲//绍兴医药学报.-1-8-473

儿科诊断学之绪论/杜同甲//绍兴医药月报.-2-40-163

记录公决登载徐灵胎先生病家论之原委/杜同甲//绍兴医药月报.-2-37-95

婴科证治概要序/杜同甲//绍兴医药月报.-2-37-41

杜万理

失眠求治/杜万理//国医砥柱月刊.-5-15-640

杜香岩

四诊篇/杜香岩//中国医药月刊.-5-32-106

杜雪颜

两点可以改良/杜雪颜//自强医学月刊.-3-40-475

杜亚泉

六淫新解/杜亚泉(撰);何幼廉(选录)//绍兴医药月报.-2-41-109

食物养生法/杜亚泉(译)//中西医学报.-1-25-20

杜月坡

答宁日升君为长男征求脑疾二则/徐宗舜,杜月坡//医界春秋.-3-9-420

杜再思

江西国医之素描/杜再思//光华医药杂志.-4-39-503

杜子极

致杜山次君函/杜子极//绍兴医药月报.-2-40-307

杜子良

论白喉抉微忌表之误会/杜子良//神州医药学报.-1-42-450

论检疫/杜子良//神州医药学报.-1-43-97

论秋伤于湿冬生咳嗽喻嘉言改湿为燥之误/杜子良//神州医药学报.-1-42-317

论鼠疫/杜子良//神州医药学报.-1-43-98

论胎疟难愈为先天之伏气/杜子良//神州医药学报.-1-43-36

论微生虫/杜子良//神州医药学报.-1-42-265

前清德宗请脉记/杜子良(遗著);秦柳江(录)//光华医药杂志.-4-40-230.-4-41-140

药园医案(连载)/杜子良(著);秦柳江(录)//光华医药杂志.-4-41-129,281

医家座右铭和崔子玉座右铭韵/杜子良//神州医药学报.-1-42-500

中西药性论/杜子良//神州医药学报.-1-43-18

渡边熙

处方之特性/[日]渡边熙//光华医药杂志.-4-35-124

从肺结核治疗上之见地论到宿主与寄生菌之战斗行为/[日]渡边熙(著);张毅(译)//中医世界.-3-36-497

肺结核之和汉医药/[日]渡边熙(著);戴章烈

（译）//医林一谔.-4-8-426

皇汉医学上治感冒之通则/[日]渡边熙（著）；
张毅（译）//中医世界.-3-36-469

皇汉医学研究与本草科设置之急务/[日]渡边
熙（著）；薛泽珊//中国医药月刊.-5-32
-287

惊风（连载）/[日]渡边熙（著）；张永霖（译）//
自强医学月刊.-3-40-117,263

瘰病/[日]渡边熙（著）；张毅（译）//中医世界
.-3-36-477

梅毒新排毒素疗法（连载）/[日]渡边熙（著）；
张永霖（译）//自强医学月刊.-3-41-177,
264,332,400,454

日本医学博士渡边熙提议各大学添设汉医讲请
书/[日]渡边熙//医学杂志.-2-15-148

西洋医药之幼稚/[日]渡边熙//光华医药杂志
.-4-35-255

小儿病各论（惊风）/[日]渡边熙（著）；沈松年
（译）//国医砥柱月刊.-5-18-25

阴阳（节释主证治疗学）（连载）/[日]渡边熙
（著）；张永霖（译）//自强医学月刊.-3-40-
375,453,591

主证治疗学/[日]渡边熙（著）；沈石顽（译）//
自强医学月刊.-3-40-657

渡松园

和汉医学真髓（连载）/[日]渡松园（著）；沈石
顽（译）//光华医药杂志.-4-35-564,568.-
4-36-46,194

嵓

介绍良方/嵓//文医半月刊.-5-14-24

端木栋如

端木栋如问渊雷夫子答/[日]端木栋如（问）；
陆渊雷（答）//中医新生命.-5-6-128

李奇山问端木栋如答/李奇山（问）；端木栋如
（答）//中医新生命.-5-6-228

生理补证之错误/[日]端木栋如（问）；陆渊雷
（答）//中医新生命.-5-6-157

时令影响于疾病的研究/[日]端木栋如（著）；
陆渊雷（评）//中医新生命.-5-6-95

段伯阳

应建议改革之处/段伯阳//自强医学月刊.-3-
40-677

段德全

脑底留痕录/段德全//国医砥柱月刊.-5-18-502

右手脉大漫谈/段德全//华西医药杂志.-5-37
-414

月刊总社六十期纪念题诗一首/段德全//国医
砥柱月刊.-5-18-364

中医革新运动感言/段德全//国医砥柱月刊.-5
-18-419

段梦兰

北京医药月刊出版志感/段梦兰//北京医药月
刊.-5-21-34

读杨子叔澄温病条辨节要书后/段梦兰//北京
医药月刊.-5-21-198

灵素非伪书答客问/段梦兰//北京医药月刊.-5
-21-587

论瘟疹之证宜分期治疗/段梦兰//北平医药月
刊.-5-9-172

省梦楼医案（连载）/段梦兰//北平医药月刊.-5
-9-220,331

省梦楼医话（连载）/段梦兰//北京医药月刊.-5
-21-64,149,233,307,376,444,498,543,604

时疫温疹论治/段梦兰//北京医药月刊.-5-21
-210

有感于陆九芝与叶调生论刘祉阶温热病书/段
梦兰//北京医药月刊.-5-21-526

中西医学平议/段梦兰//北京医药月刊.-5-21
-347

祝萧龙友七十寿七律四首/段梦兰//北京医药
月刊.-5-21-310

段廷芬

痫症与癫狂症在症候诊断治疗上之区别以及其

他类证鉴别法/段廷芬//医学杂志.-2-16
-578

段燊元

盲肠炎治疗案/段燊元//国医砥柱月刊.-5-18
-301

段心在

问题三则/段心在//医学杂志.-2-16-502

段志林

段志林君改正中医改进研究会审查征集验方四
种药品函/段志林//医学杂志.-2-16-72

段仲三

段仲三问诵穆答/段仲三(问);谢诵穆(答)//中
医新生命.-5-6-534

敦　明

春季的流行病/敦明//中国医药月刊.-5-33
-111

钝　人

瘢疹喉痧论文第一名/钝人//北京医药月刊.-5
-21-391

钝　翁

钝翁说医(连载)/钝翁//国医导报.-5-29-
308.-5-30-131
谈荟(一)/钝翁//国医导报.-5-29-368

遯　盦

诙谐文:讨病魔檄(仿讨武曌檄体)/遯盦//绍兴
医药学报.-1-12-107

多纪元胤

伤寒论考证/多纪元胤//国医文献.-5-15-45

多佐芳久

日本医学之过去及将来/[日]多佐芳久(著);

宋大仁(译)//自强医学月刊.-3-41-445

E

额田晋

药物疗法之种类/[日]额田晋(著);听哭楼客
(译)//国医砥柱月刊.-5-18-31

厄　公

妇女卫生之研究/厄公//中西医学报.-1-36
-208

鄂棣华

产后若无瘀证凉药可不禁用验案/鄂棣华//国
医砥柱月刊.-5-16-414

恩　斋

老南瓜蒂能医烂脚/恩斋//光华医药杂志.-4-
36-114

二木博士

腹式呼吸/[日]二木博士(著);侯敬舆(述意)
//光华医药杂志.-4-41-61

二　童

儿病预防法/二童//德华医学杂志.-1-39
-155

二　重

治疫后之感想/二重//中西医学报.-1-36
-390

F

樊楚农

陈莲峰先生纪甲子春日之麻症书后/樊楚农//
医学杂志.-2-8-206
虫症治愈/樊楚农//医学杂志.-2-9-568
温症治验/樊楚农//医学杂志.-2-9-457

樊干卿

胸腹经穴歌/樊干卿//针灸杂志.-4-29-69

针灸验案三则/樊干卿//针灸杂志.-4-29-216

樊清华

广设医药学校案/樊清华//国医公报.-4-22-408

检查药铺分量案/樊清华//国医公报.-4-22-420

厘定医药课程案/樊清华//国医公报.-4-22-409

审定标准药名案/樊清华//国医公报.-4-22-419

审定医药出版物案/樊清华//国医公报.-4-22-397

提议订定医方程式案/樊清华//国医公报.-4-22-441

提议考试医生案/樊清华//国医公报.-4-22-427

限定药铺标明药名案/樊清华//国医公报.-4-22-419

樊少康

发表不远热攻里不远寒义/樊少康//三三医报.-2-36-586

伤寒发黄释义/樊少康//三三医报.-2-36-581

阳明之为病胃家实也义/樊少康//三三医报.-2-36-401

樊书田

臀部生疮之简易疗法/樊书田//针灸杂志.-4-33-150

补合谷泻三阴交疳变为痛之验案/樊书田//针灸杂志.-4-33-149

樊天徒

百合病辩惑/樊天徒//中医新生命.-5-6-30

催吐剂/樊天徒//国医砥柱月刊.-5-18-59

对张君评议之/樊天徒//华西医药杂志.-5-36-352

樊天徒启事/樊天徒//中医新生命.-5-7-461

方剂学(解表剂)(连载)/樊天徒//中国医药月刊.-5-33-31,72,151,250,279,307,405,429//华西医药杂志.-5-36-429

方剂学(泻下剂)/樊天徒//华西医药杂志.-5-36-64

国药脞谈(连载)/樊天徒//中国医药月刊.-5-32-535,565.-5-33-37

临床实录(连载)/樊天徒//华西医药杂志.-5-36-24,86

热入血室新解/樊天徒//中国医药月刊.-5-33-140

四种病证课卷/樊天徒//中医新生命.-5-6-22

五种肝病课卷/樊天徒//中医新生命.-5-6-7

泻下剂之研究/樊天徒//中国医药月刊.-5-33-551

药物脞谈/樊天徒//中国医药月刊.-5-32-364

诊断学之片段(连载)/樊天徒//中国医药月刊.-5-33-452,473

樊星环

推广妇人逆入血室说/樊星环//绍兴医药学报.-1-9-73

咏药效香山体寄若霞/樊星环//绍兴医药学报.-1-9-371

治痢一得/樊星环//绍兴医药学报.-1-9-181

樊须钦

妇人转胞之研究/樊须钦//中国医学月刊.-3-15-380

樊子文

妇女病概论/樊子文//现代中医.-4-43-521

六经之新解释/樊子文//医学杂志.-2-16-168//现代中医.-4-42-362

内科病概论(一)至(十二)/樊子文//现代中医.-4-42-373,402,433,455,504,536,562,

620. -4-43-251,313,391,438
伤寒温病之我见/樊子文//医学杂志.-2-16-169//现代中医.-4-42-385
湿温之研究/樊子文//现代中医.-4-43-466
胃病概论/樊子文//现代中医.-4-43-637
阴阳五行之科学观/樊子文//医学杂志.-2-16-167//现代中医.-4-42-272

繁 华

纪蚕食症/繁华//杏林医学月报.-3-19-175

繁 见

赣城医药卫生事业调查记/繁见//中医世界.-3-37-573

饭牛翁

腿浮脚肿良方/饭牛翁//神州国医学报.-4-15-542

范菡海

百病可医之谬说/范菡海//中西医学报.-1-34-87
近世婚嫁早晚之主张(录进步)/范菡海//中西医学报.-1-34-83
吾人快乐之源/范菡海//中西医学报.-1-37-461

范达庵

腹鸣作痛/范达庵//光华医药杂志.-4-36-301

范凤源

序黄劳逸编最新营养素/范凤源//新中医刊.-5-20-481

范更生

呈伯未先生并赠云雾茶/范更生//中医指导录.-4-4-121
各国医学校应注意伤科教育以备救护战场兵士应用案/范更生//国医公报.-4-22-408

范光尘

知曙斋公余医述(连载)/范光尘//光华医药杂志.-4-41-284,383

范国义

表里寒热虚实在中国医学上之价值/范国义//医学杂志.-2-17-138
妇当怀孕之际脉象形态有种种特征应用中西何种诊断方法为最确实之辨识/范国义//医学杂志.-2-14-214
改进中国医学之方法说者谓不得以西方文明掩蔽中医之真精神不得以失却时代性之论调掩蔽中医之真价值前者一般为进化实无形之自推翻后者一般为保守实有形之被动消减去二者之弊而欲得进化与保守优良之成绩宜采取何项方法为改进研究之法程/范国义//医学杂志.-2-15-7
国产药物之提倡暨改进办法/范国义//医学杂志.-2-16-422
国家在行政上对于中医中药须有如何之设施始能与西医立于平等地位以达发扬国粹利济民生之目的/范国义//医学杂志.-2-18-27
汗吐下和清消温补为医门八法以何种方式支配此种法度为实施应用之工作试详言之/范国义//医学杂志.-2-15-94
普及农村医药实施之方法及计划/范国义//医学杂志.-2-15-403
庆祝山西中医改进研究会医学杂志十五周年纪念文词/范国义//医学杂志.-2-17-104
试言医学与国家之关系及改进中医应用之方法/范国义//医学杂志.-2-14-195
卫生行政之实施暨改进计划/范国义//医学杂志.-2-14-502
问沟通中西医宜从何处入手/范国义//医学杂志.-2-14-208
我国医学如何整理至何程度始达改进目的论/范国义//医学杂志.-2-16-239
吴又可戴北山陈耕道余师愚所论疫证病状不同治法亦异试详论所以各异之点/范国义//医学杂志.-2-16-433

医药公有制之实施计划案/范国义//医学杂志.-2-17-145

整编中医病理学之体例及取材标准之私议/范国义//国医公报.-4-25-169

中国斑疹伤寒实验考查及预防接种/范国义//医学杂志.-2-17-298

中消证之原因病理症状及治法/范国义//医学杂志.-2-14-454

中医外科在历史上进步之沿革考/范国义//医学杂志.-2-15-413

中医诊断药物二项应以何种方法整理始能达到整理目的/范国义//医学杂志.-2-14-211

范济春

江南果无伤寒耶/范济春//苏州国医杂志.-5-1-17

范继铭

记沙糖治验吐血之一得/范继铭//中医杂志.-2-26-265

记枳实治症之效能/范继铭//中医杂志.-2-25-240

临证笔谈(连载)/范继铭//中医杂志.-2-26-73,402.-2-27-73

临证录验/范继铭//中医杂志.-2-26-238

临症笔谈/范继铭//中医杂志.-2-27-228

录验两则/范继铭//中医杂志.-2-27-237

辟产后禁补之非/范继铭//中医杂志.-2-27-208

叶翰甫君方案/范继铭//中医杂志.-2-26-298

喑疹分别论治/范继铭//中医杂志.-2-26-225

御医吕用宝方案/范继铭//中医杂志.-2-27-286

治验三则/范继铭//中医杂志.-2-27-373

珠溪徵君陈莲舫医案(连载)/范继铭(录)//中医杂志.-2-26-113,296,439.-2-27-288

范廉宾

论汤液之代剖解/范廉宾//神州医药学报.-1-

43-402

治痢管见/范廉宾//神州医药学报.-1-43-336

范鹿宾

读本报第五期沈君经钟医科应用论书后/范鹿宾//神州医药学报.-1-44-212

中西医学之精粗辨/范鹿宾//神州医药学报.-1-44-228

范琦顿

问父病痰症治法/范琦顿//绍兴医药学报星期增刊.-1-21-76

范钦才

辨太阳病用桂枝麻黄大青龙三法/范钦才//中医杂志.-2-19-219

论炙甘草汤之用生地黄/范钦才//中医杂志.-2-19-231

范仁根

二个病症/范仁根//光华医药杂志.-4-38-552

范绍洛

癸丑三月八日孙中山先生来名考察实业在留同学设宴欢迎言提倡医学为今日急务因述医学与民生之关系/范绍洛//中西医学报.-1-27-323

范绍彭

和张相臣先生咏怀七律二章/范绍彭//三三医报.-2-30-604

范守渊

中国旧医药的科学化问题/范守渊//中西医药.-5-10-547

范斯年

范斯年君致绍兴医学会书/范斯年//绍兴医药

学报.-1-9-203

范天磬

汉唐以来外药输入的历史与外药之国药化(连载)/范天磬//国药新声.-5-22-86,164,243,333

中国古代迷信的药物(连载)/范天磬//国药新声.-5-22-430,507,597

范廷绶

赠国医砥柱月刊发行总号六十期纪念序言/范廷绶//国医砥柱月刊.-5-18-391

范星彩

答百四十九/范星彩//绍兴医药学报.-1-16-114

问百四十九/范星彩//绍兴医药学报.-1-16-113

范行准

本草集注序录残卷校注(连载)/范行准//中西医药.-5-12-470.-5-13-28

答辩书/范行准//中西医药.-5-10-16

答论中国医学史纲要/范行准//华西医药杂志.-5-37-393

读医杂记/范行准//医文.-5-34-378

敦煌石室六朝写本本草集注序录残卷校注/范行准//中西医药.-5-12-299

发刊词/范行准//医文.-5-34-285

复书/范行准//中西医药.-5-12-421

给倒在地上的杂种医:谭次仲先生/范行准//中西医药.-5-12-333

给董志仁先生/范行准//中西医药.-5-11-14

古代中西医药之关系(连载)/范行准//中西医药.-5-10-19,317,593,649.-5-11-21,479.-5-12-25,139

汉魏南北朝外来的医术与药物的考证商榷/范行准//中西医药.-5-11-230

汉魏南北朝外来的医术与药物的考证商榷后记/范行准//中西医药.-5-11-289

解剖与解部/范行准//中西医药.-5-10-192

两宋官药局(连载)/范行准//医文.-5-34-315,379,437,491

谩骂与侮辱中医论/范行准//中西医药.-5-11-375

名医传的探索及其流变/范行准//医史杂志.-5-38-223

钱牧斋与喻嘉言/范行准//医文.-5-34-549

仍是商榷/范行准//中西医药.-5-12-127

伤寒论之功罪/范行准//中西医药.-5-10-100

十年来本会图书馆的概况/范行准//医史杂志.-5-38-18

释医/范行准//医史杂志.-5-38-267

素问与巢氏病源/范行准//中西医药.-5-10-68

唐李摩诃所献之青娥丸方/范行准//医文.-5-34-519

陶胜力注本草/范行准//中西医药.-5-10-344

五运六气说的来源/范行准//医史杂志.-5-38-345

新生活运动与卫生之意义/范行准//苏州国医杂志.-5-1-156

研究我国医药文献的方法/范行准//北平医药月刊.-5-9-441

谣言与医学/范行准//医文.-5-34-407

医家训蒙书:五藏论的研究/范行准//医史杂志.-5-38-393

因转引之弊(读者随录)/范行准//中西医药.-5-11-446

有毒药物的认识与利用/范行准//中西医药.-5-11-396

与余云岫先生论医史学书/范行准//中西医药.-5-11-431

杂种医之剖视/范行准//中西医药.-5-12-13

中国经络学之剖视(连载)/范行准//中西医药.-5-9-506.-5-10-110

中国与亚拉伯医学的交流史实/范行准//医史杂志.-5-39-297

中国预防医学思想史(连载)/范行准//医史杂志.-5-39-13,101,157,362,431

中华医学史(连载)/范行准//医史杂志.-5-38-41,107,153

范秀岩

产后血崩之正当治疗/范秀岩//光华医药杂志.-4-35-401

范雪庵

白喉忌表之我见/范雪庵//医界春秋.-3-5-481

论金元四大家之学说及其利弊/范雪庵//医界春秋.-3-5-294

范扬名

温病误投辛温足以贻害无穷论/范扬名//沈阳医学杂志.-3-1-81

五脏六腑风寒暑湿燥火之咳嗽论/范扬名//沈阳医学杂志.-3-1-30

范幼平

阳明病有急下症少阳病亦有急下症试述其病而明其理/范幼平//中医杂志.-2-23-538

范郁哉

庸医赋(仿杜牧阿房宫赋)/范郁哉//绍兴医药学报.-1-13-287

范泽民

中国医学创刊颂词/范泽民//国医砥柱月刊.-5-18-539

范志刚

不谢方歌恬/范志刚//中医杂志.-2-20-500

汗血同源异流论/范志刚//中医杂志.-2-20-397

消瘅病辨脉可治不可治/范志刚//中医杂志.-2-21-54

范智刚

验方二则/范智刚//中医杂志.-2-20-116

范组英

潮热虚损/范组英//光华医药杂志.-4-38-536

问题三个/范组英//光华医药杂志.-4-39-165

方　白

假如我是个孕妇/方白//新中华医药月刊.-5-35-161

方本慈

中医亟应革除劣根性/方本慈//光华医药杂志.-4-40-331

方秉炎

五行之新贡献/方秉炎//中医世界.-3-25-68

方伯良

读王孟英吴又可两先生重订霍乱论/方伯良//三三医报.-2-35-132

选录霍乱时疫方/方伯良//三三医报.-2-35-133

方伯屏

苏沈良方义/方伯屏//北平医药月刊.-5-9-58

方伯唐

抚时感事七律两章录呈天宗吟坛指政/方伯唐//沈阳医学杂志.-3-1-479

方补德

咽痛证治/方补德(纂);杨医亚(刊)//文医半月刊.-5-14-202

方崇仁

产后之用生化汤/方崇仁//中医世界.-3-36

－150

方崇儒

方崇儒君来函/方崇儒//绍兴医药学报.－1－8－
343

方春生

问胸前疼痛之治法/方春生//绍兴医药学报星
期增刊.－1－21－398

方丁寅

奔豚症/方丁寅//针灸杂志.－4－28－504

方惇裕

对于芋糕案之感言/方惇裕//中西医学报.－1－
36－103

方复兴

读针灸杂志四卷一期年过三旬后针灸眼便宽之
见解书后/方复兴//针灸杂志.－4－33－40
移疮奇术/方复兴//针灸杂志.－4－32－111
针灸奇医/方复兴//针灸杂志.－4－32－112

方富健

驳汪精卫招待全国西医代表大会演词之无理/
方富健//医界春秋.－3－11－11
希望全国国医亟宜组织联合会/方富健//医界
春秋.－3－11－262

方耕霞

风阳症治验/方耕霞//复兴中医.－5－31－390

方公溥

产后血晕急救法/方公溥//中医世界.－3－25
－340
涵虚室医话鳞爪/方公溥//中医世界.－3－25－
380,481
塞上奇方三则/方公溥//中医世界.－3－25
－104
勿药有喜/方公溥//中医世界.－3－25－237

医俗良方/方公溥//中医指导录.－4－1－535
阴吹治法丛考/方公溥//中医世界.－3－25
－338
阴阳五行偶谈/方公溥//中医世界.－3－25－51
赠谢利恒先生/方公溥//医界春秋.－3－5－196
诊余有感/方公溥//医界春秋.－3－13－35
中医世界编者小言/秦伯未,方公溥//中医世界
.－3－26－535.－3－27－7,119

方冠群

古今医案偶存/方冠群//中医指导录.－4－2
－174
国医革新之管见/方冠群//中医世界.－3－36－
278//中医指导录.－4－2－139
记初病发热早用羚羊之害/方冠群//中医指导
录.－4－3－367
记许姓妇病死之异状/方冠群//中医指导录.－4
－3－365
咳嗽治疗述略/方冠群//中医世界.－3－36－
126//中医指导录.－4－2－80
论吸烟之人不宜多服辛温之药/方冠群//中医
指导录.－4－3－266
论治热病宜用新鲜之药/方冠群//中医指导录
.－4－3－267
仁安医案/方冠群//中医世界.－3－32－292
虚中挟实/方冠群//中医世界.－3－30－534
医垒/方冠群//中医指导录.－4－2－107
治验杂录/方冠群//中医指导录.－4－2－305

方涵虚

出席庄严热烈之国医馆杂感/方涵虚//中医世
界.－3－27－70

方寄叟

疑问三则/方寄叟//绍兴医药学报星期增刊.－1
－22－43

方见吾

论呕渴痞利之异证同源/方见吾//中医杂志.－2
－22－268

三物小陷胸汤与陷胸汤辨/方见吾//中医杂志
　　.-2-19-451

味归形形归气气归精精归化释义/方见吾//中
　　医杂志.-2-21-435

注家误释经文举例/方见吾//中医杂志.-2-21
　　-242

方锦文

药性歌诀卷一卷二/方锦文(著);方肇元(校刊)
　　//绍兴医药学报.-1-16-421.-1-17-101

方菊影

白喉猩红热预防谈/方菊影//中西医学报.-1-
　　41-171

方　侃

结核病咯血之副甲状腺荷尔蒙疗法/方侃(著);
　　顾保罗(译)//中西医药.-5-12-396

方强嗣

国医与科学医/方强嗣//国医砥柱月刊.-5-15
　　-441

方群谋

少阳症与疟疾症的分别/方群谋//光华医药杂
　　志.-4-38-455

方仁渊

惊风说平议/方仁渊//医学报.-1-4-99

方汝南

敬求产后手足麻木治法/方汝南//医界春秋.-3
　　-14-441

方慎安

研究中国旧医尤其注意的是中国针灸学/方慎
　　安//国医砥柱月刊.-5-18-663

方　生

湖北全省第二次卫生会议开幕/方生//针灸杂

志.-4-34-80

方　佗

久疟治验记/方佗//杏林医学月报.-3-18
　　-394

咳嗽失音治验/方佗//杏林医学月报.-3-19
　　-533

妊娠呕吐不止干姜人参半夏丸主之解/方佗//
　　杏林医学月报.-3-20-20

五行配合五脏之研究/方佗//杏林医学月报.-3
　　-20-156

中西医药评议/方佗//杏林医学月报.-3-21
　　-321

方望霓

女子带下五色治法/方望霓//中医世界.-3-32
　　-615

方文甫

三个疑问/方文甫//光华医药杂志.-4-36-514

问题七则/方文甫//光华医药杂志.-4-38
　　-546

五种杂症/方文甫//光华医药杂志.-4-36
　　-136

医验纪要(连载)/方文甫//中医指导录.-4-2-
　　247.-4-4-21,533

方文懋

问月经不调治法/方文懋//绍兴医药学报星期
　　增刊.-1-22-86

方晓恬

问五十九/方晓恬//绍兴医药学报.-1-12
　　-375

方心田

奇邪与癌/方心田//杏林医学月报.-3-23
　　-346

方星桥

便秘/方星桥//光华医药杂志.-4-40-94

方行维

伤寒论抉微/方行维//北平医药月刊.-5-9-57

方燕年

瀛州观学记/方燕年//中西医学报.-1-23-112

方药中

读与张简斋先生论阴阳一文后之商榷/方药中//新中华医药月刊.-5-35-444

霍乱声中答客问/方药中//新中华医药月刊.-5-35-200

略论中国医学目前应取的途径/方药中//新中华医药月刊.-5-35-79

方亦秋

肺主身之皮毛论(连载)/方亦秋//中医杂志(广东).-3-4-51

方幼农

陈逊斋先生演题伤寒论概说/陈逊斋(著);方幼农,杨辉(记录)//医学杂志.-2-18-24

伤寒论概说/邹云翔(编);方幼农,杨辉(记录)//光华医药杂志.-4-40-128

方毓麟

答林长春君问五岁女孩患白带之症及小儿麻疹治疗法/方毓麟//医界春秋.-3-6-417

论脑膜炎证治/方毓麟//医界春秋.-3-6-415

方毓麒

伤寒论之研究/方毓麒//国医文献.-5-15-125

方元肇

投稿保婴治法披露(一)/方元肇//绍兴医药学报星期增刊.-1-22-213

方肇元

春温时症质正/方肇元//绍兴医药学报星期增刊.-1-21-125

答卢育和先生论脐风症治意见书/方肇元//绍兴医药学报.-1-16-497

答应征千日疮验方诸君/方肇元//绍兴医药学报星期增刊.-1-21-240

答余姚康维恂君函/方肇元//绍兴医药学报星期增刊.-1-22-64

方肇元特别启事/方肇元//绍兴医药学报星期增刊.-1-22-460

和胡天宗君五十自寿诗原韵/方肇元//三三医报.-2-29-336

为郑梦兰君令郎两手不举征求中医疗法并请朱菊坡先生西药译名答案/方肇元//绍兴医药学报星期增刊.-1-22-311

问产后即时小便理由/方肇元//绍兴医药学报星期增刊.-1-22-308

问频车响声治法/方肇元//绍兴医药学报星期增刊.-1-22-325

吸毒石功用之证明/方肇元//绍兴医药学报.-1-18-518

药性歌诀卷一卷二/方锦文(著);方肇元(校刊)//绍兴医药学报.-1-16-421.-1-17-101

征求千日疮经验良方/方肇元//绍兴医药学报星期增刊.-1-21-109

致丹徒陈邦贤先生函/方肇元//绍兴医药学报.-1-19-148

致山东王肖舫兄函/方肇元//绍兴医药学报星期增刊.-1-22-312

方正寅

无针刺此儿必登鬼籍/方正寅//针灸杂志.-4-28-86

方仲宣

方仲宣君致骆保安君函/方仲宣//绍兴医药学报.-1-8-387

芳

注意儿童犯思春的手淫/芳//中医世界.-3-39
-349

房萍九

霍乱病预防法及治疗法(一)至(二)/房萍九//
国医砥柱月刊.-5-17-349,400

房天伯

谈麻杏石甘汤应用上的种种/房天伯//中国医
药月刊.-5-32-17

房以仁

崇实堂姚氏医案/房以仁//中国医药月刊.-5-
32-183

改进中医之我见/房以仁//中国医药月刊.-5-
32-222

访箴

和马瘦吟咏一天秋琴原韵/访箴//沈阳医学杂
志.-3-1-410

访箴子

近日感怀七律二首/访箴子//沈阳医学杂志.-3
-1-292

斐兆麟

花柳解毒方/斐兆麟//中医杂志.-2-19-103

费葆庸

前题为钱季寅君作/费葆庸//中医指导录.-4-
1-182

费谷祥

河豚毒之利用/费谷祥(译述)//中西医学报.-1
-31-35

食物谈片/费谷祥(译述)//中西医学报.-1-30
-501.-1-31-29

费浩然

斑疹瘰痔五种分别论治/费浩然(述);王普耀
(鉴定)//绍兴医药学报.-1-10-101

瘢疹瘰痔喑五种分别论治/费浩然(著述);王普
耀(鉴定);李春芝(录存)//沈阳医学杂志.-3
-1-89

费惠民

辟秦越人以左为肾右为命门说/费惠民//医学
杂志.-2-12-375

费季康

经气论/费季康//针灸杂志.-4-30-184

拿百会昆仑能止惊搐之秘法/费季康//针灸杂
志.-4-30-421

内经合谷刺杉山氏四傍地针和杨氏运气法为异
途同源论/费季康//针灸杂志.-4-31-25

一支毫针当宝剑祛邪伏魅庆更生/费季康//针
灸杂志.-4-33-145

针灸之古今与趣谈/费季康//针灸杂志.-4-30
-34

针愈蛊胀重症之验案/费季康//针灸杂志.-4-
31-471

费镜美

改进乡村中医与国药之我见/费镜美//中医世
界.-3-39-432

费君凤

臌胀/费君凤//光华医药杂志.-4-39-360

费梦莘

本届全国教联会议决案之一/费梦莘//三三医
报.-2-33-531

鼻与诸脏器关系之分说/费梦莘//医学杂志.-2
-3-37

单方奇验录按/费梦莘//三三医报.-2-33
-207

关于癃闭危证疗法二则/费梦莘//医学杂志.-2
-5-226

关于脑病之疗法/费梦莘//医学杂志.-2-7-89

关于上实下虚证之疗法/费梦莘//医学杂志.-2-5-223

关于上虚下实证之疗法/费梦莘//医学杂志.-2-5-224

今后中医药界谋团结自卫之唯一方策/费梦莘//三三医报.-2-33-545

经义新阐/费梦莘//中医杂志.-2-24-347.-2-25-217

梦莘漫笔/费梦莘//中医杂志.-2-24-376

脑与神经阐义/费梦莘//中医杂志.-2-26-210

伤寒方中注家之两失观/费梦莘//中医杂志.-2-26-45

提倡中医教育/费梦莘//医界春秋.-3-5-16

五卅以后教育界之大觉悟/费梦莘//三三医报.-2-33-149

新编伤寒学(连载)/费梦莘//医学杂志.-2-10-445,553.-2-11-28,157,286

针疗谈/费梦莘//医界春秋.-3-5-364

中风新义/费梦莘//中医杂志.-2-26-381

中医校加入学校系统之问题/费梦莘//三三医报.-2-33-365

费普炎

说痢/费普炎//中医杂志.-2-25-366

诊余随笔/费普炎//中医杂志.-2-25-235

费溥泉

痘症有顺逆险三种及治法之大略/费溥泉//中医杂志.-2-25-52

谷类赋/雷少逸(著);费溥泉(录)//中医杂志.-2-21-269

食亦论/费溥泉(述);陈运舫(评)//中医杂志.-2-25-53

费山寿

喉症急救概要(一)至(二)/费山寿(辑);叶伯良(录)//中医杂志.-2-20-195,383

费绳甫

费氏医案:虚秘医案/费绳甫//绍兴医药学报.-1-9-133

费通甫

中医三十年来之变迁及今后之立场/费通甫//国医砥柱月刊.-5-18-121

费赞臣

暑病/费赞臣//中医世界.-3-30-121

中风提要/费赞臣//中医世界.-3-31-221

费泽克

答友人论交肠病书/费泽克//中医杂志.-2-22-393//绍兴医药月报.-2-37-386

答友人问交肠病书/费泽克//医学杂志.-2-5-231

伤寒太阳篇桂枝二越婢一汤条释义/费泽克//中医杂志.-2-22-58

血证疗治谈/费泽克//中医杂志.-2-22-271

费泽尧

齿痛治验方论/费泽尧//医学杂志.-2-2-61

答沈仲圭君书/费泽尧//三三医报.-2-30-445

答王肖舫君问奇病一则/费泽尧//三三医报.-2-30-592

费君泽尧答沈仲圭君论天癸书/费泽尧//医学杂志.-2-5-100

费泽尧先生致山西改进研究会缄/费泽尧//医学杂志.-2-4-226

肝病头痛治验/费泽尧//医学杂志.-2-4-452

关于肝病之治案/费泽尧//医学杂志.-2-3-332

关于假寒假热证辨治法二则/费泽尧//医学杂志.-2-5-337

关于假虚假实证辨治法二则/费泽尧//医学杂志.-2-5-339

关于血症之医案(连载)/费泽尧//医学杂志.-2-8-466,598

汗多伤阴甚则亡阳下多伤阳甚则亡阴说/费泽尧//医学杂志.-2-3-147

家庭看护浅识(连载)/费泽尧//医学杂志.-2-3-286,427

金子久轶事(一则)/费泽尧//医学杂志.-2-3-85

近年来西医采用之中药(连载)/费泽尧//医学杂志.-2-8-608.-2-9-113,241,361

晋游疗治谈(连载)/费泽尧//医学杂志.-2-5-324,480.-2-6-367

论产后偏用温补之非宜/费泽尧//医学杂志.-2-5-193

论何陆二家解运气之略/费泽尧//医学杂志.-2-4-540

内经云阳气者精则养神柔则养筋诠/费泽尧//医学杂志.-2-2-17

气伤痛形伤肿新义/费泽尧//中医杂志.-2-20-41

山西中医专校教授费泽尧先生来函/费泽尧//绍兴医药月报.-2-37-427

伤寒结胸痞气研究之吾见/费泽尧//医学杂志.-2-2-19

商编医书之来函/费泽尧//三三医报.-2-32-243

上中华民国大学院书/费泽尧,王一仁//医学杂志.-2-9-577//中医杂志.-2-26-483//三三医报.-2-36-77//绍兴医药月报.-2-41-303

上中华民国大学院书:请予提倡国医教育造就国医基本人才/费泽尧,王一仁//中西医药.-5-13-370

神昏原理/费泽尧//医学杂志.-2-4-283

说带/费泽尧//中医杂志.-2-23-77

说痫(连载)/费泽尧//医学杂志.-2-8-306,438

说膀胱/费泽尧//中医杂志.-2-21-429

桃花汤医疗应用论/费泽尧//医学杂志.-2-5-488//中医杂志.-2-23-74

天癸新义/费泽尧//医学杂志.-2-5-49

天癸原义/费泽尧//医学杂志.-2-4-154//中

医杂志.-2-21-346

修正伤寒论文之商榷(连载)/费泽尧//医学杂志.-2-8-36,159,281,548.-2-9-40

徐玉台治验四则(连载)/徐玉台;费泽尧//医学杂志.-2-4-200,337

医学举要(一)至(八)/徐玉台(辑);费泽尧(校)//中医杂志.-2-21-411.-2-22-44,249,466.-2-23-54,227,411.-2-24-33,305

译闻琐录/费泽尧//医学杂志.-2-3-110

章太炎先生莅杭州中医专校演讲词(连载)/章太炎;费泽尧(录)//医学杂志.-2-4-98,221

治肝古法汇诠/费泽尧//医学杂志.-2-4-194//中医杂志.-2-21-463

费芷荪

论斑痧疹之治法/费芷荪//神州国医学报.-4-14-448

费志清

普通诊查共分几种于病机之关系若何/费志清//医学杂志.-2-12-553

费子彬

痢疾浅说/费子彬//国医正言.-5-3-141

论治病各法当知所宜/费子彬//国医正言.-5-3-350

温病浅说/费子彬//国医正言.-5-3-36

治愈日人痼疾医案/费子彬//光华医药杂志.-4-39-123

焚寇余生

国朝名医考(连载)/焚寇余生//医学报.-1-4-233,249,265,283

封宗煌

安顺痧疹流行经过记/封宗煌//中医世界.-3-37-348

峰

芷江中医药界热烈纪念国医节/峰//华西医药

杂志.-5-36-559

峰下銕雄
汉药鹿茸中国文献的研究/［日］峰下銕雄（著）;金子膺（译述）//医文.-5-34-591

冯保定
铁樵函授医学学员课艺选刊:何谓代偿作用试约举其例并言其理(其二)/冯保定//铁樵医学月刊.-4-44-261

冯炳南
冯炳南先生胃病经过之自述/冯炳南//光华医药杂志.-4-41-221

上海市国医分馆成立宣言/冯炳南//中医指导录.-4-3-47

冯布棠
针刺努肉侵睛之症/冯布棠//医学杂志.-2-3-368

冯长楷
敬题王师胎产病理学(步颜星斋先生原韵)/冯长楷//苏州国医杂志.-5-2-183

履冰室医学随笔/夏伯和(著);冯长楷(录)//苏州国医杂志.-5-1-442

食物卫生学(连载)/冯长楷//国医公报.-4-24-439.-4-25-111,231,353,449

王师慎轩治愈多年腹痛记/冯长楷(记)//苏州国医杂志.-5-2-310

冯超人
改用中国分量/冯超人//自强医学月刊.-3-40-537

伤寒汲古评议/曹颖甫(注);冯超人(校)//中国医药月刊.-5-33-330

湿温证治(连载)/章成之(述);冯超人(撰)//中国医药月刊.-5-33-64,95,148,177,241,299,329

冯德夫
防治脑膜炎之我见/冯德夫//光华医药杂志.-4-37-45

冯苃林
专治肾囊风湿作痒方/冯苃林//三三医报.-2-31-281

冯甘棠
和张相臣咏怀步李赞尧先生原韵/冯甘棠//三三医报.-2-30-604

和张相臣咏怀步魏少清先生原韵四首/冯甘棠//三三医报.-2-30-603

问防旱燥致疫/冯甘棠//绍兴医药学报星期增刊.-1-21-293

问腰痛治法/冯甘棠//绍兴医药学报星期增刊.-1-21-6

冯谷良
上海夏秋时疫蔓延之感冒/冯谷良//绍兴医药月报.-2-40-446

冯 光
为弟求治/冯光//医学杂志.-2-18-565

冯鹤年
中风/冯鹤年//复兴中医.-5-31-206

冯鹤书
鸣谢儿科神丹/冯鹤书//国医砥柱月刊.-5-16-351.-5-17-247

冯骏岑
铁樵函授医学学员作品:伏暑病因又一说/冯骏岑//铁樵医学月刊.-4-44-307

冯克明
梦遗外治法/冯克明//光华医药杂志.-4-37-437

冯藜庵

汗多亡阴又能亡阳说/冯藜庵//绍兴医药学报
.-1-19-120

冯里安

金匮虚劳不与咳嗽同篇而与血痹同篇其意何在
/冯里安//绍兴医药学报.-1-18-214

诸阴皆清足太阴独受其浊论/冯里安//绍兴医
药学报.-1-18-213

冯懋绩

偏对口疽治验/冯懋绩//光华医药杂志.-4-38
-210

冯美章

疾病歌总括/冯美章//针灸杂志.-4-33-169

小儿面黄肌瘦方/冯美章//针灸杂志.-4-33
-225

冯鹏翥

时先生所著医书题词/冯鹏翥//医学杂志.-2-
18-17

冯蒲琳

问疡症未敛淋溺奇痒治法/冯蒲琳//绍兴医药
学报星期增刊.-1-22-38

冯骐

产后论/冯骐//医学杂志.-2-13-589

急慢惊风之区别/冯骐//医学杂志.-2-14
-470

伤寒温病瘟疫辩/冯骐//医学杂志.-2-14-19

小儿之用药与大人不同论/冯骐//医学杂志.-2
-13-588

研究风气同体之我见/冯骐//医学杂志.-2-14
-468

冯谦成

冯云槎痢痛遗浊消损论治(连载)/冯谦成//三
三医报.-2-35-194,276,300

冯青田

金匮虚劳不与咳嗽同篇而与血痹同篇其意何在
/冯青田//绍兴医药学报.-1-18-215

冯瑞鎏

跌阳脉迟而缓解/冯瑞鎏//中医杂志(广东).-3
-4-255

三阳合病脉浮大上关上目合则汗解/冯瑞鎏//
中医杂志(广东).-3-4-157

伤寒二三日心中悸而烦者小建中汤主之解/冯
瑞鎏//中医杂志(广东).-3-4-156

伤寒论商榷(连载)/冯瑞鎏//中医杂志(广东)
.-3-4-241,378,516,645

冯绍蘧

救阳八法/冯绍蘧//中医世界.-3-27-514

伤寒论四逆散之研究/冯绍蘧//国医杂志.-4-
12-95

神经系疾病治疗法的大纲/冯绍蘧//国医杂志
.-4-13-450

四明宋博川先生产科全书(连载)/冯绍蘧//中
医杂志.-2-28-5,133,303//国医杂志.-4
-12-203,272.-4-13-15

欲产总论/宋博川(遗著);冯绍蘧(校投)//中医
杂志.-2-28-7

冯　氏

陆地仙经(连载)/冯氏(纂辑);张汝伟(按);徐
丞甫(校注);刘哲苍(录)//沈阳医学杂志.-3
-2-99,171,237,365,431.-3-3-30,78,
137,195,248,296

冯世铭

问痰饮治法/冯世铭//三三医报.-2-31-488

冯天举

一味定神散/冯天举//中医杂志.-2-21-337

冯万里

内分泌腺制剂联想及的民间治疗/冯万里//广

东医药月刊.-3-24-317

内风外风证治不同论/冯万里//神州国医学报
.-4-15-59

冯薇馨

痘科亟宜改进之说帖/冯薇馨//医学杂志.-2-
13-353

冯文彬

报告验案二则/冯文彬//针灸杂志.-4-33
-325

冯文华

问男女天癸与精及经之异同/冯文华//医学杂
志.-2-5-117

冯雯波

一封愤慨的信/冯雯波//三三医报.-2-36
-157

冯湘汕

不可对答的两道问题/冯湘汕//中西医学报.-1
-41-153

娼妓的健康检查为当今之急务/冯湘汕//中西
医学报.-1-41-81

肺痨病浅说/冯湘汕//中西医学报.-1-40
-567

述我所经验的验方/冯湘汕//中西医学报.-1-
40-571

随便谈谈/冯湘汕//中西医学报.-1-41-135

晚近内分泌学进步之概况与实际的应用/冯湘
汕//中西医学报.-1-40-573

维他命B与脚气病的关系/冯湘汕//中西医学
报.-1-41-65

有碍于脑筋发育的鲜人顶物工作/冯湘汕//中
西医学报.-1-41-7

冯晓东

泄泻治验/冯晓东//沈阳医学杂志.-3-1-266

冯心甸

金匮阴阳毒解/冯心甸//中医杂志.-2-20
-222

冯性之

发汗解肌辨/冯性之//绍兴医药学报.-1-11
-21

废止五行生克问题之正确解决/冯性之//绍兴
医药学报.-1-11-456

论咳嗽/冯性之//绍兴医药学报.-1-11-19

论人身中之阴阳水火/冯性之//绍兴医药学报
.-1-11-20

论猩红热之病因及治法/冯性之//绍兴医药学
报.-1-12-256

冯一梅

拟重刻古医书目/冯一梅//中医新生命.-5-6-
260

冯以成

疥疮医案/冯以成//中医杂志.-2-27-294

冯应琭

伤寒论辨(连载)/冯应琭//神州医药学报.-1-
47-311,417

冯友震

痧疹之残酷/冯友震//光华医药杂志.-4-35
-345

冯玉麟

从肺脏论及病关五运无细菌说/冯玉麟//中医
世界.-3-26-655

盗汗非尽阴虚论/冯玉麟//光华医药杂志.-4-
36-552

瘄病证治全书(连载)/冯玉麟//中医世界.-3-
28-313.-3-29-48,200,318.-3-30-141

临床笔记/冯玉麟//中医指导录.-4-1-467

谁负误治之责任/冯玉麟//光华医药杂志.-4-
35-347

吐血与下血论治/冯玉麟//光华医药杂志.-4-
39-136

研究中医者毋忘自身学术出发点/冯玉麟//国
医砥柱月刊.-5-18-554

冯玉祥

可怜的中国医学/冯玉祥//华西医药杂志.-5-
36-42

政府对中西医应平等待遇以宏学术而利民生案
/冯玉祥//现代医药月刊.-4-27-663//苏
州国医杂志.-5-2-139

中国国民党第五次全国代表大会提议:政府对
中西医应平等待遇以宏学术而利民生案/冯
玉祥等//医学杂志.-2-17-106//医界春秋
.-3-13-7

冯育黎

爱之卢治验笔记/冯育黎//神州医药学报.-1-
47-559

冯兆乾

针刺腿痛经验/冯兆乾//医学杂志.-2-4-251

中医以五行相生相克之说分配五藏西医认为其
说无稽但五藏亦有生克相互之关系正不必拘
于五行生克之说能发明其义否/冯兆乾//医
学杂志.-2-3-233

冯箴若

人身气血盛衰外验法(映溪草堂笔记)/冯箴若,
周维翰(录)//医学报.-1-4-333

释郑声/冯箴若//医学报.-1-4-304

炭气生化释义(一)至(二)/冯箴若//医学报.-1
-4-404,422

医经原旨非薛氏书论(映溪草堂笔记)/冯箴若;
周维翰(录)//医学报.-1-4-316

冯振民

冯振民先生致山西中医改进研究会书/冯振民
//医学杂志.-2-3-220

逢前

问秃头生发法/逢前//绍兴医药学报星期增刊
.-1-21-200

凤

蔬菜与人生/凤//中国医药月刊.-5-32-292

奉天国医储金社

奉天国医储金社发起宣言书/奉天国医储金社
//沈阳医学杂志.-3-2-66,138

奉天市政公所

奉天市政公所公函/奉天市政公所//沈阳医学
杂志.-3-2-270

奉天市政公所咨总商会转行本会准予备案文/
奉天市政公所//沈阳医学杂志.-3-1-68

奉天图书馆

奉天图书馆来函/奉天图书馆//沈阳医学杂志
.-3-3-208

奉天医士公会

本会举行追荐会速记录/奉天医士公会//沈阳
医学杂志.-3-3-48

本会开全体会公决议案/奉天医士公会//沈阳
医学杂志.-3-3-318

本会开全体会会务报告/奉天医士公会//沈阳
医学杂志.-3-3-317

本会开全体会速记录/奉天医士公会//沈阳医
学杂志.-3-3-316

本会募集沪案捐款/奉天医士公会//沈阳医学
杂志.-3-1-362

本会十五年度会款收支报告书/奉天医士公会
//沈阳医学杂志.-3-3-429

本会添设讲习部细则/奉天医士公会//沈阳医
学杂志.-3-1-69

本会修正简章(连载)/奉天医士公会//沈阳医
学杂志.-3-1-296,362,428

本会研究部增加办事细则/奉天医士公会//沈
阳医学杂志.-3-1-71

本会职员会记事/奉天医士公会//沈阳医学杂志.-3-3-375

呈省署报告本会成立文/奉天医士公会//沈阳医学杂志.-3-1-67

呈总商会呈报图章式样请转呈省长备案文/奉天医士公会//沈阳医学杂志.-3-1-67

代邮/奉天医士公会//沈阳医学杂志.-3-1-219

奉天国医储金社简章/奉天医士公会//沈阳医学杂志.-3-2-200

奉天医士公会呈总商会转呈省长文/奉天医士公会//沈阳医学杂志.-3-1-9

奉天医士公会筹设图书馆简章/奉天医士公会//沈阳医学杂志.-3-1-49

奉天医士公会发轫启事/奉天医士公会//沈阳医学杂志.-3-1-4,58,156

奉天医士公会各部办事细则/奉天医士公会//沈阳医学杂志.-3-1-13

奉天医士公会会议规则/奉天医士公会//沈阳医学杂志.-3-1-50

奉天医士公会简章/奉天医士公会//沈阳医学杂志.-3-1-10

奉天医士公会考察医士会规则/奉天医士公会//沈阳医学杂志.-3-1-18

奉天医士公会启事/奉天医士公会//沈阳医学杂志.-3-1-230//奉天医学杂志.-3-1-230//沈阳医学杂志.-3-1-230,296.-3-3-164,164,273,371,391

奉天医士公会十三年十二月份收支数月一览表/奉天医士公会//沈阳医学杂志.-3-1-150

奉天医士公会十三年十一月份收支数一览表/奉天医士公会//沈阳医学杂志.-3-1-51

奉天医士公会十五年九月份会款收支一览表/奉天医士公会//沈阳医学杂志.-3-3-267

奉天医士公会十五年六月份会款收支一览表/奉天医士公会//沈阳医学杂志.-3-3-106

奉天医士公会十五年七月份会款收支一览表/奉天医士公会//沈阳医学杂志.-3-3-160

奉天医士公会十五年十月份会款收支一览表/奉天医士公会//沈阳医学杂志.-3-3-321

奉天医士公会讨论会开会布告/奉天医士公会//沈阳医学杂志.-3-2-2

奉天医士公会致全体会员书/奉天医士公会//沈阳医学杂志.-3-2-392

奉天医士公会致山西中医改进研究会函/奉天医士公会//医学杂志.-2-7-93

复山西中医改进研究会为赞成提议书由/奉天医士公会//沈阳医学杂志.-3-2-336

鸣谢/奉天医士公会//沈阳医学杂志.-3-1-219

商工医院募捐启/奉天医士公会//沈阳医学杂志.-3-3-273

致奉天医士公会职员书/奉天医士公会//沈阳医学杂志.-3-3-56

致全省警务处为请饬沈阳县医士入函授医校公函附简章/奉天医士公会//沈阳医学杂志.-3-2-334

奉天医士公会讲习班

奉天医士公会讲习班第一期毕业同学录序/奉天医士公会讲习班//沈阳医学杂志.-3-2-376

奉天医士公会讲习班二次招生广告/奉天医士公会讲习班//沈阳医学杂志.-3-2-327

奉天医学杂志社

代答/奉天医学杂志社//沈阳医学杂志.-3-2-46

奉天医学杂志编辑部启事/奉天医学杂志社//奉天医学杂志.-3-2-200,264,326

奉天医学杂志发行部启事/奉天医学杂志社//奉天医学杂志.-3-2-200,264,326,392

奉天医学杂志广告部启事/奉天医学杂志社//奉天医学杂志.-3-2-326

奉天医学杂志研究部启事/奉天医学杂志社//奉天医学杂志.-3-2-326

奉 志

中医专校兼收女生问题/奉志/医界春秋.-3-5-43

佛 雏

本草释迷举例/佛雏//医学杂志.-2-14-436

标本中与科学/佛雏//医学杂志.-2-15-407

改进中医刍言/佛雏//三三医报.-2-32-293

肝非肝脏之一证/佛雏//三三医报.-2-36
-584

桂枝汤之蠡测/佛雏//三三医报.-2-36-585

国医学自然分类法/佛雏//国医公报.-4-20
-195

寒温定义/佛雏//现代中医.-4-43-213

经脉与生命线/佛雏//医学杂志.-2-14-439

灵素经脉解/佛雏//医学杂志.-2-15-410

脉学镜古/佛雏//医学杂志.-2-16-174

奇病纪略/佛雏//医学杂志.-2-14-438

世界三大问题/佛雏//医学杂志.-2-14-434

胃脉与内分泌/佛雏//国医公报.-4-20-299

温热与永动机/佛雏//国医公报.-4-20-297

药理与凝命机/佛雏//国医公报.-4-20-298

中医要灭亡么/佛雏//三三医报.-2-36-584

佛慈大药厂

佛慈大药厂来函/佛慈大药厂//神州国医学报
.-4-15-547

佛 徒

论改正内经纲目并造就医界人才书/佛徒//绍
兴医药学报.-1-17-46

郦凤钧

巴斯德传/郦凤钧(选录)//绍兴医药学报.-1-
9-89

符冠球

征求病名及疗法二则/符冠球//医界春秋.-3-
13-76

福建泉州却疾医学研究社

福建泉州却疾医学研究社来函/福建泉州却疾
医学研究社//医界春秋.-3-9-425

福建省国医馆

福建省国医馆快邮代电/福建省国医馆//医林
一谔.-4-8-289

福建省会警察厅

福建省会警察厅布告/福建省会警察厅//神州
医药学报.-1-47-282

福建省教育厅

呜呼！福建省教育厅丧心病狂之训令通告各学
校勿得延聘中医为校医/福建省教育厅;鹤
(辑)//医界春秋.-3-11-296

福建省晋江县中医公会

福建省晋江县中医公会为国大选举告全国中医
界同人书/福建省晋江县中医公会//国医正
言.-5-5-149

福建省民政厅

福建省民政厅复函/福建省民政厅//国医公报
.-4-19-278

福建漳浦县救济院

题词/福建漳浦县救济院//中西医药.-5-9
-420

福 连

痢疾和疟疾的预防/福连//光华医药杂志.-4-
36-285

福清国医学研究会

福清国医学研究会宣言/福清国医学研究会//
现代医药月刊.-4-27-21

福寿堂某君

七年痰饮/福寿堂某君//光华医药杂志.-4-38
-558

福 幼

瑞典卫生当局之保赤除病之大动员/福幼//中

医世界.-3-38-191

福州咸康国药号

福州咸康国药号紧要启事/福州咸康国药号//
现代医药月刊.-4-27-745.-5-27-747,
749,751,753,755,757,759

福州医学会

代问治法/福州医学会//三三医报.-2-31
-116

福州中医专校

福州中医专校来电/福州中医专校//医学杂志
.-2-18-281

腐

治食韭菜后口臭/腐//文医半月刊.-5-14-58

黼　堂

对于用施德之神功济聚水者之感言/黼堂//绍
兴医药月报.-2-39-328

阜宁中医公会

阜宁中医公会将各委员名单报请备案/阜宁中
医公会//光华医药杂志.-4-36-507

复　旦

急性传染病治疗理论概要(连载)/复旦//中国
医药月刊.-5-32-317,360,395,427,457

复兴中医社

本届毕业生一览表/复兴中医社//复兴中医.-5
-31-219

本校现任职教员一览表/复兴中医社//复兴中
医.-5-31-218

二年级同学通信录/复兴中医社//复兴中医.-5
-31-220

复兴中医社筹设复兴中医院征集股份通启/复
兴中医社//复兴中医.-5-31-356

复兴中医社发售书品新订价目/复兴中医社//

复兴中医.-5-31-731

复兴中医社简章/复兴中医社//复兴中医.-5-
31-38

复兴中医社紧要通告/复兴中医社//复兴中医
.-5-31-137,230

复兴中医社紧要通知/复兴中医社//复兴中医
.-5-31-426

复兴中医社扩大组织征求新社员启事/复兴中
医社//复兴中医.-5-31-306

复兴中医社理事会简章/复兴中医社//复兴中
医.-5-31-259

复兴中医社聘书之缩影/复兴中医社//复兴中
医.-5-31-548

复兴中医社启事/复兴中医社//复兴中医.-5-
31-8,70,308,426,426,495,733,733

复兴中医社社员证书之缩影/复兴中医社//复
兴中医.-5-31-548

复兴中医社特别启事/复兴中医社//复兴中医
.-5-31-629

复兴中医社外埠已成立分社之分社长玉照/复
兴中医社//复兴中医.-5-31-423,489

复兴中医社宣言/复兴中医社//复兴中医.-5-
31-7

复兴中医社指导部简章/复兴中医社//复兴中
医.-5-31-60

复兴中医社组织一览表/复兴中医社//复兴中
医.-5-31-265,305,353

复兴中医投稿规则/复兴中医社//复兴中医.-5
-31-2

谨拟中医专科学校暂行通则及课目表请公决案
/复兴中医社//复兴中医.-5-31-40

上海复兴中医社各地分社组织章程/复兴中医
社//复兴中医.-5-31-124

时逸人医师招收遥从弟子/复兴中医社//复兴
中医.-5-31-268,311,474,587,639

一年级同学通信录/复兴中医社//复兴中医.-5
-31-221

阅复兴中医两月刊加入科学针灸医学院函授班
的四位先生/复兴中医社//复兴中医.-5-31
-730

复兴中医院

复兴中医院简章/复兴中医院//复兴中医.-5-31-449

复兴中医院招集股份简章/复兴中医院//复兴中医.-5-31-356

复兴中医杂志社

编印最近上海中西医师名录通告/复兴中医杂志社//复兴中医.-5-31-62

曹颖甫先生遗像/复兴中医杂志社//复兴中医.-5-31-142,347,422,486,496

常年法律顾问证书之缩影/复兴中医杂志社//复兴中医.-5-31-4

董事长施今墨先生近影/复兴中医杂志社//复兴中医.-5-31-673

福清县奖励国药兽医/复兴中医杂志社//复兴中医.-5-31-257

复兴制药社精制中药计划书/复兴中医杂志社//复兴中医.-5-31-450

复兴中医编辑后记/复兴中医杂志社//复兴中医.-5-31-126

复兴中医凡例/复兴中医杂志社//复兴中医.-5-31-56

复兴中医专科学校招生/复兴中医杂志社//复兴中医.-5-31-629

高山镇村妇产犬胎/复兴中医杂志社//复兴中医.-5-31-257

各地针灸医师纷纷加入科学针灸医学院/复兴中医杂志社//复兴中医.-5-31-660

国药诠证/复兴中医杂志社//复兴中医.-5-31-63

国医砥柱月刊/复兴中医杂志社//复兴中医.-5-31-230

国医求是月刊/复兴中医杂志社//复兴中医.-5-31-728

湖北黄冈分社长但秉恒先生/复兴中医杂志社//复兴中医.-5-31-621

纪念曹先生(曹颖甫)请读下列三书/复兴中医杂志社//复兴中医.-5-31-142,347,422,486,496

结膜炎之诊断与治疗/复兴中医杂志社//复兴中医.-5-31-68

介绍最新出版影印古本医学名著两种/复兴中医杂志社//复兴中医.-5-31-266

谨告有志研究针灸学术诸君/复兴中医杂志社//复兴中医.-5-31-731

科学针灸医学院函授生眼光中的曾天治医生/复兴中医杂志社//复兴中医.-5-31-609

科学针灸医学院函授针灸确能成功之铁证/复兴中医杂志社//复兴中医.-5-31-670

来函一束/复兴中医杂志社//复兴中医.-5-31-640

甪直医讯/复兴中医杂志社//复兴中医.-5-31-257

内妇幼科国医时逸人/复兴中医杂志社//复兴中医.-5-31-70

千顷堂书局文学用书简目/复兴中医杂志社//复兴中医.-5-31-617,665

千顷堂书局心理哲学用书简目/复兴中医杂志社//复兴中医.-5-31-615,663

千顷堂书局医学实用书籍/复兴中医杂志社//复兴中医.-5-31-495

千顷堂书局医学书目录/复兴中医杂志社//复兴中医.-5-31-132,222,613,661

全国中西医药界著作家钧鉴/复兴中医杂志社//复兴中医.-5-31-177,207,335

伤寒论金匮要略集注折衷/复兴中医杂志社//复兴中医.-5-31-63

上海复兴中医专科学校成立师生合影/复兴中医杂志社//复兴中医.-5-31-673

上海千顷堂书局书目提要(连载)/复兴中医杂志社//复兴中医.-5-31-263,300,348,415,487,611

上海中医书局简明目录/复兴中医杂志社//复兴中医.-5-31-225,619,667

上海中医专科学校教职员照片/复兴中医杂志社//复兴中医.-5-31-143

社长时逸人医师小影/复兴中医杂志社//复兴中医.-5-31-3

审查征集验方/复兴中医杂志社//复兴中医.-5

－31－81,495

施今墨门人主办之中国医药月刊九期现已出版/复兴中医杂志社//复兴中医.－5－31－494

时社长小史/复兴中医杂志社//复兴中医.－5－31－3

时氏处方学/复兴中医杂志社//复兴中医.－5－31－546

时氏麻痘学/复兴中医杂志社//复兴中医.－5－31－546

时氏内经学/复兴中医杂志社//复兴中医.－5－31－546

时氏内科学/复兴中医杂志社//复兴中医.－5－31－546

时氏伤寒学/复兴中医杂志社//复兴中医.－5－31－622

时逸人医师主办中医讲座毕业证书之缩影/复兴中医杂志社//复兴中医.－5－31－548

寿石居诊余释疑出版预告/复兴中医杂志社//复兴中医.－5－31－629

苏州国医院/复兴中医杂志社//复兴中医.－5－31－64

孙德余先生石鼓文篆书润例/复兴中医杂志社//复兴中医.－5－31－64

魏氏验案类编初集/复兴中医杂志社//复兴中医.－5－31－63

虚劳真诠/复兴中医杂志社//复兴中医.－5－31－63

眼科李菊荪/复兴中医杂志社//复兴中医.－5－31－230,402,451

眼科专家李菊荪/复兴中医杂志社//复兴中医.－5－31－123

养生医药浅说/复兴中医杂志社//复兴中医.－5－31－19

叶案疏证/复兴中医杂志社//复兴中医.－5－31－68

叶橘泉医师著临证实用药物学/复兴中医杂志社//复兴中医.－5－31－68

叶橘泉医师著内科处方集消化病篇出版启事/复兴中医杂志社//复兴中医.－5－31－68

饮片新参/复兴中医杂志社//复兴中医.－5－31

－65

永嘉南宗景著中医内科全书(连载)/复兴中医杂志社//复兴中医.－5－31－729

恽铁樵先生遗著伤寒辑义按第四次再版出书预告/复兴中医杂志社//复兴中医.－5－31－426

征集先哲名医轶事或传记/复兴中医杂志社//复兴中医.－5－31－65

中国女医月刊第四期出版了/复兴中医杂志社//复兴中医.－5－31－494

中国时令病学提要/复兴中医杂志社//复兴中医.－5－31－724

中国医药教育社第一届职员名录/复兴中医杂志社//复兴中医.－5－31－53

中医讲座同学录/复兴中医杂志社//复兴中医.－5－31－658

傅步兰

保护婴儿目光要法/傅步兰//中西医学报.－1－40－477

目疾概论/傅步兰//中西医学报.－1－37－401

傅稠云

关于青腿牙疳症之疗治/傅稠云//医学杂志.－2－1－88

傅道珂

牡蛎为治肺痨补阴之理/傅道珂//中医世界.－3－37－360

伤寒金匮所论风与瘅的区分及其他/傅道珂//国医砥柱月刊.－5－18－641

医家之学识与经验孰重论/傅道珂//中医世界.－3－37－330

子宫下垂原因证治之纲要/傅道珂//中医世界.－3－39－445

傅登朝

疑问三则/傅登朝//医学杂志.－2－18－89

傅顶员

针灸在治疗上之价值/傅顶员//中医世界.－3－

37－242

傅鼎元

针灸科亟宜提倡说/傅鼎元//中医世界.－3－37
－331

傅复安

驳正余云岫先生中医为什么也有病可以医好一
文/傅复安//国医砥柱月刊.－5－18－387

傅　刚

脚气病概论/傅刚//新中医刊.－5－20－591

傅鹤皋

开化直引/傅鹤皋//三三医报.－2－30－417
与张锡纯先生论卫生书/傅鹤皋//三三医报.－2
－29－575

傅恒之

曲之种种/傅恒之//中医世界.－3－35－347

傅虎臣

暑症经验谈/傅虎臣//现代中医.－4－42－181

傅济平

灸愈肾脏偏坠兼慢性霍乱之报告/傅济平//针
灸杂志.－4－32－86

傅建初

怪疾奇方/傅建初//中医世界.－3－37－448
简单治疗法/傅建初//中医世界.－3－37－160
治烫火伤特效方/傅建初//中医世界.－3－37
－241
中医世界在文化运动中所负之使命/傅建初//
中医世界.－3－37－221
最合科学原理之表乳验方/傅建初//中医世界
.－3－37－241

傅近秋

苦杏仁所含毒质之研究/傅近秋//绍兴医药学

报.－1－15－327

傅嬾园

答费泽尧邮问/傅嬾园//绍兴医药月报.－2－37
－269

傅乐仁

麻风/傅乐仁(著);邬志坚(编译)//中西医学报
.－1－41－565
麻风治法述要/傅乐仁//中西医学报.－1－38
－13

傅联璋

冬天在房内燃烧煤炉何以能窒死人呢/傅联璋
//三三医报.－2－34－133

傅汝文

整理中医学术/傅汝文//中医世界.－3－28
－137

傅瑞眉

月经病之种种/傅瑞眉//中国医学.－5－34
－144

傅瑞廷

我对于鼠疫的经验/傅瑞廷//杏林医学月报.－3
－18－470

傅文越

曲之种种/傅文越//神州国医学报.－4－17
－467

傅仙坊

奔豚证治考/傅仙坊//医学杂志.－2－17－38
肺结核之诊断及疗治/傅仙坊//医学杂志.－2－
17－73
患者约二十岁体质如常脉搏体温舌苔以及大小
便等均无变化当发病时口围肌肉向左右反复
抽动如咀嚼状神识消失人事不省约一分钟即
渐醒觉发作重时则卒然倒仆四肢抽动须二三

分钟始能恢复发病时间或每日一次或二三日一次亦有一日发一二次者试诊断果系何病病灶安在并拟具适当之疗法/傅仙坊//医学杂志.-2-16-570

脑出血之原因证候病理诊断治法试列举中外医书所列之记载并附列实用有效之验方及秘方/傅仙坊//医学杂志.-2-18-46

请教三项/傅仙坊//医学杂志.-2-16-595

天津傅仙坊先生来函/傅仙坊//医学杂志.-2-17-390

痫症患者日常生活之卫生法/傅仙坊//医学杂志.-2-18-72

哮喘病中西医学说比较观/傅仙坊//医学杂志.-2-18-324

月经不调请示治疗方针/傅仙坊//医学杂志.-2-17-180

致时逸人先生/傅仙坊//医学杂志.-2-15-308

中西诊脉之异同及其得失比较观/傅仙坊//医学杂志.-2-17-269

中医当前之问题曰整理与改进但整理之工作改进之事项学者见仁见智各异旨趣试抒个人心得以批判之/傅仙坊//医学杂志.-2-17-122

中医的进化究竟在哪里/傅仙坊//医学杂志.-2-18-222

傅 祥

治小儿遗尿良方/傅祥//中医世界.-3-38-502

傅旭初

出血与发热/傅旭初//新中医刊.-5-20-343

腹泻/傅旭初//新中医刊.-5-19-58

木炭/傅旭初//新中医刊.-5-19-190

伪药漫抄/傅旭初//新中医刊.-5-19-349

无月经的原因治疗谈/傅旭初//新中医刊.-5-19-33

中风论/任济康,黄应福,荣质文,孟克明,傅旭初,罗广济//新中医刊.-5-19-126

傅崶丞

病与症/傅崶丞//医学杂志.-2-12-236

命门释/傅崶丞//医学杂志.-2-12-221

七方十二剂概说(连载)/傅崶丞//医学杂志.-2-12-277,430

体温发生之原理/傅崶丞//医学杂志.-2-11-584

营卫释/傅崶丞//医学杂志.-2-11-582

傅翼之

四君子汤方解/傅翼之//中医世界.-3-32-270

傅雍言

近代名医医案一脔(二):太仓傅雍言先生医案/傅雍言//中医世界.-3-25-221

傅用宾

耳聋验方/傅用宾//中医杂志.-2-25-150

脚气病治验记/傅用宾//中医杂志.-2-25-399

傅再希

仓公荡散今义/傅再希//医学杂志.-2-3-322

傅再希先生六气辨(连载)/傅再希//医学杂志.-2-3-483.-2-4-218

傅再希先生致山西中医改进研究会书(续)/傅再希//医学杂志.-2-3-343

傅再希先生致山西中医改进研究会书/傅再希//医学杂志.-2-3-217

傅穉云

湖州傅穉云先生医案/傅穉云//医学报.-1-4-46

傅祖望

问足痿症治法/傅祖望(问);承淡安(答)//针灸杂志.-4-28-163

富士川游

日本医事年表(一)至(三)/[日]富士川游(著);耿汉萝(译)//医学报.-1-4-388,402,418

医籍考解题/[日]富士川游//北平医药月刊.-5-9-498

富晚香

神经系病(连载)/富晚香//苏州国医杂志.-5-1-243,338,424.-5-2-203,276

馥 初

经济饮食法/宋大仁(演辞);馥初(记)//中国医药月刊.-5-33-594

馥 廉

保持体温及增高法/馥廉//光华医药杂志.-4-36-570

怎样防免心脏病/馥廉//光华医药杂志.-4-36-487

G

甘少农

读日叟述怀诗有感率成两绝以和之/甘少农//医学公报.-1-7-304

甘肃省国医分馆

对于中央国医馆整理国医药学术标准大纲草案意见书/甘肃省国医分馆//国医公报.-4-20-87

令甘肃省国医分馆据报庆祝中医条例公布情形呈悉文/甘肃省国医分馆//国医公报.-4-25-408

甘肃省文县中医师公会

甘肃省文县中医师公会聘书/甘肃省文县中医师公会//国医砥柱月刊.-5-18-258

甘伊周

冬温病之预防法/甘伊周//杏林医学月报.-3-16-73

平安堂治验录(连载)/甘伊周//中医杂志(广东).-3-4-565,695

温病学系统/甘伊周//杏林医学月报.-3-16-25

甘永龙

菜蔬疗病之力(美国体育杂志)/甘永龙(译)//中西医学报.-1-25-26

记德来司登卫生会/甘永龙(译)//中西医学报.-1-26-65

冈本一郎

最新和汉医药宝典(连载)/[日]冈本一郎(著);顾子静(译);张锡君(校)//光华医药杂志.-4-37-418.-4-38-53,132,226,384,477,572.-4-39-64,154,233,329,415.-4-40-76,159,249.-4-41-62

高柏山

答宾君启荣阳痿内缩之问题并治法/高柏山//绍兴医药学报星期增刊.-1-22-410

答史君介生为宾君启荣问阳痿问题/高柏山//绍兴医药学报星期增刊.-1-22-475

高壁山氏

台湾民间医学痢疾篇/高壁山氏(著);沈志晖(译)//复兴中医.-5-31-592

高柄寅

古今权量考/高柄寅//中国医药月刊.-5-32-331

中医历代分科考/高柄寅//中国医药月刊.-5-32-402

中医之沿革略考/高柄寅//中国医药月刊.-5-33-327

高炳麟

化分化合说/高炳麟//利济学堂报.-1-3-293

论学会宜普尊教宗首举农务/高炳麟//利济学

堂报.-1-2-283

高伯华

脚气的病理与治疗/高伯华//光华医药杂志.-4-37-403

高步瀛

耳病治验/高步瀛//医学杂志.-2-6-220

高长顺

论齿/高长顺//中西医学报.-1-23-165

论龋齿/高长顺//中西医学报.-1-23-168

论义齿/高长顺//中西医学报.-1-23-170

高吹万

深山读书图/高吹万//中医指导录.-4-1-182

高春江

问一/高春江//神州医药学报.-1-45-569

高纯生

新发明戒烟之实验/高纯生//绍兴医药学报.-1-8-508

高德明

方剂之配合与禁忌(连载)/高德明//新中华医药月刊.-5-35-303,356

服药方法之研究/高德明//新中华医药月刊.-5-35-621

服药时间之研究/高德明//新中华医药月刊.-5-35-473

古代医药文献对于常山治疟的记载/高德明//新中华医药月刊.-5-35-536

寄给全国中医界关于中医师称谓的一个总答复/高德明//新中华医药月刊.-5-35-373//华西医药杂志.-5-36-320

接受中国医学传统/高德明//新中华医药月刊.-5-35-35

敬致全国医学工作者为新中华医药学会成立而作/高德明//新中华医药月刊.-5-35-264

栓剂之研究/高德明//新中华医药月刊.-5-35-433

现代实用国产药物提纲凡例/高德明//新中华医药月刊.-5-35-240

泻下剂之研究与应用/高德明//新中华医药月刊.-5-35-63

新中华医学运动的理论与实践/高德明//新中华医药月刊.-5-35-8

吁请政府从速颁布国立中医研究院组织条例/高德明//新中华医药月刊.-5-35-543

药剂施用方法之研究(上)/高德明//新中华医药月刊.-5-35-675

怎样接受民族医药遗产/高德明//华西医药杂志.-5-36-5

整理中国医药学文献意见书/高德明//国医公报.-4-26-205

中国药学大辞典序/高德明//新中华医药月刊.-5-35-410

中医改进之路/高德明//新中华医药月刊.-5-35-174

中医科学化/高德明//新中华医药月刊.-5-35-30

中医师资格审查及业务管理现况/高德明//新中华医药月刊.-5-35-386

高德僧

答兰溪方肇元君征求千日疮验方/高德僧//绍兴医药学报星期增刊.-1-21-128

世人谓大菱大热辣茄清大肠火辨/高德僧//绍兴医药学报.-1-10-10

为江西警察厅取缔医生事警告我医药两界/高德僧//绍兴医药学报.-1-9-294

吴氏医案序/高德僧//绍兴医药学报.-1-11-163

猩红热之难治/高德僧//三三医报.-2-29-226

仲圣用麻桂汤辨/高德僧//绍兴医药学报.-1-10-9

高芳琴

验案三则/高芳琴//针灸杂志.-4-30-325

高凤鸣

问赘瘤之治法/高凤鸣//医学杂志.-2-18
-564

高辅汉

好古医庐治验录/高辅汉//国医砥柱月刊.-5-
17-154

介绍白疮吹药验方/高辅汉//国医砥柱月刊.-5
-17-143

高根深

乌乎缪俊德先生/高根深//中国医药月刊.-5-
33-589

高功伟

阅郑氏三十六种喉风感言/高功伟//光华医药
杂志.-4-38-107

高光瑞

体质强弱不拘南北论/高光瑞//绍兴医药学报
.-1-8-231

高回春

食品疗治法/高回春//光华医药杂志.-4-36
-113

高建勋

高年肾亏/高建勋//光华医药杂志.-4-38-534

公开耳聋验方/高建勋//光华医药杂志.-4-38
-456

金刀跌打损伤/高建勋//光华医药杂志.-4-39
-208

高鉴如

读论今日之中医教育书后/高鉴如//中国女医
.-5-34-182

发扬国医学粹的先决方案/高鉴如//中国医药
月刊.-5-32-369//中国女医.-5-34-240

防痨琐言/高鉴如//国医砥柱月刊.-5-17
-542

肥人与瘦人/高鉴如//国医砥柱月刊.-5-17
-30

归芍为血病之主药论/高鉴如//国医砥柱月刊
.-5-17-122

国药优劣之鉴别/高鉴如//中国女医.-5-34-
191,234

疾病与体质年龄职业居处之关系/高鉴如//国
医砥柱月刊.-5-17-32

金匮妇人病之探讨/高鉴如//国医砥柱月刊.-5
-17-285

盲与瞽/高鉴如//中国女医.-5-34-214

疟疾概论/高鉴如//中国女医.-5-34-227

濡弦脉象是否可以并见说/钱今阳(述);高鉴如
(录)//国医砥柱月刊.-5-17-34

痧后余波说/高鉴如//国医砥柱月刊.-5-16
-591

痧子和百日咳/高鉴如//中国女医.-5-34-265

湿温概言/高鉴如//国医砥柱月刊.-5-16
-510

谈论今日之中医教育书后/高鉴如//国医砥柱
月刊.-5-17-29

夏令卫生与衣食住行/钱今阳(述);高鉴如(录)
//国医砥柱月刊.-5-17-130

小儿肺疳证治谭/高鉴如//中国医药月刊.-5-
33-563

研究中医者不当有内外科之分别论/高鉴如//
国医砥柱月刊.-5-16-591

医生之责任/高鉴如//国医砥柱月刊.-5-16
-508

医校同志应有之认识/高鉴如//复兴中医.-5-
31-685

杂病方评议(连载)/高鉴如//国医砥柱月刊.-5
-17-121,240,287

中国国医本性的检讨/高鉴如//国医砥柱月刊
.-5-17-236

中医界认清环境准备力量努力本位建设/高鉴
如//国医砥柱月刊.-5-17-118

高碉庄

高碉庄君来书之一、二/高碉庄//中医新生命.-

5－6－355,358

审计部高君碉庄来函/高碉庄//中医新生命.-5
－6－169

高 洁

相思先生/高洁//神州医药学报.-1-46-226

高洁儒

塔涯轩医药漫录(连载)/高洁儒//绍兴医药学
报.-1-11-125,561

无毒蕈与有毒蕈之研究/高洁儒//绍兴医药学
报.-1-10-255

高静安

论中医时代化西医民族化:致卫生部中医委员
会高委员德明书/高静安//国医砥柱月刊.-5
－18－454

中医与西医评复评(连载)/高静安//国医砥柱
月刊.-5-18-487,498

高君阶

题伯未先生诗集/高君阶//中医世界.-3-27
－501

高克仁

衣食住之卫生概论/高克仁//中西医学报.-1-
40－418

高克瑞

麻风的病象诊断和治疗(连载)/高克瑞//中西
医学报.-1-41-213,339

高立三

植物与卫生之关系/高立三//中西医学报.-1-
36－489

高明强

一般人对于麻风病之错误观念/高明强//医林
一谔.-4-9-459

高明远

答合浦韦雍普君奇病征方(原案见第八十八
期)/高明远//医界春秋.-3-11-174

高佩经

读伤寒论今释疑问/高佩经(问);陆渊雷(答)//
中医新生命.-5-6-158

高儒臣

答物入气管治法(续)/高儒臣//沈阳医学杂志
.-3-2-46

高瑞芝

脚气症/高瑞芝//国医导报.-5-29-36

高上池

医学策问(连载)/高上池(著);袁长庆(录)//中
医杂志.-2-25-196,340.-2-26-198

高慎生

论气为人体生理之要素/高慎生//绍兴医药学
报.-1-9-114

高慎修

为族人之病征求治法/高慎修//医界春秋.-3-
14－486

高思潜

半夏/高思潜//绍兴医药学报.-1-19-109
病位与五行/高思潜//绍兴医药学报.-1-20
－324
病中口占/高思潜//三三医报.-2-30-464
产婆害/高思潜//绍兴医药学报.-1-19-186
常山之功用/高思潜//三三医报.-2-29-132
川芎与外因中风/高思潜//绍兴医药学报.-1-
18－521//中医杂志.-2-27-266
答□□化□/高思潜//绍兴医药学报星期增刊
.-1-22-369
答陈和相君疑问前一期/高思潜//绍兴医药学
报星期增刊.-1-22-14

答陈君问骨骼/高思潜//绍兴医药学报星期增刊.-1-22-260

答陈君问内经评文/高思潜//绍兴医药学报星期增刊.-1-22-253

答方肇元君/高思潜//绍兴医药学报星期增刊.-1-22-253

答肝升降之理/高思潜//绍兴医药学报星期增刊.-1-22-285

答瓜霜/高思潜//绍兴医药学报星期增刊.-1-22-284

答经停腿部肿胀治法/高思潜//绍兴医药学报星期增刊.-1-22-335

答侃如君质疑/高思潜//绍兴医药学报星期增刊.-1-22-251

答李子舟君问用药分量/高思潜//绍兴医药学报星期增刊.-1-22-13

答脉望/高思潜//绍兴医药学报星期增刊.-1-22-286

答毛致诚君问发落治法/高思潜//绍兴医药学报星期增刊.-1-22-386

答疟症病源/高思潜//绍兴医药学报星期增刊.-1-22-285

答任伯和君问口吃治法/高思潜//三三医报.-2-30-227

答任伯和君问顽癣治法/高思潜//三三医报.-2-30-227

答任伯和君问足痒治法/高思潜//三三医报.-2-30-227

答沈仲圭君书/高思潜//三三医报.-2-32-599

答石莲代物/高思潜//绍兴医药学报星期增刊.-1-21-428

答王君问药/高思潜//绍兴医药学报星期增刊.-1-22-450

答徐君伤寒疑问/高思潜//绍兴医药学报星期增刊.-1-22-352

答徐君问伤寒/高思潜//绍兴医药学报星期增刊.-1-22-450

答徐召南君问吞酸治法/高思潜//绍兴医药学报星期增刊.-1-22-452

答疑问十则/高思潜//绍兴医药学报星期增刊.-1-22-449

答鄞南病夫问神经衰弱症/高思潜//三三医报.-2-30-379

答尹君问小檗/高思潜//绍兴医药学报星期增刊.-1-22-450

答应昇君问近视眼的治法/高思潜//绍兴医药学报星期增刊.-1-21-431

答友人讨论内经书/高思潜//三三医报.-2-30-80

答张君问苦蒿/高思潜//绍兴医药学报星期增刊.-1-22-253

答张汝伟君问小儿头大之理/高思潜//绍兴医药学报星期增刊.-1-21-437

答朱报经问精神疲怠/高思潜//三三医报.-2-30-227

答朱菊坡君问小孩脱肛的治法/高思潜//绍兴医药学报星期增刊.-1-21-437

答朱君问验血/高思潜//绍兴医药学报星期增刊.-1-22-211

打劫式取缔医生/高思潜//绍兴医药学报.-1-18-487

瘅疟/高思潜//三三医报.-2-29-290

瘅疟治验案/高思潜//绍兴医药学报.-1-20-97

胆石与胆石性黄疸/高思潜//绍兴医药学报.-1-20-344

滴血研究/高思潜//绍兴医药学报星期增刊.-1-22-261

读景岳质疑录书后/高思潜//绍兴医药学报.-1-18-284

杜村古梅/高思潜//三三医报.-2-30-464

对于力驳五行分析的批判者之答复/高思潜//绍兴医药学报.-1-20-13

肥虫对于蛇毒之治效/高思潜//绍兴医药学报.-1-18-523

疯狗之研究/高思潜//绍兴医药学报星期增刊.-1-22-214

复胡剑华君书/高思潜//三三医报.-2-33-87.-2-34-498,534,569

复黄惺斋君/高思潜//绍兴医药学报.-1-20 -426

复卢佩馨先生书(附原书)/高思潜//三三医报 .-2-30-84

复沈仲圭先生书/高思潜//三三医报.-2-33 -55

复徐召南君/高思潜//绍兴医药学报.-1-20 -423

复张寿甫先生书/高思潜//绍兴医药学报.-1- 20-424

高思潜启事/高思潜//三三医报.-2-30-228, 264.-2-31-511

高思潜先生来函/高思潜//绍兴医药月报.-2- 38-373

高思潜先生致山西改进研究会书/高思潜//医 学杂志.-2-4-100

告辩驳/高思潜//绍兴医药学报星期增刊.-1- 22-43

瓜果上市了/高思潜//绍兴医药学报星期增刊 .-1-22-130

鬼的研究/高思潜//绍兴医药学报星期增刊.-1 -22-211

和金子才县长重修陋室落成即事原韵(庚申)/ 高思潜//三三医报.-2-33-105

和县城厢医药界一览/高思潜//三三医报.-2- 31-463

和县姥镇医药界一览/高思潜//三三医报.-2- 31-463

和县西埠镇医药界一览/高思潜//三三医报.-2 -31-462

后记/高思潜//三三医报.-2-32-573

黄疸治验案/高思潜//绍兴医药学报.-1-20 -96

茴香与莽草/高思潜//绍兴医药学报.-1-20 -67

鸡卵/高思潜//绍兴医药学报.-1-19-103

鸡卵壳中白皮/高思潜//绍兴医药学报.-1-18 -520

即事/高思潜//三三医报.-2-31-42

寄裘吉生先生/高思潜//三三医报.-2-33-23

甲鱼的用法/高思潜//绍兴医药学报.-1-17 -352

甲鱼滋阴的原因/高思潜//绍兴医药学报.-1- 17-350

检地研究/高思潜//绍兴医药学报星期增刊.-1 -22-252

脚气杂谈/高思潜//绍兴医药学报.-1-20 -351

解剖上之膏肓/高思潜//医学杂志.-2-3-546

解剖上之膜原/高思潜//医学杂志.-2-3-284

金匮要略妇人妊娠病篇第二节释义/高思潜// 中医杂志.-2-21-427

精窍出血验案/高思潜//中医杂志.-2-25-63

敬题仲圭社兄清照/高思潜//三三医报.-2-33 -210

敬询海内外医家/高思潜//绍兴医药学报星期 增刊.-1-22-285

渴不喜饮述/高思潜//中医杂志.-2-22-57

姥镇中西弭病院募捐宣言/高思潜//三三医报 .-2-30-307

流行性脑脊髓膜炎的原因和预防法/高思潜// 绍兴医药学报星期增刊.-1-21-442

龙骨/高思潜//绍兴医药学报.-1-18-33

论柴胡/高思潜//中医杂志.-2-21-270

论微生虫/高思潜//医学杂志.-2-3-142

论研究中国医学史之必要/高思潜//绍兴医药 学报.-1-20-473

麻黄/高思潜//绍兴医药学报.-1-18-519

麦芒鲠喉治法/高思潜//三三医报.-2-31 -464

满江红(暮春)/高思潜//三三医报.-2-31-42

美国人之中国人体质观(连载)/高思潜//医学 杂志.-2-3-352.-2-4-104

迷信事业与卫生事业/高思潜//绍兴医药学报 .-1-18-323

勉江苏中医联合会/高思潜//三三医报.-2-30 -104

瞑眩/高思潜//绍兴医药学报星期增刊.-1-22 -283

内经评议/高思潜//绍兴医药学报.-1-19

- 346

内经上之消渴观/高思潜//三三医报.-2-29-253

尿之生理与病理的观察/高思潜//医学杂志.-2-2-438

牛黄/高思潜//绍兴医药学报.-1-20-69

牛屯河访渔者不值/高思潜//三三医报.-2-30-464

疟/高思潜//三三医报.-2-29-362

疟母/高思潜//三三医报.-2-31-532

皮肤病常识/高思潜//三三医报.-2-33-373

癣之研究/高思潜//绍兴医药学报星期增刊.-1-22-252

辟食人谬说/高思潜//绍兴医药学报.-1-19-90

平民的医学/高思潜//绍兴医药学报.-1-17-461

菩萨蛮/高思潜//三三医报.-2-30-104

蒲公英/高思潜//绍兴医药学报.-1-19-108

奇事/高思潜//绍兴医药学报星期增刊.-1-22-190

脐风之烧酒制法答方肇元君/高思潜//绍兴医药学报星期增刊.-1-22-433

清洁会/高思潜//绍兴医药学报星期增刊.-1-22-178

秋夜/高思潜//三三医报.-2-31-42

取暖者注意/高思潜//绍兴医药学报星期增刊.-1-22-323

热夜吟/高思潜//三三医报.-2-33-423

人参之成分与功效/高思潜//医学杂志.-2-3-463

痧疹之看护当如何/高思潜//绍兴医药学报.-1-20-342

痧症后之走马牙疳/高思潜//绍兴医药学报.-1-20-116

伤寒论表有热里有寒述义/高思潜//医学杂志.-2-2-420

上山西医会第二书/高思潜//三三医报.-2-29-264

什么是我们的责任/高思潜//绍兴医药学报.-1

-20-24

沈仲圭先生像赞/高思潜//三三医报.-2-33-105

肾主泌尿说/高思潜//中医杂志.-2-21-236

湿疟/高思潜//三三医报.-2-29-363

书中医指掌后/高思潜//绍兴医药学报.-1-19-349

说膵/高思潜//医学杂志.-2-4-37

说命门/高思潜//医学杂志.-2-4-164

说脾/高思潜//医学杂志.-2-4-40

说肾/高思潜//医学杂志.-2-4-162

说窒息/高思潜//医学杂志.-2-3-40

松脂琥珀金刚石/高思潜//绍兴医药学报.-1-18-32

胎毒/高思潜//绍兴医药学报.-1-20-350

痰病的古今观/高思潜//绍兴医药学报.-1-18-13

痰的原因/高思潜//绍兴医药学报.-1-19-49

痰的原因续说/高思潜//绍兴医药学报.-1-19-119

投稿者注意/高思潜//绍兴医药学报星期增刊.-1-22-321

唾液/高思潜//绍兴医药学报.-1-20-71

晚眺/高思潜//三三医报.-2-30-536

望江南(暮春)/高思潜//三三医报.-2-31-42

卫即淋巴答朱静恒君/高思潜//三三医报.-2-30-77

胃出血/高思潜//三三医报.-2-32-64

问报/高思潜//绍兴医药学报星期增刊.-1-22-433

问避疫的方法/高思潜//绍兴医药学报星期增刊.-1-21-428

问病三则/高思潜//绍兴医药学报星期增刊.-1-22-335

问干咳的治法/高思潜//绍兴医药学报星期增刊.-1-21-389

问骨骼的数目/高思潜//绍兴医药学报星期增刊.-1-21-388

问骨骼数目/高思潜//绍兴医药学报星期增刊.-1-22-285

问蛊/高思潜//绍兴医药学报星期增刊.-1-22-323

问江制肺痨药水/高思潜//绍兴医药学报星期增刊.-1-21-427

问经文/高思潜//绍兴医药学报星期增刊.-1-22-425

问泌尿的道路/高思潜//绍兴医药学报星期增刊.-1-21-387

问膜原是什么东西/高思潜//绍兴医药学报星期增刊.-1-21-436

问腿部特别发达症之原因及治法/高思潜//三三医报.-2-33-416

问小儿皮肤病/高思潜//绍兴医药学报星期增刊.-1-21-437

问烟/高思潜//绍兴医药学报星期增刊.-1-22-415

问药二则/高思潜//绍兴医药学报星期增刊.-1-22-253

问药入胃后的变化/高思潜//绍兴医药学报星期增刊.-1-21-427

我的取缔医生观/高思潜//绍兴医药学报.-1-17-331

我之中医改进观/高思潜//三三医报.-2-29-249

巫/高思潜//三三医报.-2-30-151

五行之分析的批评/高思潜//绍兴医药学报.-1-19-342

西河柳/高思潜//中医杂志.-2-27-263

细辛的用量/高思潜//绍兴医药学报.-1-19-101

小儿发生真牙时注意的/高思潜//绍兴医药学报星期增刊.-1-22-186

新年的新语/高思潜//绍兴医药学报.-1-17-401

朽药与新方/高思潜//绍兴医药学报星期增刊.-1-22-251

药物之新研究/高思潜//医学杂志.-2-5-88//三三医报.-2-29-169

也是冻疮的验方/高思潜//绍兴医药学报星期增刊.-1-21-427

野苋菜根对于霍乱之功效/高思潜//绍兴医药学报.-1-17-481

夜剧与卫生/高思潜//绍兴医药学报星期增刊.-1-22-343

一个治疗的验方/高思潜//绍兴医药学报星期增刊.-1-21-427

一年胜似一年/高思潜//绍兴医药学报.-1-19-167

医家注意/高思潜//绍兴医药学报星期增刊.-1-22-304

医经秘旨校言/高思潜//三三医报.-2-32-565

医林杂话/高思潜//三三医报.-2-33-456

医难/高思潜//绍兴医药学报.-1-18-248

医生须另备待诊室/高思潜//绍兴医药学报星期增刊.-1-22-167

医学史之目的/高思潜//绍兴医药学报.-1-20-476

医学新闻(连载)/高思潜//绍兴医药月报.-2-37-245.-2-38-341.-2-39-503,548

医与工/高思潜//绍兴医药学报星期增刊.-1-22-242

疑问二则/高思潜//绍兴医药学报星期增刊.-1-22-214

疑问三则/高思潜//绍兴医药学报星期增刊.-1-22-148

异哉杭县之取缔医生/高思潜//绍兴医药学报星期增刊.-1-22-352

阴经热症之用药谈/高思潜//中医杂志.-2-22-56

营卫解/高思潜//三三医报.-2-29-13

庸医杀人之语/高思潜//绍兴医药学报星期增刊.-1-22-76

与陈守真君书/高思潜//三三医报.-2-33-416

与裘吉生社长书/高思潜//三三医报.-2-31-597

与朱湘君书(附回书)/高思潜//三三医报.-2-30-82

远志/高思潜//绍兴医药学报.-1-19-109

阅绍兴医药学报和月报的人/高思潜//绍兴医药学报星期增刊.-1-22-3

孕脉说/高思潜//中医杂志.-2-21-238

韵语与歌诀/高思潜//绍兴医药学报.-1-19-345

再归热/高思潜//绍兴医药学报.-1-20-418

葬师与医师/高思潜//绍兴医药学报星期增刊.-1-22-360

怎样才能对住宝贵的生命/高思潜//绍兴医药学报星期增刊.-1-22-351

赠碧松轩下人/高思潜//三三医报.-2-30-536

赠渔者/高思潜//三三医报.-2-30-536

治疟杂谈/高思潜//三三医报.-2-31-530

致陈守真君函/高思潜//绍兴医药学报.-1-19-213//绍兴医药学报星期增刊.-1-22-280

致何廉臣君函/高思潜//绍兴医药月报.-2-39-523

致蒋璧山君函/高思潜//绍兴医药学报.-1-19-234

致康维恂君书/高思潜//绍兴医药学报星期增刊.-1-22-176

致刘吉人书/高思潜//绍兴医药学报星期增刊.-1-21-440

致无锡周小农君函/高思潜//绍兴医药学报.-1-18-361

致杨先橘君函/高思潜//绍兴医药学报.-1-19-215

致张汝伟君商榷医史/高思潜//绍兴医药学报.-1-19-139

致张寿甫先生书/高思潜//绍兴医药学报.-1-19-137

致中医改进研究会第一书/高思潜//三三医报.-2-29-264

致周小农君函/高思潜//绍兴医药学报星期增刊.-1-22-256

中国地理病学/高思潜//绍兴医药学报.-1-17-353

中国胎生学(连载)/高思潜//绍兴医药学报.-1-18-337,497.-1-19-29

中国胎生学目次/高思潜//绍兴医药学报.-1-18-335

中国医学根本之攻击与辩护/高思潜//绍兴医药学报.-1-19-13

高思焞

问腿痛治法/高思焞//绍兴医药学报星期增刊.-1-22-125

高天楼

校歌/杨梦麒(作歌);高天楼(制谱)//苏州国医杂志.-5-2-40

高田九郎

学校卫生法(连载)/[日]高田九郎(著);许昭(译著)//中西医学报.-1-32-249,351

高维岱

阴证似阳阳证似阴之研究/高维岱//医学杂志.-2-6-59

高维祺

碧松轩即事/高维祺//三三医报.-2-30-355

催眠简法/高维祺//三三医报.-2-36-243

读内经的感言/高维祺//医学杂志.-2-5-294

读内经感言/高维祺//中医杂志.-2-22-472

对于周代医药制度评论/高维祺//绍兴医药学报.-1-20-20

发现与医学/高维祺//三三医报.-2-36-241

高维祺君论古人之食量/高维祺//医学杂志.-2-4-598

高维祺启事/高维祺//三三医报.-2-36-567

庚申孟夏县长金公梓才以重建唐刘梦得陋室落成七律四章偏示征和即步其韵亦成七律四章/高维祺//三三医报.-2-32-392

古人吃饭问题/高维祺//三三医报.-2-30-407

汉代医学概说/高维祺//医学杂志.-2-5-45

和含药产近考/高维祺//中医世界.-3-28-161

记张栗庵先生谈验方/高维祺//三三医报.-2-32-415

寄友人/高维祺//三三医报.-2-32-393

健康生活之目标/高维祺//三三医报.-2-36-99

介绍江宁图书馆医学书目/高维祺//三三医报.-2-31-247

旧作秋日观音寺远眺/高维祺//三三医报.-2-31-40

旧作秋日野望/高维祺//三三医报.-2-31-40

旧作有感/高维祺//三三医报.-2-31-40

满江红(旧作感怀)/高维祺//三三医报.-2-30-355

民国乙丑孟夏四月初旬吾县士绅开追悼孙中山先生大会适余寓城内一高小学校有学生某某等向余索联因书此应之/高维祺//三三医报.-2-34-247

内经作于阴阳家之考证/高维祺//中医世界.-3-31-447

社友俱乐部/高维祺//三三医报.-2-36-138

说茶/高维祺//三三医报.-2-35-285

说酒/高维祺//三三医报.-2-36-53

说龙/高维祺//三三医报.-2-34-245

说巫/高维祺//三三医报.-2-36-368

说烟/高维祺//三三医报.-2-36-238

挽乡前辈张同书先生/高维祺//三三医报.-2-32-393

夏令卫生/高维祺//三三医报.-2-36-100

验案两则/高维祺//中医指导录.-4-1-344

验方六则/高维祺//三三医报.-2-36-173

验方杂录/高维祺//三三医报.-2-34-347

养成卫生习惯十则/高维祺//三三医报.-2-36-97

一千年前中国卫生家言(高湛养生论)/高维祺//三三医报.-2-32-383

与本社社长先生书/高维祺//三三医报.-2-32-411

原阴阳五行/高维祺//中医世界.-3-33-79

中国五行学说之起源/高维祺//三三医报.-2-30-551

自君之出矣/高维祺//三三医报.-2-34-247

高文通

中医衰于不勤学论/高文通//沈阳医学杂志.-3-1-172

高心泉

两大险症因针得救/高心泉//针灸杂志.-4-28-292

高星显

答问/高星显(问);陆渊雷(答)//中医新生命.-5-7-228

高虚生

对国医馆之希望/高虚生//中医世界.-3-27-36

高壎

特请研究医治之错误/高壎//三三医报.-2-29-28

高阳春

肠热证伤寒症湿温症特效速愈法/高阳春//复兴中医.-5-31-202

高玉符

答林君燮元代求疗治狐臭法/高玉符//医界春秋.-3-11-180

高元进

神经衰弱/高元进//医学杂志.-2-18-85

脱肛如何治疗痰喘可否食猪肉/高元进//医学杂志.-2-18-188

高振铎

述占那氏发明种牛痘原委说(连载)/高振铎//沈阳医学杂志.-3-1-93,192,253

说花柳病(连载)/高振铎//沈阳医学杂志.-3-1-320,388,441

中医解剖说(连载)/高振铎//沈阳医学杂志.-3
　-1-174,254,313,385,450.-3-2-26,93,
　160,227,294

高震东

读女医专号中一个方剂之商榷/高震东//光华
　医药杂志.-4-37-260

高正民

报告四则/高正民//针灸杂志.-4-29-643

读承师东渡归来感言/高正民//针灸杂志.-4-
　30-33

委中放血可愈背疖/高正民//针灸杂志.-4-30
　-219

针灸实验歌/高正民//针灸杂志.-4-31-56

针灸验案四则/高正民//针灸杂志.-4-29
　-545

针灸验案五则/高正民//针灸杂志.-4-29-431

高志鸿

痰饮/高志鸿//光华医药杂志.-4-39-455

高子波

高子波君来函/高子波//神州医药学报.-1-42
　-67

高宗岳

泰山特产：黄蔓精述/高宗岳//医界春秋.-3-
　14-387

泰山特产何首乌之考证/高宗岳//医界春秋.-3
　-11-490

郜定扬

谈谈大黄/郜定扬//中国医学.-5-34-37

细菌与六气之我见/郜定扬//国医导报.-5-30
　-108

小青龙汤去芍药之我见/郜定扬//中国医学.-5
　-34-149

郜香圃

干燥症的国医治疗谈/郜香圃//国医公报.-4-
　26-541

论眼结膜炎干燥症之原因症状及国医治疗谈/
　郜香圃//中国医药月刊.-5-32-243

三焦析义/郜香圃//中国医药月刊.-5-32
　-231

郜子明

儿媳经闭求良方/郜子明//医学杂志.-2-17-75

戈静芳

读陆蔡对章太炎进一驳言书后/戈静芳//医界
　春秋.-3-5-385

强种/戈静芳//中国医学月刊.-3-15-135

戈仲栽

栀子豉汤为吐剂之研究/戈仲栽//光华医药杂
　志.-4-37-308

革癥

北方唯一中医医院养浩庐院长杨浩如先生访问
　记/革癥//北平医药月刊.-5-9-243

内经著作时代考略/革癥//北平医药月刊.-5-
　9-39

格莱史

烟毒新论/格莱史//中西医学报.-1-31-105

格兰

中国医学教育(代论)/格兰//中西医学报.-1-
　29-13

葛吉卿

咏药/葛吉卿//神州医药学报.-1-43-376

咏医/葛吉卿//神州医药学报.-1-43-375

葛家辅

问百五十八/葛家辅//绍兴医药学报.-1-16
　-120

葛介人

辨血竭/葛介人//绍兴医药学报.-1-18-35

传染病/葛介人//绍兴医药学报星期增刊.-1-21-494

答张树莴问药数则/葛介人//绍兴医药学报星期增刊.-1-22-171

答诸暨孟兴朕君疑问二则/葛介人//绍兴医药学报星期增刊.-1-22-69

酒客忌桂枝感言/葛介人//绍兴医药学报.-1-18-515

哭楼乐胥先生文/葛介人//三三医报.-2-29-557

三焦论/葛介人//绍兴医药学报.-1-20-119

问肺痨病治法/葛介人//绍兴医药学报星期增刊.-1-22-174

五圣丹(治癫狗咬伤第一良方)/葛介人//三三医报.-2-32-245

业医者首宜拒绝人欲心/葛介人//绍兴医药学报星期增刊.-1-22-19

与张寿甫先生论隐曲及石膏书/葛介人//三三医报.-2-29-405

葛竣卿

读恽氏医书札记(其一)医学入门/葛竣卿//铁樵医学月刊.-4-44-422

铁樵函授医学学员课艺选刊:试言麻黄汤桂枝汤应用共同之点(六)/葛竣卿//铁樵医学月刊.-4-44-170

铁樵医药事务所课艺选刊:妇人热入血室之研究(其一)/葛竣卿//铁樵医学月刊.-4-44-557

葛廉夫

公文/葛廉夫等//三三医报.-2-33-497

葛荣光

湿温之症象与病理及治法之概要/葛荣光//光华医药杂志.-4-39-215

血证概要/孙晏如(述);葛荣光(录)//医界春秋.-3-13-211

治湿之法以汗温渗为三大要之理解/葛荣光//光华医药杂志.-4-38-451

中医重气化西医重形质之比较观/葛荣光//中医世界.-3-37-222

葛寿彭

介绍益友/葛寿彭//绍兴医药学报.-1-20-51

葛天稿

霍乱病之预防法/葛天稿//中西医学报.-1-32-418

葛星炜

问病一则/葛星炜//三三医报.-2-29-445

诸暨医诊/葛星炜//三三医报.-2-29-590

葛亚摩

咏张仲景/葛亚摩//中医指导录.-4-1-350

葛养民

病贵速治医贵心仁之我见/葛养民//国医砥柱月刊.-5-17-33

霍香正气散之功效/葛养民//中国女医.-5-34-195

霍香正气散治霍乱之功效/葛养民//国医砥柱月刊.-5-17-122

建设三种/葛养民//医林一谔.-4-8-250

女科经验谈/葛养民//光华医药杂志.-4-35-395

绍兴支会建议案/葛养民//医林一谔.-4-8-252

应聘女医士若干员研究妇孺科/葛养民//医林一谔.-4-8-251

应设立医药学校及医院并应于普通学校请设医药常识一科/葛养民//医林一谔.-4-8-251

葛荫春

瘰螺痧之治疗/葛荫春//医学杂志.-2-1-517

肺病论(连载)/葛荫春//医学杂志.-2-2-166,293,428.-2-3-26,156,272,418,537.-2-4-28,160,298,412

葛廉夫君致山西中医改进研究会缄/葛荫春//
　医学杂志.-2-1-438.-2-4-470.-2-7-
　97.-2-8-604

葛廉夫先生读监山张寿甫君少阳为游部诠书后
　/葛荫春//医学杂志.-2-3-479

葛廉夫先生上海西医竖旗之感想/葛荫春//医
　学杂志.-2-11-236

关于虫病之疗治/葛荫春//医学杂志.-2-1
　-313

论羚羊角犀角之无用/葛荫春//医学杂志.-2-
　4-573

论上海虎疫并急救治疗法/葛荫春//医学杂志
　.-2-9-207

论中医急宜设法采访新药/葛荫春//医学杂志
　.-2-4-572

孙中山先生病状及治法大略/葛荫春//医学杂
　志.-2-9-186

药最忌服二煎/葛荫春//医学杂志.-2-9-225

诊治怪证五则/葛荫春//医学杂志.-2-7-211

振兴中医之我见/葛荫春//医学杂志.-2-11
　-181

葛正言

读国医正言之感言/葛正言//国医正言.-5-3-
　371

更　生

陈果夫先生医药语录(连载)/更生//光华医药
　杂志.-4-41-132,193,278

赓管纶

中和医药室序/赓管纶//三三医报.-2-30
　-343

耿宝庆

请教三事/耿宝庆//医学杂志.-2-16-389

耿　光

猩红热之症状及疗法/耿光(译)//中西医学报
　.-1-40-413

耿汉萝

日本医事年表(一)至(三)/[日]富士川游
　(著);耿汉萝(译)//医学报.-1-4-388,
　402,418

耿　监

心无血说之正误/耿监//新中医刊.-5-20
　-561

耿鉴庭

古今庐诗稿/耿鉴庭//中国医药月刊.-5-33
　-479

古今庐医话(连载)/耿鉴庭//国医导报.-5-30
　-129,245,323,394

关于煎药/耿鉴庭//中医新生命.-5-8-435

国药新知稗贩录(连载)/耿鉴庭//中国医药月
　刊.-5-33-182,219,253

黑热病简便单方之发明/耿鉴庭//神州国医学
　报.-4-18-189

黑热病名之再讨论/耿鉴庭//中国医药月刊.-5
　-33-381

黑热病与中医所述之痞病是否相同试参合中西
　学说就其原因证候病理等互相考证并详述其
　治法及处方/耿鉴庭//医学杂志.-2-17-49

化除畛域论糖尿/耿鉴庭//复兴中医.-5-31-
　330//中国医药月刊.-5-33-27,98

鉴真和尚考/耿鉴庭//华西医药杂志.-5-37
　-46

今古庐文稿/耿鉴庭//中国医药月刊.-5-33
　-381

今古庐医话(连载)/耿鉴庭//中国医药月刊.-5
　-32-506,575.-5-33-86,218

论病菌传染/耿鉴庭//光华医药杂志.-4-40
　-367

疟疾诗话/耿鉴庭//中国医药月刊.-5-33
　-224

生理杂忆/耿鉴庭//光华医药杂志.-4-40
　-369

外治之宗吴尚先/叶劲秋,耿鉴庭//医史杂志.-
　5-38-35

吾国古代维他命疗法/耿鉴庭//国药新声.-5-28-437

吾国古代维他命疗法之线索（连载）/耿鉴庭//国医砥柱月刊.-5-17-563,583,603//中国医药月刊.-5-33-569,582,596

炎症意义略述/耿鉴庭//光华医药杂志.-4-38-525

元稹的咏病诗/耿鉴庭//医史杂志.-5-38-160

耿旻众

归脾汤之运用/[日]矢数道明（著）;金真如（摘译）;耿旻众（录）//神州国医学报.-4-18-248//光华医药杂志.-4-41-213//现代中医.-4-43-405//中医新生命.-5-8-482//国医砥柱月刊.-5-15-568,620.-5-16-633.-5-17-71

国医于吐血之原理考验及治法/耿旻众//国医砥柱月刊.-5-16-614

胃肠病草谈/耿旻众//国医砥柱月刊.-5-17-186

我对于历节病之见解/耿旻众//国医砥柱月刊.-5-16-523

狭义生理学（连载）/耿旻众//国医砥柱月刊.-5-17-282,356

闲话桂枝的经验谈/耿旻众//国医砥柱月刊.-5-16-444

耿耀庭

白喉说/耿耀庭//神州国医学报.-4-17-4//国医砥柱月刊.-5-16-610

喉痧治验/耿耀庭//神州国医学报.-4-17-19

喉痧治验三则/耿耀庭//光华医药杂志.-4-38-433//国医砥柱月刊.-5-17-44

鼠疫治疗全书跋/耿耀庭//光华医药杂志.-4-40-79//文医半月刊.-5-14-484

弓长寿

更正咽喉说/弓长寿//神州医药学报.-1-46-338

公

茶能杀菌/公//国医杂志.-4-13-456

钱氏异功散论/公//国医杂志.-4-13-103

日光/公//国医杂志.-4-12-466

睡/公//国医杂志.-4-12-428

公 弼

朱培德氏逝世与三中全会中之中医案/公弼//中西医药.-5-13-323

公立上海医院

上海时症未绝/公立上海医院//绍兴医药学报星期增刊.-1-21-35

公 言

肆诋中医之腐败其滥觞不在东西而在甘为东西奴隶之医说/公言（拟）//医学公报.-1-7-80

公 英

医林荆棘/公英//神州医药学报.-1-42-480

宫容冈

月刊总社六十期纪念题诗一首/宫容冈//国医砥柱月刊.-5-18-365

宫曙园

答友人谷先灼问遗精/宫曙园//中医杂志.-2-20-140

良方偶存/宫曙园//中医杂志.-2-20-299

评太阳中暍与清暑益气汤/宫曙园//中医杂志.-2-22-476

消渴病之原因/宫曙园//中医杂志.-2-20-398

宫翼云

青腿牙疳/宫翼云//医学杂志.-2-16-500

宫竹轩

麻科明镜（一）至（五）/狄仁菴（著）;宫竹轩（录）

//中医杂志.-2-22-450.-2-23-47,219,408.-2-24-21

龚伯超
勘误/龚伯超//绍兴医药学报星期增刊.-1-22-40

龚汉文
戒除鸦片烟之良方/龚汉文//神州国医学报.-4-14-590

谈谈瘰病/龚汉文//中医世界.-3-32-587//神州国医学报.-4-15-17

龚纪焉
五项疑问/龚纪焉//光华医药杂志.-4-37-463

龚剑铭
半身不遂/龚剑铭//光华医药杂志.-4-38-532

溲如米泔/龚剑铭//光华医药杂志.-4-38-549

龚乐庭
少阴负趺阳为顺释义/龚乐庭//中医杂志.-2-19-57

诗四首/龚乐庭//中医杂志.-2-19-128

龚霖霏
四川巴县分社长周復生先生小史/龚霖霏,钟世荣//光华医药杂志.-4-41-65

征求治瘰病之神效验方/龚霖霏//医界春秋.-3-9-355

龚　敏
柴胡考/龚敏//神州医药学报.-1-44-470

答第二年十二期报华君锦堂问/龚敏//神州医药学报.-1-46-208

龚佩英
中医复兴问题/龚佩英//复兴中医.-5-31-685

龚庆善
杨喜卿之病状/龚庆善//中西医学报.-1-25-209

龚少渤
立生丹方/龚少渤//绍兴医药学报星期增刊.-1-22-163

龚松麟
治膨简方/龚松麟//神州国医学报.-4-15-542

龚文豪
胃肠病之皇汉疗法/[日]南拜山(著);龚文豪(译)//光华医药杂志.-4-38-475

龚心斋
中医的内心卫生学与复兴民族之关系/龚心斋//医界春秋.-3-14-188

龚醒斋
计划恢复上海市国医分馆意见书/龚醒斋//国医公报.-4-22-432

中国按摩术在医学史上之地位/龚醒斋(讲);朱楚帆(记)//国医公报.-4-25-227//光华医药杂志.-4-39-331

巩顺天
生育研究/巩顺天//医学杂志.-2-18-258

拱冠侠
青苔有特殊的功效/拱冠侠//中医世界.-3-25-452

贡　三
致奉天张宜春黄常熟张三先生函/贡三//绍兴

医药学报星期增刊.-1-22-47

孤　鸿
盲目:从五加皮中毒说起/孤鸿//新中医刊.-5-19-25

舢　哉
医界惊人之奇闻/舢哉//中西医学报.-1-34-65

原瘦/舢哉//中西医学报.-1-34-273

窒扶斯血清接种法之成功/舢哉//中西医学报.-1-34-385

辜占梅
随方师公溥临证记/辜占梅(述)//医界春秋.-3-12-500

血症简效方/辜占梅//医界春秋.-3-13-274

辜照亭
两个问题/辜照亭//光华医药杂志.-4-37-153

古济群
谈谈西医/古济群//文医半月刊.-5-14-548

古今人
我之中西医比较观/古今人//文医半月刊.-5-14-338

古　仁
惊人的死亡/古仁//医林一谔.-4-8-506

古瑞昌
问黄汗与历节二证之异同/古瑞昌//医学杂志.-2-8-618

古绍尧
古风草堂医案/古绍尧//中医杂志.-3-4-697

种痘与治痘/古绍尧//杏林医学月报.-3-16-48

古天球
题吴作元先生小照即次元韵/古天球//中医指导录.-4-4-378

古　铁
脚汗太多及足指缝霉烂的简便治法/古铁//中国医学月刊.-3-15-22

古应芬
国府文官处复函/古应芬//医林一谔.-4-8-174

古执中
研究药物之先决问题/古执中//中医世界.-3-27-607

谷　飞
忧虑为健康之大敌(录青年)/谷飞//中西医学报.-1-26-369

谷　君
肉菌之防免法/谷君//中西医学报.-1-25-471

谷　明
赏菊/谷明//文医半月刊.-5-14-29

谷　沤
无题/谷沤//铁樵医学月刊.-4-44-334

谷　僧
卫生刍言/谷僧(译)//中西医学报.-1-41-249

谷　孙
形色/谷孙//医学公报.-1-7-266

谷正刚
谷正刚先生题辞/谷正刚//新中华医药月刊.-5-35-127

鼓　手

谈谈办理中医学校/鼓手//医界春秋.-3-6
-59

中医学校写真的一角/鼓手//医界春秋.-3-9-
329

瞽　丐

盲唱集灯谜录/瞽丐//神州医药学报.-1-47
-109

故　人

伤风伤寒辨法/故人//文医半月刊.-5-14-88

伤寒分阴阳法/故人//文医半月刊.-5-14-88

伤寒六经形症法/故人//文医半月刊.-5-14
-89

伤寒瘟疫辨法/故人//文医半月刊.-5-14-88

顾保初

顾保初致周小农/顾保初//三三医报.-2-29
-79

临症确定论(连载)/顾保初//三三医报.-2-29
-223,224

温病用桂枝汤论/顾保初//国医杂志.-4-12
-98

顾保罗

结核病咯血之副甲状腺荷尔蒙疗法/方侃(著);
顾保罗(译)//中西医药.-5-12-396

顾宾秋

来函撰录/顾宾秋//医学报.-1-5-497

顾　斌

挑疗秘法(连载)/顾斌//针灸杂志.-4-30-
426.-4-31-43,117,194,285,467

顾大治

肺痨病学一夕谈后序/顾大治//中西医学报.-1
-26-78

妊娠生理篇后序(代论)/顾大治//中西医学报
.-1-28-270

医说及续医说后序/顾大治//中西医学报.-1-
26-79

顾德祥

方案/顾德祥//中医指导录.-3-38-543

三阳结谓之膈一阳发病其传为膈论/顾德祥//
中医指导录.-3-38-544

湿温证治概括/顾德祥//中医指导录.-3-38
-537

顾东亭

我之所以学外科者/顾东亭//复兴中医.-5-31
-215

顾福如

顾福如先生演讲录/顾福如;周自强(记)//苏州
国医杂志.-5-1-75

顾庚西

卒中厥逆虽愈惟左目不睁/顾庚西//医学杂志
.-2-17-498

顾观光

内经素问校勘记(连载)/顾观光(著);吴去疾
(抄)//神州国医学报.-4-15-347,386,
449,480

顾贯一

高年神识失清/顾贯一//光华医药杂志.-4-36
-70

顾海平

麻疹不透内陷泄泻记录/顾海平//针灸杂志.-4
-34-263

顾鸿儒

东洋参之代替品/顾鸿儒//中医指导录.-4-3-
210

醒卢临诊随笔/顾鸿儒//中医指导录.-4-3

－203

顾继高

华元化五禽舞法/顾继高//医学杂志.－2－13－
363//三三医报.－2－36－204

卫生杂记/顾继高//三三医报.－2－34－600

顾介盦

顾介盦启事/顾介盦//医学报.－1－7－473

顾靖远

本草必用之绪言/顾靖远(原著);何拯华(重订)
//绍兴医药学报.－1－8－67

顾俊源

上海名医趣闻/顾俊源//光华医药杂志.－4－36
－206

顾康乐

脑力之休养法/顾康乐//中西医学报.－1－36
－489

顾克民

咏苏公选先生(尊人藜照封翁事略)/顾克民//
国药新声.－5－22－263

顾愧白

论罪己之精神勖中医界同志/顾愧白//国医砥
柱月刊.－5－18－329

顾坤一

大麻风良方/顾坤一//中医杂志.－2－27－141

顾 莱

建国建医话总社/顾莱//国医砥柱月刊.－5－18
－356

顾立克

摄生新义/[美]顾立克//中西医学报.－1－23
－118

顾丽春

治妇女病经验谈/顾玉廉,顾丽春//光华医药杂
志.－4－38－18

顾履庄

铁樵函授医学学员课艺选刊:诊脉应先明了脉
之原理试述其要(其三)/顾履庄//铁樵医学
月刊.－4－44－119

顾茂林

闭经治验/顾茂林//针灸杂志.－4－30－159

顾名义

感谢良医/顾名义//神州医药学报.－1－42－
346,402

顾鸣盛

按摩手术说/顾鸣盛//医学报.－1－7－355

硫磺之功用(连载)/顾鸣盛//医学报.－1－7－
467,485

论为药之难/顾鸣盛//医学报.－1－7－427

论诊脉之不可恃/顾鸣盛//医学报.－1－7－389

内科学一夕谈序/顾鸣盛//中西医学报.－1－26
－77

说汗/顾鸣盛//医学报.－1－7－357

说毛发/顾鸣盛//医学报.－1－7－436

医学流派略论/顾鸣盛//医学报.－1－7－314

缢死之问题/顾鸣盛//医学报.－1－7－466

用药危言/顾鸣盛//医学报.－1－7－358

顾 培

论痉/顾培//医学公报.－1－7－183

顾培玺

遇安斋证治丛录序/顾培玺//三三医报.－2－32
－558

顾丕功

国粹针科之研究/顾丕功//国医公报.－4－24
－423

顾品儒

血崩症状与治疗/顾品儒//光华医药杂志.-4-37-495

顾清淇

妇人热入血室之研究/顾清淇//现代中医.-4-43-548

顾　群

六气真义/顾群//复兴中医.-5-31-625

顾任伊

高峰氏弟阿司打西之简易制法/[日]井上正贺(原稿);顾任伊(译)//中西医学报.-1-28-445

鸡蛋与牛乳之比较/顾任伊//中西医学报.-1-28-319

说蝇(连载)/顾任伊//中西医学报.-1-29-405.-1-30-31

痔疾之摄生于新治疗法/森直乡(原稿);顾任伊(译述)//中西医学报.-1-28-387

顾汝俊

从内经的价值讲到细菌不是疾病的原因/顾汝俊//现代中医.-4-42-248

顾汝骏

从国医药之价值讲到强壮药之胎盘/顾汝骏//国医砥柱月刊.-5-18-584

读宋君药名离合诗后/顾汝骏//现代中医.-4-43-671

恶性疟疾之有效丹方/顾汝骏//现代中医.-4-43-386

各地民间疗法实录十六/顾汝骏//现代中医.-4-43-244

合理之民间丹方/顾汝骏//现代中医.-4-43-447

经验药物琐谈/顾汝骏//现代中医.-4-43-303

实施中医条例我国医界应怎样执行业务/顾汝骏//中医世界.-3-37-111

谈物性相忌/顾汝骏//现代中医.-4-43-445

谈余自创之方剂/顾汝骏//现代中医.-4-43-427

胃病概说/顾汝骏//现代中医.-4-43-651

我国解剖学与生理学概说/顾汝骏//中医世界.-3-39-437

细菌之研究/顾汝骏//中医世界.-3-37-460

血室之解释/顾汝骏//现代中医.-4-43-547

中国外科论/顾汝骏//现代中医.-4-43-144

顾绍名

医案展览/顾绍名//中医指导录.-3-38-523

顾石农

眼疾瘰疬初习针灸立建奇功谓为不可思议/顾石农//针灸杂志.-4-28-84

顾　实

论学校卫生/顾实//中西医学报.-1-25-261

秦越人难经/顾实//医林一谔.-4-8-507

为派会员宣讲致本医会书/顾实//中西医学报.-1-24-479

药物学大成序/顾实//中西医学报.-1-23-151

诊断学大成序/顾实//中西医学报.-1-24-3

顾寿白

与春偕来的传染病:麻疹/顾寿白//中医世界.-3-29-197

顾寿椿

上海产科医院的黑幕/顾寿椿//光华医药杂志.-4-35-256

顾甦人

白喉忌表之革命/顾甦人//医界春秋.-3-6-219

顾惕生

丁卯春作/顾惕生//医界春秋.-3-5-465

日本东洋医道会之祝词/顾惕生//医界春秋.-3-8-215

伤寒论考/顾惕生//中医新生命.-5-6-554//国医文献.-5-15-82

序清代名医医话精华/顾惕生//中医世界.-3-25-133

医界春秋顾序一(连载)/顾惕生//医界春秋.-3-5-219.-3-6-23

医药经历谈/顾惕生//中医世界.-3-25-483

中医科学化商兑/顾惕生//中西医药.-5-10-425

中医科学化之商兑/顾惕生//医界春秋.-3-7-195//中医世界.-3-25-374

顾惟一

读金匮杂记(一)至(二)/顾惟一//中医杂志.-2-25-73,231

顾渭臣

正骨红伤发微(连载)/顾渭臣//北京医药月刊.-5-21-221,361,431,485,533,597

正骨红伤发微序言/顾渭臣//北京医药月刊.-5-21-139

顾渭川

纪念三一七/顾渭川,萧退庵//国医杂志.-4-13-354//神州国医学报.-4-16-295

马元仪印机草注/顾渭川//神州国医学报.-4-14-66

神州国医学会常务委员顾渭川先生题字/顾渭川//现代医药月刊.-4-27-27

渭庐医案/顾渭川//神州国医学报.-4-14-26

顾文山

产后房劳论/顾文山(著);尤学周(录)//中医杂志.-2-23-241

顾香斋

灵异方证集谈/顾香斋//光华医药杂志.-4-38-445

医案验录/顾香斋//光华医药杂志.-4-38-65,143

顾祥和

五运六气图解序/顾祥和//三三医报.-2-32-307

顾小田

病家于医生宜诚实的相告医生于病家宜详细的调查/顾小田//医界春秋.-3-5-457

藏拙轩验案录/顾小田//医界春秋.-3-6-99

产后肿胀治验记/顾小田//医界春秋.-3-6-161

记孕妇转胞之治验/顾小田//医界春秋.-3-7-174

失眠症之研究(连载)/顾小田//医界春秋.-3-5-316,341

药物之疑问/顾小田//医界春秋.-3-7-136

顾小镇

沙眼之证治/顾小镇//神州国医学报.-4-18-10

顾昕白

妊娠呕吐病理/顾昕白//铁樵医学月刊.-4-44-496

顾 型

卫生丛谈/顾型//中西医学报.-1-24-186

顾秀成

记名医李士材/顾秀成//医学杂志.-2-5-241

温毒治验/顾秀成//医学杂志.-2-6-221

徐何辨证/顾秀成//医学杂志.-2-5-241

顾学裘

汉药之民间治疗法/顾学裘//国药新声.-5-23-135

顾炎武

大夫郎中/顾炎武//中医新生命.-5-6-450

顾应龙

咳嗽证治之条分缕析/顾应龙//中医世界.-3-26-636

顾膺陀

白喉/顾膺陀//文医半月刊.-5-14-200

烂喉痧/顾膺陀//文医半月刊.-5-14-199

顾雨君

少阴病传化有阴阳寒热之不同试叙述之/顾雨君//中医杂志.-2-23-539

顾雨时

疾病与调护/顾雨时//铁樵医学月刊.-4-44-13

民众医学(一)至(二)/顾雨时//铁樵医学月刊.-4-44-61,152

呐喊/顾雨时//铁樵医学月刊.-4-44-709

顾雨田

爱庐医案/张大燨(遗著);顾雨田(注释);凌秉衡(录)//中医杂志.-2-27-417

顾玉廉

治妇女病经验谈/顾玉廉,顾丽春//光华医药杂志.-4-38-18

顾毓琦

妊妇分娩时之卫生/顾毓琦//中西医学报.-1-38-275

顾允若

流行性脑脊髓膜炎原因证状及疗治(连载)/顾允若//医学杂志.-2-13-269,388,538

流行性脑脊髓膜炎之原因症状及疗治/顾允若(述);宋爱人(录)//医界春秋.-3-6-410

医经读本自序/顾允若//光华医药杂志.-4-41-309

顾允士

论中国医业/顾允士//苏州国医杂志.-5-1-239

顾赞仰氏

口齿集成(一)至(三)/[日]顾赞仰氏(原稿);叶拯民(校刊)//国医砥柱月刊.-5-16-622.-5-17-57,150

顾增祥

反胃论/顾增祥//中医世界.-3-36-30

顾振呼

读金匮杂记(三)至(四)/顾振呼//中医杂志.-2-25-380.-2-26-63

咳嗽证治论略/顾振呼//中医杂志.-2-20-392

顾志道

痛经治疗谈/顾志道//苏州国医杂志.-5-1-343

顾子安

化验中药之我见/顾子安//中医指导录.-4-2-169//神州国医学报.-4-14-217

天癸之研究/顾子安//神州国医学报.-4-14-176

卫气与体温/顾子安//神州国医学报.-4-14-271

细菌与疾病/顾子安//神州国医学报.-4-14-112

药谜征射/顾子安//神州国医学报.-4-14-235

药谜征射揭晓/顾子安//神州国医学报.-4-14-287

最近药价调查录:补益药/顾子安//中医指导录.-4-2-241

最近药价调查录:发散药(连载)/顾子安//中医指导录.-4-2-269,301

最近药价调查录:化痰药/顾子安//中医指导录
.-4-3-89

最近药价调查录:理气药/顾子安//中医指导录
.-4-2-434

最近药价调查录:理血药/顾子安//中医指导录
.-4-2-468

最近药价调查录:利尿药/顾子安//中医指导录
.-4-2-334

最近药价调查录:收敛药/顾子安//中医指导录
.-4-2-397

最近药价调查录:泻下药/顾子安//中医指导录
.-4-2-369

顾子静

国药之新研究数则(连载)/顾子静//医界春秋
.-3-8-235,281

国药制法改良刍议/顾子静//医界春秋.-3-8-
272

素人药物学选译(连载)/〔日〕系左近(著);顾
子静(译)//光华医药杂志.-4-37-234,327

素人药物学选译/〔日〕系左近(著);顾子静
(译)//光华医药杂志.-4-37-126

最新和汉医药宝典(连载)/〔日〕冈本一郎
(著);顾子静(译);张锡君(校)//光华医药杂
志.-4-37-418.-4-38-53,132,226,384,
477,572.-4-39-64,154,233,329,415.-4
-40-76,159,249.-4-41-62

顾宗孝

疳眼与维他命A浅说及好力生之功效/顾宗孝
//国医导报.-5-30-165

顾宗余

目睛生翳之原因及其治疗/顾宗余//复兴中医
.-5-31-98

顾祖瑛

家庭疗病法/顾祖瑛//中西医学报.-1-26
-319

新本草教本序/顾祖瑛//中西医学报.-1-41

-515

学理的强壮剂/顾祖瑛(译)//中西医学报.-1-
26-17

关伯廉

乳儿指纹诊断学略说/关伯廉//国医杂志.-4-
6-132

药学刍言(连载)/关伯廉//国医杂志.-4-6-
60,155

关澄弼

证象阳旦之我见/关澄弼//杏林医学月报.-3-
16-93

关大有

答澄冠居士代友问二十余月经不至腹不胀原因
/关大有//医界春秋.-3-8-527

治愈臁疮记/关大有//医界春秋.-3-9-114

关独啸庵

吐方考(连载)/〔日〕关独啸庵//中医世界.-3-
25-94,185

关惠民

涵江国医研究社来函/李雄侯,关惠民//医界春
秋.-3-9-177

关铭新

答张书麟君问病/关铭新//沈阳医学杂志.-3-
3-40

关任民

猩红热在吾国之考察/关任民//中西医学报.-1
-41-201

关荣溢

发热的研究(连载)/关荣溢//中西医药.-5-13
-518,532

关蔚煌

刘公蔚楚证治丛录序/关蔚煌//三三医报.-2-33-275//沈阳医学杂志.-3-2-56

关中下工

霍乱病的预防和急救法/关中下工//绍兴医药学报星期增刊.-1-21-219

关卓然

治病必求于本论/关卓然//中医杂志(广东).-3-4-312

观 潮

与何九龄君书/观潮//绍兴医药学报.-1-13-178

观海卫韩

问久病治法/观海卫韩//绍兴医药学报星期增刊.-1-21-173

官话七日报社

西学开课/官话七日报社//利济学堂报.-1-1-528

官用行

两面针治愈痔疮的实验录/官用行//华西医药杂志.-5-37-496

管调若

三年不产异胎/管调若//光华医药杂志.-4-39-163

管吉余

读儒门事亲书后/管吉余//国医杂志.-4-13-99

五苓散之利小便与治渴/管吉余//国医杂志.-4-13-38

管季燿

癫狂之病因及其治疗/管季燿//杏林医学月报.-3-16-362

读天民报梁端侪君驳斥可因次郎书后/管季燿//医林一谔.-4-8-454

伤科/管季燿//广东医药月刊.-3-24-324

伤科/管季燿,管需民//广东医药月刊.-3-24-91

医余还读轩医案/管季燿//杏林医学月报.-3-16-160

油剂膏剂制炼法概况(连载)/管季燿(药师);李仲守(记者)//医林一谔.-4-8-28,73,345,543.-4-9-115

管需民

伤科/管季燿,管需民//广东医药月刊.-3-24-91

管士贞

适用古今之我见/管士贞//医学杂志.-2-5-44

管世音

节录菜根谈/管世音//国药新声.-5-28-394

管文如

背疽治法辨/管文如//中医世界.-3-36-226//北平医药月刊.-5-9-281

读素问异法方宜论书后/管文如//北平医药月刊.-5-9-156

论中医学说从前有无统系此后应否整理/管文如//北平医药月刊.-5-9-42

管先登

管氏外科十三方(连载)/管先登(原著);王肖舫(增按)//绍兴医药学报.-1-17-51.-1-18-109,193.-1-19-35

管轶凡

妇科治验二则/管轶凡//中医世界.-3-36-66

请赐治法/管轶凡//光华医药杂志.-4-37-462

管愈之

大黄能延年益寿之管见/管愈之//苏州国医杂志.-5-1-95

怀胎四月头眩腰酸心烦内热小溲频数白带淋漓舌苔薄黄而腻脉象细滑而数试拟方案/管愈之//苏州国医杂志.-5-1-43

育儿卫生法/管愈之//现代医药月刊.-4-27-167

管志群

目疾/管志群//光华医药杂志.-4-36-589

贯　虹

医生对于贫病之态度/贯虹//针灸杂志.-4-28-425

光

深夜的她/光//文医半月刊.-5-14-60

光　璧

王询刍近案(连载)/光璧(录)//现代中医.-4-42-167,283,302

光华医学书局

光华医学书局启事/光华医学书局//光华医药杂志.-4-41-548

光华医学书局重金征求秘本启事/光华医学书局//光华医药杂志.-4-39-53

国内外国医界著作家注意/光华医学书局//光华医药杂志.-4-39-58

敬请全国医学人士注意/光华医学书局//光华医药杂志.-4-40-425

光华医学杂志总务部

征求光华医学杂志一卷全部启事/光华医学杂志总务部//光华医药杂志.-4-39-416

光华医药杂志社

安徽广德发现僵尸/光华医药杂志社//光华医药杂志.-4-36-134

澳门镜湖医院改善施药办法/光华医药杂志社//光华医药杂志.-4-41-328

澳门镜湖医院锐意整顿/光华医药杂志社//光华医药杂志.-4-41-233

八十余人均中毒/光华医药杂志社//光华医药杂志.-4-35-208

巴黎医院发明木鳖子精治毒症/光华医药杂志社//光华医药杂志.-4-37-449

白术到销俱畅/光华医药杂志社//光华医药杂志.-4-40-411

白银新用途/光华医药杂志社//光华医药杂志.-4-35-265

百日咳与久咳/光华医药杂志社//光华医药杂志.-4-39-358

柏林大学举行细菌学家逝世纪念/光华医药杂志社//光华医药杂志.-4-37-449

柏林市中心将建生死计数钟/光华医药杂志社//光华医药杂志.-4-37-441

宝应县热心读者田仲益先生/光华医药杂志社//光华医药杂志.-4-40-188

宝应县中医公会执监委任满改选/光华医药杂志社//光华医药杂志.-4-40-87

保安堂国医药号开幕志盛(诗山通讯)/光华医药杂志社//光华医药杂志.-4-38-397

保妇丹畅销/光华医药杂志社//光华医药杂志.-4-38-153

保妇丹销路广大/光华医药杂志社//光华医药杂志.-4-39-170,350

保妇丹药品功用灵验(上海消息)/光华医药杂志社//光华医药杂志.-4-38-71

保妇丹有确实之灵效(上海特讯)/光华医药杂志社//光华医药杂志.-4-38-492

北方发现传染病甚猛烈(天津通讯)/光华医药杂志社//光华医药杂志.-4-37-271

北京国医研究会等将发起筹备后方救济医院/光华医药杂志社//光华医药杂志.-4-41-79

北京开始中医登记/光华医药杂志社//光华医药杂志.-4-40-182

北京市举行三届国医考试/光华医药杂志社//

光华医药杂志.-4-35-267

北平本届中医登记开始(北平通讯)/光华医药杂志社//光华医药杂志.-4-35-127

北平本年度第一次考试中医放榜/光华医药杂志社//光华医药杂志.-4-35-511

北平东安堂之售药迷信(北平通讯)/光华医药杂志社//光华医药杂志.-4-35-128

北平分社长王辑光介绍一部国医史料/光华医药杂志社//光华医药杂志.-4-41-86

北平高年医生周价人先生近影/光华医药杂志社//光华医药杂志.-4-38-181

北平各国医药团体欢迎司法行政部部长中央国医馆理事王用宾氏摄影/光华医药杂志社//光华医药杂志.-4-38-99

北平各医药团体筹备扩大纪念国医节(北平通讯)/光华医药杂志社//光华医药杂志.-4-37-96

北平国产药品化验研究社召开紧要筹备会议(北平通讯)/光华医药杂志社//光华医药杂志.-4-35-513

北平国医砥柱月刊现已出版/光华医药杂志社//光华医药杂志.-4-41-86

北平国医分馆董事会开紧急会议(北平通讯)/光华医药杂志社//光华医药杂志.-4-37-94

北平国医改进分会已正式成立(北平通讯)/光华医药杂志社//光华医药杂志.-4-37-289

北平国医学院本届新生拥挤(北平通讯)/光华医药杂志社//光华医药杂志.-4-36-130

北平国医学院补行颁给毕业证书典礼(北平通讯)/光华医药杂志社//光华医药杂志.-4-39-444

北平国医学院定期开学(北平通讯)/光华医药杂志社//光华医药杂志.-4-39-71

北平国医学院发起友联国医学业研究会(北平通讯)/光华医药杂志社//光华医药杂志.-4-38-578

北平国医学院积极扩充(北平通讯)/光华医药杂志社//光华医药杂志.-4-35-125

北平国医学院将办天津第一分院(北平通讯)/光华医药杂志社//光华医药杂志.-4-38-484

北平国医学院将迁新址(北平通讯)/光华医药杂志社//光华医药杂志.-4-38-148

北平国医学院将设附属医院(北平通讯)/光华医药杂志社//光华医药杂志.-4-35-587

北平国医学院将盛大举行毕业典礼(北平通讯)/光华医药杂志社//光华医药杂志.-4-39-444

北平国医学院近况(北平通讯)/光华医药杂志社//光华医药杂志.-4-35-507

北平国医学院救护训练班毕业/光华医药杂志社//光华医药杂志.-4-41-157

北平国医学院救护训练班定期结束/光华医药杂志社//光华医药杂志.-4-41-83

北平国医学院举行本届毕业典礼(北平通讯)/光华医药杂志社//光华医药杂志.-4-36-64

北平国医学院开学之盛况(北平通讯)/光华医药杂志社//光华医药杂志.-4-36-294

北平国医学院扩充图书标本/光华医药杂志社//光华医药杂志.-4-40-412

北平国医学院篮球队活动(北平通讯)/光华医药杂志社//光华医药杂志.-4-38-393

北平国医学院灵通体育会摄影/光华医药杂志社//光华医药杂志.-4-38-182

北平国医学院拟聘疡科教员(北平通讯)/光华医药杂志社//光华医药杂志.-4-36-428

北平国医学院前途悲观/光华医药杂志社//光华医药杂志.-4-41-234

北平国医学院体育会活跃(北平通讯)/光华医药杂志社//光华医药杂志.-4-38-239

北平国医学院天津分院呈向中馆备案(北平通讯)/光华医药杂志社//光华医药杂志.-4-38-578

北平国医学院新董事会成立/光华医药杂志社//光华医药杂志.-4-41-410

北平国医学院新院址定期接收(北平通讯)/光华医药杂志社//光华医药杂志.-4-38-238

北平国医学院增聘董事(北平通讯)/光华医药杂志社//光华医药杂志.-4-38-484

北平国医学院招考新生揭晓(北平通讯)/光华

医药杂志社//光华医药杂志.-4-40-174

北平国医学院招考新生资格修定(北平通讯)/光华医药杂志社//国医砥柱月刊.-5-18-684

北平国医学院之董事会/光华医药杂志社//光华医药杂志.-4-41-518//国医砥柱月刊.-5-18-602

北平国医学院之新猷/光华医药杂志社//光华医药杂志.-4-40-90

北平国医学院重订针灸教材(北平通讯)/光华医药杂志社//光华医药杂志.-4-36-504

北平国医研究会恢复施诊所(北平通讯)/光华医药杂志社//光华医药杂志.-4-36-508

北平国医药团体筹组平市医药联合办事会(北平通讯)/光华医药杂志社//光华医药杂志.-4-37-149

北平国医院两院长先后辞职/光华医药杂志社//光华医药杂志.-4-41-157

北平国医中学开始筹备(北平专电)/光华医药杂志社//光华医药杂志.-4-36-225

北平华北两医学院招考新生定期开学(北平通讯)/光华医药杂志社//光华医药杂志.-4-38-67

北平建设伟大之国药化验所/光华医药杂志社//光华医药杂志.-4-35-363

北平两国医学院慰劳绥东将士(北平通讯)/光华医药杂志社//光华医药杂志.-4-40-552

北平庆祝国医节空前盛况/光华医药杂志社//光华医药杂志.-4-37-181

北平市卫生局考试中医(北平通讯)/光华医药杂志社//光华医药杂志.-4-39-243

北平卫生局饬国药号从新登记(北平通讯)/光华医药杂志社//光华医药杂志.-4-36-586

北平卫生局将强迫种痘(北平通讯)/光华医药杂志社//光华医药杂志.-4-37-150

北平卫生局举行本年度第二次考试中医(北平通讯)/光华医药杂志社//光华医药杂志.-4-36-297

北平西医时子和注射肇祸(北平通讯)/光华医药杂志社//光华医药杂志.-4-40-173

北平新添医药月刊两种(北平通讯)/光华医药杂志社//光华医药杂志.-4-37-452

北平养浩庐中医医院将迁新址(北平通讯)/光华医药杂志社//光华医药杂志.-4-38-396

北平药学讲习所灯节后有开学可能(北平通讯)/光华医药杂志社//光华医药杂志.-4-39-72

北平药学讲习所搁浅(北平通讯)/光华医药杂志社//光华医药杂志.-4-38-484

北平医界筹备救护队积极进行(北平通讯)/光华医药杂志社//光华医药杂志.-4-40-437

北平医界名流发起医药同仁会(北平通讯)/光华医药杂志社//光华医药杂志.-4-35-588

北平医药改进分会会员登记踊跃/光华医药杂志社//光华医药杂志.-4-38-399

北平医药改进分会会长就职典礼/光华医药杂志社//光华医药杂志.-4-39-2

北平医药改进分会举行会长就职典礼(北平通讯)/光华医药杂志社//光华医药杂志.-4-39-78

北平医药月刊将复活(北平通讯)/光华医药杂志社//光华医药杂志.-4-38-396

北平中医学术研究社翻印讲义发生交涉(沂水讯)/光华医药杂志社//光华医药杂志.-4-39-349

北平中医学术研究社教部已认为正式高等学术团体/光华医药杂志社//光华医药杂志.-4-35-425

北婆罗洲菲律宾美国三番市三处国医分馆成立/光华医药杂志社//光华医药杂志.-4-39-367

北婆罗洲国医分馆副馆长游思齐辞职另派/光华医药杂志社//光华医药杂志.-4-36-64

本社为推广社务增厚团结力量改称光华医药社/光华医药杂志社//光华医药杂志.-4-41-24

本书读者评语之一斑(三)/光华医药杂志社//光华医药杂志.-4-41-12

鼻塞病/光华医药杂志社//光华医药杂志.-4-39-548

鼻渊/光华医药杂志社//光华医药杂志.-4-40-181

编辑部代邮/光华医药杂志社//光华医药杂志.-4-38-261.-4-39-264

编辑部改组沈宗吴铁笔任编辑/光华医药杂志社//光华医药杂志.-4-39-282

编辑部会议记录/光华医药杂志社//光华医药杂志.-4-36-303

编辑部紧急通知/光华医药杂志社//光华医药杂志.-4-38-357

编辑部紧要启事/光华医药杂志社//光华医药杂志.-4-35-598.-4-36-304.-4-40-276

编辑部征稿启事/光华医药杂志社//光华医药杂志.-4-40-426

编辑导言/光华医药杂志社//光华医药杂志.-4-40-307

编辑会议记录/光华医药杂志社//光华医药杂志.-4-36-224

编审委员会议记要/光华医药杂志社//光华医药杂志.-4-37-450

编审委员杨华亭请假回籍/光华医药杂志社//光华医药杂志.-4-36-583

编者代邮/光华医药杂志社//光华医药杂志.-4-38-168

编者个人代邮/光华医药杂志社//光华医药杂志.-4-35-598

扁鹊碑/光华医药杂志社//光华医药杂志.-4-41-172

扁鹊墓前/光华医药杂志社//光华医药杂志.-4-41-172

扁鹊墓右侧/光华医药杂志社//光华医药杂志.-4-41-172

扁鹊墓左侧/光华医药杂志社//光华医药杂志.-4-41-172

梾城医药界社团合作(梾城通讯)/光华医药杂志社//光华医药杂志.-4-39-345

梾城中药联合会召开特别大会/光华医药杂志社//光华医药杂志.-4-41-317

梾城中医中药联合会新会员骤增/光华医药杂志社//光华医药杂志.-4-41-503

病人身体忽长数尺/光华医药杂志社//光华医药杂志.-4-35-66

病人死后三日复活(杭州通讯)/光华医药杂志社//光华医药杂志.-4-38-398

波兰少妇一举四雄(华沙电)/光华医药杂志社//光华医药杂志.-4-38-68

不居集/光华医药杂志社//光华医药杂志.-4-39-110

财部取缔氯化钠进口(南京通讯)/光华医药杂志社//光华医药杂志.-4-37-355

蔡元培病势已痊/光华医药杂志社//光华医药杂志.-4-41-23

参加欢迎光华医药杂志社社董陈爱棠及阚舜卿之光华医药杂志社分社社长陈瘦菊/光华医药杂志社//光华医药杂志.-4-38-11

曹拙巢先生玉照/光华医药杂志社//光华医药杂志.-4-39-462

层出不穷之中央医院庸医杀人案(南京快信)/光华医药杂志社//光华医药杂志.-4-35-532

曾寿民发起组织医药改进会(江都通讯)/光华医药杂志社//光华医药杂志.-4-37-357

曾育祥发明化学咖啡茶(南京通讯)/光华医药杂志社//光华医药杂志.-4-40-542

产后臌胀/光华医药杂志社//光华医药杂志.-4-40-180

产后乳闭/光华医药杂志社//光华医药杂志.-4-35-238

常德国医公会执监委员改选(常德通讯)/光华医药杂志社//光华医药杂志.-4-40-170

常德医界欢迎长沙卫生报吴社长汉仙莅常纪念/光华医药杂志社//光华医药杂志.-4-41-97

常山国医公会成立(常山通讯)/光华医药杂志社//光华医药杂志.-4-37-537

常熟东部疟病死千人/光华医药杂志社//光华医药杂志.-4-40-401

常熟县成立中医检定(常熟通讯)/光华医药杂志社//光华医药杂志.-4-37-536

常熟羊尖分社长席润之先生小史/光华医药杂

志社//光华医药杂志.-4-41-64

常熟药业公会主席更替/光华医药杂志社//光华医药杂志.-4-35-206

常熟医学杂志将出版(常熟通讯)/光华医药杂志社//光华医药杂志.-4-35-590

常熟支塘镇组织国医学会(常熟通讯)/光华医药杂志社//光华医药杂志.-4-36-509

常熟支塘组织中医会/光华医药杂志社//光华医药杂志.-4-35-512

常熟中医公会设施诊所(常熟通讯)/光华医药杂志社//光华医药杂志.-4-35-590

潮安国医支馆长蔡寿祺许小士定期就职/光华医药杂志社//光华医药杂志.-4-41-77

潮安县党部令国医公会改选(广东潮安通讯)/光华医药杂志社//光华医药杂志.-4-38-582

潮阳国医支馆长不洽群情/光华医药杂志社//光华医药杂志.-4-41-409

陈邦贤任光华医药杂志社社董/光华医药杂志社//光华医药杂志.-4-38-13

陈鼎昌来沪诊治张韩才胃病重症/光华医药杂志社//光华医药杂志.-4-41-187

陈立夫演讲注意整理固有问题(庐山通讯)/光华医药杂志社//光华医药杂志.-4-36-158

陈立夫赞许黄竹斋杨华亭罗哲初等著作(南京通讯)/光华医药杂志社//光华医药杂志.-4-37-254

陈无咎周柳亭任公报撰述(京讯)/光华医药杂志社//光华医药杂志.-4-36-67

成都二分社张华盖先生/光华医药杂志社//光华医药杂志.-4-40-185

成都四圣祠医院割毙刘照青(成都快信)/光华医药杂志社//光华医药杂志.-4-35-534

成都通讯一束/光华医药杂志社//光华医药杂志.-4-39-161

成都医药界人士组织卫生日报/光华医药杂志社//光华医药杂志.-4-36-429

成都张放斋等假名招摇/光华医药杂志社//光华医药杂志.-4-41-332

承淡安任本社驻日记者(日本东京讯)/光华医药杂志社//光华医药杂志.-4-37-254

吃蜻蜓生殖器萎缩(江阴通讯)/光华医药杂志社//光华医药杂志.-4-35-343

冲阳药业公会欢迎湖南医专第一届衡阳毕业同学大会记盛/光华医药杂志社//光华医药杂志.-4-41-235

重庆国医传习所招生(重庆通讯)/光华医药杂志社//光华医药杂志.-4-38-148

重庆国医学术研究会成立志盛/光华医药杂志社//光华医药杂志.-4-41-228

重庆国药馆成立(重庆通讯)/光华医药杂志社//光华医药杂志.-4-38-70

重庆国医院四月一日开幕/光华医药杂志社//光华医药杂志.-4-41-332

重庆市筹设国医分馆(四川渝县通讯)/光华医药杂志社//光华医药杂志.-4-38-492

重庆市国医学会出版中医研究月刊/光华医药杂志社//光华医药杂志.-4-41-230

重庆市国医学术研究会成立摄影/光华医药杂志社//光华医药杂志.-4-39-368

重庆市国医学术研究会全体摄影/光华医药杂志社//光华医药杂志.-4-41-241

重庆市政府令当地中医医师公会改组(四川渝县通讯)/光华医药杂志社//光华医药杂志.-4-38-492

重庆市政府审查中医资格(重庆通讯)/光华医药杂志社//光华医药杂志.-4-40-117

重庆市中医筹组国医学术研究会/光华医药杂志社//光华医药杂志.-4-40-86

重庆卫生戒烟联合运动大会中国医界活动之努力(四川渝县通讯)/光华医药杂志社//光华医药杂志.-4-38-418

重庆医团欢迎光华医药杂志社特派宣传员毛青全之经过/光华医药杂志社//光华医药杂志.-4-41-409

重庆医药刊物之发韧(重庆通讯)/光华医药杂志社//光华医药杂志.-4-35-589

重庆中医公会开会为争临时主席结果延期举行(重庆通讯)/光华医药杂志社//光华医药杂志.-4-40-172

重庆中医公会开会之又讯(重庆通讯)/光华医药杂志社//光华医药杂志.-4-40-172

崇德县成立国医支馆(台湾通讯)/光华医药杂志社//光华医药杂志.-4-39-541

出示保护兴化县国医支馆/光华医药杂志社//光华医药杂志.-4-36-132

初生怪胎能言能食(云南昆明通讯)/光华医药杂志社//光华医药杂志.-4-36-299

川沙国医公会成立(川沙通讯)/光华医药杂志社//光华医药杂志.-4-35-128

川沙国医公会医刊出版/光华医药杂志社//光华医药杂志.-4-35-207

川沙中医公会之会员大会/光华医药杂志社//光华医药杂志.-4-41-399

川省疫氛伴旱灾而兴/光华医药杂志社//光华医药杂志.-4-41-409

川芎免税出省销售(四川通讯)/光华医药杂志社//光华医药杂志.-4-36-213

春江验案用药补释/光华医药杂志社//光华医药杂志.-4-38-461

春温专号征稿启事/光华医药杂志社//光华医药杂志.-4-41-167,217

淳安国药业同业公会正式成立/光华医药杂志社//光华医药杂志.-4-41-400

从生理和心理上测验处女爱情方法(美国特约通讯)/光华医药杂志社//光华医药杂志.-4-35-129

答舒啸先生并征求瘰疬特效治法希同道注意/光华医药杂志社//光华医药杂志.-4-37-157

大东药房伪造药品判决(本埠通讯)/光华医药杂志社//光华医药杂志.-4-40-550

大庾公立平民医院开幕志盛(江西大庾通讯)/光华医药杂志社//光华医药杂志.-4-38-396

大庾平民医院开始施诊赠药(江西大庾通讯)/光华医药杂志社//光华医药杂志.-4-39-76

代戴芝泉问病/光华医药杂志社//光华医药杂志.-4-38-260

代邮/光华医药杂志社//光华医药杂志.-4-36-304.-4-40-102,555.-4-41-262,378,584

待聘职业栏/光华医药杂志社//光华医药杂志.-4-38-262

丹波元简书出版/光华医药杂志社//光华医药杂志.-4-38-398

丹阳县府布告医学会遵章加入医药改进会(丹阳通讯)/光华医药杂志社//光华医药杂志.-4-37-453

丹阳中医检定委员会成立(丹阳通讯)/光华医药杂志社//光华医药杂志.-4-37-357

担任光华医药杂志社驻日记者最近回国创办中国针灸学讲习所之承淡安氏/光华医药杂志社//光华医药杂志.-4-38-99

单方研究社筹备开始(浙江双林讯)/光华医药杂志社//光华医药杂志.-4-37-79

德医学家发现瘤症菌/光华医药杂志社//光华医药杂志.-4-36-429

登载名医小传办法/光华医药杂志社//光华医药杂志.-4-39-371,467.-4-40-8

邓家彦于洪起任本社社董(南京通讯)/光华医药杂志社//光华医药杂志.-4-36-444

跌伤痒风子弹入肉/光华医药杂志社//光华医药杂志.-4-40-94

丁连藩感谢国医之痔科(福州通讯)/光华医药杂志社//光华医药杂志.-4-36-446

丁仲英先生略历/光华医药杂志社//光华医药杂志.-4-41-532

东北各地发生鼠疫(北平通讯)/光华医药杂志社//光华医药杂志.-4-37-356

东莞举行第四届中医考试/光华医药杂志社//光华医药杂志.-4-41-517

东海医学研究社将成立(东海通讯)/光华医药杂志社//光华医药杂志.-4-36-133

东海中医公会改选执监委员(江苏东海通讯)/光华医药杂志社//光华医药杂志.-4-39-243

东海中医将检定(东海通讯)/光华医药杂志社//光华医药杂志.-4-36-510

东台药界纠纷经医界调停解决(东台特讯)/光

华医药杂志社//光华医药杂志.-4-37-536

东台中医登记已结束(东台通讯)/光华医药杂志社//光华医药杂志.-4-36-508

东台中医公会第四届常年大会(东台通讯)/光华医药杂志社//光华医药杂志.-4-37-290

东台中医公会奉令转发会员开业执照(东台通讯)/光华医药杂志社//光华医药杂志.-4-37-454

东台主要国药出产及市价概况/光华医药杂志社//光华医药杂志.-4-40-62

董事长焦易堂先生肖像/光华医药杂志社//光华医药杂志.-4-40-283

冻疮/光华医药杂志社//光华医药杂志.-4-39-361

都昌发生笑死怪病/光华医药杂志社//光华医药杂志.-4-41-406

读者代邮/光华医药杂志社//光华医药杂志.-4-39-84

读者奖状缩影/光华医药杂志社//光华医药杂志.-4-40-422

读者信箱代邮/光华医药杂志社//光华医药杂志.-4-37-550.-4-38-84,168,262.-4-39-264

读者信箱特别启事/光华医药杂志社//光华医药杂志.-4-36-224

读者指导部主任秦伯未先生肖像/光华医药杂志社//光华医药杂志.-4-40-283

多骨疽/光华医药杂志社//光华医药杂志.-4-39-549

俄国医学会定期举行会员例会(本埠通讯)/光华医药杂志社//光华医药杂志.-4-40-550

俄医缝补心脏/光华医药杂志社//光华医药杂志.-4-36-212

鹅爪风痛痹/光华医药杂志社//光华医药杂志.-4-40-98

恶疟空前医政学院征集治疟国药效方(镇江通讯)/光华医药杂志社//光华医药杂志.-4-40-543

恶疟流行丹阳北部写实/光华医药杂志社//光华医药杂志.-4-40-399

耳下腺炎台属流行/光华医药杂志社//光华医药杂志.-4-41-507

耳炎/光华医药杂志社//光华医药杂志.-4-40-100

二十路总指挥官张钫发起重修张仲景先生之祠墓(开封快信)/光华医药杂志社//光华医药杂志.-4-35-443

二问题/光华医药杂志社//光华医药杂志.-4-39-551

发行部启/光华医药杂志社//光华医药杂志.-4-41-607

发明不死药/光华医药杂志社//光华医药杂志.-4-35-63

发明麻风血清(瑞典通讯)/光华医药杂志社//光华医药杂志.-4-35-126

发现颈骨柔软之奇症(广州通讯)/光华医药杂志社//光华医药杂志.-4-40-260

法科学家发明疗妒灵药/光华医药杂志社//光华医药杂志.-4-36-212

法律顾问沈镛大律师/光华医药杂志社//光华医药杂志.-4-40-283

法日交换医学/光华医药杂志社//光华医药杂志.-4-36-295

法租界工部局卫生处重行卫生登记/光华医药杂志社//光华医药杂志.-4-39-381

法租界药业罢市风潮一束各药号全被断电/光华医药杂志社//光华医药杂志.-4-41-160

法租界重行国医登记国医团体反对/光华医药杂志社//光华医药杂志.-4-40-87

樊纪中医办事虚改选轩事/光华医药杂志社//光华医药杂志.-4-41-610

范筱村治愈西医不治之症(汉口通讯)/光华医药杂志社//光华医药杂志.-4-35-589

方本慈热心服务社会/光华医药杂志社//光华医药杂志.-4-41-610

访国医界领袖畅谈国医界最近之进展(本社专讯)/光华医药杂志社//光华医药杂志.-4-38-585

菲律宾分社长吕丽屏先生小史/光华医药杂志社//光华医药杂志.-4-40-535

菲律宾国医分馆要闻/光华医药杂志社//光华
医药杂志.-4-41-187

菲律宾马里拉组设国医分馆(南京快信)/光华
医药杂志社//光华医药杂志.-4-36-519

菲律宾政府取缔中医(上海市特讯)/光华医药
杂志社//光华医药杂志.-4-36-439

菲律宾政府取缔中医事已解决/光华医药杂志
社//光华医药杂志.-4-37-13

菲律宾中华医药会欢送王馆长泉笙回国摄影/
光华医药杂志社//光华医药杂志.-4-41
-241

菲律滨医药团体欢迎王国医分馆长回国(菲律
滨马里拉通讯)/光华医药杂志社//中医世界
.-3-39-70

分社长聘书缩影/光华医药杂志社//光华医药
杂志.-4-40-422

分社长专号发行另售/光华医药杂志社//光华
医药杂志.-4-40-276

分社长专号征稿启事/光华医药杂志社//光华
医药杂志.-4-40-8

冯府喜事礼金概捐助首都国医院/光华医药杂
志社//光华医药杂志.-4-41-89

奉令征集卫生实施方案(北平通讯)/光华医药
杂志社//光华医药杂志.-4-39-346

奉贤中医公会举行第四次代表大会(江苏奉贤
通讯)/光华医药杂志社//光华医药杂志.-4
-38-513

浮梁县府元月六日举行中医考询/光华医药杂
志社//光华医药杂志.-4-41-153

福建国医分馆登记并考验马江医士(福州通
讯)/光华医药杂志社//光华医药杂志.-4-
38-582

福建惠安拟筹组中医公会(惠安通讯)/光华医
药杂志社//光华医药杂志.-4-40-542

福建晋江筹设国医研究会(驻泉记者通讯)/光
华医药杂志社//光华医药杂志.-4-39-77

福建晋江国医公会成立(晋江快信)/光华医药
杂志社//光华医药杂志.-4-35-456

福建晋江县中医登记给照计男医士七十六人女医
二人(泉州通讯)/光华医药杂志社//光华医

药杂志.-4-37-150

福建晋江中医登记近讯(晋江通讯)/光华医药
杂志社//光华医药杂志.-4-37-255

福建晋江中医公会常务黄润堂为国大选举告全
国中医界同仁(晋江通讯)/光华医药杂志社
//光华医药杂志.-4-40-116

福建浦城县国医支馆将成立(浦城通讯)/光华
医药杂志社//光华医药杂志.-4-36-133

福建省仙游国医专校球队摄影/光华医药杂志
社//光华医药杂志.-4-39-368

福建省政府废止管理中医士暂行规则(晋江通
讯)/光华医药杂志社//光华医药杂志.-4-
40-258

福建省政府核发陈玉铭证书(福州通讯)/光华
医药杂志社//光华医药杂志.-4-38-394

福建仙游县国医专校院外后面/光华医药杂志
社//光华医药杂志.-4-41-421

福建仙游县国医专校院外正面/光华医药杂志
社//光华医药杂志.-4-41-421

福建仙游医专第一届毕业/光华医药杂志社//
光华医药杂志.-4-40-412

福建仙游中医请领证书之难/光华医药杂志社
//光华医药杂志.-4-41-231

福建医专筹备省府限令结束(厦门通讯)/光华
医药杂志社//光华医药杂志.-4-40-553

福建中医专校/光华医药杂志社//光华医药杂
志.-4-39-368

福清国医公会成立大会记(福建福清通讯)/光
华医药杂志社//光华医药杂志.-4-37-98

福清全县国医遵领开业执照/光华医药杂志社
//中医世界.-3-39-170

福清县国药业组织同业公会/光华医药杂志社
//光华医药杂志.-4-41-610

福清县卫生院成立/光华医药杂志社//光华医
药杂志.-4-41-403

福清县县政府函聘国医郑用耀任医官/光华医
药杂志社//光华医药杂志.-4-41-324

福清县政府开始办理中医注册/光华医药杂志
社//光华医药杂志.-4-41-403

福清中西医师组成援绥劝募委员会(福清通

讯)/光华医药杂志社//光华医药杂志.-4-40-543

福州各公安分局出发调查医士证书(福州通讯)/光华医药杂志社//光华医药杂志.-4-36-431

福州国医校扩充内部/光华医药杂志社//光华医药杂志.-4-36-211

福州国医新药研究社将成立(福州通讯)/光华医药杂志社//光华医药杂志.-4-36-585

福州国医药旬刊社主编逝世(福州通讯)/光华医药杂志社//光华医药杂志.-4-36-508

福州三山国医学校毕业典礼/光华医药杂志社//光华医药杂志.-4-38-67

福州药商反对代售佛慈药品近闻(福州通讯)/光华医药杂志社//光华医药杂志.-4-39-246

福州药业不景气之一斑(福州通讯)/光华医药杂志社//光华医药杂志.-4-39-160

福州医学教育之发展/光华医药杂志社//光华医药杂志.-4-36-294

福州中医学社将改为三山国医专门学校/光华医药杂志社//光华医药杂志.-4-39-157

福州中医学社举行毕业典礼/光华医药杂志社//光华医药杂志.-4-39-85

福州中医学社举行第四组毕业学员授证典礼/光华医药杂志社//光华医药杂志.-4-39-89

福州中医学社设立诊病室/光华医药杂志社//光华医药杂志.-4-36-211

福州中医学校学生募捐援绥高润生涂改募捐簿之真相/光华医药杂志社//光华医药杂志.-4-41-82

福州中医学校中医学社参加新生活运动提灯会(福州通讯)/光华医药杂志社//光华医药杂志.-4-39-157

福州中医专门学校筹设医院/光华医药杂志社//光华医药杂志.-4-39-444

福州中医专校概况/光华医药杂志社//光华医药杂志.-4-35-586

福州中医专校学生创办医录月刊将出世/光华

医药杂志社//光华医药杂志.-4-39-242

妇女病疗法重金征稿/光华医药杂志社//光华医药杂志.-4-39-468

妇人不孕之商榷/光华医药杂志社//光华医药杂志.-4-39-356

妇人生红蛋十三枚(蚌通讯)/光华医药杂志社//光华医药杂志.-4-38-77

阜宁高年医生余奉仙/光华医药杂志社//光华医药杂志.-4-36-582

阜宁县国医公会主席及执监委呈请辞呈(江苏阜宁通讯)/光华医药杂志社//光华医药杂志.-4-38-513

阜宁县医药改进会正式成立/光华医药杂志社//光华医药杂志.-4-39-437

阜宁县政府通知中医具领执照(江苏阜宁通讯)/光华医药杂志社//光华医药杂志.-4-38-579

阜宁县政府转发中医开业执照(阜宁通讯)/光华医药杂志社//光华医药杂志.-4-37-78

阜宁中医公会成立(阜宁通讯)/光华医药杂志社//光华医药杂志.-4-36-446

阜宁中医公会将成立(阜宁通讯)/光华医药杂志社//光华医药杂志.-4-36-431

复草病名案初稿完成/光华医药杂志社//光华医药杂志.-4-36-296

改进国医学会第三届理监事宣誓就职典礼摄影/光华医药杂志社//光华医药杂志.-4-38-509

改进国医药方案/光华医药杂志社//光华医药杂志.-4-35-137

改进会北平分会讨论工作(北平通讯)/光华医药杂志社//光华医药杂志.-4-38-583

甘肃国医分馆开办训练班/光华医药杂志社//光华医药杂志.-4-36-213

赣省脑膜炎流行/光华医药杂志社//光华医药杂志.-4-41-405

赣县国医公会筹设中医疗养院(江西赣县通讯)/光华医药杂志社//光华医药杂志.-4-36-585

赣县国医公会改名并选职员(江西赣县通讯)/

光华医药杂志社//光华医药杂志.-4-38-397

赣县国医公会举行会员大会(江西赣县通讯)/光华医药杂志社//光华医药杂志.-4-36-334

高渊医社同情于星洲总联会之主张/光华医药杂志社//光华医药杂志.-4-41-71

高渊医药之声稿经付梓出版有期/光华医药杂志社//光华医药杂志.-4-41-86

高渊组织医药研究社(南洋通讯)/光华医药杂志社//光华医药杂志.-4-39-346

戈制半夏销路畅达(上海通讯)/光华医药杂志社//光华医药杂志.-4-37-455.-4-39-80,350.-4-40-548

戈制半夏之灵效/光华医药杂志社//光华医药杂志.-4-37-259

咯血/光华医药杂志社//光华医药杂志.-4-40-95

各地筹备庆祝中医条例(各地汇讯)/光华医药杂志社//光华医药杂志.-4-39-14

各地筹设分社启事/光华医药杂志社//光华医药杂志.-4-36-74

各地纷纷设立保妇丹分销处/光华医药杂志社//光华医药杂志.-4-38-248

各地国医公会成立与改选(浙江丽水江苏奉贤江苏川沙通讯)/光华医药杂志社//光华医药杂志.-4-36-531

各地区中医团体电贺蒋委员长五旬寿诞/光华医药杂志社//光华医药杂志.-4-40-293

各地热烈庆祝中医条例之情况(各地通讯)/光华医药杂志社//光华医药杂志.-4-39-101

各地医团电贺蒋委员长五旬寿诞/光华医药杂志社//光华医药杂志.-4-40-293

各地医团票选中西医汇讯/光华医药杂志社//光华医药杂志.-4-40-197

各地医药改进会会员登记颇踊跃/光华医药杂志社//光华医药杂志.-4-38-71

各地中医药团体要求实行五全会议案/光华医药杂志社//光华医药杂志.-4-41-182

各方来函赞许谢盛二氏著作/光华医药杂志社//光华医药杂志.-4-38-248

各方吁请对于中西医应平等待遇之详情(各地通讯)/光华医药杂志社//光华医药杂志.-4-38-415

各省市国医药团体电请蒋院长于庆祝中医条例典礼日莅临中馆亲致训词/光华医药杂志社//光华医药杂志.-4-39-85

更正/光华医药杂志社//光华医药杂志.-4-40-555.-4-41-66

工部局扑灭传染疟疾之蚊虫设除蚊汽车队(本埠通讯)/光华医药杂志社//光华医药杂志.-4-40-264

公安局举行中西医士登记(屯溪通讯)/光华医药杂志社//光华医药杂志.-4-38-151

古稀老媪返老还童奇闻(无锡通讯)/光华医药杂志社//光华医药杂志.-4-36-298

骨节痛之新疗法(莫斯科讯)/光华医药杂志社//光华医药杂志.-4-36-507

骨萎/光华医药杂志社//光华医药杂志.-4-39-446

鼓楼医院西医诊毙女孩案(南京通信)/光华医药杂志社//光华医药杂志.-4-35-286

怪孩出世耳朵四只左一右三现活泼存在(杭州通讯)/光华医药杂志社//光华医药杂志.-4-38-584

怪婴独手独足七指(江苏泰县通讯)/光华医药杂志社//光华医药杂志.-4-38-248

怪婴发分三色死而复苏(香港通讯)/光华医药杂志社//光华医药杂志.-4-37-150

怪婴头生肉角(泰县通讯)/光华医药杂志社//光华医药杂志.-4-38-398

光华国医院筹划病房(江西吉安通讯)/光华医药杂志社//光华医药杂志.-4-39-160

光华医学书局征求秘本出版/光华医药杂志社//光华医药杂志.-4-39-170

光华医药杂志本期儿科特辑作者近影/光华医药杂志社//光华医药杂志.-4-39-365

光华医药杂志本期社讯/光华医药杂志社//光华医药杂志.-4-40-114

光华医药杂志编辑部会议/光华医药杂志社//

光华医药杂志.-4-36-435

光华医药杂志编辑部临时代邮/光华医药杂志社//光华医药杂志.-4-36-225

光华医药杂志编辑部启事/光华医药杂志社//光华医药杂志.-4-35-212,276,349,427,518.-4-36-71,141,436

光华医药杂志代邮/光华医药杂志社//光华医药杂志.-4-35-276

光华医药杂志登载国医费子彬治愈日人危险肺病医案预告/光华医药杂志社//光华医药杂志.-4-39-19

光华医药杂志第二卷第八期画报/光华医药杂志社//光华医药杂志.-4-37-389

光华医药杂志第二卷第七期画报/光华医药杂志社//光华医药杂志.-4-37-281

光华医药杂志第四卷第一期出版分社长专号征稿启事/光华医药杂志社//光华医药杂志.-4-39-467

光华医药杂志读者好消息/光华医药杂志社//光华医药杂志.-4-36-134

光华医药杂志和汉医学研究栏特约撰述魏萱君与曾宪芳女士结婚摄影/光华医药杂志社//光华医药杂志.-4-38-11

光华医药杂志紧要报告/光华医药杂志社//光华医药杂志.-4-40-101

光华医药杂志紧要代邮/光华医药杂志社//光华医药杂志.-4-37-554

光华医药杂志启事/光华医药杂志社//光华医药杂志.-4-36-589

光华医药杂志如皋角斜热心读者王河清先生/光华医药杂志社//光华医药杂志.-4-38-510

光华医药杂志如皋热心读者冒正清先生/光华医药杂志社//光华医药杂志.-4-38-510

光华医药杂志三卷六期儿科专号征文启事/光华医药杂志社//光华医药杂志.-4-39-24

光华医药杂志社编辑部云翔近影/光华医药杂志社//光华医药杂志.-4-40-105

光华医药杂志社编辑会议记录/光华医药杂志社//光华医药杂志.-4-37-168

光华医药杂志社察哈尔分社宣传主任高榴清/光华医药杂志社//光华医药杂志.-4-41-244

光华医药杂志社察哈尔分社总务主任许德贵先生/光华医药杂志社//光华医药杂志.-4-41-346

光华医药杂志社常年法律顾问沈镛大律师/光华医药杂志社//光华医药杂志.-4-38-275

光华医药杂志社常熟鹿苑分社陆善仲先生/光华医药杂志社//光华医药杂志.-4-41-424

光华医药杂志社第十一次社务会议记录/光华医药杂志社//光华医药杂志.-4-36-236

光华医药杂志社东唐市分社推销主任毛士英/光华医药杂志社//光华医药杂志.-4-41-241

光华医药杂志社东唐市分社宣传主任王湘帆/光华医药杂志社//光华医药杂志.-4-41-241

光华医药杂志社东唐市分社研究主任何启明/光华医药杂志社//光华医药杂志.-4-41-241

光华医药杂志社东唐市分社长金达庵/光华医药杂志社//光华医药杂志.-4-41-241

光华医药杂志社东唐市分社指导主任姚振宇/光华医药杂志社//光华医药杂志.-4-41-241

光华医药杂志社分社社长近影/光华医药杂志社//光华医药杂志.-4-38-278

光华医药杂志社丰利分社长王笃勤/光华医药杂志社//光华医药杂志.-4-41-527

光华医药杂志社福建惠安崇武热心读者蔡俊明/光华医药杂志社//光华医药杂志.-4-41-169

光华医药杂志社各分社长肖像/光华医药杂志社//光华医药杂志.-4-40-286

光华医药杂志社各分社长照片/光华医药杂志社//光华医药杂志.-4-36-322

光华医药杂志社各社董肖像/光华医药杂志社//光华医药杂志.-4-36-320.-4-40-284

光华医药杂志社广东揭阳新成立分社社长江伟

民先生/光华医药杂志社//光华医药杂志.-4
-41-343

光华医药杂志社湖南平江分社长刘远先生/光
华医药杂志社//光华医药杂志.-4-40-

光华医药杂志社江西景德镇分社长姜赞文先生
/光华医药杂志社//光华医药杂志.-4-39
-173

光华医药杂志社江西南康热心读者曾广渊先生
/光华医药杂志社//光华医药杂志.-4-39
-92

光华医药杂志社江西永新分社长周扬锦先生/
光华医药杂志社//光华医药杂志.-4-39
-173

光华医药杂志社焦董事长易堂上月十八日抵沪
/光华医药杂志社//光华医药杂志.-4-41
-397

光华医药杂志社介绍书家陈瘦菊广结墨缘/光
华医药杂志社//光华医药杂志.-4-39-169

光华医药杂志社金沙分社社董卜锡霖先生/光
华医药杂志社//光华医药杂志.-4-38-510

光华医药杂志社紧要预告/光华医药杂志社//
光华医药杂志.-4-40-274

光华医药杂志社掘港分社施诊所举行闭幕式
(江苏如皋掘港通讯)/光华医药杂志社//光
华医药杂志.-4-38-241

光华医药杂志社扩大组织/光华医药杂志社//
光华医药杂志.-4-36-85

光华医药杂志社溧阳分社长邓伯英先生/光华
医药杂志社//光华医药杂志.-4-41-424

光华医药杂志社梅县分社宣传主任李燮荣/光
华医药杂志社//光华医药杂志.-4-41-527

光华医药杂志社南靖分社长吴朝元/光华医药
杂志社//光华医药杂志.-4-41-527,527

光华医药杂志社南通分社提倡国术参加江苏省
立南通民众教育馆国术班开学典礼摄影/光
华医药杂志社//光华医药杂志.-4-38-413

光华医药杂志社南通热心读者周学庠先生/光
华医药杂志社//光华医药杂志.-4-38-100

光华医药杂志社热心读者梅县中医公会主席萧
龙初/光华医药杂志社//光华医药杂志.-4-

41-527

光华医药杂志社热心读者孙伯芹/光华医药杂
志社//光华医药杂志.-4-41-527

光华医药杂志社热心读者叶瑞阶先生/光华医
药杂志社//光华医药杂志.-4-38-99

光华医药杂志社三周年纪念征求热心读者/光
华医药杂志社//光华医药杂志.-4-40-278

光华医药杂志社山东东平新成立分社社长孔海
东先生/光华医药杂志社//光华医药杂志.-4
-41-343

光华医药杂志社山西平遥分社长裴绍棠先生/
光华医药杂志社//光华医药杂志.-4-39
-462

光华医药杂志社汕头分社社董许小士先生/光
华医药杂志社//光华医药杂志.-4-41-421

光华医药杂志社汕头分社社长黄子灵先生/光
华医药杂志社//光华医药杂志.-4-41-346

光华医药杂志社汕头分社宣传主任郑忠/光华
医药杂志社//光华医药杂志.-4-41-527

光华医药杂志社汕头分社研究部主任曾秉铎先
生/光华医药杂志社//光华医药杂志.-4-41
-346

光华医药杂志社汕头分社指导部主任郑古俦先
生/光华医药杂志社//光华医药杂志.-4-41
-346

光华医药杂志社汕头总务主任马希周/光华医
药杂志社//光华医药杂志.-4-41-527

光华医药杂志社社董陈爱棠莅镇江扬州等三分
社长联合欢迎(镇江快信)/光华医药杂志社
//光华医药杂志.-4-37-554

光华医药杂志社社董近影/光华医药杂志社//
光华医药杂志.-4-38-276

光华医药杂志社社务会议/光华医药杂志社//
光华医药杂志.-4-38-98

光华医药杂志社社务会议记录/光华医药杂志
社//光华医药杂志.-4-36-516.-4-37-
82,168,280,487.-4-38-188,483,515.-4
-39-16,108,221

光华医药杂志社社讯/光华医药杂志社//光华
医药杂志.-4-39-372.-4-40-18,306,

426.-4-41-357,435,543

光华医药杂志社社长丁仲英先生玉照/光华医药杂志社//光华医药杂志.-4-41-531

光华医药杂志社社长发明神效万应膏/光华医药杂志社//光华医药杂志.-4-37-455

光华医药杂志社社长及各主任照片/光华医药杂志社//光华医药杂志.-4-36-319

光华医药杂志社社长主任近影/光华医药杂志社//光华医药杂志.-4-38-275

光华医药杂志社诗山分社长叶瑞阶先生/光华医药杂志社//光华医药杂志.-4-39-92

光华医药杂志社四川犍厂新成立分社社长何威如先生/光华医药杂志社//光华医药杂志.-4-41-343

光华医药杂志社四川什邡分社长赵鉴燊/光华医药杂志社//光华医药杂志.-4-41-527

光华医药杂志社四川五通桥分社成立摄影/光华医药杂志社//光华医药杂志.-4-41-530

光华医药杂志社四川武胜热心读者彭达生先生/光华医药杂志社//光华医药杂志.-4-38-182

光华医药杂志社四川荥经分社成立全体同人摄影/光华医药杂志社//光华医药杂志.-4-40-424

光华医药杂志社松江分社长韩君铸先生/光华医药杂志社//光华医药杂志.-4-41-424

光华医药杂志社泰县分社社长王玉玲先生/光华医药杂志社//光华医药杂志.-4-38-100

光华医药杂志社无锡第二分社国医节纪念盛况（无锡通讯）/光华医药杂志社//光华医药杂志.-4-37-187

光华医药杂志社无锡新安分社社长惠蕴明先生/光华医药杂志社//光华医药杂志.-4-41-346

光华医药杂志社无锡新安分社推行主任周德馨先生/光华医药杂志社//光华医药杂志.-4-41-346

光华医药杂志社西康康定分社成立全体同仁摄影/光华医药杂志社//光华医药杂志.-4-40-

光华医药杂志社西康康定分社长龚达三先生/光华医药杂志社//光华医药杂志.-4-40-188

光华医药杂志社新成立永川分社社长宋宅揆/光华医药杂志社//光华医药杂志.-4-41-530

光华医药杂志社新社长新聘书缩影/光华医药杂志社//光华医药杂志.-4-40-105

光华医药杂志社一周年纪念会议记录/光华医药杂志社//光华医药杂志.-4-36-335

光华医药杂志社宜春分社宣传主任林异山先生/光华医药杂志社//光华医药杂志.-4-41-244

光华医药杂志社宜春分社研究主任黄国材先生/光华医药杂志社//光华医药杂志.-4-41-244

光华医药杂志社宜春分社长刘道美先生/光华医药杂志社//光华医药杂志.-4-41-244

光华医药杂志社宜春分社总务主任傅志行先生/光华医药杂志社//光华医药杂志.-4-41-244

光华医药杂志社永川十庙镇新成立分社社长张庆云/光华医药杂志社//光华医药杂志.-4-41-530

光华医药杂志社樟树分社筹备主任鄢惟德/光华医药杂志社//光华医药杂志.-4-41-169

光华医药杂志社浙江余姚分社社长倪士英先生/光华医药杂志社//光华医药杂志.-4-41-421

光华医药杂志社镇江等分社欢迎陈爱棠社董及阚舜卿摄影/光华医药杂志社//光华医药杂志.-4-38-11

光华医药杂志社作者秦柳江先生/光华医药杂志社//光华医药杂志.-4-41-343

光华医药杂志申谢热心读者/光华医药杂志社//光华医药杂志.-4-36-590

光华医药杂志四卷七期出春温专号特约沪上名医撰稿/光华医药杂志社//光华医药杂志.-4-41-167

光华医药杂志预告/光华医药杂志社//光华医

药杂志.-4-36-590

光华医药杂志最近各地销数分析表/光华医药杂志社//光华医药杂志.-4-38-566

光华杂志社扩展社务迁移新址通告/光华医药杂志社//光华医药杂志.-4-40-275

广东安定鼠疫蔓延/光华医药杂志社//光华医药杂志.-4-41-328

广东保元国医学校举行学艺比赛/光华医药杂志社//光华医药杂志.-4-41-518

广东保元国医学校校长王道先先生/光华医药杂志社//光华医药杂志.-4-41-97

广东保元国医学校之大门/光华医药杂志社//光华医药杂志.-4-41-97

广东保元国医学校之礼堂/光华医药杂志社//光华医药杂志.-4-41-97

广东保元国医学校之药物标本室/光华医药杂志社//光华医药杂志.-4-41-97

广东保元医校近讯/光华医药杂志社//光华医药杂志.-4-41-330

广东潮安县国医公会改选职员经过(广东潮安通讯)/光华医药杂志社//光华医药杂志.-4-39-77

广东筹设省立国医专校(汕头通讯)/光华医药杂志社//光华医药杂志.-4-35-586

广东高要县考试中医牙医(广州通讯)/光华医药杂志社//光华医药杂志.-4-40-542

广东光汉医专增设免费学额/光华医药杂志社//光华医药杂志.-4-41-330

广东光汉中医校第六届毕业典礼(广州通讯)/光华医药杂志社//光华医药杂志.-4-36-428

广东光汉中医院定期开幕(广州通讯)/光华医药杂志社//光华医药杂志.-4-36-298

广东光汉中医专校一瞥/光华医药杂志社//光华医药杂志.-4-35-62

广东河县举行中医考试(广东河县通讯)/光华医药杂志社//光华医药杂志.-4-36-446

广东惠阳农民发明蚯蚓治痘病/光华医药杂志社//光华医药杂志.-4-41-408

广东陆丰县规定医士诊金/光华医药杂志社//

光华医药杂志.-4-41-409

广东路大东药房冒牌药房被抄/光华医药杂志社//光华医药杂志.-4-40-409

广东梅县中医学校恢复(梅县通讯)/光华医药杂志社//光华医药杂志.-4-36-583

广东民厅长王应榆发表国医谈话/光华医药杂志社//光华医药杂志.-4-41-80

广东拟组省中医总会/光华医药杂志社//光华医药杂志.-4-41-80

广东炮台分社长张镜豪先生/光华医药杂志社//光华医药杂志.-4-40-185

广东三医校招生/光华医药杂志社//光华医药杂志.-4-41-110

广东省筹设省立国医学院及附设留医院/光华医药杂志社//光华医药杂志.-4-36-445

广东省国医分馆组医药改进会分会/光华医药杂志社//光华医药杂志.-4-41-329

广东省立国医学院改组/光华医药杂志社//光华医药杂志.-4-41-235

广东省立国医学院向江苏分馆长王硕如征求教员(镇江通讯)/光华医药杂志社//光华医药杂志.-4-39-545

广东省立国医学院新辟校门/光华医药杂志社//光华医药杂志.-4-41-83

广东省立国医学院院长黄焯南先生/光华医药杂志社//光华医药杂志.-4-41-313

广东省民政厅长兼国医分馆长王应榆先生近影/光华医药杂志社//光华医药杂志.-4-41-97

广东顺德设医药学校/光华医药杂志社//光华医药杂志.-4-41-330

广东台山国医支馆董事会检举副馆长之罪恶(广东东台通讯)/光华医药杂志社//光华医药杂志.-4-38-288

广东五华国医支馆成立/光华医药杂志社//光华医药杂志.-4-35-512

广东医专新任校长选出/光华医药杂志社//光华医药杂志.-4-41-609

广东中国红十字会筹组光华医药杂志社分社长方本慈为筹备主任/光华医药杂志社//光华

医药杂志.-4-40-407

广东中医药专改换证章/光华医药杂志社//光华医药杂志.-4-41-331

广东中医药专科学校风潮平息/光华医药杂志社//光华医药杂志.-4-41-85

广东中医药专科学校两盛会/光华医药杂志社//光华医药杂志.-4-41-609

广东中医药专锐意整饬/光华医药杂志社//光华医药杂志.-4-41-330

广东中医院内容/光华医药杂志社//光华医药杂志.-4-35-206

广州保元国医学校访问记/光华医药杂志社//光华医药杂志.-4-41-83

广州保元汉兴两医校生揭晓/光华医药杂志社//光华医药杂志.-4-41-330

广州查缉伪药会改选/光华医药杂志社//光华医药杂志.-4-41-408

广州查禁冒名戒烟毒药/光华医药杂志社//光华医药杂志.-4-41-232

广州筹办大规模麻风病院/光华医药杂志社//光华医药杂志.-4-41-186

广州传染病院落成开幕/光华医药杂志社//光华医药杂志.-4-41-327

广州方便医院救护班举行毕业/光华医药杂志社//光华医药杂志.-4-41-85

广州妇女会组救护训练班(广州通讯)/光华医药杂志社//光华医药杂志.-4-41-80

广州隔离病院建筑完成/光华医药杂志社//光华医药杂志.-4-41-80

广州光汉中医学校校长赖际熙逝世/光华医药杂志社//光华医药杂志.-4-41-408

广州光汉中医专科学校访问记/光华医药杂志社//光华医药杂志.-4-40-552

广州光汉中医专校之最近主张/光华医药杂志社//光华医药杂志.-4-41-186

广州国医界最近之新创设(广州通讯)/光华医药杂志社//光华医药杂志.-4-36-330

广州国医校致祭黄花岗先烈/光华医药杂志社//光华医药杂志.-4-41-408

广州国医药界庆祝三一七纪念节/光华医药杂

志社//光华医药杂志.-4-41-327

广州海港检疫所布告检疫规定/光华医药杂志社//光华医药杂志.-4-41-79

广州救济院组织救护训练班/光华医药杂志社//光华医药杂志.-4-41-327

广州举办医药管理/光华医药杂志社//光华医药杂志.-4-41-331

广州两戒烟医院开幕/光华医药杂志社//光华医药杂志.-4-41-232

广州聋哑疗治演讲/光华医药杂志社//光华医药杂志.-4-41-232

广州罗广庭医生与中大师生冲突趣闻/光华医药杂志社//光华医药杂志.-4-35-64

广州拟增设巡回诊疗车/光华医药杂志社//光华医药杂志.-4-41-327

广州设卫生实验处/光华医药杂志社//光华医药杂志.-4-41-79

广州市国医研究会通电全国促请公布中医条例(广州通讯)/光华医药杂志社//光华医药杂志.-4-36-585

广州市救护队筹备会操(广州通讯)/光华医药杂志社//光华医药杂志.-4-40-261

广州市制定成药注册条例/光华医药杂志社//光华医药杂志.-4-41-331

广州卫生局化验生草药/光华医药杂志社//光华医药杂志.-4-41-408

广州卫生局取缔医药广告之反响/光华医药杂志社//光华医药杂志.-4-41-408

广州卫生局严防黄热病/光华医药杂志社//光华医药杂志.-4-41-518

广州卫生局长视察两疯院/光华医药杂志社//光华医药杂志.-4-41-232

广州择定疯院地址/光华医药杂志社//光华医药杂志.-4-41-329

广州中医公会会员登记展期(广州通讯)/光华医药杂志社//光华医药杂志.-4-41-518

贵溪将组中医公会/光华医药杂志社//光华医药杂志.-4-41-227

贵溪药业公会拍照特产药方呈省府并应四省联展会之征(贵溪通讯)/光华医药杂志社//光

华医药杂志.-4-41-77

贵州国医分馆举行成立就职典礼/光华医药杂志社//光华医药杂志.-4-41-231

桂省政府审查中医资格(广西通讯)/光华医药杂志社//光华医药杂志.-4-40-547

国大代表选举事务所发表国民大会职团选举办法(南京通讯)/光华医药杂志社//光华医药杂志.-4-40-12

国大代表选举事务所解释医师药剂师中西并和八人疑义(无锡通讯)/光华医药杂志社//光华医药杂志.-4-40-14

国大代表选举毋得有违法行为/光华医药杂志社//光华医药杂志.-4-40-201

国大代表中医界候选十六人竞选略历/光华医药杂志社//光华医药杂志.-4-40-197

国代选举总所解释书写别号选票有效/光华医药杂志社//光华医药杂志.-4-40-199

国立药专九月二十日开学(南京通讯)/光华医药杂志社//光华医药杂志.-4-40-265

国立中医专校积极计划进行/光华医药杂志社//光华医药杂志.-4-41-538

国立中正医学院消息一束/光华医药杂志社//光华医药杂志.-4-41-512

国立中正医学院已在兴工建筑/光华医药杂志社//光华医药杂志.-4-41-405

国民大会中医界代表候选人各地医团热烈欢迎呼声最高之光华医药杂志社社长丁仲英先生玉照/光华医药杂志社//光华医药杂志.-4-40-188

国民代表大会中医界代表候选人邢熙平先生/光华医药杂志社//光华医药杂志.-4-40-

国民革命军陆军五三师一五七旅三一八团军医官光华医药杂志社特派宣传员毛青全先生/光华医药杂志社//光华医药杂志.-4-38-11

国选医团呈送会员名册竣事(南京通讯)/光华医药杂志社//光华医药杂志.-4-40-116

国药商情:最近药材市况一览/光华医药杂志社//光华医药杂志.-4-37-541

国药市场/光华医药杂志社//光华医药杂志.-4

-37-456

国药业公会反对法公董局征药剂照会费(上海通讯)/光华医药杂志社//光华医药杂志.-4-39-542

国药业念四日复业/光华医药杂志社//光华医药杂志.-4-41-161

国药制药厂基金总额二十万元征求全国自由认股(南京通讯)/光华医药杂志社//光华医药杂志.-4-37-148

国医改进会发起人推代表向县党部请愿(平湖通讯)/光华医药杂志社//光华医药杂志.-4-37-538

国医改进会举办会员登记/光华医药杂志社//光华医药杂志.-4-37-450

国医公会筹备编辑第二期年刊(杭州通讯)/光华医药杂志社//光华医药杂志.-4-38-150

国医公会大会记(屯溪通讯)/光华医药杂志社//光华医药杂志.-4-38-151

国医公会江湾办事处成立/光华医药杂志社//光华医药杂志.-4-37-541

国医公会暑期补习班结束/光华医药杂志社//光华医药杂志.-4-38-153

国医公学成立(宿迁通讯)/光华医药杂志社//光华医药杂志.-4-38-148

国医馆编审委员黄谦销假在即/光华医药杂志社//光华医药杂志.-4-36-132

国医馆筹设施诊所(南京快信)/光华医药杂志社//光华医药杂志.-4-35-529

国医馆今春开国医代表大会/光华医药杂志社(录)//光华医药杂志.-4-36-584

国医馆联合首都医药界组设中华制药厂/光华医药杂志社(录)//光华医药杂志.-4-36-584

国医馆召集本京医药界筹备医药改进会/光华医药杂志社(录)//光华医药杂志.-4-36-584

国医节湖南国医专校三周年纪念志盛/光华医药杂志社//光华医药杂志.-4-41-326

国医界信条/光华医药杂志社//光华医药杂志.-4-35-279

国医界组织国医播音会(长沙通讯)/光华医药杂志社//光华医药杂志.-4-38-151

国医界组织医学研究(大庾通讯)/光华医药杂志社//光华医药杂志.-4-38-150

国医开始法医之权威(广州通讯)/光华医药杂志社//光华医药杂志.-4-36-443

国医刘仲农筹设光华国医院(江西通讯)/光华医药杂志社//光华医药杂志.-4-40-117

国医钱健民演讲推拿医术(南京通讯)/光华医药杂志社//光华医药杂志.-4-38-185

国医施今墨提倡中医事业/光华医药杂志社//光华医药杂志.-4-41-109

国医束耀珍等领到开业执照(姜堰通讯)/光华医药杂志社//光华医药杂志.-4-37-453

国医唐吉父谈治愈陈果夫病经过/光华医药杂志社//光华医药杂志.-4-35-341

国医团体呈请立院制定中医考试条例/光华医药杂志社//光华医药杂志.-4-39-193

国医校何校最好/光华医药杂志社//光华医药杂志.-4-35-516

国医学校学生采取药用植物(江苏通讯)/光华医药杂志社//光华医药杂志.-4-39-344

国医旬刊改为厦门医药半月刊(厦门通讯)/光华医药杂志社//光华医药杂志.-4-38-395

国医研究会改选执监委会(厦门通讯)/光华医药杂志社//光华医药杂志.-4-38-151

国医药改进会会员登记踊跃(阜宁通讯)/光华医药杂志社//光华医药杂志.-4-38-149

国医药界向四中全会请愿之前前后后/光华医药杂志社//光华医药杂志.-4-35-265

国医药团体开特种委员会/光华医药杂志社//光华医药杂志.-4-40-408

国医院成立在即光华医药杂志社董事长焦易堂宴各界领袖/光华医药杂志社//光华医药杂志.-4-41-536

国医院展缓兴工(南京通讯)/光华医药杂志社//光华医药杂志.-4-40-418

国医赵子刚等电呈行政院反对中医受卫生署管理(常熟通讯)/光华医药杂志社//光华医药杂志.-4-39-288

海丰国医支馆正在筹设/光华医药杂志社//光华医药杂志.-4-41-231

海港检疫处发表去年传染病况/光华医药杂志社//光华医药杂志.-4-41-159

海门名医金子淇子在沪被绑/光华医药杂志社//光华医药杂志.-4-35-66

海门医学报将复刊(江苏海门通讯)/光华医药杂志社//光华医药杂志.-4-38-239

海外国医分馆之新讯/光华医药杂志社//光华医药杂志.-4-41-1

海外生药调查日本全国出产生药一览表/光华医药杂志社//光华医药杂志.-4-39-60

海外中医界/光华医药杂志社//光华医药杂志.-4-40-537

寒国人的寿命(意大利通讯)/光华医药杂志社//光华医药杂志.-4-35-131

汉方医学讲习会/光华医药杂志社//光华医药杂志.-4-39-406

汉国医公会举行第五届选举(武汉通讯)/光华医药杂志社//光华医药杂志.-4-37-372

汉口成立华中国医校董事会/光华医药杂志社//光华医药杂志.-4-36-213

汉口大汉中医院设立十五所分院/光华医药杂志社//光华医药杂志.-4-35-513

汉口各界筹备欢迎胡文虎/光华医药杂志社//光华医药杂志.-4-40-403

汉口国医公会呈准市政府注意审查医士(汉口通讯)/光华医药杂志社//光华医药杂志.-4-35-342

汉口国医公会筹办医药专校/光华医药杂志社//光华医药杂志.-4-35-425

汉口国医专校招生难(汉口通讯)/光华医药杂志社//光华医药杂志.-4-35-340

行政院会议通过中医审查规则草案即将公布施行/光华医药杂志社//光华医药杂志.-4-40-101

行政院解释国医馆组织不受党部指导(南京快信)/光华医药杂志社//光华医药杂志.-4-37-283

杭国医界创设施医局(杭州通讯)/光华医药杂

志社//光华医药杂志.-4-40-84

杭国医界研究社内部腐败(通讯)/光华医药杂志社//光华医药杂志.-4-40-84

杭胡庆余药号劳资纠纷已解决/光华医药杂志社//光华医药杂志.-4-41-90

杭市第二次国医审查讯/光华医药杂志社//光华医药杂志.-4-35-511

杭市第二次审查国医讯/光华医药杂志社//光华医药杂志.-4-35-427

杭市第三次国医审查揭晓(杭市通讯)/光华医药杂志社//光华医药杂志.-4-36-431

杭市第四次代表大会决议取缔西医开立秘方并禁任意提高药费(杭州通信)/光华医药杂志社//光华医药杂志.-4-37-266

杭市府取缔医士乱登广告(杭州通讯)/光华医药杂志社//光华医药杂志.-4-39-104

杭市府修正管理国医规则/光华医药杂志社//光华医药杂志.-4-39-477

杭市国药业禁售罂粟壳/光华医药杂志社//光华医药杂志.-4-40-544

杭市国药业巨擘胡庆余堂又起劳资纠纷/光华医药杂志社//光华医药杂志.-4-41-151

杭市国医第三次审察(杭州通讯)/光华医药杂志社//光华医药杂志.-4-36-297

杭市国医公会呈省请解释自由职业人应否加入公会(杭州通讯)/光华医药杂志社//光华医药杂志.-4-36-216

杭市国医公会定期召开秋季会员大会(杭州通讯)/光华医药杂志社//光华医药杂志.-4-36-334

杭市国医公会换领新会证踊跃(杭州通讯)/光华医药杂志社//光华医药杂志.-4-36-297

杭市国医公会向党政机关请愿结果(杭州通讯)/光华医药杂志社//光华医药杂志.-4-36-92

杭市国医公会新执监委就职(杭州快信)/光华医药杂志社//光华医药杂志.-4-35-530

杭市国医公会组织研究委员会(杭州通讯)/光华医药杂志社//光华医药杂志.-4-37-486

杭市六界国医审查完竣/光华医药杂志社//光

华医药杂志.-4-40-298

杭市全代大会通过提倡国医药案(杭州快信)/光华医药杂志社//光华医药杂志.-4-35-288

杭市医药事业统计/光华医药杂志社//光华医药杂志.-4-37-11

杭市执委会派员接收国医公会(通讯)/光华医药杂志社//光华医药杂志.-4-40-84

杭市中医界响应一日捐款输助缓远将士/光华医药杂志社//光华医药杂志.-4-41-90

杭汤士彦创办中国医药研究月报/光华医药杂志社//光华医药杂志.-4-40-257

杭县国医公会三届会员大会/光华医药杂志社//光华医药杂志.-4-41-507

杭垣医药消息汇志/光华医药杂志社//光华医药杂志.-4-41-401

杭中国医药社元旦日举行团拜礼/光华医药杂志社//光华医药杂志.-4-41-90

杭中医公会新理事就职(通讯)/光华医药杂志社//中医世界.-3-38-378

杭中医公会新理事就职并接开第一次理事会议/光华医药杂志社//光华医药杂志.-4-41-22

杭州筹设西湖国医院(杭州快信)/光华医药杂志社//光华医药杂志.-4-35-221

杭州第四届国医审查揭晓(杭州通讯)/光华医药杂志社//光华医药杂志.-4-37-355

杭州第五届国医审查揭晓(杭州通讯)/光华医药杂志社//光华医药杂志.-4-38-394

杭州二届审察国医(杭州通讯)/光华医药杂志社//光华医药杂志.-4-35-589

杭州国医本年份登记已办竣(杭州通讯)/光华医药杂志社//光华医药杂志.-4-35-589

杭州国医杜志仁董志成创办救护班/光华医药杂志社//光华医药杂志.-4-41-158

杭州国医公会第四届改选大会(杭州快信)/光华医药杂志社//光华医药杂志.-4-35-450

杭州国医公会第四届秋季会员大会(杭州通讯)/光华医药杂志社//光华医药杂志.-4-36-447

杭州国医公会定期召开春季会员大会（杭州通讯）/光华医药杂志社//光华医药杂志.-4-39-244

杭州国医公会定期召开秋季大会（杭州通讯）/光华医药杂志社//光华医药杂志.-4-38-185

杭州国医公会纠纷已泯灭（杭州通讯）/光华医药杂志社//光华医药杂志.-4-35-128

杭州国医公会五届秋季大会（杭州通讯）/光华医药杂志社//光华医药杂志.-4-38-287

杭州国医公会之文化事业/光华医药杂志社//光华医药杂志.-4-35-65

杭州国医公会主编国医新闻出版（杭州通讯）/光华医药杂志社//光华医药杂志.-4-37-149

杭州国医公约呈准实行（通讯）/光华医药杂志社//光华医药杂志.-4-39-75

杭州国医界大冲突详情（杭州快信）/光华医药杂志社//光华医药杂志.-4-35-222

杭州国医界筹设西湖中医疗养所（杭州通讯）/光华医药杂志社//光华医药杂志.-4-38-488

杭州国医界大冲突补记（杭州快信）/光华医药杂志社//光华医药杂志.-4-35-290

杭州国医界风潮又起（杭州快信）/光华医药杂志社//光华医药杂志.-4-36-11

杭州国医新闻改组为月刊（杭州通讯）/光华医药杂志社//光华医药杂志.-4-38-489

杭州胡庆余堂发生劳资纠纷（杭州通讯）/光华医药杂志社//光华医药杂志.-4-38-1

杭州胡庆余堂国药号劳资纠纷解决（杭州通讯）/光华医药杂志社//光华医药杂志.-4-38-95

杭州女国医何兢英先生/光华医药杂志社//光华医药杂志.-4-38-99

杭州市党部函市政府取缔广济医院（杭州通讯）/光华医药杂志社//光华医药杂志.-4-37-356

杭州市第一次审查及格国医揭晓（杭州通讯）/光华医药杂志社//光华医药杂志.-4-35-341

杭州市国药业职业工会改选监理事（通讯）/光华医药杂志社//光华医药杂志.-4-39-76

杭州市国医公会第五届春季会员大会记（杭州通讯）/光华医药杂志社//光华医药杂志.-4-37-286

杭州市国医公会定期召开六届春季委员大会（杭州通讯）/光华医药杂志社//光华医药杂志.-4-39-288

杭州市国医公会停止活动（杭州通讯）/光华医药杂志社//光华医药杂志.-4-39-438

杭州市国医研究社春季大会（杭州通讯）/光华医药杂志社//光华医药杂志.-4-39-194

杭州市国医研究社春季大会记/光华医药杂志社//中医世界.-3-39-272

杭州市政府第四届审查国医（杭州通讯）/光华医药杂志社//光华医药杂志.-4-37-254

杭州市政府举行第六届国医审查聘邢熙平等为考试委员（杭州通讯）/光华医药杂志社//光华医药杂志.-4-40-259

杭州市政府调查中西医药业（杭州通讯）/光华医药杂志社//光华医药杂志.-4-39-347

杭州市中医公会改选理监事（杭州通讯）/光华医药杂志社//光华医药杂志.-4-40-259

杭州医学研究社呈省府备案（杭州通讯）/光华医药杂志社//光华医药杂志.-4-36-216

杭州中国医学社举办国医救护班第二期学员毕业（通讯）/光华医药杂志社//中医世界.-3-39-385

杭州中国医药日报出版/光华医药杂志社//光华医药杂志.-4-35-269

杭州中国医药学社近讯/光华医药杂志社//光华医药杂志.-4-35-207

杭州中医公会第五届执监委员宣誓就职（杭州通讯）/光华医药杂志社//光华医药杂志.-4-37-454

杭州中医祥林外科医院来沪设分院（本市通讯）/光华医药杂志社//光华医药杂志.-4-39-170

和汉医学研究栏投稿简章/光华医药杂志社//

光华医药杂志.-4-37-69

河北分馆长蔡承绪被聘为天津考试委员呈报中馆备案/光华医药杂志社//光华医药杂志.-4-38-399

河南国药改进社筹备进行(开封通讯)/光华医药杂志社//光华医药杂志.-4-36-585

河南国医分馆正整理/光华医药杂志社//光华医药杂志.-4-35-268

河南商城之药用植物/光华医药杂志社//光华医药杂志.-4-35-503

河南省府函送国医王省吾喉诊合编予审核/光华医药杂志社//光华医药杂志.-4-36-507

鹤膝风的特效药/光华医药杂志社//光华医药杂志.-4-36-492

黑热病名考正淮阴国医公会函征全国医界意见(淮阴通讯)/光华医药杂志社//光华医药杂志.-4-37-454

衡阳呈请组织国医支馆(湖南衡阳通讯)/光华医药杂志社//光华医药杂志.-4-39-245

衡阳吉祥医药创刊出版/光华医药杂志社//光华医药杂志.-4-41-406

轰动武昌之西医杀人案(汉口快信)/光华医药杂志社//光华医药杂志.-4-35-534

宏济堂出版医药报/光华医药杂志社//光华医药杂志.-4-39-350

虹口新公园附近发生毒蛾(本埠通讯)/光华医药杂志社//光华医药杂志.-4-40-262

喉科专家朱子云医愈孙院长夫妇/光华医药杂志社//光华医药杂志.-4-41-397

忽然笑死(惠州记者通讯)/光华医药杂志社//光华医药杂志.-4-35-130

胡虎文为香港长洲医院加建肺痨疗养院/光华医药杂志社//光华医药杂志.-4-41-328

胡文虎抵杭/光华医药杂志社//光华医药杂志.-4-41-400

胡文虎昆仲捐建惠州医院/光华医药杂志社//光华医药杂志.-4-41-233

湖北国医分馆呈转该省国医专科学校毕业文凭请予盖印发还(湖北通讯)/光华医药杂志社//光华医药杂志.-4-39-543

湖北国医学院成立经过/光华医药杂志社//光华医药杂志.-4-35-61

湖北国医专科学校风潮纪(汉口通讯)/光华医药杂志社//光华医药杂志.-4-35-263

湖北石膏产量调查/光华医药杂志社//光华医药杂志.-4-35-503

湖北医专校董会反对卫生署所订国医审查规则之宣言并办法(湖北通讯)/光华医药杂志社//光华医药杂志.-4-40-441

湖北宜昌国医公会改选大会(宜昌通讯)/光华医药杂志社//光华医药杂志.-4-37-255

湖南滨湖一带发现住血虫病(湖南通讯)/光华医药杂志社//光华医药杂志.-4-40-547

湖南管理医事人员已经开始登记(湖南通讯)/光华医药杂志社//光华医药杂志.-4-39-15

湖南国医分馆工作人员全部发表(湖南通讯)/光华医药杂志社//光华医药杂志.-4-38-581

湖南国医馆呈请解释国民代表选举法医药师团体人数之疑义(长沙通讯)/光华医药杂志社//光华医药杂志.-4-39-380

湖南国医学会举行第一届会员大会(长沙通讯)/光华医药杂志社//光华医药杂志.-4-38-419

湖南国医学会全体职员摄影/光华医药杂志社//光华医药杂志.-4-38-413

湖南国医专科学校消息一束(长沙通讯)/光华医药杂志社//光华医药杂志.-4-38-577

湖南国医专科学校增设旁听学额(长沙通讯)/光华医药杂志社//光华医药杂志.-4-39-71

湖南国医专校呈报成立/光华医药杂志社//光华医药杂志.-4-36-212

湖南国医专校呈省府设置各县国医公费学额(长沙通讯)/光华医药杂志社//光华医药杂志.-4-37-540

湖南国医专校筹设附属医院(湖南长沙通讯)/光华医药杂志社//光华医药杂志.-4-38-393

湖南国医专校改选吴汉僣罗振湘为正副校长/光华医药杂志社//光华医药杂志.-4-41-235

湖南国医专校举行成立三周年纪念(长沙通讯)/光华医药杂志社//光华医药杂志.-4-39-241

湖南国医专校举行第一届毕业典礼/光华医药杂志社//光华医药杂志.-4-41-154

湖南国医专校军训检阅荣获优奖(长沙通讯)/光华医药杂志社//光华医药杂志.-4-39-344

湖南国医专校开始临证实习(长沙通讯)/光华医药杂志社//光华医药杂志.-4-39-345

湖南国医专校派员参加长沙防空演习防毒工作(长沙通讯)/光华医药杂志社//光华医药杂志.-4-40-174

湖南国医专校新辟头门(长沙通讯)/光华医药杂志社//光华医药杂志.-4-40-554

湖南国医专校新增军训救护课程业经开始授课(长沙通讯)/光华医药杂志社//光华医药杂志.-4-39-157

湖南国医专校学生参加湘各省大学暑期集中军训(长沙通讯)/光华医药杂志社//光华医药杂志.-4-39-444

湖南衡阳敬一堂国药号各部摄影/光华医药杂志社//光华医药杂志.-4-41-623

湖南郡县呈省府修建神农炎帝陵墓(湖南快信)/光华医药杂志社//光华医药杂志.-4-36-7

湖南麓园医学研究社扩充社务近闻(长沙通讯)/光华医药杂志社//光华医药杂志.-4-38-491

湖南麓园医学研究社全体摄影/光华医药杂志社//光华医药杂志.-4-39-173

湖南省府公布管理医事人员暨管理医院规则(长沙通讯)/光华医药杂志社//光华医药杂志.-4-38-514

湖南省会公安局调查中西医士(长沙通讯)/光华医药杂志社//光华医药杂志.-4-40-544

湖南桃源呈请组设支馆省分馆今暂缓办(湖南通讯)/光华医药杂志社//光华医药杂志.-4-39-539

湖南湘雅医院庸医杀人/光华医药杂志社//光华医药杂志.-4-35-207

湖南医事人员及医院管理规则呈请施行/光华医药杂志社//光华医药杂志.-4-41-78

湖南医药改进分会呈请中馆统一分会组织(长沙通讯)/光华医药杂志社//光华医药杂志.-4-39-106

湖南医专毕业生组织同学/光华医药杂志社//光华医药杂志.-4-41-326

湖南医专筹备第一班毕业考试/光华医药杂志社//光华医药杂志.-4-40-553

湖南医专举行第二班毕业典礼第三班学生奉令集训/光华医药杂志社//光华医药杂志.-4-41-611

湖南医专举行战时防毒救护演习/光华医药杂志社//光华医药杂志.-4-41-514

湖南医专师生欢送宫怀素教授东渡/光华医药杂志社//光华医药杂志.-4-41-514

湖南医专暑期军训学生定期开学(湖南通讯)/光华医药杂志社//光华医药杂志.-4-39-543

湖南医专学生绝食慰劳绥军(长沙通讯)/光华医药杂志社//光华医药杂志.-4-40-440

湖省主席何芸樵慨捐首都国医院巨款/光华医药杂志社//光华医药杂志.-4-41-110

湖医专同学会成立大会记盛/光华医药杂志社//光华医药杂志.-4-41-513

湖州福音医院西医孟杰割毙李恢伯(湖州快信)/光华医药杂志社//光华医药杂志.-4-35-351

沪市气候转凉毒痢病症猖獗/光华医药杂志社//光华医药杂志.-4-40-411

沪西破获冒牌六神丸/光华医药杂志社//光华医药杂志.-4-40-410

沪浙国医分馆改组(上海市特讯;杭州通讯)/光华医药杂志社//光华医药杂志.-4-37-379

沪中医蔡香荪诊愈宋子良湿温重症/光华医药杂志社//光华医药杂志.-4-41-234

花园弄药材栈火警/光华医药杂志社//光华医药杂志.-4-41-158

华北国医学校举行毕业典礼(北平通讯)/光华医药杂志社//光华医药杂志.-4-37-534

华北国医学院罢考(北平通讯)/光华医药杂志社//光华医药杂志.-4-38-578

华北国医学院及国医学会共组之救护队被挡折回/光华医药杂志社//光华医药杂志.-4-41-83

华北国医学院近讯(北平通讯)/光华医药杂志社//光华医药杂志.-4-35-125

华北国医学院举行三届毕业典礼(北平通讯)/光华医药杂志社//国医砥柱月刊.-5-18-684

华北国医学院聘函纠纷(北平通讯)/光华医药杂志社//光华医药杂志.-4-40-258

华北国医学院宿舍改办医院(北平快讯)/光华医药杂志社//光华医药杂志.-4-35-351

华北国医学院诊疗所开幕(北平通讯)/光华医药杂志社//光华医药杂志.-4-35-587

华侨胡文虎在京考察中央医院(南京通讯)/光华医药杂志社//光华医药杂志.-4-36-444

华西大学制药系用科学方法制国药/光华医药杂志社//光华医药杂志.-4-41-184

怀孕三年六月未产/光华医药杂志社//光华医药杂志.-4-35-66

怀孕十二年孀妇产子(长沙通讯)/光华医药杂志社//光华医药杂志.-4-35-591

怀孕四十八月产一男孩/光华医药杂志社//光华医药杂志.-4-39-80

淮安三仙楼施医药局开幕(淮安通讯)/光华医药杂志社//光华医药杂志.-4-36-133

淮安时报附刊医药(淮安通讯)/光华医药杂志社//光华医药杂志.-4-37-453

淮安县中医公会二届改选大会(淮安通讯)/光华医药杂志社//光华医药杂志.-4-36-333

淮安医药同人欢迎骆筱峰(江苏淮安通讯)/光华医药杂志社//光华医药杂志.-4-38-241

淮安医药同人欢迎疫痧专家骆筱峰淮阴医声主编沙亦恕摄影/光华医药杂志社//光华医药杂志.-4-38-182

淮安中医公会改选发生冲突(淮安通讯)/光华医药杂志社//光华医药杂志.-4-36-10

淮安中医公会改选揭晓(淮安通讯)/光华医药杂志社//光华医药杂志.-4-38-68

淮安中医公会改组有期/光华医药杂志社//光华医药杂志.-4-35-590

淮阴高年服务社会医生李耀庭先生/光华医药杂志社//光华医药杂志.-4-39-92

淮阴高年医生骆秀峰/光华医药杂志社//光华医药杂志.-4-38-413

淮阴各善团纷纷施医(淮阴通讯)/光华医药杂志社//光华医药杂志.-4-40-171

淮阴各善团皆聘国医施诊(淮阴通讯)/光华医药杂志社//光华医药杂志.-4-38-69

淮阴国药同业公会改组/光华医药杂志社//光华医药杂志.-4-40-85

淮阴国医公会成立(淮阴通讯)/光华医药杂志社//光华医药杂志.-4-36-332

淮阴国医公会筹设疫痧治疗所(淮阴通讯)/光华医药杂志社//光华医药杂志.-4-38-239

淮阴国医公会奉命改称中医公会/光华医药杂志社//光华医药杂志.-4-40-303

淮阴国医公会欢迎淮安医药考查团摄影/光华医药杂志社//光华医药杂志.-4-40-2

淮阴国医公会将成立(淮阴通讯)/光华医药杂志社//光华医药杂志.-4-36-66

淮阴国医公会开始夏令施诊/光华医药杂志社//光华医药杂志.-4-40-86

淮阴国医公会请领二批执照(江苏淮阴通讯)/光华医药杂志社//光华医药杂志.-4-39-74

淮阴国医公会审定江韩氏案之处方记要(淮阴通信)/光华医药杂志社//光华医药杂志.-4-39-434

淮阴国医公会施种牛痘(淮阴通讯)/光华医药杂志社//光华医药杂志.-4-37-256

淮阴国医公会组织淮安医药考察团(淮阴通讯)/光华医药杂志社//光华医药杂志.-4-39-540

淮阴国医公会最近各项消息(淮阴通讯)/光华医药杂志社//光华医药杂志.-4-37-535

淮阴国医领照厅令补呈相片(淮阴通讯)/光华医药杂志社//光华医药杂志.-4-37-78

淮阴国医刘树农应中委唐生智召诊赴京/光华医药杂志社//光华医药杂志.-4-40-85

淮阴国医陆筱峰努力拯救疫痦工作(淮阴通讯)/光华医药杂志社//光华医药杂志.-4-39-439

淮阴国医速成学社成立招生(淮阴通讯)/光华医药杂志社//光华医药杂志.-4-37-148

淮阴国医速成学社呈准中央国医馆备案(淮阴通讯)/光华医药杂志社//光华医药杂志.-4-39-160

淮阴国医速成学社近况(江苏淮阴通讯)/光华医药杂志社//光华医药杂志.-4-38-238

淮阴国医学社董事会摄影/光华医药杂志社//光华医药杂志.-4-40-

淮阴国医药界欢迎赞助国医之慈善家章仲宽摄影/光华医药杂志社//光华医药杂志.-4-38-181

淮阴国医药界庆祝中医条例公布纪念摄影/光华医药杂志社//光华医药杂志.-4-39-92

淮阴国医执照第一批领到(江苏淮阴通讯)/光华医药杂志社//光华医药杂志.-4-38-395

淮阴检定中医奉令缓办(淮阴通讯)/光华医药杂志社//光华医药杂志.-4-36-509

淮阴剿匪指挥部国医同志摄影/光华医药杂志社//光华医药杂志.-4-38-414

淮阴剿匪指挥部聘国医担任治疗工作(淮阴通讯)/光华医药杂志社//光华医药杂志.-4-38-69

淮阴三团体联合送诊/光华医药杂志社//光华医药杂志.-4-40-86

淮阴县党部令训令国医公会改组会长制/光华医药杂志社//光华医药杂志.-4-37-13

淮阴县党部设施医处(淮阴通讯)/光华医药杂志社//光华医药杂志.-4-38-395

淮阴县党部训令国医公会改名中医公会(淮阴通讯)/光华医药杂志社//光华医药杂志.-4-40-260

淮阴医感化院医官易人(江苏淮阴通讯)/光华医药杂志社//光华医药杂志.-4-39-74

淮阴医生编委会第一届改组(淮阴通讯)/光华医药杂志社//光华医药杂志.-4-38-487

淮阴医晓半月刊出版(淮阴通讯)/光华医药杂志社//光华医药杂志.-4-40-546

淮阴又一医刊出版(江苏海门通讯)/光华医药杂志社//光华医药杂志.-4-38-239

淮阴针灸治疗所驻宿迁分所诊疗部/光华医药杂志社//光华医药杂志.-4-39-271

淮阴中医公会电贺蒋委员长安返首都/光华医药杂志社//光华医药杂志.-4-41-22

淮阴中医公会执监会议筹备改选/光华医药杂志社//光华医药杂志.-4-41-322

欢宴湘省主席何健氏/光华医药杂志社//光华医药杂志.-4-38-485

欢迎设戈制半夏分销处(上海特讯)/光华医药杂志社//光华医药杂志.-4-38-492

荒谬绝伦之飞尸奇闻(常熟通讯)/光华医药杂志社//光华医药杂志.-4-38-78

黄渡农家怪胎/光华医药杂志社//光华医药杂志.-4-35-208

黄郅病脱离险境/光华医药杂志社//光华医药杂志.-4-40-294

黄海旸先生痘症发挥(连载)/光华医药杂志社//光华医药杂志.-4-41-389,588

黄乐亭先生医案/光华医药杂志社//光华医药杂志.-4-41-388

黄谦建议中央国医馆修建仲圣祠享殿(南京快讯)/光华医药杂志社//光华医药杂志.-4-36-90

黄谦伤寒杂病新释预约特价/光华医药杂志社//光华医药杂志.-4-37-359

黄谦著伤寒杂病新释预约踊跃/光华医药杂志社//光华医药杂志.-4-37-455

黄岩妇人一胎产四孩/光华医药杂志社//光华医药杂志.-4-37-361

黄膺白之最近病状日渐转佳(本埠通讯)/光华医药杂志社//光华医药杂志.-4-40-418

黄竹斋谢利恒慨助兴修医圣祠费/光华医药杂志社//光华医药杂志.-4-39-554

惠安鼠疫蔓延(惠安通讯)/光华医药杂志社//光华医药杂志.-4-37-539

获得光华医药杂志社奖状热心读者曲近性先生近影/光华医药杂志社//光华医药杂志.-4-40-567

霍香在德销畅(讯)/光华医药杂志社//光华医药杂志.-4-39-437

积极筹备中之中央国专医校/光华医药杂志社//光华医药杂志.-4-35-61

吉安华光中医院职工摄影/光华医药杂志社//光华医药杂志.-4-40-567

即将开幕之集仁中医院(本埠通讯)/光华医药杂志社//光华医药杂志.-4-40-549

济南筹设国医分馆(济南通讯)/光华医药杂志社//光华医药杂志.-4-37-77

济南警察局考试中医完竣/光华医药杂志社//光华医药杂志.-4-41-228

济南医药改进分会调查伪药(济南通讯)/光华医药杂志社//光华医药杂志.-4-39-440

绩溪屏山之红豆/光华医药杂志社//光华医药杂志.-4-40-403

加里福尼亚栽植大黄/光华医药杂志社//光华医药杂志.-4-39-437

痂内作痛产儿便秘/光华医药杂志社//光华医药杂志.-4-40-97

嘉定恶性疟疾盛行/光华医药杂志社//光华医药杂志.-4-40-257

嘉兴脑膜炎蔓延愈广/光华医药杂志社//光华医药杂志.-4-41-323

甲戌医学社筹备会成立(南京通讯)/光华医药杂志社//光华医药杂志.-4-36-586

甲鱼肚内产小孩/光华医药杂志社//光华医药杂志.-4-35-66

监察委员杨仁天任本社社董(京讯)/光华医药杂志社//光华医药杂志.-4-36-71

监察委员朱宗良弹劾中央医院院长刘瑞恒(南京通讯)/光华医药杂志社//光华医药杂志.-4-36-14

监察院弹劾刘瑞恒别纪(南京通讯)/光华医药杂志社//光华医药杂志.-4-39-475

监察院于院长夫妇六秩双庆光华医药杂志社焦董事长之贺电/光华医药杂志社//光华医药杂志.-4-41-354

建议出儿科专号/光华医药杂志社//光华医药杂志.-4-35-517

建造医药城(国外记者通讯)/光华医药杂志社//光华医药杂志.-4-38-67

建筑首都国医院平湖中医公会会议筹款/光华医药杂志社//光华医药杂志.-4-41-109

健华电疗院医师王道仁被控药死人命/光华医药杂志社//光华医药杂志.-4-40-89

江北发现血虫病/光华医药杂志社//光华医药杂志.-4-35-208

江北黑热病蔓延猛烈(南京通讯)/光华医药杂志社//光华医药杂志.-4-36-530

江都国医支馆奉省分馆令组织医药改进会(扬州讯)/光华医药杂志社//光华医药杂志.-4-37-465

江都推拿学术研究会成立(江都通讯)/光华医药杂志社//光华医药杂志.-4-40-85

江都卫生实验区成立/光华医药杂志社//光华医药杂志.-4-41-322

江都夏季成立防疫委员会(江都通讯)/光华医药杂志社//光华医药杂志.-4-40-84

江都县国医学术研究会会员大会记(扬州通讯)/光华医药杂志社//光华医药杂志.-4-37-97

江都县政府委令国医组织保长训练所医务处(江都通讯)/光华医药杂志社//光华医药杂志.-4-38-487

江都县中医检定委员会专门委员已派定(扬州通讯)/光华医药杂志社//光华医药杂志.-4-37-78

江都医政毕业同学成立儿童诊疗所(江都通讯)/光华医药杂志社//光华医药杂志.-4-40-85

江都中医公会办理登记检定(江都通讯)/光华医药杂志社//光华医药杂志.-4-37-256

江都中医公会区分会将成立（江都通讯）/光华医药杂志社//光华医药杂志.-4-37-256

江都中医院之先声/光华医药杂志社//光华医药杂志.-4-41-322

江苏高等法院第一分院函请淮阴国医公会审定处方/光华医药杂志社//光华医药杂志.-4-39-287

江苏各县中医代表大会在苏举行（苏州快信）/光华医药杂志社//光华医药杂志.-4-36-8

江苏民政厅将抽考各县合格中医/光华医药杂志社//光华医药杂志.-4-37-158

江苏南通国药界普遍实行新衡器（南通通讯）/光华医药杂志社//光华医药杂志.-4-39-72

江苏全省中医联合会（镇江通讯）/光华医药杂志社//光华医药杂志.-4-36-158

江苏全省中医须受检定（附检定各详细条例）（镇江快信）/光华医药杂志社//光华医药杂志.-4-35-453

江苏省府调查各县国产药材/光华医药杂志社//光华医药杂志.-4-37-158

江苏省国医分馆各地组织分队劝募建设首都国医院/光华医药杂志社//中医世界.-3-39-268

江苏省国医分馆纪念（国医节）/光华医药杂志社//光华医药杂志.-4-41-322

江苏省国医分馆举行招待调查宣传员大会（镇江快信）/光华医药杂志社//光华医药杂志.-4-37-482

江苏省国医分馆设立处方鉴定委员会/光华医药杂志社//中医世界.-3-39-268

江苏省会卫生事务所限令中医登记/光华医药杂志社//光华医药杂志.-4-41-109

江苏省会问世事务所订立规则（镇江通讯）/光华医药杂志社//光华医药杂志.-4-40-436

江苏省将开始管理国医/光华医药杂志社//光华医药杂志.-4-35-361

江苏省将开始训练全国中医战地救护技术（镇江快信）/光华医药杂志社//光华医药杂志.-4-39-285

江苏省立医政学院卫生特训班毕业典礼（镇江快讯）/光华医药杂志社//光华医药杂志.-4-37-552

江苏省立医政学院药物试植场分让药种/光华医药杂志社//光华医药杂志.-4-41-172

江苏省医药改进分会成立大会记详（镇江快讯）/光华医药杂志社//光华医药杂志.-4-38-511

江苏省医药改进会第二次评议会记（镇江通讯）/光华医药杂志社//光华医药杂志.-4-39-159

江苏省医政学院药物试植场鸟瞰/光华医药杂志社//光华医药杂志.-4-39-176

江苏省政府会议通过修正中医检定规则及管理中医暂行规则/光华医药杂志社//光华医药杂志.-4-37-8

江苏省政府解释中医检定规程内容训令各县政府转饬国医公会遵照（镇江快信）/光华医药杂志社//光华医药杂志.-4-36-72

江苏省中医登记截止（镇江快信）/光华医药杂志社//光华医药杂志.-4-37-553

江苏外科中医训练筹备紧张/光华医药杂志社//光华医药杂志.-4-39-456

江苏限期登记中医（镇江快信）/光华医药杂志社//光华医药杂志.-4-36-226

江苏医药团体会会员统计/光华医药杂志社//光华医药杂志.-4-40-201

江苏镇江国医分馆筹备改进会（镇江通讯）/光华医药杂志社//光华医药杂志.-4-37-255

江西丰城第五区流行膨胀奇症（丰城通讯）/光华医药杂志社//光华医药杂志.-4-40-542

江西国医分馆选举正副馆长（江西南昌通讯）/光华医药杂志社//光华医药杂志.-4-39-194

江西国医专校征求有效单方（杭州通讯）/光华医药杂志社//光华医药杂志.-4-35-340

江西国医专修院大礼堂及诊疗室外景之全影/光华医药杂志社//光华医药杂志.-4-38-11

江西国医专修院改名专修学校（江西通讯）/光

华医药杂志社//光华医药杂志.-4-40-551

江西国医专修院建筑新校舍（南昌通讯）/光华医药杂志社//光华医药杂志.-4-36-583

江西国医专修院举办第一届毕业考试（南昌通讯）/光华医药杂志社//光华医药杂志.-4-39-242

江西国医专修院开办经过（南昌通讯）/光华医药杂志社//光华医药杂志.-4-35-340

江西国医专修院消息一束（通讯）/光华医药杂志社//光华医药杂志.-4-39-544

江西国医专修院一瞥（南昌通讯）/光华医药杂志社//光华医药杂志.-4-35-264

江西吉安分社长刘仲农创办医药慈善事业之种种/光华医药杂志社//光华医药杂志.-4-40-403

江西吉安国医公会成立典礼盛况（江西吉安快信）/光华医药杂志社//光华医药杂志.-4-35-530

江西吉安中医公会改选/光华医药杂志社//光华医药杂志.-4-35-512

江西进贤分社长易九如先生小史/光华医药杂志社//光华医药杂志.-4-41-63

江西名流发起创设全省中医院（南昌通讯）/光华医药杂志社//光华医药杂志.-4-40-443

江西南康唐江分社长黎美孚先生小史/光华医药杂志社//光华医药杂志.-4-40-394

江西南康中西药业同业公会改组国药界得八席（南康通讯）/光华医药杂志社//光华医药杂志.-4-39-440

江西全省卫生处卫生事务所南昌市政委员会合办中医考试/光华医药杂志社//光华医药杂志.-4-39-287

江西省国医分馆馆长吴琢之先生及其孙与门人合影/光华医药杂志社//光华医药杂志.-4-40-185

江西省立赣县二女师聘请中医校医（江西赣县通讯）/光华医药杂志社//光华医药杂志.-4-38-241

江西兽医养成所计划拟定/光华医药杂志社//光华医药杂志.-4-41-157

江西医专举行结束/光华医药杂志社//光华医药杂志.-4-41-405

江西医专校刊出版在即/光华医药杂志社//光华医药杂志.-4-41-86

江西医专学生救国工作之热烈/光华医药杂志社//光华医药杂志.-4-41-511

江西中医专门学校近况/光华医药杂志社//光华医药杂志.-4-41-325

江阴国医公会会员大会（江阴通讯）/光华医药杂志社//光华医药杂志.-4-36-449

江阴国医公会推员晋省请求执照（江阴通讯）/光华医药杂志社//光华医药杂志.-4-38-487

江阴国医界光荣之事/光华医药杂志社//光华医药杂志.-4-35-268

江阴举办国医登记考试/光华医药杂志社//光华医药杂志.-4-35-426

江阴全县中医考试讯（江阴通讯）/光华医药杂志社//光华医药杂志.-4-35-589

江阴县中医执照奉厅令颁发四十五名（江阴通讯）/光华医药杂志社//光华医药杂志.-4-39-73

江阴中医公会临时会议（江阴通讯）/光华医药杂志社//光华医药杂志.-4-37-358

江浙将开始中医登记/光华医药杂志社//光华医药杂志.-4-40-182

江浙两省医分两批受军队卫生训练/光华医药杂志社//光华医药杂志.-4-39-362

将来人类大足指无指甲（纽约通讯）/光华医药杂志社//光华医药杂志.-4-35-345

姜堰中医公会办事处近讯/光华医药杂志社//光华医药杂志.-4-41-399

僵尸昼死夜生（北平通讯）/光华医药杂志社//光华医药杂志.-4-36-510

奖金五万元征求肝癌疗法/光华医药杂志社//光华医药杂志.-4-35-365

奖励处州分社长鲁秀山/光华医药杂志社//光华医药杂志.-4-36-141,436

奖励分社长/光华医药杂志社//光华医药杂志.-4-39-16,108,221,279,371.-4-40-

278.-4-41-24,253,358

奖励热心读者/光华医药杂志社//光华医药杂志.-4-39-468.-4-40-8

蒋夫人微感不适/光华医药杂志社//光华医药杂志.-4-41-187

蒋委员长出险湖南医专学生游行庆祝/光华医药杂志社//光华医药杂志.-4-41-21

蒋委员长延请范石生诊治/光华医药杂志社//光华医药杂志.-4-41-162

焦董事长上月十九日答宴上海各界情形/光华医药杂志社//光华医药杂志.-4-41-107

焦董事长易堂宴请各界筹募国医院经费/光华医药杂志社//光华医药杂志.-4-41-260

焦董事长易堂邀宴各界/光华医药杂志社//光华医药杂志.-4-41-353

焦馆长到如婚礼受中医药界热烈欢迎(如皋通讯)/光华医药杂志社//光华医药杂志.-4-37-284

焦馆长到镇受国医药界热烈欢迎(镇江通讯)/光华医药杂志社//光华医药杂志.-4-36-330

焦馆长等莅粤视察中医药业(广州快讯)/光华医药杂志社//光华医药杂志.-4-40-438

焦馆长欢宴中委阎锡山萧吉珊等之盛况(南京通讯)/光华医药杂志社//光华医药杂志.-4-38-399

焦馆长莅皋纪略/光华医药杂志社//光华医药杂志.-4-41-19

焦馆长莅沪纪略/光华医药杂志社//光华医药杂志.-4-41-19

焦馆长岳丈龙公骨折电召伤科虞翔麟诊治(上海市特讯)/光华医药杂志社//光华医药杂志.-4-37-288

焦馆长哲嗣宗领在京结婚(南京通讯)/光华医药杂志社//光华医药杂志.-4-37-286

焦易堂参加华北国医学院开学礼(北平专电)/光华医药杂志社//光华医药杂志.-4-36-226

焦易堂到沪参观各国药制造厂(本社特讯)/光华医药杂志社//光华医药杂志.-4-38-95

焦易堂等筹设中医校医院(南京专电)/光华医药杂志社//光华医药杂志.-4-35-286

焦易堂抵京(南京快信)/光华医药杂志社//光华医药杂志.-4-36-226

焦易堂对光华医药杂志社记者发表象贝药潮意见(南京快信)/光华医药杂志社//光华医药杂志.-4-36-305

焦易堂赴北平国医学院参观(北平通讯)/光华医药杂志社//光华医药杂志.-4-36-211

焦易堂莅平视察国医分馆对本刊记者发表重要讲话(北平快讯)/光华医药杂志社//光华医药杂志.-4-36-156

焦易堂莅如游览名胜(如皋通讯)/光华医药杂志社//光华医药杂志.-4-37-356

焦易堂任光华医药杂志社董事长(南京记者)/光华医药杂志社//光华医药杂志.-4-39-476

焦易堂任最高法院院长(南京通讯)/光华医药杂志社//光华医药杂志.-4-38-13

焦易堂视察北平分馆回京之重要谈话(南京快讯)/光华医药杂志社//光华医药杂志.-4-36-243

焦易堂演讲希望国医药界要有政治知识(南京快信)/光华医药杂志社//光华医药杂志.-4-36-331

焦易堂谒见蒋委员长(南京专电)/光华医药杂志社//光华医药杂志.-4-35-221

教部不准湖北医专立案(湖北通讯)/光华医药杂志社//光华医药杂志.-4-40-440

教部督学来粤视察国医学院专科学校(广州通讯)/光华医药杂志社//光华医药杂志.-4-40-265

教部核定下年度医学师资奖学金/光华医药杂志社//光华医药杂志.-4-41-504

教部将设置药学师资奖学金/光华医药杂志社//光华医药杂志.-4-41-110

教部令查禁函授医学(南京通讯)/光华医药杂志社//光华医药杂志.-4-36-331

教部令平社会局取缔两国医学院(北平通讯)/光华医药杂志社//光华医药杂志.-4-37

－148

教部医教会调查全国医校(南京通讯)/光华医药杂志社//光华医药杂志.-4-40-551

教部医学教委会奖励医药科学生阅读图书杂志/光华医药杂志社//光华医药杂志.-4-40-257

教部组成药学教育委会/光华医药杂志社//光华医药杂志.-4-40-412

教育部筹设药学专校/光华医药杂志社//光华医药杂志.-4-40-89

教育部医学教委会增设药学专委会(南京专电)/光华医药杂志社//光华医药杂志.-4-40-174

今后光华医药杂志社之方针/光华医药杂志社//光华医药杂志.-4-40-309

金坛中医药公会召集大会(金坛记者通讯)/光华医药杂志社//光华医药杂志.-4-35-426

金真如反对卫生署管理中医/光华医药杂志社//光华医药杂志.-4-40-299

津女师学院添加医药讲习(天津通讯)/光华医药杂志社//光华医药杂志.-4-40-437

津浦县女国医邵毓瑛/光华医药杂志社//光华医药杂志.-4-39-89

紧要代邮/光华医药杂志社//光华医药杂志.-4-36-224,304

紧要新闻/光华医药杂志社//光华医药杂志.-4-41-431

晋江产生二国医刊物(晋江通讯)/光华医药杂志社//光华医药杂志.-4-39-349

晋江高年医生郑燕汀先生/光华医药杂志社//光华医药杂志.-4-38-509

晋江国医公会改选执监委员(福建晋江通讯)/光华医药杂志社//光华医药杂志.-4-38-582

晋江鼠疫流行猖獗(晋江通讯)/光华医药杂志社//光华医药杂志.-4-37-539

晋江县举行考试中医/光华医药杂志社//光华医药杂志.-4-40-299

晋江县取缔无照开业中医/光华医药杂志社//光华医药杂志.-4-41-150

晋江中医公会设临时施诊所(晋江通讯)/光华医药杂志社//光华医药杂志.-4-37-539

晋江中医公会通告领证书(福建晋江通讯)/光华医药杂志社//光华医药杂志.-4-39-247

晋江组织联合国医诊所(福建晋江通讯)/光华医药杂志社//光华医药杂志.-4-38-395

晋京请愿之中国医学院学生待于北站平厢内/光华医药杂志社//光华医药杂志.-4-38-509

京防空协会函请中央国医馆征求会员(南京通讯)/光华医药杂志社//光华医药杂志.-4-40-419

京市五届国医试验揭晓(南京通讯)/光华医药杂志社//光华医药杂志.-4-37-451

经会卫生顾问斯丹巴赴陕视察卫生设施(南京通讯)/光华医药杂志社//光华医药杂志.-4-37-287

经会药物系发明新药(南京通讯)/光华医药杂志社//光华医药杂志.-4-37-254

精盐治关节炎(伦敦通讯)/光华医药杂志社//光华医药杂志.-4-35-588

井疽治验后之摄影/光华医药杂志社//光华医药杂志.-4-39-89

景德镇公安局布告定期举行中医考试(江西通讯)/光华医药杂志社//光华医药杂志.-4-39-347

景德镇中医公会成立大会摄影/光华医药杂志社//光华医药杂志.-4-41-421

景德镇中医公会开成立会/光华医药杂志社//光华医药杂志.-4-41-326

景德镇中医公会联席会议/光华医药杂志社//光华医药杂志.-4-41-405

景德镇中医公会之组织/光华医药杂志社//光华医药杂志.-4-41-325

景德镇中医送诊局开始送诊(江西景德镇通讯)/光华医药杂志社//光华医药杂志.-4-39-246

景镇公安局举行中医登记(江西景镇通讯)/光华医药杂志社//光华医药杂志.-4-38-395

景镇举行中医考询/光华医药杂志社//光华医

药杂志.-4-41-153

景镇中医考询之又讯/光华医药杂志社//光华医药杂志.-4-41-161

敬告全国医学人士/光华医药杂志社//光华医药杂志.-4-40-276

敬求治法/光华医药杂志社//光华医药杂志.-4-39-255

靖江国医登记消息(靖江通讯)/光华医药杂志社//光华医药杂志.-4-37-536

靖江全县中医检定讯(靖江通讯)/光华医药杂志社//光华医药杂志.-4-36-430

纠纷多年之医师名称已得正式解释/光华医药杂志社//光华医药杂志.-4-40-1

九江国医界消息(九江通讯)/光华医药杂志社//光华医药杂志.-4-36-508

九江国医统计/光华医药杂志社//光华医药杂志.-4-35-113

九旬老妇怀孕/光华医药杂志社//光华医药杂志.-4-41-501

巨商林炳炎捐资奖励中医学术/光华医药杂志社//光华医药杂志.-4-41-354

句容民教馆聘国医施诊/光华医药杂志社//光华医药杂志.-4-35-66

绝食四月不死/光华医药杂志社//光华医药杂志.-4-35-66

绝食五十日不死(莫斯科讯)/光华医药杂志社//光华医药杂志.-4-37-441

掘港防疫会形将成立(如皋通讯)/光华医药杂志社//光华医药杂志.-4-39-442

掘港中医分会改选展期(如皋通讯)/光华医药杂志社//光华医药杂志.-4-39-442

军医员秦纪有志研究中医学术/光华医药杂志社//光华医药杂志.-4-36-132

开封分社长石稚梅先生小史/光华医药杂志社//光华医药杂志.-4-40-394

开封公安局考试中西医生(开封通讯)/光华医药杂志社//光华医药杂志.-4-36-430

开封国医改进社成立大会摄影/光华医药杂志社//光华医药杂志.-4-38-100

开封国医改进社开成立大会(开封通讯)/光华

医药杂志社//光华医药杂志.-4-38-14

开封国医公会控河南国医分馆馆长陈松坪(开封快信)/光华医药杂志社//光华医药杂志.-4-35-288

开封市考试中医近讯/光华医药杂志社//光华医药杂志.-4-41-23

开封中医教育状况(开封通讯)/光华医药杂志社//光华医药杂志.-4-35-264

看护之罪恶(福州通讯)/光华医药杂志社//光华医药杂志.-4-39-349

昆明国医界组设云南国医学术改进研究社(昆明通讯)/光华医药杂志社//光华医药杂志.-4-37-455

昆山恶性疟疾流行/光华医药杂志社//光华医药杂志.-4-40-401

昆山药业公会成立(昆山通讯)/光华医药杂志社//光华医药杂志.-4-35-343

扩大征求新闻记者通告/光华医药杂志社//光华医药杂志.-4-39-279

癫痫发落/光华医药杂志社//光华医药杂志.-4-40-100

兰溪中医公会改选执监委/光华医药杂志社//光华医药杂志.-4-41-508

兰溪中医公会会员大会(兰溪通讯)/光华医药杂志社//光华医药杂志.-4-37-257

兰溪中医公会执监会议(兰溪通讯)/光华医药杂志社//光华医药杂志.-4-37-257

蓝田县城内两处施种牛痘(陕西蓝田通讯)/光华医药杂志社//光华医药杂志.-4-39-161

蓝田已举行夏令卫生运动大会(蓝田通讯)/光华医药杂志社//光华医药杂志.-4-39-441

痨病有灭亡中国之趋势/光华医药杂志社//光华医药杂志.-4-36-1

老妇怪胎产赤练蛇六七头/光华医药杂志社//光华医药杂志.-4-41-406

乐山三皇庙/光华医药杂志社//光华医药杂志.-4-41-172

乐山最高峰/光华医药杂志社//光华医药杂志.-4-41-172

李伯鸿被聘任广东江爱善医员(广州通讯)/光

华医药杂志社//光华医药杂志.-4-38-397

李厚塱著温病赋被姜子房盗名出版引起两淮医界反对(淮阴通讯)/光华医药杂志社//光华医药杂志.-4-39-74

立法院通过国医条例详情/光华医药杂志社//光华医药杂志.-4-35-203

立法院通过卫生署组织法(南京通讯)/光华医药杂志社//光华医药杂志.-4-40-436

立法院修改堕胎刑法(南京快讯)/光华医药杂志社//光华医药杂志.-4-35-148

莲特硬光线治愈脑膜炎日医学界之新发现(福冈讯)/光华医药杂志社//光华医药杂志.-4-37-534

两胃人与两头人(杭州南通通讯)/光华医药杂志社//光华医药杂志.-4-38-77

辽宁名医发明国药蒸馏水(北平通讯)/光华医药杂志社//光华医药杂志.-4-38-241

林主席至沪延陆仲安检验身体/光华医药杂志社//光华医药杂志.-4-40-294

林梓分社长陈士仁先生小史/光华医药杂志社//光华医药杂志.-4-40-534

临川国医公会选举执监委员(临川通讯)/光华医药杂志社//光华医药杂志.-4-36-213

临川社长杜再思先生小史/光华医药杂志社//光华医药杂志.-4-40-536

临川温州镇发起组织国医研究社(临川通讯)/光华医药杂志社//光华医药杂志.-4-40-175

临海中医公会第五次会员大会(临海通讯)/光华医药杂志社//光华医药杂志.-4-37-538

淋病疑是症/光华医药杂志社//光华医药杂志.-4-39-553

刘韩臣增购医药械器/光华医药杂志社//光华医药杂志.-4-41-235

刘翰臣发明新药(北平通讯)/光华医药杂志社//光华医药杂志.-4-39-163

流行性感冒治疗新法(列宁格勒通讯)/光华医药杂志社//光华医药杂志.-4-35-510

瘤疹治疗之新发明(罗马讯)/光华医药杂志社//光华医药杂志.-4-36-507

柳宝诒先生医案(连载)/光华医药杂志社//光华医药杂志.-4-41-386,481,585

柳回春谈四川银耳在医药上之效用/光华医药杂志社//光华医药杂志.-4-41-152

六龄小孩雌雄莫辨两性形阴阳毕具(苏州通讯)/光华医药杂志社//光华医药杂志.-4-39-248

龙胎/光华医药杂志社//光华医药杂志.-4-40-90

龙岩鼠疫死百余人(福州通讯)/光华医药杂志社//光华医药杂志.-4-37-356

龙州区发现邪崇怪病(梧州通讯)/光华医药杂志社//光华医药杂志.-4-37-539

鲁高密发现何首乌(济南通讯)/光华医药杂志社//光华医药杂志.-4-37-393

伦敦医学展览会之自动医士/光华医药杂志社//光华医药杂志.-4-40-396

逻京华侨国医吴子东先生/光华医药杂志社//光华医药杂志.-4-39-271

骆介子函请中央国医馆准予筹设澳洲国医分馆/光华医药杂志社//光华医药杂志.-4-41-261

吕丽屏等通电拥护中政会蒋副主席(菲律宾通讯)/光华医药杂志社//光华医药杂志.-4-39-158

吕丽屏宴李总领事(菲律宾通讯)/光华医药杂志社//光华医药杂志.-4-39-72

吕丽屏治愈外国人奇病(菲列宾通讯)/光华医药杂志社//光华医药杂志.-4-38-400

吕丽屏致电国医馆馆长(菲律宾通讯)/光华医药杂志社//光华医药杂志.-4-39-72

麻坡组织医药联合会(麻坡讯)/光华医药杂志社//光华医药杂志.-4-39-346

马来亚之防疟工作/光华医药杂志社//光华医药杂志.-4-41-70

马叔平许行彬等发起组杭市中医研究院(杭州快信)/光华医药杂志社//光华医药杂志.-4-36-11

蚂蝗入阴户性命堪虞(如皋讯)/光华医药杂志社//光华医药杂志.-4-37-68

毛青全电请中央声援恢复军队中医药费(本社特讯)/光华医药杂志社//光华医药杂志.-4-38-287

毛学海杨青之担任农村暑期施诊所医务(衢县通讯)/光华医药杂志社//光华医药杂志.-4-37-538

冒牌医士打针丧命/光华医药杂志社//光华医药杂志.-4-40-408

没有病菌之岛(伦敦通讯)/光华医药杂志社//光华医药杂志.-4-35-341

梅县中医公会救护队荣领奖状摄影纪念/光华医药杂志社//光华医药杂志.-4-40-567

美国儿童之齿病多(芝加哥通讯)/光华医药杂志社//光华医药杂志.-4-40-167

美国发生睡疫(圣路易通讯)/光华医药杂志社//光华医药杂志.-4-35-128

美国郭尼修博士发明起死回生术/光华医药杂志社//光华医药杂志.-4-40-396

美国女医生杀媳/光华医药杂志社//光华医药杂志.-4-35-264

美国青年患癫病铁肺能保全性命/光华医药杂志社//光华医药杂志.-4-41-395

美国人赞美中国忘忧草(纽约通讯)/光华医药杂志社//光华医药杂志.-4-35-126

美国三番市设立国医分馆/光华医药杂志社//光华医药杂志.-4-39-437

美国睡病风行(纽约通讯)/光华医药杂志社//光华医药杂志.-4-35-340

美国医生过剩/光华医药杂志社//光华医药杂志.-4-35-63

美貌男子忽变青春少女/光华医药杂志社//光华医药杂志.-4-35-270

美人柯尔麦发明血清(纽约通讯)/光华医药杂志社//光华医药杂志.-4-36-429

闷死女学生陈允之(南京快信)/光华医药杂志社//光华医药杂志.-4-35-533

秘鲁将筹国医分馆(南京通讯)/光华医药杂志社//光华医药杂志.-4-40-419

民国廿三年全年西药进口统计/光华医药杂志社//光华医药杂志.-4-37-94

闽防止鼠疫计划/光华医药杂志社//光华医药杂志.-4-41-508

闽南鼠疫猖獗惠安疫死达八百人/光华医药杂志社//光华医药杂志.-4-41-510

闽南鼠疫防救委会成立/光华医药杂志社//光华医药杂志.-4-41-403

闽省各地鼠疫流行/光华医药杂志社//光华医药杂志.-4-41-402

闽省举办县卫生院医员应加聘中医/光华医药杂志社//光华医药杂志.-4-41-228

名医汤本氏乔居新寓(日本通讯)/光华医药杂志社//光华医药杂志.-4-37-354

名医夏应堂逝世/光华医药杂志社//光华医药杂志.-4-39-381

鸣谢光华医药杂志社特派宣传员毛青全先生/光华医药杂志社//光华医药杂志.-4-39-108

鸣谢诗山分社长叶瑞阶先生/光华医药杂志社//光华医药杂志.-4-39-109

牟平县考试医生续讯/光华医药杂志社//光华医药杂志.-4-41-333

牟平县考试中西医/光华医药杂志社//光华医药杂志.-4-41-228

牟平县中医公会之筹备会/光华医药杂志社//光华医药杂志.-4-41-77

谋日法医学提携(巴黎通讯)/光华医药杂志社//光华医药杂志.-4-36-65

母女争产消灭女之生殖机能(美国绿衫矶电)/光华医药杂志社//光华医药杂志.-4-38-579

目疾/光华医药杂志社//光华医药杂志.-4-40-268

目中黑花/光华医药杂志社//光华医药杂志.-4-39-446

募款献祝寿机(平湖通讯)/光华医药杂志社//光华医药杂志.-4-39-348

男孩有两个生殖器/光华医药杂志社//光华医药杂志.-4-36-135

男女性可由人定/光华医药杂志社//光华医药杂志.-4-35-265

南安将组织中医公会/光华医药杂志社//光华医药杂志.-4-41-404

南昌第二分社长许寿仁社长先生小史/光华医药杂志社//光华医药杂志.-4-40-394

南昌高年医生孙馥棠先生/光华医药杂志社//光华医药杂志.-4-38-12

南昌神州国医学会改选结果(南昌通讯)/光华医药杂志社//光华医药杂志.-4-35-342

南昌市脑膜炎已肃清/光华医药杂志社//光华医药杂志.-4-41-512

南昌市卫生事务所招考中医(江西南昌通讯)/光华医药杂志社//光华医药杂志.-4-39-246

南昌市药业改用新衡器(南昌通讯)/光华医药杂志社//光华医药杂志.-4-38-491

南昌市政委会组国医药研究会并举行检定中医/光华医药杂志社//光华医药杂志.-4-37-13

南昌西药营业较上年锐减(南昌通讯)/光华医药杂志社//光华医药杂志.-4-40-544

南昌新运联席会函各机关举行国药展览会(江西通讯)/光华医药杂志社//光华医药杂志.-4-40-258

南昌中药展览会盛况/光华医药杂志社//光华医药杂志.-4-41-78

南昌中医公会改选未成(南昌通讯)/光华医药杂志社//光华医药杂志.-4-39-194

南昌中医公会新执监联席会议(南昌讯)/光华医药杂志社//光华医药杂志.-4-39-286

南昌中医药四团体联席会议经决定自行制用诊疗薄(江西通讯)/光华医药杂志社//光华医药杂志.-4-39-441

南昌中正医学院注意遴选院长(南昌通讯)/光华医药杂志社//光华医药杂志.-4-40-174

南岛医声季刊已出版/光华医药杂志社//光华医药杂志.-4-41-85

南汇县中医公会第三届全体会员大会摄影/光华医药杂志社//光华医药杂志.-4-40-108

南汇县中医执照发生问题(上海市特讯)/光华医药杂志社//光华医药杂志.-4-37-95

南汇中医公会产生新执监委(南汇通讯)/光华医药杂志社//光华医药杂志.-4-40-170

南汇中医昨开会员大会记详(南汇通讯)/光华医药杂志社//光华医药杂志.-4-40-168

南京白喉症已告肃清(南京通讯)/光华医药杂志社//光华医药杂志.-4-37-76

南京第六届国医试验月内举行(南京通讯)/光华医药杂志社//光华医药杂志.-4-38-187

南京国药业公会改选执委(京讯)/光华医药杂志社//光华医药杂志.-4-36-66

南京国医传习所补习科毕业呈请中馆派员监试(南京通讯)/光华医药杂志社//光华医药杂志.-4-39-543

南京国医传习所将补行开学典礼(南京快信)/光华医药杂志社//光华医药杂志.-4-36-428

南京国医传习所将开办(南京通信)/光华医药杂志社//光华医药杂志.-4-36-10

南京国医传习所将开办伤科班(南京通讯)/光华医药杂志社//光华医药杂志.-4-40-115

南京国医传习所开学典礼(附照片)(南京通讯)/光华医药杂志社//光华医药杂志.-4-36-502

南京国医传习所开学上课(南京通讯)/光华医药杂志社//光华医药杂志.-4-36-294

南京国医传习所续招新生(南京通讯)/光华医药杂志社//光华医药杂志.-4-38-67

南京国医业概况/光华医药杂志社//光华医药杂志.-4-38-289

南京甲戌医药社举行成立大会(南京通讯)/光华医药杂志社//光华医药杂志.-4-37-451

南京开辟国药大市场(南京专电)/光华医药杂志社//光华医药杂志.-4-35-147

南京审计部路毓祉死于非命(南京快信)/光华医药杂志社//光华医药杂志.-4-35-449

南京市防空协会中医征求队队员交纳会费/光华医药杂志社//光华医药杂志.-4-41-162

南京市政府第六届国医试验揭晓(南京通讯)/光华医药杂志社//光华医药杂志.-4-38-485

南京市政府管理开业中医规则/光华医药杂志社//光华医药杂志.-4-41-537

南京市政府举行第六届国医试验(南京通讯)/光华医药杂志社//光华医药杂志.-4-38-288

南京市政府举行秋季中医考试(南京通讯)/光华医药杂志社//光华医药杂志.-4-36-430

南京市政府制定管理中医广告规则(南京通讯)/光华医药杂志社//光华医药杂志.-4-38-186

南康县立医院派员赠种牛痘(江西南康通讯)/光华医药杂志社//光华医药杂志.-4-38-241

南宁设立国医民生传习会/光华医药杂志社//光华医药杂志.-4-36-213

南通国术专家兼针灸医师李天雄/光华医药杂志社//光华医药杂志.-4-38-413

南通国医专修院学生站队整齐之情形/光华医药杂志社//光华医药杂志.-4-38-413

南通将设医药改进支会(南通通讯)/光华医药杂志社//光华医药杂志.-4-39-72

南通将设中医检定委员会(江苏南通通讯)/光华医药杂志社//光华医药杂志.-4-38-579

南通教育局设卫生教育委员会(南通通讯)/光华医药杂志社//光华医药杂志.-4-39-159

南通卫生教育委员会成立(江苏南通通讯)/光华医药杂志社//光华医药杂志.-4-39-243

南通卫生实验区办事处工作紧张/光华医药杂志社//光华医药杂志.-4-41-321

南通县医药界庆祝中医条例公布大会摄影/光华医药杂志社//光华医药杂志.-4-39-92

南洋槟城李昌安回国来平考察(北平通讯)/光华医药杂志社//光华医药杂志.-4-36-509

南洋槟城中国药材业调查/光华医药杂志社//光华医药杂志.-4-35-577

南洋槟城组织中医中药联合会(槟城通讯)/光华医药杂志社//光华医药杂志.-4-36-131

南洋高渊医药研究社发起人摄影/光华医药杂志社//光华医药杂志.-4-39-368

南洋华侨医药界赞助医药文化甚力(暹罗通讯)/光华医药杂志社//光华医药杂志.-4-36-212

南洋马来西亚槟榔屿北部吉礁埠中药行举行首次联欢会/光华医药杂志社//光华医药杂志.-4-41-503

南洋雪兰莪同善中医院近况(南洋通讯)/光华医药杂志社//光华医药杂志.-4-35-509

南洋雪兰莪中医学会将成立(南洋通讯)/光华医药杂志社//光华医药杂志.-4-35-587

南洋医界出版周刊(南洋通讯)/光华医药杂志社//光华医药杂志.-4-39-345

南洋中医中药联合会欢迎名誉会长胡文虎先生摄影/光华医药杂志社//光华医药杂志.-4-40-188

南宗京著内科全书发行预约/光华医药杂志社//光华医药杂志.-4-39-244

闹市空气满布细菌(巴黎通讯)/光华医药杂志社//光华医药杂志.-4-38-67

内障/光华医药杂志社//光华医药杂志.-4-39-360

内政部饬卫生署整顿中央医院(南京快信)/光华医药杂志社//光华医药杂志.-4-35-533

内政部通令禁止仙方(南京快信)/光华医药杂志社//光华医药杂志.-4-35-296

能预知妻死时间(伦敦电)/光华医药杂志社//光华医药杂志.-4-37-68

宁波名医范文甫先生作古(鄞县通讯)/光华医药杂志社//光华医药杂志.-4-40-259

牛病/光华医药杂志社//光华医药杂志.-4-40-410

农村医药改进社电苏省府请速检定中医(上海特讯)/光华医药杂志社//光华医药杂志.-4-35-456

农妇产五犬/光华医药杂志社//光华医药杂志.-4-40-412

农妇蹲地小便被毒蛇啮生殖器/光华医药杂志社//光华医药杂志.-4-37-544

女国医张士彦待聘/光华医药杂志社//光华医药杂志.-4-38-168

女医杀媳判决/光华医药杂志社//光华医药杂

志.-4-35-424

女医专号出版预告/光华医药杂志社//光华医药杂志.-4-35-215

女贞奇闻(蚌埠通讯)/光华医药杂志社//光华医药杂志.-4-36-216

女子变生男子性器(广州通讯)/光华医药杂志社//光华医药杂志.-4-40-260

派陈曾源等筹设天津国医改进分会(南京通讯)/光华医药杂志社//光华医药杂志.-4-38-71

派员监考兰溪中医专校学生毕业/光华医药杂志社//光华医药杂志.-4-37-553

派员监誓上海分馆补行宣誓典礼/光华医药杂志社//光华医药杂志.-4-38-399

盘谷虎列刺盛行/光华医药杂志社//光华医药杂志.-4-41-397

彭承祖莅平演讲伤寒(北平通讯)/光华医药杂志社//光华医药杂志.-4-39-163

彭养光李子韶任本社社董(南京快信)/光华医药杂志社//光华医药杂志.-4-37-283

批准香港中华国医学会呈报选举新任职员备案事/光华医药杂志社//光华医药杂志.-4-38-70

聘陈无咎时逸人编辑教材/光华医药杂志社//光华医药杂志.-4-38-484

聘请华侨三十余人为名誉理事/光华医药杂志社//光华医药杂志.-4-38-484

平各校学生暨医界援绥联合会成立(北平通讯)/光华医药杂志社//光华医药杂志.-4-40-437

平湖国药业公会部令准予备案(平湖通讯)/光华医药杂志社//光华医药杂志.-4-37-150

平湖国医改进研究会成立大会(平湖通讯)/光华医药杂志社//光华医药杂志.-4-39-107

平湖国医馆进行大纲已呈中央国医馆已照核准(杭州通讯)/光华医药杂志社//光华医药杂志.-4-39-347

平湖国医支馆奉命募建首都国医院之续讯/光华医药杂志社//光华医药杂志.-4-41-185

平湖国医支馆宴请机关领袖/光华医药杂志社

//光华医药杂志.-4-41-400

平湖民教馆聘国医奚可阶担任特约诊疗所送诊(平湖通讯)/光华医药杂志社//光华医药杂志.-4-37-455

平湖钱家村发现怪胎(平湖通讯)/光华医药杂志社//光华医药杂志.-4-35-345

平湖县成立之国医改进研究会/光华医药杂志社//光华医药杂志.-4-40-303

平湖县国医支馆等电请立法院准将中医考试订入条例(平湖通讯)/光华医药杂志社//光华医药杂志.-4-39-285

平湖县国医支馆二十次馆务会议/光华医药杂志.-4-40-174

平湖县国医支馆发起铸造蒋焦陈铜像(平湖通讯)/光华医药杂志社//光华医药杂志.-4-39-105

平湖县国医支馆举办夏季贫病施诊所(平湖通讯)/光华医药杂志社//光华医药杂志.-4-39-539

平湖县国医支馆响应一日运动/光华医药杂志社//光华医药杂志.-4-41-20

平湖县国医支馆组成筹建首都国医院募款委会/光华医药杂志社//光华医药杂志.-4-41-21

平湖县医药改进会中央国医馆令准备案(平湖通讯)/光华医药杂志社//光华医药杂志.-4-39-347

平湖县中医公会定期改选(平湖通讯)/光华医药杂志社//光华医药杂志.-4-37-78

平湖新闻界提倡国医/光华医药杂志社//光华医药杂志.-4-35-512

平湖医团通电反对卫生署管理中医/光华医药杂志社//光华医药杂志.-4-41-21

平湖医学刊物又多一种(平湖通讯)/光华医药杂志社//光华医药杂志.-4-40-173

平湖医药改进会出版改进医药周刊(平湖通讯)/光华医药杂志社//光华医药杂志.-4-39-245

平湖医药改进研究会已准单独组织(平湖通讯)/光华医药杂志社//光华医药杂志.-4-

38－490

平湖医药改进支会入会者踊跃(平湖通讯)/光华医药杂志社//光华医药杂志.-4－39－160

平湖医药改进支会新闻一束/光华医药杂志社//光华医药杂志.-4－38－490

平湖医药改进周刊内容丰富各界纷纷奖励/光华医药杂志社//光华医药杂志.-4－40－407

平湖支馆医药改进会奉省令改组/光华医药杂志社//光华医药杂志.-4－41－227

平湖中医公会出版医药周刊(平湖通讯)/光华医药杂志社//光华医药杂志.-4－37－358

平湖中医公会电呈院部力争国民大会代表名额之呼吁(平湖通讯)/光华医药杂志社//光华医药杂志.-4－39－540

平湖中医公会欢宴党政领袖(平湖通讯)/光华医药杂志社//光华医药杂志.-4－38－69

平湖中医公会会员大会(平湖通讯)/光华医药杂志社//光华医药杂志.-4－37－256

平湖中医公会推选国代候选人(平湖通讯)/光华医药杂志社//光华医药杂志.-4－40－118

平湖中医公会医药周刊中央国医馆馆长题词嘉许(平湖通讯)/光华医药杂志社//光华医药杂志.-4－39－538

平湖中医公会周刊更易编辑(平湖通讯)/光华医药杂志社//光华医药杂志.-4－39－348

平津保疹痧猖獗/光华医药杂志社//光华医药杂志.-4－41－333

平市出刊一部伤寒伟作/光华医药杂志社//光华医药杂志.-4－41－234

平市创办中医师资讲习所(北平通讯)/光华医药杂志社//光华医药杂志.-4－36－585

平市将产生针灸伤科讲习所(北平通讯)/光华医药杂志社//光华医药杂志.-4－40－552

平市将举行卫生运动大会(北平通讯)/光华医药杂志社//光华医药杂志.-4－39－346

平市将添办一药科专门学校(北平通讯)/光华医药杂志社//光华医药杂志.-4－37－452

平市举办中医考试(通讯)/光华医药杂志社//光华医药杂志.-4－35－427

平市考试中医放榜(北平通讯)/光华医药杂志社//光华医药杂志.-4－38－239

平市卫生比赛发奖(北平通讯)/光华医药杂志社//光华医药杂志.-4－40－258

平市卫生当局履行种痘及预防注射/光华医药杂志社//光华医药杂志.-4－41－234

平市卫生局成立医药研讨会/光华医药杂志社//光华医药杂志.-4－41－410

平市卫生局焚烧大量掺毒药品(北平通讯)/光华医药杂志社//光华医药杂志.-4－37－77

平市卫生局将抽查开业执照(北平通讯)/光华医药杂志社//光华医药杂志.-4－40－17

平市卫生局将举行本年度第一届中医考试/光华医药杂志社//光华医药杂志.-4－41－333

平市卫生局举行卫生宣传运动大会(北平通讯)/光华医药杂志社//光华医药杂志.-4－37－356

平市卫生局考试秋季中医放榜/光华医药杂志社//光华医药杂志.-4－40－303

平市卫生局特改善中医(北平通讯)/光华医药杂志社//光华医药杂志.-4－39－439

平市卫生局调研医师执照(北平通讯)/光华医药杂志社//光华医药杂志.-4－37－540

平市医药同人会创办国医传染病院(北平通讯)/光华医药杂志社//光华医药杂志.-4－36－429

平潭国医公会成立(平潭通讯)/光华医药杂志社//光华医药杂志.-4－39－247

平潭国医公会第二届会员笔试(平潭通讯)/光华医药杂志社//光华医药杂志.-4－39－247

平潭国医公会设国医讲习所(平潭通讯)/光华医药杂志社//光华医药杂志.-4－39－345

平潭县府奉令设立医学研究会(平潭通讯)/光华医药杂志社//光华医药杂志.-4－38－69

平卫生局考试中医放榜/光华医药杂志社//光华医药杂志.-4－41－410

平卫生局实有医员被控/光华医药杂志社//光华医药杂志.-4－41－157

平卫生局长谢振平讲演中医六字真言(北平通讯)/光华医药杂志社//光华医药杂志.-4－39－346

鄱阳四区田坂街设卫生所/光华医药杂志社//光华医药杂志.-4-41-153

浦城筹备国医支馆(浦城通讯)/光华医药杂志社//光华医药杂志.-4-35-342

浦城高年医生祝辉廷先生/光华医药杂志社//光华医药杂志.-4-38-99

浦城国药业公会改选委员(浦城通讯)/光华医药杂志社//光华医药杂志.-4-36-133

浦城县中医公会正式成立/光华医药杂志社//光华医药杂志.-4-41-324

浦城中药业改选/光华医药杂志社//光华医药杂志.-4-41-404

浦城中药业制药业职工会改选/光华医药杂志社//光华医药杂志.-4-41-404

浦城中医公会成立(浦城通讯)/光华医药杂志社//中医世界.-3-39-121

奇怪的心脏/光华医药杂志社//光华医药杂志.-4-35-203

奇死而复苏(如皋通讯)/光华医药杂志社//光华医药杂志.-4-36-510

奇闻二则(广州通讯)/光华医药杂志社//光华医药杂志.-4-37-79

钱今阳服务农村医局(武进通讯)/光华医药杂志社//光华医药杂志.-4-38-150

侨港国医学会电唁尤列/光华医药杂志社//光华医药杂志.-4-41-80

侨民吴望父等拟加入医馆为会员/光华医药杂志社//光华医药杂志.-4-36-132

秦伯未先生讲学(上海市特讯)/光华医药杂志社//光华医药杂志.-4-36-214

青年健康半月刊内容革新/光华医药杂志社//光华医药杂志.-4-38-397

青年健康刊革新内容后销路畅达(上海特讯)/光华医药杂志社//光华医药杂志.-4-38-492

青年健康杂志夫妻专号受众欢迎/光华医药杂志社//光华医药杂志.-4-39-170

青年健康杂志将出版性专号/光华医药杂志社//光华医药杂志.-4-39-350

青年协会主办全国防空防毒巡回展览(本埠通讯)/光华医药杂志社//光华医药杂志.-4-40-262

青浦国医公会改选/光华医药杂志社//光华医药杂志.-4-35-206

青浦国医公会设诊余研究所/光华医药杂志社//光华医药杂志.-4-35-269

青浦农家怪胎/光华医药杂志社//光华医药杂志.-4-35-271

青浦县中医公会大会记要(青浦讯)/光华医药杂志社//光华医药杂志.-4-39-288

青浦县中医公会第一区诊余研究所改选大会记要(青浦通讯)/光华医药杂志社//光华医药杂志.-4-39-438

青浦中医公会第二次会员大会盛况(青浦通讯)/光华医药杂志社//光华医药杂志.-4-37-535

清江国药公会卷入国医公会合作(淮阴通讯)/光华医药杂志社//光华医药杂志.-4-36-215

请赐治法/光华医药杂志社//光华医药杂志.-4-39-356,449

庆贺中医条例公布奖征国药北平大栅栏同济堂参茸醪醴丸散膏丹宣言/光华医药杂志社//光华医药杂志.-4-39-117

曲塘中医办事处呈报改用图记(泰县曲塘通讯)/光华医药杂志社//光华医药杂志.-4-37-537

全国各港疫病统计/光华医药杂志社//光华医药杂志.-4-41-319

全国国药号公鉴/光华医药杂志社//光华医药杂志.-4-39-467

全国施医机关统计(南京通讯)/光华医药杂志社//光华医药杂志.-4-35-339

全国医药团体向立法院请愿修改卫生署组成/光华医药杂志社//光华医药杂志.-4-40-433

全经会卫生处冯志东发明医治麻风良剂(南京通讯)/光华医药杂志社//光华医药杂志.-4-39-476

全世界之人皆成疯汉/光华医药杂志社//光华

医药杂志.-4-35-271

泉州发现结核性鼠疫/光华医药杂志社//光华医药杂志.-4-41-325

却病健胃之十全茶(无锡通讯)/光华医药杂志社//光华医药杂志.-4-40-173

鹊山全影/光华医药杂志社//光华医药杂志.-4-41-172

热带病学会本年在我国举行/光华医药杂志社//光华医药杂志.-4-35-512

热烈严肃之淮阴国医纪念节(淮阴通讯)/光华医药杂志社//光华医药杂志.-4-37-184

热心读者奖状缩影/光华医药杂志社//光华医药杂志.-4-40-105

热心读者曲近省先生小史/光华医药杂志社//光华医药杂志.-4-40-534

热心读者赠予奖状/光华医药杂志社//光华医药杂志.-4-39-468

热心读者照片/光华医药杂志社//光华医药杂志.-4-36-328

人类可活一百五十岁(莫斯科讯)/光华医药杂志社//光华医药杂志.-4-37-254

人腿现字迹/光华医药杂志社//光华医药杂志.-4-40-90

日报传北满发现小人国/光华医药杂志社//光华医药杂志.-4-39-80

日本大阪汉方国医学院院长今井农云氏来沪考察/光华医药杂志社//光华医药杂志.-4-39-443

日本大阪汉方医学院长今井氏演讲摄影/光华医药杂志社//光华医药杂志.-4-39-368

日本帝大教授来华研究汉医在沪苏考察并赴首都中央国医馆参观/光华医药杂志社//光华医药杂志.-4-37-161

日本帝大医学系来平旅行(北平通讯)/光华医药杂志社//光华医药杂志.-4-40-258

日本发现白喉症/光华医药杂志社//光华医药杂志.-4-41-318

日本汉方医学会举行春季特别大讲演会(日本通讯)/光华医药杂志社//光华医药杂志.-4-37-354

日本汉医常用和汉药一览表/光华医药杂志社//光华医药杂志.-4-37-525

日本军医发明提神药/光华医药杂志社//光华医药杂志.-4-40-397

日本六神丸售价飞涨/光华医药杂志社//光华医药杂志.-4-39-437

日本谋夺我国药材市场/光华医药杂志社//光华医药杂志.-4-36-75

日本人口生死调查/光华医药杂志社//光华医药杂志.-4-35-202

日本研究中药/光华医药杂志社//光华医药杂志.-4-41-501

日本医界怪现象(东京通讯)/光华医药杂志社//光华医药杂志.-4-36-131

日本医生过剩(东京通讯)/光华医药杂志社//光华医药杂志.-4-35-510

日本医学博士发明肺脏生态摄影/光华医药杂志社//光华医药杂志.-4-39-535

日本医学大会杭市中止派员出席/光华医药杂志社//光华医药杂志.-4-35-511

日本中尾博士在浙省医专演讲本草(杭州通讯)/光华医药杂志社//光华医药杂志.-4-36-294

日名医发现睡病细菌(东京电)/光华医药杂志社//光华医药杂志.-4-38-185

日拟在华北试种薄荷草/光华医药杂志社//光华医药杂志.-4-41-185

日侨多患恶性感冒/光华医药杂志社//光华医药杂志.-4-41-318

日人在滂江设医院(北平通讯)/光华医药杂志社//光华医药杂志.-4-37-286

日人重金收购我国古本医籍/光华医药杂志社//光华医药杂志.-4-37-1

日医汤本求致函长沙吴汉僊讨论汉医方剂(长沙通讯)/光华医药杂志社//光华医药杂志.-4-38-394

日阴夜变阳(芜湖通讯)/光华医药杂志社//光华医药杂志.-4-35-344

肉瘤病根之研究/光华医药杂志社//光华医药杂志.-4-36-583

肉瘤系微菌作祟德医学家研究所得(柏林专电)/光华医药杂志社//光华医药杂志.-4-36-295

如皋潮桥两施诊所合并送诊(如高潮桥通讯)/光华医药杂志社//光华医药杂志.-4-38-68

如皋潮桥医药界举行三一七纪念大会(如皋通讯)/光华医药杂志社//光华医药杂志.-4-37-187

如皋恶疟已流行邻县/光华医药杂志社//光华医药杂志.-4-40-400

如皋高年医生马玉卿先生/光华医药杂志社//光华医药杂志.-4-38-100

如皋国医界慰劳名医季少三(如皋通讯)/光华医药杂志社//光华医药杂志.-4-36-298

如皋掘港防疫会开幕(如皋快讯)/光华医药杂志社//光华医药杂志.-4-40-173

如皋掘港国药业公会会员大会(如皋掘港通讯)/光华医药杂志社//光华医药杂志.-4-36-450

如皋掘港中医分会五届会员大会(如皋通讯)/光华医药杂志社//光华医药杂志.-4-37-486

如皋掘港中医公会会员大会(如皋掘港通讯)/光华医药杂志社//光华医药杂志.-4-38-488

如皋李堡熟心续书梅少林先生/光华医药杂志社//光华医药杂志.-4-39-271

如皋马塘分会成立(如皋通讯)/光华医药杂志社//光华医药杂志.-4-36-298

如皋名医邹云溥之荣誉(江苏如皋通讯)/光华医药杂志社//光华医药杂志.-4-38-242

如皋女国医吴志贤近影/光华医药杂志社//光华医药杂志.-4-39-92

如皋县育德所施医组全体医士摄影/光华医药杂志社//光华医药杂志.-4-40-2

如皋县中医公会常会补志/光华医药杂志社//光华医药杂志.-4-41-506

如皋县中医公会举行第四届常年大会(如皋通讯)/光华医药杂志社//光华医药杂志.-4-37-291

如皋县中医公会三届改选大会(如皋快信)/光华医药杂志社//光华医药杂志.-4-36-11

如皋县中医公会巡回诊疗队工作之经过/光华医药杂志社//光华医药杂志.-4-40-397

如皋县中医申请登记已经民厅核准给照者,计黄杓等十一人,其余尚在审查中(如皋通讯)/光华医药杂志社//光华医药杂志.-4-37-150

如皋中医公会定期举行常年大会/光华医药杂志社//光华医药杂志.-4-41-399

如皋中医公会掘港区分会会员大会盛况(如皋掘港通讯)/光华医药杂志社//光华医药杂志.-4-36-12

如皋中医公会开联席会议(如皋通讯)/光华医药杂志社//光华医药杂志.-4-38-488

如皋中医公会五届会员大会(如皋通讯)/光华医药杂志社//光华医药杂志.-4-40-547

如皋中医公会执监委定期就职/光华医药杂志社//光华医药杂志.-4-41-150

乳长二尺之女郎/光华医药杂志社//光华医药杂志.-4-35-514

瑞安各界反对赵国医支馆长/光华医药杂志社//中医世界.-3-39-389

瑞典化学家综制人工维他命G(瑞典通讯)/光华医药杂志社//光华医药杂志.-4-35-126

瑞典教授发明麻风血清/光华医药杂志社//光华医药杂志.-4-35-62

瑞典厉行优生条例/光华医药杂志社//光华医药杂志.-4-35-203

瑞典女医院发达/光华医药杂志社//光华医药杂志.-4-35-424

三都分社长杨廉友作古/光华医药杂志社//光华医药杂志.-4-40-270

三一七国医节将届各地筹备盛大纪念(各地通讯)/光华医药杂志社//光华医药杂志.-4-39-100

三一七国医节上海市国医药全体举行纪念会(上海市特讯)/光华医药杂志社//光华医药杂志.-4-37-177

三一七纪念日本社特派记者赴京列席中央国医馆改选大会/光华医药杂志社//光华医药杂志.-4-37-157

三一七纪念日各地举行纪念大会情形(各地通讯)/光华医药杂志社//光华医药杂志.-4-39-189

三一七纪念日中央国医馆举行理事改选大会(南京快信)/光华医药杂志社//光华医药杂志.-4-37-85

三中全会中委焦易堂李宗黄等对于中医界之两大提案/光华医药杂志社//光华医药杂志.-4-41-181

厦门国医界纪念三一七国医节(厦门通讯)/光华医药杂志社//光华医药杂志.-4-39-348

厦门国医图书馆筹备消息(厦门通讯)/光华医药杂志社//光华医药杂志.-4-39-77

厦门国医药教育萌芽(厦门通讯)/光华医药杂志社//光华医药杂志.-4-36-64

厦门国医专门学校举行第一届毕业典礼(厦门通讯)/光华医药杂志社//光华医药杂志.-4-39-157

厦门国医专校出版社讲义四种/光华医药杂志社//光华医药杂志.-4-40-554

厦门国医专校概况(厦门通讯)/光华医药杂志社//光华医药杂志.-4-37-459

厦门国医专校举行第一届毕业典礼(厦门通讯)/光华医药杂志社//光华医药杂志.-4-39-344

厦门新社长陈影鹤先生小史/光华医药杂志社//光华医药杂志.-4-40-535

厦门医药月出版(厦门通讯)/光华医药杂志社//光华医药杂志.-4-40-547

厦市发现鼠疫(厦门通讯)/光华医药杂志社//光华医药杂志.-4-37-356

山东各县举行考试中医/光华医药杂志社//光华医药杂志.-4-41-228

山东国医分馆呈报成立/光华医药杂志社//光华医药杂志.-4-41-110

山东国医专校全体师生往长清县谒扁鹊墓摄影/光华医药杂志社//光华医药杂志.-4-41-172

山东省国医分馆副馆长丁雨琴奉委任事/光华医药杂志社//光华医药杂志.-4-41-90

山东医专全体师生响应湖北医专反对卫生署管理中医之宣言/光华医药杂志社//光华医药杂志.-4-41-155

山东沂水高年医生陈吉甫先生/光华医药杂志社//光华医药杂志.-4-39-173

山东沂水县乡村医药研究所开学(沂水通讯)/光华医药杂志社//光华医药杂志.-4-37-148

山东沂水中医调查完竣(山东沂水通讯)/光华医药杂志社//光华医药杂志.-4-39-77

陕省电辛未会请药(上海消息)/光华医药杂志社//光华医药杂志.-4-35-341

陕西省国医分馆馆长另派范凝绩接充(南京通讯)/光华医药杂志社//光华医药杂志.-4-40-116

陕西省救济院育婴所分组往各县布种牛痘(蓝田通讯)/光华医药杂志社//光华医药杂志.-4-39-348

汕头六届中医考试委员因参议会见疑愤而辞职(汕头通讯)/光华医药杂志社//光华医药杂志.-4-36-91

汕头市国医支馆长人选之纠纷/光华医药杂志社//光华医药杂志.-4-41-74

汕头针灸术盛行/光华医药杂志社//光华医药杂志.-4-35-269

上海创设新中国医学院(上海特讯)/光华医药杂志社//光华医药杂志.-4-38-493

上海港传染病极猖獗/光华医药杂志社//光华医药杂志.-4-41-89

上海港猩红热症加烈/光华医药杂志社//光华医药杂志.-4-41-504

上海国选候选汇讯(上海通讯)/光华医药杂志社//光华医药杂志.-4-40-117

上海国药业招待记者坚决反对宁波象贝合作社(上海市特讯)/光华医药杂志社//光华医药杂志.-4-36-159

上海国药展览会会场摄形/光华医药杂志社//

光华医药杂志.-4-39-274

上海国医分馆董事会定期举行成立典礼(上海特讯)/光华医药杂志社//光华医药杂志.-4-38-97

上海国医公会定期改选(上海消息)/光华医药杂志社//光华医药杂志.-4-35-127

上海国医公会定期召开会员大会(上海市特讯)/光华医药杂志社//光华医药杂志.-4-36-446

上海国医公会改选大会记/光华医药杂志社//光华医药杂志.-4-35-204

上海国医公会开始本届登记(上海特讯)/光华医药杂志社//光华医药杂志.-4-35-532

上海国医公会十二月二十日开会员大会/光华医药杂志社//光华医药杂志.-4-41-87

上海国医界全体筹募财机祝蒋寿/光华医药杂志社//光华医药杂志.-4-39-381

上海国医药一月十九日欢迎光华医药杂志社董事长焦易堂先生/光华医药杂志社//光华医药杂志.-4-41-107

上海久晴少雨白喉猖獗/光华医药杂志社//光华医药杂志.-4-40-411

上海名妓怪病/光华医药杂志社//光华医药杂志.-4-35-270

上海市国选宣布中医界竞选人履历/光华医药杂志社//光华医药杂志.-4-40-200

上海市国医分馆聘请内部各主任/光华医药杂志社//光华医药杂志.-4-38-397

上海市国医公会第六届会员大会(上海特讯)/光华医药杂志社//光华医药杂志.-4-38-512

上海市国医公会二次执监会议记录(上海市特讯)/光华医药杂志社//光华医药杂志.-4-37-485

上海市国医公会会务进展(上海消息)/光华医药杂志社//光华医药杂志.-4-36-14

上海市国医公会会员大会记(上海市特讯)/光华医药杂志社//光华医药杂志.-4-36-530

上海市国医公会监定蔡柏春案(上海市特讯)/光华医药杂志社//光华医药杂志.-4-37

-258

上海市国医公会将召开会员大会(上海特讯)/光华医药杂志社//光华医药杂志.-4-38-288

上海市国医公会开会记(上海市特讯)/光华医药杂志社//光华医药杂志.-4-37-290

上海市国医公会开始负责办理中医登记各事项/光华医药杂志社//光华医药杂志.-4-41-398

上海市国医公会为申请解释中医登记条例/光华医药杂志社//光华医药杂志.-4-40-297

上海市国医公会执监委就职/光华医药杂志社//光华医药杂志.-4-39-79

上海市国医全体议决纪念三一七办法/光华医药杂志社//光华医药杂志.-4-37-10

上海市国医团体举行庆祝中医条例公布纪念会/光华医药杂志社//光华医药杂志.-4-39-85

上海市国医团体举行三一七纪念节/光华医药杂志社//光华医药杂志.-4-41-262

上海市国医团体联合会议记要/光华医药杂志社//光华医药杂志.-4-39-554

上海市国医团体通告会员互相勉励(上海市特讯)/光华医药杂志社//光华医药杂志.-4-37-395

上海市国医学会改选执临揭晓(本埠通讯)/光华医药杂志社//光华医药杂志.-4-40-548

上海市国医学会会员大会记略(本埠通讯)/光华医药杂志社//光华医药杂志.-4-40-548

上海市国医药界抵制象贝风潮激荡(上海市特讯)/光华医药杂志社//光华医药杂志.-4-36-237

上海市国医药界联合抵制象贝涨价(上海市特讯)/光华医药杂志社//光华医药杂志.-4-36-155

上海市时疫蔓延上周死亡率三百九十二人死亡八十三人(本埠通讯)/光华医药杂志社//光华医药杂志.-4-40-262

上海市卫生局第十届中医登记揭晓(上海特讯)/光华医药杂志社//光华医药杂志.-4-

38 - 183

上海市卫生局禁止中医用西医疗器/光华医药杂志社//光华医药杂志.-4-41-89

上海市卫生局举行中医考试(上海特讯)/光华医药杂志社//光华医药杂志.-4-38-13

上海市卫生局调验中医执照/光华医药杂志社//光华医药杂志.-4-39-78

上海市卫生局修正管理中医条例(上海市特讯)/光华医药杂志社//光华医药杂志.-4-37-396

上海市卫生局中医试验委员已聘定/光华医药杂志社//光华医药杂志.-4-41-259

上海同裕仿单编印局改良包药仿单消息/光华医药杂志社//光华医药杂志.-4-41-187

上海卫生局办理中医审查给证/光华医药杂志社//光华医药杂志.-4-41-261

上海医界讨论捐资援绥办法(本埠通讯)/光华医药杂志社//光华医药杂志.-4-40-548

上海中医学校联合会筹备会摄影/光华医药杂志社//光华医药杂志.-4-41-97

上海中医学校联合会中国医学院出席代表/光华医药杂志社//光华医药杂志.-4-41-97

上海中医学校组联合会/光华医药杂志社//光华医药杂志.-4-41-22

上海中医学院概况/光华医药杂志社//光华医药杂志.-4-35-61

上海中医专校组织校友会(上海消息)/光华医药杂志社//光华医药杂志.-4-35-202

上身袒胸露臂下身穿棉袄之老媪/光华医药杂志社//光华医药杂志.-4-36-135

邵力子患臂痛国医黄竹斋针愈(西安通讯)/光华医药杂志社//光华医药杂志.-4-37-97

邵阳发生瘟疫(湖南邵阳通讯)/光华医药杂志社//光华医药杂志.-4-39-245

舌似蜂窝之奇病/光华医药杂志社//光华医药杂志.-4-35-66

蛇唾液能治癌症/光华医药杂志社//光华医药杂志.-4-35-63

社务会议记录/光华医药杂志社//光华医药杂志.-4-37-158

社长丁仲英先生肖像/光华医药杂志社//光华医药杂志.-4-40-283

申谢热心读者/光华医药杂志社//光华医药杂志.-4-36-225,303,436.-4-39-16

深刻纪念三一七/光华医药杂志社//光华医药杂志.-4-39-109

神农氏尝百草图/光华医药杂志社//光华医药杂志.-4-40-105

沈镛大律师任光华医药杂志社常年法律顾问/光华医药杂志社//光华医药杂志.-4-39-425,545

肾囊上缩/光华医药杂志社//光华医药杂志.-4-35-516

生理变态母女同性相奸/光华医药杂志社//光华医药杂志.-4-35-513

生七日即能言语之小孩/光华医药杂志社//光华医药杂志.-4-35-514

省会近郊恶疟流行未已/光华医药杂志社//光华医药杂志.-4-40-400

圣经所载证明正确/光华医药杂志社//光华医药杂志.-4-37-353

圣玛丽娅女校请李兆璋演讲防痨问题(本埠通讯)/光华医药杂志社//光华医药杂志.-4-40-263

盛德堂国药号职工罢工暂行停业/光华医药杂志社//光华医药杂志.-4-40-410

盛心如编实用方剂学出版(光华医药特讯)/光华医药杂志社//光华医药杂志.-4-37-259

盛心如实用方剂学销路踊跃(光华医药特讯)/光华医药杂志社//光华医药杂志.-4-37-359

盛心如实用方剂学优待期将满(光华医药特讯)/光华医药杂志社//光华医药杂志.-4-37-455

盛心如徐恺联袂莅澄(江阴通讯)/光华医药杂志社//光华医药杂志.-4-38-150

嵊东时疫猖獗/光华医药杂志社//光华医药杂志.-4-40-402

嵊新中医俞王医务纠纷以解决(新昌通讯)/光华医药杂志社//光华医药杂志.-4-40-444

施今墨赴济南筹办国医传习所(北平通讯)/光华医药杂志社//光华医药杂志.-4-38-71

十六年不眠/光华医药杂志社//光华医药杂志.-4-35-429

石港举行游艺会售款弥补防疫医院亏欠(江西南通石港通讯)/光华医药杂志社//光华医药杂志.-4-38-397

时逸人著之时令病学中伤寒温病定义征求全国学者共同讨论(太原通讯)/光华医药杂志社//光华医药杂志.-4-40-171

实用方剂学中国医学院采作教本(上海市特讯)/光华医药杂志社//光华医药杂志.-4-37-554

食鸭竟能毙命(丹阳通讯)/光华医药杂志社//光华医药杂志.-4-36-586

市卫生局第九届国医登记揭晓(本市特讯)/光华医药杂志社//光华医药杂志.-4-36-244

市卫生局取缔无照女医/光华医药杂志社//光华医药杂志.-4-40-409

事物疑问/光华医药杂志社//光华医药杂志.-4-39-354

收生婆惨无人道(东北讯)/光华医药杂志社//光华医药杂志.-4-37-349

手足掌如鸭脚之小孩(无锡通讯)/光华医药杂志社//光华医药杂志.-4-35-592

首都地院公开审讯刘瑞恒等侵占案(南京通讯)/光华医药杂志社//光华医药杂志.-4-40-15

首都分社欢宴国药界盛况(南京通讯)/光华医药杂志社//光华医药杂志.-4-36-215

首都国药业补习学校成绩优良(南京通讯)/光华医药杂志社//光华医药杂志.-4-36-210

首都国医传习所开办有期(南京通讯)/光华医药杂志社//光华医药杂志.-4-36-92

首都国医传习所续招男女生(南京通讯)/光华医药杂志社//光华医药杂志.-4-36-210

首都国医公会等数十医团发起组织全国中医联合会(南京记者)/光华医药杂志社//光华医药杂志.-4-40-115

首都国医院成功中医界应有之努力/光华医药杂志社//光华医药杂志.-4-41-189

首都甲戌医学社消息(南京通讯)/光华医药杂志社//光华医药杂志.-4-37-147

首都医生药铺统计(京讯)/光华医药杂志社//光华医药杂志.-4-36-65

双林国医公会第五界会员大会情形(吴兴通讯)/光华医药杂志社//光华医药杂志.-4-39-438

私立山东国医专校学生访扁鹊墓记/光华医药杂志社//光华医药杂志.-4-41-223

死去四五小时复活的研究/光华医药杂志社//光华医药杂志.-4-39-80

死人血可以治病/光华医药杂志社//光华医药杂志.-4-35-63

四川巴县分社热心读者周钰基先生/光华医药杂志社//光华医药杂志.-4-41-343

四川高等国医学校消息(成都讯)/光华医药杂志社//光华医药杂志.-4-37-75

四川国医馆董事会奉命改组为医药改进会(成都通讯)/光华医药杂志社//光华医药杂志.-4-37-289

四川江津热心读者刘甲先先生/光华医药杂志社//光华医药杂志.-4-40-108

四川内江高年医生熊其言先生/光华医药杂志社//光华医药杂志.-4-38-100

四川重庆市国医研究会成立纪念/光华医药杂志社//光华医药杂志.-4-41-169

四区组织中医分会(东台通讯)/光华医药杂志社//光华医药杂志.-4-38-149

松江县中医公会改选(松江通讯)/光华医药杂志社//光华医药杂志.-4-39-442

苏北黑热病有侵袭江南趋势(镇江快讯)/光华医药杂志社//光华医药杂志.-4-38-186

苏陈主席对医政学院之希望(镇江通讯)/光华医药杂志社//光华医药杂志.-4-36-130

苏国医馆派潘辰生筹备医药改进会(丹阳通讯)/光华医药杂志社//光华医药杂志.-4-38-149

苏联发明脑膜炎血清(再宁格拉通讯)/光华医药杂志社//光华医药杂志.-4-35-511

苏联改良训练医师方法/光华医药杂志社//光华医药杂志.-4-40-270

苏联科学家证明中药鹿茸效用(莫斯科通讯)/光华医药杂志社//光华医药杂志.-4-35-510

苏鲁皖豫联合防治黑热病/光华医药杂志社//光华医药杂志.-4-41-541

苏民厅办大批医师执照(泰县通讯)/光华医药杂志社//光华医药杂志.-4-37-453

苏民厅令各县慎重中医登记(镇江快信)/光华医药杂志社//光华医药杂志.-4-37-93

苏民厅令省会卫生事务所暂停管理中医/光华医药杂志社//光华医药杂志.-4-41-235

苏民厅取缔非正式西医/光华医药杂志社//光华医药杂志.-4-35-361

苏省陈主席患病经过/光华医药杂志社//光华医药杂志.-4-35-268

苏省府公布训练各县外科中医大纲(通讯)/光华医药杂志社//光华医药杂志.-4-39-381

苏省府将设立卫生试验所/光华医药杂志社//光华医药杂志.-4-41-398

苏省府解释管理中医规则保证人疑义(武进快信)/光华医药杂志社//光华医药杂志.-4-36-527

苏省府令各县积极办理检定中医(镇江快信)/光华医药杂志社//光华医药杂志.-4-36-329

苏省府设播音台播音医药卫生知识(镇江通讯)/光华医药杂志社//光华医药杂志.-4-37-466

苏省国医分馆馆务大会记(镇江通讯)/光华医药杂志社//光华医药杂志.-4-37-288

苏省国医改进会各省会员定期开成立大会/光华医药杂志社//光华医药杂志.-4-38-399

苏省会近郊现发恶性疟疾(镇江通讯)/光华医药杂志社//光华医药杂志.-4-40-255

苏省流行恶性疟疾之又讯(镇江通讯)/光华医药杂志社//光华医药杂志.-4-40-256

苏省民政府厅委托省国医分管鉴定处方(本社通讯)/光华医药杂志社//光华医药杂志.-4-38-485

苏省医学院招生规则摘要(镇江通讯)/光华医药杂志社//光华医药杂志.-4-37-459

苏省医政学院卫生特别训练班举行毕业典礼(镇江电)/光华医药杂志社//光华医药杂志.-4-37-466

苏省主席陈果夫改延他医(镇江专电)/光华医药杂志社//光华医药杂志.-4-35-147

苏省主席陈果夫任本社社董/光华医药杂志社//光华医药杂志.-4-35-361

苏中医联会代表赴省请愿结果(镇江通讯)/光华医药杂志社//光华医药杂志.-4-36-89

苏州国药展览会元旦开幕(苏州通讯)/光华医药杂志社//光华医药杂志.-4-36-586

苏州国医学社概况/光华医药杂志社//光华医药杂志.-4-35-202

苏州国医学校附设中医研究院业由中馆准予备案(南京通讯)/光华医药杂志社//光华医药杂志.-4-39-543

苏州国医学校举行迁校纪念会(苏州通讯)/光华医药杂志社//光华医药杂志.-4-38-148

苏州国医学校新校景/光华医药杂志社//光华医药杂志.-4-38-12

苏州国医药界组联合施诊所(苏州通讯)/光华医药杂志社//光华医药杂志.-4-37-536

苏州西医杀人案判决/光华医药杂志社//光华医药杂志.-4-35-362

苏州一件荒谬之怪事/光华医药杂志社//光华医药杂志.-4-35-65

苏州医事近闻(苏州通讯)/光华医药杂志社//光华医药杂志.-4-39-158

宿迁国医传习所呈准中央国医馆备案(江苏宿迁通讯)/光华医药杂志社//光华医药杂志.-4-39-242

宿迁国医工会成立大会摄影/光华医药杂志社//光华医药杂志.-4-38-100

宿迁国医公会发行国医周刊(江苏宿迁通讯)/光华医药杂志社//光华医药杂志.-4-39-244

宿迁国医公会恢复平民施诊所(江苏宿迁通

讯)/光华医药杂志社//光华医药杂志.-4-38-396

宿迁国医领到开业执照(江苏宿迁通讯)/光华医药杂志社//光华医药杂志.-4-38-396

绥远包头筹备处田蔚文先生/光华医药杂志社//光华医药杂志.-4-40-108

绥远丰镇县设贫民医院之请求(绥远通讯)/光华医药杂志社//光华医药杂志.-4-39-539

绥远归绥江西南昌福建仙游成立分社/光华医药杂志社//光华医药杂志.-4-39-282

绥远贵州两省国医分馆成立/光华医药杂志社//光华医药杂志.-4-38-399

绥远国医分馆董事会成立/光华医药杂志社//光华医药杂志.-4-38-484

绥远国医分馆将迁新址(绥远通讯)/光华医药杂志社//光华医药杂志.-4-39-78

绥远将筹设诊疗所(绥远通讯)/光华医药杂志社//光华医药杂志.-4-39-78

绥远剿匪将士青浦国医界捐资慰劳/光华医药杂志社//光华医药杂志.-4-41-153

遂安县国医支馆长姜玉森等就职记/光华医药杂志社//光华医药杂志.-4-41-230

所得税国医可否免征之请示/光华医药杂志社//光华医药杂志.-4-40-101

胎毒/光华医药杂志社//光华医药杂志.-4-39-361

胎儿在腹内懂得人意(通讯)/光华医药杂志社//光华医药杂志.-4-35-130

胎异(沭阳通讯)/光华医药杂志社//光华医药杂志.-4-36-511

台山中医公会谓中医得依法可用西医药西械之呼吁(台山通讯)/光华医药杂志社//光华医药杂志.-4-39-537

太仓国医公会会务进展(太仓通讯)/光华医药杂志社//光华医药杂志.-4-36-66

太仓国医公会区分会成立(太仓通讯)/光华医药杂志社//光华医药杂志.-4-36-297

太仓国医界讨论捐助首都国医院办法/光华医药杂志社//光华医药杂志.-4-41-109

太仓青年中医加入救护训练班(太仓通讯)/光

华医药杂志社//光华医药杂志.-4-40-544

太仓县国医公会第四届改选大会(太仓快信)/光华医药杂志社//光华医药杂志.-4-35-452

太仓县立医院院长邱嘉珍以孕作瘤/光华医药杂志社//光华医药杂志.-4-41-398

太仓中医公会改选大会(太仓通讯)/光华医药杂志社//光华医药杂志.-4-37-553

太仓中医检定委员会近闻(太仓通讯)/光华医药杂志社//光华医药杂志.-4-36-585

太平中医药界/光华医药杂志社//光华医药杂志.-4-41-502

太玄洞前之正殿/光华医药杂志社//光华医药杂志.-4-39-462

太玄洞下之洗药池傍作者黄竹斋/光华医药杂志社//光华医药杂志.-4-39-462

泰县国医公会办理中医登记(泰县通讯)/光华医药杂志社//光华医药杂志.-4-36-584

泰县国医公会征求医药改进会会员(泰县通讯)/光华医药杂志社//光华医药杂志.-4-37-537

泰县姜声报添辟医药旬刊(泰县通讯)/光华医药杂志社//光华医药杂志.-4-38-396

泰县姜堰区国医办事处开临时会议(泰县通讯)/光华医药杂志社//光华医药杂志.-4-36-516

泰县庙湾筹设中医办事处(泰县通讯)/光华医药杂志社//光华医药杂志.-4-38-68

泰县曲塘中医办事处改选大会(江苏泰县曲塘通讯)/光华医药杂志社//光华医药杂志.-4-38-579

泰县医士执照验讫发还(江苏泰县通讯)/光华医药杂志社//光华医药杂志.-4-38-396

泰县政府调查中西医资料(泰县通讯)/光华医药杂志社//光华医药杂志.-4-38-396

泰县中医公会颁发新证书(泰县通讯)/光华医药杂志社//光华医药杂志.-4-38-69

泰县中医公会举行会员大会(泰县通讯)/光华医药杂志社//光华医药杂志.-4-38-514

泰县组织审定医师委员会(泰县通讯)/光华医

药杂志社//光华医药杂志.-4-37-358

泰州公报辟卫生半月刊/光华医药杂志社//光华医药杂志.-4-37-537

覃副院长何主席参观湖南国医专校/光华医药杂志社//光华医药杂志.-4-41-611

唐吉父被聘任江苏第二监狱署医官/光华医药杂志社//光华医药杂志.-4-38-153

唐江光华分社扩大宣传(江西唐江通讯)/光华医药杂志社//光华医药杂志.-4-39-246

唐江药业公会应征特产展览/光华医药杂志社//光华医药杂志.-4-40-305

唐江中西医同业公会改进(唐江通讯)/光华医药杂志社//光华医药杂志.-4-39-346

唐医杀人又讯(泉州通讯)/光华医药杂志社//光华医药杂志.-4-39-349

唐医杀人之骇闻(如皋讯)/光华医药杂志社//光华医药杂志.-4-39-348

提倡女医实施三民主义/光华医药杂志社//光华医药杂志.-4-35-355

提倡中医最热心者陈立夫先生/光华医药杂志社//光华医药杂志.-4-39-2

提倡中医最热心者焦易堂先生/光华医药杂志社//光华医药杂志.-4-39-2

天华医院发生风潮/光华医药杂志社//光华医药杂志.-4-35-365

天将明之兰溪中医专校/光华医药杂志社//光华医药杂志.-4-35-62

贴在信箱外面的一封公开信/光华医药杂志社//光华医药杂志.-4-35-66

通告成立新分社/光华医药杂志社//光华医药杂志.-4-41-167,217,358,436,543

通告各分社长/光华医药杂志社//光华医药杂志.-4-39-467.-4-40-9

通告平江刘远升入甲种金/光华医药杂志社//光华医药杂志.-4-39-371

通告全体读者赠发热心读者奖状/光华医药杂志社//光华医药杂志.-4-40-7

通告全体分社长/光华医药杂志社//光华医药杂志.-4-41-253

通属恶性疟疾流行如皋死五千余(南通通讯)/

光华医药杂志社//光华医药杂志.-4-40-255

通知潮安二分社长陈一仁南平分社长曾少参申入甲种佣金并赠送本志/光华医药杂志社//光华医药杂志.-4-40-278

通知疟疫急待扑灭/光华医药杂志社//光华医药杂志.-4-40-402

通知长沙分社长吴亚仙申入甲种佣金并赠志全年/光华医药杂志社//光华医药杂志.-4-41-24

同仁会筹办医药月刊(北平通讯)/光华医药杂志社//光华医药杂志.-4-37-78

同裕国药号标准仿单出版(上海特讯)/光华医药杂志社//光华医药杂志.-4-39-248

统一病名草案征询意见/光华医药杂志社//光华医药杂志.-4-37-450

痛经/光华医药杂志社//光华医药杂志.-4-40-95

头风/光华医药杂志社//光华医药杂志.-4-39-452

脱发/光华医药杂志社//光华医药杂志.-4-39-452

外国人精于中国医(成都通讯)/光华医药杂志社//光华医药杂志.-4-36-430

外籍医生致人废疾(开封快信)/光华医药杂志社//光华医药杂志.-4-35-287

皖北黑热病流行/光华医药杂志社//光华医药杂志.-4-41-401

汪精卫反对中医条例公布/光华医药杂志社//光华医药杂志.-4-35-362

汪精卫夫人陈璧君信仰国医/光华医药杂志社//光华医药杂志.-4-35-363

汪精卫肝病迄今未愈/光华医药杂志社//光华医药杂志.-4-35-363

王缉光受聘中报社医药顾问主编及受委天津医官(北平通讯)/光华医药杂志社//光华医药杂志.-4-38-583

王用宾到平受国医药界热烈欢迎(北平通讯)/光华医药杂志社//光华医药杂志.-4-38-87

危急之外症/光华医药杂志社//光华医药杂志.-4-35-514

维护中医药之呼请(梅杭通讯)/光华医药杂志社//光华医药杂志.-4-39-541

伪造证书骗我国留学生日医学博士义江被捕/光华医药杂志社//光华医药杂志.-4-41-316

委黄社经为美国三藩市国医分管筹备专员/光华医药杂志社//光华医药杂志.-4-39-85

委奚可阶为浙江平胡国医支馆馆长(南京通讯)/光华医药杂志社//光华医药杂志.-4-38-71

委座被困后国医耆宿曾觉叟悲痛逝世/光华医药杂志社//光华医药杂志.-4-41-71

卫生报改组归湖南国医学会主编(长沙通讯)/光华医药杂志社//光华医药杂志.-4-37-540

卫生局奖励捐资办卫生事/光华医药杂志社//光华医药杂志.-4-41-611

卫生署办理医师等登记/光华医药杂志社//光华医药杂志.-4-41-109

卫生署管理成药声中新消息/光华医药杂志社//光华医药杂志.-4-41-535

卫生署管理中医国医界群起反对(各地通讯)/光华医药杂志社//光华医药杂志.-4-39-190

卫生署海港检疫处长来粤/光华医药杂志社//光华医药杂志.-4-41-79

卫生署解释中医审查规则第四条疑义/光华医药杂志社//光华医药杂志.-4-41-353

卫生署派员赴闽协助防鼠疫蔓延/光华医药杂志社//光华医药杂志.-4-41-403

卫生署设主管中医部分中政会议议决交立法院审议/光华医药杂志社//光华医药杂志.-4-39-170

卫生署署长刘瑞恒舞弊两巨案(南京通讯)/光华医药杂志社//光华医药杂志.-4-39-472

卫生署中医委员会第一次会议记要/光华医药杂志社//光华医药杂志.-4-41-255

卫生署中医委员会会同教育部拟订中医教学规程/光华医药杂志社//光华医药杂志.-4-41-243

卫生署中医委员会修正中医审查规则/光华医药杂志社//光华医药杂志.-4-41-355

胃病/光华医药杂志社//光华医药杂志.-4-39-552

胃寒/光华医药杂志社//光华医药杂志.-4-40-269

慰劳绥远剿匪将士杭市国医界发起捐资援助(杭州通讯)/光华医药杂志社//光华医药杂志.-4-40-544

温州普安施医药局开诊无期/光华医药杂志社//光华医药杂志.-4-35-426

温州镇国医研究社成立会之盛况/光华医药杂志社//光华医药杂志.-4-41-230

温州仲景国医专修社概况/光华医药杂志社//光华医药杂志.-4-35-507

文化协会山东分会成立赞誉中医(济南通讯)/光华医药杂志社//光华医药杂志.-4-36-159

问病三则/光华医药杂志社//光华医药杂志.-4-39-448

我国人口死亡率可惊(南京通讯)/光华医药杂志社//光华医药杂志.-4-36-133

无锡登记核准之中医(无锡通讯)/光华医药杂志社//光华医药杂志.-4-37-77

无锡港下惠黎医局全体摄影/光华医药杂志社//光华医药杂志.-4-38-182

无锡国医馆正副馆长医药改进会正副会长暨全体评议员就职典礼纪略(无锡通讯)/光华医药杂志社//光华医药杂志.-4-39-158

无锡国医支馆全体职员就职典礼摄影/光华医药杂志社//光华医药杂志.-4-39-173

无锡女国医张士彦先生/光华医药杂志社//光华医药杂志.-4-38-100

无锡少女隐病/光华医药杂志社//光华医药杂志.-4-35-428

无锡武进等医团呈请中央请解释国民代表大会医药师团体代表之性质(无锡通讯)/光华医药杂志社//光华医药杂志.-4-39-380

无锡县禁烟委员会准许中医代人戒烟/光华医药杂志社//光华医药杂志.-4-37-13

无锡医药改进会成立大会记(无锡通讯)/光华医药杂志社//光华医药杂志.-4-39-15

无锡医药改进会赴省代表莅扬游览(江都通讯)/光华医药杂志社//光华医药杂志.-4-39-73

无锡医药改进支会成立大会摄影/光华医药杂志社//光华医药杂志.-4-39-89

无锡医药改进支会二届大会/光华医药杂志社//光华医药杂志.-4-41-234

无锡医药改进支会积极筹备(无锡通讯)/光华医药杂志社//光华医药杂志.-4-38-68

无锡医药界同仁赴扬游览团/光华医药杂志社//光华医药杂志.-4-39-2

无锡中国针灸学讲习所开学(无锡通讯)/光华医药杂志社//光华医药杂志.-4-38-148

无锡中医公会执监委员宣誓典礼/光华医药杂志社//光华医药杂志.-4-41-505

无锡中医研究社成立(无锡通讯)/光华医药杂志社//光华医药杂志.-4-37-97

无锡中医研究社第五次大会/光华医药杂志社//光华医药杂志.-4-41-233

无锡中医研究社第一分社成立纪念/光华医药杂志社//光华医药杂志.-4-40-567

无锡中医研究社第一分社开第三次常会(无锡通讯)/光华医药杂志社//光华医药杂志.-4-40-543

无锡中医研究社三一七纪念会盛况/光华医药杂志社//光华医药杂志.-4-37-186

无线电短波处理疾病/光华医药杂志社//光华医药杂志.-4-35-588

吴汉僊出版医界之警铎(长沙通讯)/光华医药杂志社//光华医药杂志.-4-40-545

吴汉僊主办长沙卫生社扩大组织征求基本社员/光华医药杂志社//光华医药杂志.-4-41-4

吴江县办理申请给照(盛泽通讯)/光华医药杂志社//光华医药杂志.-4-36-509

吴江县中医公会成立大会(盛泽通讯)/光华医药杂志社//光华医药杂志.-4-36-246

吴江县中医公会改进大会记/光华医药杂志社//光华医药杂志.-4-41-320

吴江县中医公会三一七国医节纪念大会/光华医药杂志社//光华医药杂志.-4-37-185

吴江中医公会将成立(吴江通讯)/光华医药杂志社//光华医药杂志.-4-35-589

吴克潜著病源辞典预约将停止/光华医药杂志社//光华医药杂志.-4-38-583

吴县积极办理检定中医(苏州快讯)/光华医药杂志社//光华医药杂志.-4-36-436

吴县中医呈请颁给开业执照(苏州通讯)/光华医药杂志社//光华医药杂志.-4-37-484

吴县中医公会开临时会员大会(苏州通讯)/光华医药杂志社//光华医药杂志.-4-36-508

吴县中医公会委员纷辞常务主席张绳田难唱独角戏(苏州通讯)/光华医药杂志社//光华医药杂志.-4-36-529

吴兴国医初级研究班成立(吴兴通讯)/光华医药杂志社//光华医药杂志.-4-35-128

吴兴县第六届国医检定纪(吴兴通讯)/光华医药杂志社//光华医药杂志.-4-38-580

五十四军代表王阴椿遭中央医院误治身死(京讯)/光华医药杂志社//光华医药杂志.-4-38-96

武昌发现患麻风妇人/光华医药杂志社//光华医药杂志.-4-41-513

武汉国医药联合办事处成立(航空快信)/光华医药杂志社//光华医药杂志.-4-35-222

武进高年医生沈廷荃先生/光华医药杂志社//光华医药杂志.-4-38-99

武进国医界联合举办三一七国医节纪念之盛况(武进通讯)/光华医药杂志社//光华医药杂志.-4-37-182

武进国医学会第三届会员大会(武进通讯)/光华医药杂志社//光华医药杂志.-4-38-419

武进国医学会第三届理监事就职(武进通讯)/光华医药杂志社//光华医药杂志.-4-38-513

武进国医学会第四届会员大会全体摄影/光华

医药杂志社//光华医药杂志.-4-41-169

武进国医学会定期举行会员大会(武进通讯)/光华医药杂志社//光华医药杂志.-4-36-430

武进国医学会二届改选大会(武进快信)/光华医药杂志社//光华医药杂志.-4-36-448

武进国医学会近讯/光华医药杂志社//光华医药杂志.-4-41-321,506

武进国医学会理监事就职典礼(武进快信)/光华医药杂志社//光华医药杂志.-4-36-532

武进国医学会设立国医讲习所(武进通讯)/光华医药杂志社//光华医药杂志.-4-36-214

武进国医支馆奉令办理医药改进会(武进通讯)/光华医药杂志社//光华医药杂志.-4-37-536

武进教育局函请国医学会参加卫教会组织(东海通讯)/光华医药杂志社//光华医药杂志.-4-39-243

武进普济施诊所第二届一次董事会议/光华医药杂志社//光华医药杂志.-4-41-506

武阳夏国医公会联合救灾(湖北武昌通讯)/光华医药杂志社//光华医药杂志.-4-38-70

武长路扶轮医药改聘中医(汉口通讯)/光华医药杂志社//光华医药杂志.-4-35-589

西安高年医生糜仲章先生/光华医药杂志社//光华医药杂志.-4-38-12

西安名医黄谦注伤寒杂病论出版(西安通讯)/光华医药杂志社//光华医药杂志.-4-36-133

西北宜种金鸡纳/光华医药杂志社//光华医药杂志.-4-35-207

西湖中医疗养院开幕(杭州通信)/光华医药杂志社//光华医药杂志.-4-36-9

西湖中医疗养院所址勘定(通讯)/光华医药杂志社//光华医药杂志.-4-39-76

西湖中医疗养院招考护士(杭州通讯)/光华医药杂志社//光华医药杂志.-4-36-92

西京医界同人欢宴黄竹斋(西安通讯)/光华医药杂志社//光华医药杂志.-4-37-77

西南执行部为中医生请命(汕头通讯)/光华医药杂志社//光华医药杂志.-4-35-342

西人华尔特治疗目疾之新学说(柏林通讯)/光华医药杂志社//光华医药杂志.-4-36-429

西医使用中药注射收特效(淮安通讯)/光华医药杂志社//光华医药杂志.-4-36-430

西医眼科裘伯壎过失致人于死已宣判(杭州快信)/光华医药杂志社//光华医药杂志.-4-35-287

西医余生佳过失杀人上诉驳回(苏州通讯)/光华医药杂志社//光华医药杂志.-4-37-357

奚可阶联合同志发起组织平湖县医药改进研究会(平湖通讯)/光华医药杂志社//光华医药杂志.-4-37-371

锡兰热病猖獗(哥伦布讯)/光华医药杂志社//光华医药杂志.-4-37-353

锡兰热疫死亡甚烈(哥伦布讯)/光华医药杂志社//光华医药杂志.-4-37-148

歙县将办一中医学校(歙县通讯)/光华医药杂志社//光华医药杂志.-4-38-238

仙游分社长岳开煤先生小史/光华医药杂志社//光华医药杂志.-4-41-148

暹京华侨赠医所乔迁新屋盛况/光华医药杂志社//光华医药杂志.-4-37-11

暹京天华中医院风潮纪(暹京通讯)/光华医药杂志社//光华医药杂志.-4-35-508

暹京中华赠医所向各界募捐情景(暹京通讯)/光华医药杂志社//光华医药杂志.-4-38-238

暹罗分社长林瑾庵先生小史/光华医药杂志社//光华医药杂志.-4-41-65

暹罗妇人一胎八孩之奇闻(暹罗通讯)/光华医药杂志社//光华医药杂志.-4-36-432

暹罗华侨之怪胎(暹京通讯)/光华医药杂志社//光华医药杂志.-4-35-591

咸瓜街焚药材行损失巨万(本埠通讯)/光华医药杂志社//光华医药杂志.-4-40-263

现金征求江苏省名医传稿/光华医药杂志社//光华医药杂志.-4-37-554

乡妇产蛇殒命(常熟通讯)/光华医药杂志社//光华医药杂志.-4-38-77

乡妇求子不得鼻孔忽流蛇/光华医药杂志社//光华医药杂志.-4-38-248

香港国药商人暂不晋京请愿(香港通讯)/光华医药杂志社//光华医药杂志.-4-36-297

香港痢疾猖獗(香港通讯)/光华医药杂志社//光华医药杂志.-4-40-546

香港医会请改中医研究院条例为中央国医馆条例/光华医药杂志社//光华医药杂志.-4-39-99

香港预防非洲黄热病/光华医药杂志社//光华医药杂志.-4-41-327

香港中医公会奉国府令组设国医校/光华医药杂志社//光华医药杂志.-4-41-609

香蕉芋艿同食果真致命欤(南京通讯)/光华医药杂志社//光华医药杂志.-4-38-96

湘赣国医专呈请中馆加盖学生毕业证书/光华医药杂志社//光华医药杂志.-4-41-235

湘国医分馆新馆长刘崐湘到馆视事(长沙通讯)/光华医药杂志社//光华医药杂志.-4-38-288

湘莲到稀/光华医药杂志社//光华医药杂志.-4-40-87

湘省筹备成立卫生陈列馆/光华医药杂志社//光华医药杂志.-4-41-611

湘省府令各医院聘请医师应严密考察其学识与技术(湖南通讯)/光华医药杂志社//光华医药杂志.-4-39-539

湘省医药改进分会筹备近讯(湖南通讯)/光华医药杂志社//光华医药杂志.-4-38-581

湘雅医学院之新献/光华医药杂志社//光华医药杂志.-4-41-21

湘医药改进分会呈请中馆取缔非法组织(湖南通讯)/光华医药杂志社//光华医药杂志.-4-39-14

湘医专教授宫怀素已抵东京/光华医药杂志社//光华医药杂志.-4-41-612

湘医专女生组织挹芬医学研究社(长沙通讯)/光华医药杂志社//光华医药杂志.-4-38-491

湘医专同学会推定筹备员/光华医药杂志社//光华医药杂志.-4-41-407

巷民厅拟定下年度全省卫生计划/光华医药杂志社//光华医药杂志.-4-41-406

象贝非法涨价/光华医药杂志社//光华医药杂志.-4-36-88

象贝纠纷已解决(上海市特讯)/光华医药杂志社//光华医药杂志.-4-36-329

象贝母再见新低价(象山通讯)/光华医药杂志社//光华医药杂志.-4-39-539

萧退庵任上海国医分馆秘书主任(上海特讯)/光华医药杂志社//光华医药杂志.-4-38-13

萧邑农氏掘得奇异之何首乌(徐州通讯)/光华医药杂志社//光华医药杂志.-4-35-127

小便下毛发(无锡通讯)/光华医药杂志社//光华医药杂志.-4-40-555

小更正/光华医药杂志社//光华医药杂志.-4-39-264

谢利恒著中国医学源流论出版/光华医药杂志社//光华医药杂志.-4-37-541

心尖部搏动异常/光华医药杂志社//光华医药杂志.-4-35-515

心脏病及肺病/光华医药杂志社//光华医药杂志.-4-39-550

新昌国医支馆长宣誓就职/光华医药杂志社//光华医药杂志.-4-40-303

新昌麻疹盛行(新昌通讯)/光华医药杂志社//光华医药杂志.-4-39-245

新昌县立南明中心小学续聘吕成丹任校医(新昌通讯)/光华医药杂志社//光华医药杂志.-4-39-76

新昌医界追悼名医张南坡氏/光华医药杂志社//光华医药杂志.-4-40-402

新订国医药社及研究所立案暂行标准大纲/光华医药杂志社//光华医药杂志.-4-37-450

新婚少妇产一牛头婴孩/光华医药杂志社//光华医药杂志.-4-35-514

新加坡爱德华医校教授鲁史缔报告糙白米之比较(南洋通讯)/光华医药杂志社//光华医药杂志.-4-40-82

新加坡提倡中医药/光华医药杂志社//光华医药杂志.-4-35-63

新加坡医界请求内政部发给执照(新加坡通讯)/光华医药杂志社//光华医药杂志.-4-39-345

新任本社盐城分社长王玉卿先生/光华医药杂志社//光华医药杂志.-4-41-97

新任本社长沙分社长吴亚先先生/光华医药杂志社//光华医药杂志.-4-41-97

新任本社周墩分社长萧希山先生/光华医药杂志社//光华医药杂志.-4-41-97

新任光华医药杂志社北婆罗州分社全体同志摄影/光华医药杂志社//光华医药杂志.-4-38-414

新任光华医药杂志社北婆罗州分社社长李友梅先生/光华医药杂志社//光华医药杂志.-4-38-414

新任光华医药杂志社察哈尔省张家口分社长许子和先生/光华医药杂志社//光华医药杂志.-4-41-241

新任光华医药杂志社川沙分社社长顾绍名先生/光华医药杂志社//光华医药杂志.-4-38-509

新任光华医药杂志社菲律宾分社社长吕丽萍先生/光华医药杂志社//光华医药杂志.-4-38-181

新任光华医药杂志社福建南平分社长曾少参/光华医药杂志社//光华医药杂志.-4-41-169

新任光华医药杂志社灌云分社社长马荫墀先生/光华医药杂志社//光华医药杂志.-4-38-414

新任光华医药杂志社灌云分社社长章玉如先生/光华医药杂志社//光华医药杂志.-4-38-99

新任光华医药杂志社贵州贵阳分社长和涟波先生/光华医药杂志社//光华医药杂志.-4-39-271

新任光华医药杂志社江西赣县第二分社社长孙心任先生/光华医药杂志社//光华医药杂志.-4-38-12

新任光华医药杂志社江西进贤分社长易九如先生/光华医药杂志社//光华医药杂志.-4-39-271

新任光华医药杂志社江西玉山分社社长肖继志先生/光华医药杂志社//光华医药杂志.-4-38-11

新任光华医药杂志社临潼分社社长刘炳文先生/光华医药杂志社//光华医药杂志.-4-38-414

新任光华医药杂志社梅县分社长李少南先生/光华医药杂志社//光华医药杂志.-4-41-241

新任光华医药杂志社闽江分社社长林禹陶先生/光华医药杂志社//光华医药杂志.-4-38-182

新任光华医药杂志社南安金淘区分社长黄健亚/光华医药杂志社//光华医药杂志.-4-39-271

新任光华医药杂志社南通四安分社长陈禹九/光华医药杂志社//光华医药杂志.-4-41-169

新任光华医药杂志社如皋李堡分社社长何政武先生/光华医药杂志社//光华医药杂志.-4-38-99

新任光华医药杂志社山西太原分社社长王逸庵先生/光华医药杂志社//光华医药杂志.-4-38-181

新任光华医药杂志社社董邢熙平先生近影/光华医药杂志社//光华医药杂志.-4-40-567

新任光华医药杂志社四川江津分社社长任应秋先生/光华医药杂志社//光华医药杂志.-4-39-462

新任光华医药杂志社宿迁分社社长郝霞飞先生/光华医药杂志社//光华医药杂志.-4-38-12

新药业取缔国药冒牌洋商(本埠通讯)/光华医药杂志社//光华医药杂志.-4-40-550

新中国医学院开学上课(本市特讯)/光华医药杂志社//光华医药杂志.-4-39-71

新中国医学院学生自治会成立(本埠通讯)/光华医药杂志社//光华医药杂志.-4-40-554

新中国医学院之蓬勃气象(上海通讯)/光华医药杂志社//光华医药杂志.-4-40-175

新中国医药研究社呈请中馆备案(长沙通讯)/光华医药杂志社//光华医药杂志.-4-39-344

新中国医院开幕(本市特讯)/光华医药杂志社//光华医药杂志.-4-39-190

新中医研究社成立/光华医药杂志社//光华医药杂志.-4-37-541

兴宁女子之奇疾/光华医药杂志社//光华医药杂志.-4-41-331

熊式辉举办家庭卫生检查会/光华医药杂志社//光华医药杂志.-4-35-206

休宁国医公会举行一周年纪念会(安徽休宁通讯)/光华医药杂志社//光华医药杂志.-4-38-240

修建仲景圣祠发起人开筹备会议积极进行(南京通讯)/光华医药杂志社//光华医药杂志.-4-37-283

玄元殿前右之拜真台左立者耀县孔教会长张木生右立者黄竹斋/光华医药杂志社//光华医药杂志.-4-39-462

玄元殿前之转纹柏前立者西京针灸社国医曹钜/光华医药杂志社//光华医药杂志.-4-39-462

学看护与学中医之疑问/光华医药杂志社//光华医药杂志.-4-40-91

血晕惊风痦块经带/光华医药杂志社//光华医药杂志.-4-40-267

牙齿可以传导声音/光华医药杂志社//光华医药杂志.-4-35-208

牙痛失治/光华医药杂志社//光华医药杂志.-4-39-552

烟台特区拟筹组国医公会开第一次筹备会(烟台快讯)/光华医药杂志社//光华医药杂志.-4-40-546

沿江淮运人民熟性疟疫蔓延/光华医药杂志社//光华医药杂志.-4-40-401

阎锡山患病延中医诊治(太原快信)/光华医药杂志社//光华医药杂志.-4-35-532

阎锡山致力复兴中医(太原通讯)/光华医药杂志社//光华医药杂志.-4-36-9

扬州国医界派别斗争(扬州快信)/光华医药杂志社//光华医药杂志.-4-35-531

扬州中医公会被控/光华医药杂志社//光华医药杂志.-4-35-65

姚世琛实地农材宣传医药文化(如皋通讯)/光华医药杂志社//光华医药杂志.-4-37-537

药材进出口总数/光华医药杂志社//光华医药杂志.-4-36-145

药店主兼营国医被控过失致人于死(上海通讯)/光华医药杂志社//光华医药杂志.-4-39-541

药行工会整委会议/光华医药杂志社//光华医药杂志.-4-38-583

药名质疑/光华医药杂志社//光华医药杂志.-4-39-352

药物备考图说出版(北平通讯)/光华医药杂志社//光华医药杂志.-4-38-152

药物图考七月底出版(南京通讯)/光华医药杂志社//光华医药杂志.-4-37-540

耀县药王山静应观全景/光华医药杂志社//光华医药杂志.-4-39-462

叶楚伧来沪就医(本埠通讯)/光华医药杂志社//光华医药杂志.-4-40-550

一人有两个生殖器(重庆通讯)/光华医药杂志社//光华医药杂志.-4-35-591

一人有两个头(本埠特讯)/光华医药杂志社//光华医药杂志.-4-35-591

一胎三孩均健在(江苏阜宁通讯)/光华医药杂志社//光华医药杂志.-4-38-248

一胎生四异孩(浦城通讯)/光华医药杂志社//光华医药杂志.-4-38-157

一月二十二日国民政府明令公布中医条例/光华医药杂志社//光华医药杂志.-4-39-11

医林文艺栏征稿规则/光华医药杂志社//光华医药杂志.-4-39-432

医师甄别委员业已聘定/光华医药杂志社//光

华医药杂志.-4-41-185

医士钱健民拟在京公开演讲推拿医术(南京通讯)/光华医药杂志社//光华医药杂志.-4-38-152

医书自修答问/光华医药杂志社//光华医药杂志.-4-40-92

医药改进会筹备员委定(江都通讯)/光华医药杂志社//光华医药杂志.-4-38-150

医药团体会议方式(连载)/光华医药杂志社//光华医药杂志.-4-37-71,144,346,444

医用大磁石(通讯)/光华医药杂志社//光华医药杂志.-4-38-67

医政学院附设农村医药服务训练班(镇江通讯)/光华医药杂志社//光华医药杂志.-4-37-360

医政学院建筑大规模实验馆(镇江快信)/光华医药杂志社//光华医药杂志.-4-37-158

医政学院农训班毕业典礼志盛陈兼院长亲临主持(镇江通讯)/光华医药杂志社//光华医药杂志.-4-39-440

医政学院卫生训练班延长修业期限(镇江通讯)/光华医药杂志社//光华医药杂志.-4-37-259

医政学院院友会扬州通讯处成立(扬州通讯)/光华医药杂志社//光华医药杂志.-4-39-75

仪征县长张圣谟任本社社董(仪征通讯)/光华医药杂志社//光华医药杂志.-4-36-89

沂水将筹建中医学校(山东沂水通讯)/光华医药杂志社//光华医药杂志.-4-39-157

沂水县府颁发暂许行医证/光华医药杂志社//光华医药杂志.-4-41-518

沂水县政府将考试中医(山东沂水通讯)/光华医药杂志社//光华医药杂志.-4-38-582

沂水乡村医药传习所招生(沂水讯)/光华医药杂志社//光华医药杂志.-4-39-345

沂水医药改进会之筹备/光华医药杂志社//光华医药杂志.-4-40-87

沂县发生特殊疫症(山东沂水通讯)/光华医药杂志社//光华医药杂志.-4-38-582

宜昌县成立医药改进会筹备处(湖北宜昌通讯)/光华医药杂志社//光华医药杂志.-4-38-582

宜春流行性脑脊髓膜炎蔓延/光华医药杂志社//光华医药杂志.-4-41-405

宜兴厅颁国医开业执照(宜兴通讯)/光华医药杂志社//光华医药杂志.-4-37-453

遗精白带/光华医药杂志社//光华医药杂志.-4-39-455

遗尿/光华医药杂志社//光华医药杂志.-4-39-453

疑问二则/光华医药杂志社//光华医药杂志.-4-39-353

义公使馆征询吾国樟脑大黄/光华医药杂志社//光华医药杂志.-4-35-364

异蛙/光华医药杂志社//光华医药杂志.-4-40-412

意大利奇怪病人/光华医药杂志社//光华医药杂志.-4-35-429

意见纷歧之谈话会(苏州通讯)/光华医药杂志社//光华医药杂志.-4-39-348

意相墨索里尼赞美我国文化(罗马通讯)/光华医药杂志社//光华医药杂志.-4-36-64

意政府奖励生育(罗马讯)/光华医药杂志社//光华医药杂志.-4-37-442

阴纵/光华医药杂志社//光华医药杂志.-4-40-178

银匠妇产奇异小孩(金坛通信)/光华医药杂志社//光华医药杂志.-4-36-68

英博士新发明(伦敦通讯)/光华医药杂志社//光华医药杂志.-4-36-131

英国的生产率/光华医药杂志社//光华医药杂志.-4-35-265

英国聘用女医药卫生视察员/光华医药杂志社//光华医药杂志.-4-35-424

英国新发生之奇病(伦敦通讯)/光华医药杂志社//光华医药杂志.-4-40-167

英国眼科家专之神术(伦敦通讯)/光华医药杂志社//光华医药杂志.-4-35-340

英国医学生须受看护训练(伦敦通讯)/光华医

药杂志社//光华医药杂志.-4-35-587

英医生主张医生有致死病人权(伦敦讯)/光华医药杂志社//光华医药杂志.-4-36-295

荥经分社读者指导部主任萧宝衡/光华医药杂志社//光华医药杂志.-4-40-424

荥经分社推广部主任张铨芳/光华医药杂志社//光华医药杂志.-4-40-424

荥经分社宣传部主任章海龙/光华医药杂志社//光华医药杂志.-4-40-424

荥经分社研究部主任江渭臣/光华医药杂志社//光华医药杂志.-4-40-424

荥经分社长孙待之/光华医药杂志社//光华医药杂志.-4-40-424

永川分社推销部主任左绍唐/光华医药杂志社//光华医药杂志.-4-41-530

永川分社宣传部主任吴竹笙/光华医药杂志社//光华医药杂志.-4-41-530

永川分社研究部主任罗灿然/光华医药杂志社//光华医药杂志.-4-41-530

永川十庙镇宣传部主任向宪章/光华医药杂志社//光华医药杂志.-4-41-530

永春县筹备中医公会/光华医药杂志社//光华医药杂志.-4-40-299

永嘉县举行中医考试(温州通讯)/光华医药杂志社//光华医药杂志.-4-37-149

永嘉中医考试积极进行(温州通讯)/光华医药杂志社//光华医药杂志.-4-37-257

有志中医的好机会/光华医药杂志社//光华医药杂志.-4-41-300

于右任任本社董事(南京通讯)/光华医药杂志社//光华医药杂志.-4-37-395

于右任题字赞勉本刊/光华医药杂志社//光华医药杂志.-4-36-447

余汉谋拨款建筑中医疗养院(赣县通讯)/光华医药杂志社//光华医药杂志.-4-38-95

余晋三中丞不寐便闷误治案/光华医药杂志社//光华医药杂志.-4-41-282

余厅长谈江苏全省中医检定本年十月举行(镇江快信)/光华医药杂志社//光华医药杂志.-4-35-529

余姚中医公会昨开第二届会员大会/光华医药杂志社//光华医药杂志.-4-40-304

渝国医院聘龚一维任院长/光华医药杂志社//光华医药杂志.-4-41-227

榆林发生恶性天花/光华医药杂志社//光华医药杂志.-4-41-332

禹县药材大会开筹备会(禹县通讯)/光华医药杂志社//光华医药杂志.-4-37-359

预防天花新法(莫斯科通讯)/光华医药杂志社//光华医药杂志.-4-37-449

袁正道律师认定输血并非正当行为/光华医药杂志社//光华医药杂志.-4-40-407

粤湘赣鄂四省特展会开幕/光华医药杂志社//光华医药杂志.-4-41-262

云南河口热心读者莫信华先生/光华医药杂志社//光华医药杂志.-4-40-108

云南三一七国医节纪念大会盛况(昆明通讯)/光华医药杂志社//光华医药杂志.-4-39-350

孕妇产鳖之奇闻(美国特约通讯)/光华医药杂志社//光华医药杂志.-4-35-129

孕妇产虾蟆异闻(长沙通讯)/光华医药杂志社//光华医药杂志.-4-38-157

灾民食枇杷核中毒毙命(浙兰通讯)/光华医药杂志社//光华医药杂志.-4-37-460

赞助光华医药杂志分社社董照片/光华医药杂志社//光华医药杂志.-4-36-328

增开全国医团通讯网敬告各地医团同志/光华医药杂志社//光华医药杂志.-4-39-280

赠福建上杭分社长黄霭园大匾额一方/光华医药杂志社//光华医药杂志.-4-39-282

赠阅实用方剂学/光华医药杂志社//光华医药杂志.-4-38-153

战区瘟疫盛行(北平通讯)/光华医药杂志社//光华医药杂志.-4-37-540

张梦痕征求学徒二名/光华医药杂志社//光华医药杂志.-4-37-551

张忍庵视察港杭国医建设事业/光华医药杂志社//光华医药杂志.-4-36-507

张忍庵在杭应中医专校演讲(杭州通讯)/光华

医药杂志社//光华医药杂志.-4-36-504

张树勋征婚/光华医药杂志社//光华医药杂志.-4-38-84,168

张星五汪友松各呈中馆征集验方(南京通讯)/光华医药杂志社//光华医药杂志.-4-40-83

张仲景祠产被侵占中央国医馆向河南省查究(南京快信)/光华医药杂志社//光华医药杂志.-4-35-445

长安县国药业公会呈准党政机关取缔伪药并请全国药界一律实行(长安通讯)/光华医药杂志社//光华医药杂志.-4-37-76

长芦盐连使王章祜被德医延误殒命(北平快信)/光华医药杂志社//光华医药杂志.-4-35-449

长沙妇女产蛇/光华医药杂志社//光华医药杂志.-4-35-428

长沙农妇张胡氏一胎三产(长沙通讯)/光华医药杂志社//光华医药杂志.-4-40-546

长沙市国药界推派代表赴京请愿/光华医药杂志社//光华医药杂志.-4-41-183

长沙新中医药创刊(长沙通讯)/光华医药杂志社//光华医药杂志.-4-38-581

浙国医分馆被控借学欠钱(杭州讯)/光华医药杂志社//光华医药杂志.-4-39-286

浙建厅限期成立全省贝母合作社(杭州通讯)/光华医药杂志社//光华医药杂志.-4-37-393

浙江财政厅长王澄莹任本社社董(杭州快信)/光华医药杂志社//光华医药杂志.-4-35-451

浙江常山高年医生聂子因先生/光华医药杂志社//光华医药杂志.-4-39-2

浙江国医分馆许馆长为鸦片烟被捕(杭州通讯)/光华医药杂志社//光华医药杂志.-4-38-489

浙江国医馆实行紧缩(杭州通讯)/光华医药杂志社//光华医药杂志.-4-39-245

浙江杭县国医公会成立大会摄影/光华医药杂志社//光华医药杂志.-4-38-11

浙江杭县国医公会正式成立(杭州通讯)/光华医药杂志社//光华医药杂志.-4-37-256

浙江杭州中医国代候选竞选人履历/光华医药杂志社//光华医药杂志.-4-40-200

浙江兰溪中医专校(兰溪通讯)/光华医药杂志社//光华医药杂志.-4-35-507

浙江平湖分社长奚可阶先生小史/光华医药杂志社//光华医药杂志.-4-40-393

浙江平湖国医支馆欢迎浙省分馆秘书杨钵和摄影/光华医药杂志社//光华医药杂志.-4-38-12

浙江平湖国医支馆新闻一束(平湖通讯)/光华医药杂志社//光华医药杂志.-4-38-580

浙江平湖县国医支馆宣誓典礼摄影/光华医药杂志社//光华医药杂志.-4-38-181

浙江省国医分馆馆长许祖谦宣誓就职(杭州通讯)/光华医药杂志社//光华医药杂志.-4-38-97

浙江省国医分馆结束/光华医药杂志社//光华医药杂志.-4-35-425

浙江省国医分馆举办浙江省医务人员培训班(浙江快讯)/光华医药杂志社//光华医药杂志.-4-39-285

浙江省国医分馆委任奚可阶等为平湖县支馆筹备员(平湖通讯)/光华医药杂志社//光华医药杂志.-4-35-342

浙江省区救济院扩充范围添聘特约医士(杭州通讯)/光华医药杂志社//光华医药杂志.-4-36-134

浙江省区区救济院聘名誉院士(杭州通讯)/光华医药杂志社//光华医药杂志.-4-38-14

浙江嵊县各药店将限制滥收学徒(嵊县通讯)/光华医药杂志社//光华医药杂志.-4-38-580

浙江吴兴县第六届国医检定考取国医授证典礼/光华医药杂志社//光华医药杂志.-4-38-510

浙江新昌发起组织国医公会(新昌通讯)/光华医药杂志社//光华医药杂志.-4-40-172

浙江新昌县立南明中心小学举行春季种痘摄影

/光华医药杂志社//光华医药杂志.-4-39-271

浙江新昌乡区农民获一异草(新昌通讯)/光华医药杂志社//光华医药杂志.-4-40-172

浙江新昌一位真实慈善主义的国医张世良/光华医药杂志社//光华医药杂志.-4-39-2

浙江新昌一位真实慈善主义之国医张世良(新昌通讯)/光华医药杂志社//光华医药杂志.-4-38-489

浙江医专毕业证书已盖关防发还(南京通讯)/光华医药杂志社//光华医药杂志.-4-38-70

浙江余姚分社长倪士英热心提倡医药文化/光华医药杂志社//光华医药杂志.-4-41-401

浙江中医专科学校举行廿周年纪念游艺大会/光华医药杂志社//光华医药杂志.-4-41-323

浙江中医专门学校之希望(杭州通讯)/光华医药杂志社//光华医药杂志.-4-35-125

浙兰医校呈复县政府缓改学社名称(兰溪通讯)/光华医药杂志社//光华医药杂志.-4-38-393

浙兰医专参观团莅港参观(上海市特讯)/光华医药杂志社//光华医药杂志.-4-37-359

浙名医张山雷逝世(兰西快信)/光华医药杂志社//光华医药杂志.-4-36-7

浙省国医分馆馆长易许祖谦充任(南京通讯)/光华医药杂志社//光华医药杂志.-4-38-14

浙省国医分馆长许祖谦为鸦片案判决(杭州记者通讯)/光华医药杂志社//光华医药杂志.-4-38-579

浙省国医分管内部组织概况/光华医药杂志社//光华医药杂志.-4-38-185

浙省国医馆举办医务人员训练班(杭州通讯)/光华医药杂志社//光华医药杂志.-4-39-193

浙省国医馆推行新生活运动(杭州通讯)/光华医药杂志社//光华医药杂志.-4-39-347

浙省救济院嘉奖服务年久医士(杭讯)/光华医药杂志社//光华医药杂志.-4-36-65

浙省救济院种痘盛况/光华医药杂志社//光华医药杂志.-4-35-364

浙省绍兴余姚两县支馆成立(杭州通讯)/光华医药杂志社//光华医药杂志.-4-40-18

浙省医务人员训练班省会停办(杭州通讯)/光华医药杂志社//光华医药杂志.-4-39-442

甄别医师补习班报名/光华医药杂志社//光华医药杂志.-4-41-356

镇江筹设国医传习所(镇江专电)/光华医药杂志社//光华医药杂志.-4-35-276

镇江国医分馆召集医药界讨论医药改进会事(镇江通讯)/光华医药杂志社//光华医药杂志.-4-37-452

镇江两中医学会之联席大会/光华医药杂志社//光华医药杂志.-4-41-152

镇江三善堂改组/光华医药杂志社//光华医药杂志.-4-35-206

镇江三一七纪念大会之花花絮絮(镇江快讯)/光华医药杂志社//光华医药杂志.-4-37-179

镇江县中医学术研究会记念国医节摄影/光华医药杂志社//光华医药杂志.-4-41-343

镇江医学公会改选(镇江通讯)/光华医药杂志社//光华医药杂志.-4-39-442

镇江医学公会改选执监委员(镇江讯)/光华医药杂志社//光华医药杂志.-4-39-286

镇江医学公会举行团拜会(镇江通讯)/光华医药杂志社//光华医药杂志.-4-37-77

镇江中医学术研究会常会记(镇江通讯)/光华医药杂志社//光华医药杂志.-4-37-452

镇江中医学术研究会月刊第三期出版(镇江通讯)/光华医药杂志社//光华医药杂志.-4-39-244

镇江中医学术研究会月刊问世/光华医药杂志社//光华医药杂志.-4-39-85

镇江中医学术研究会执监委员宣誓就职典礼志盛(镇江快信)/光华医药杂志社//光华医药杂志.-4-36-590

征求答案/光华医药杂志社//光华医药杂志.-4

－41－95

征求读者设立代订处启事/光华医药杂志社//光华医药杂志.-4-35-330

征求各地特约经理/光华医药杂志社//光华医药杂志.-4-41-6

征求全国高年医生经验谈汇集出版专刊/光华医药杂志社//光华医药杂志.-4-37-465

征求全国设立分社/光华医药杂志社//光华医药杂志.-4-39-277.-4-40-279

征求三一七纪念定户优待办法/光华医药杂志社//光华医药杂志.-4-37-2

征求特效药及民间秘方/光华医药杂志社//光华医药杂志.-4-39-262

征求医书/光华医药杂志社//光华医药杂志.-4-41-225,356

征题某某地方病的特殊情形/光华医药杂志社//光华医药杂志.-4-35-51

值得研究之怪病/光华医药杂志社//光华医药杂志.-4-37-460

指定编审委员先行审定验方新篇/光华医药杂志社(辑)//光华医药杂志.-4-36-296

指示广东省立国医学院(南京通讯)/光华医药杂志社(辑)//光华医药杂志.-4-38-70

指示学医门径/光华医药杂志社//光华医药杂志.-4-40-267

治痨圣手费子彬补全肺穴(本埠通讯)/光华医药杂志社//光华医药杂志.-4-40-17

治疟新药疟涤平与扑疟母星(本埠通讯)/光华医药杂志社//光华医药杂志.-4-40-265

治愈史拿脱铁肺之构造/光华医药杂志社//光华医药杂志.-4-41-519

致编辑邹云翔/光华医药杂志社//光华医药杂志.-4-40-91

中风/光华医药杂志社//光华医药杂志.-4-39-450

中国蛋清洁纯粹富滋养料(伦敦讯)/光华医药杂志社//光华医药杂志.-4-37-353

中国工程师考察团调查川产药材状况/光华医药杂志社//光华医药杂志.-4-36-297

中国医学渊源论将再版/光华医药杂志社//光华医药杂志.-4-38-153

中国医学源流论畅销(上海消息)/光华医药杂志社//光华医药杂志.-4-38-71

中国医学院报名者踊跃(上海市特讯)/光华医药杂志社//光华医药杂志.-4-36-130

中国医学院毕业生组同学会(上海市特讯)/光华医药杂志社//光华医药杂志.-4-37-553

中国医学院病因研究会近讯(上海消息)/光华医药杂志社//光华医药杂志.-4-35-341

中国医学院第三届学生自治会特刊将出版(上海市特讯)/光华医药杂志社//光华医药杂志.-4-37-465

中国医学院第五届毕业/光华医药杂志社//光华医药杂志.-4-35-586

中国医学院定期招考新生/光华医药杂志社//光华医药杂志.-4-37-459

中国医学院概况/光华医药杂志社//光华医药杂志.-4-36-62

中国医学院积极筹建新院舍(上海市特讯)/光华医药杂志社//光华医药杂志.-4-36-504

中国医学院将建新院舍(上海市特讯)/光华医药杂志社//光华医药杂志.-4-36-428

中国医学院近闻二则(上海特讯)/光华医药杂志社//光华医药杂志.-4-38-577

中国医学院近讯(光华医药特讯)/光华医药杂志社//光华医药杂志.-4-35-61,61.-4-38-67

中国医学院举行毕业典礼/光华医药杂志社//光华医药杂志.-4-39-443

中国医学院举行毕业试验/光华医药杂志社//光华医药杂志.-4-37-360

中国医学院开学/光华医药杂志社//光华医药杂志.-4-38-148

中国医学院扩充校舍(上海市特讯)/光华医药杂志社//光华医药杂志.-4-36-211

中国医学院另购新院址(上海市特讯)/光华医药杂志社//光华医药杂志.-4-37-260

中国医学院乒乓队参加上海各大学乒乓联合会(上海市特讯)/光华医药杂志社//光华医药杂志.-4-39-241

中国医学院日本勃兴展览会参观者踊跃(上海市特讯)/光华医药杂志社//光华医药杂志.-4-39-71

中国医学院添聘教职员/光华医药杂志社//光华医药杂志.-4-36-294

中国医学院添设春季班/光华医药杂志社//光华医药杂志.-4-35-202

中国医学院添设救护班/光华医药杂志社//光华医药杂志.-4-38-484

中国医学院卫生行政研究会成立/光华医药杂志社//光华医药杂志.-4-35-125

中国医学院温州同学发起组织上海各医学院温州同学联合会(上海特讯)/光华医药杂志社//光华医药杂志.-4-39-247

中国医学院新近落成之大厦摄影/光华医药杂志社//光华医药杂志.-4-41-2

中国医学院新厦将落成(本市特讯)/光华医药杂志社//光华医药杂志.-4-39-350

中国医学院新生踊跃(上海市特讯)/光华医药杂志社//光华医药杂志.-4-37-75

中国医学院新院董就职宣言/光华医药杂志社//光华医药杂志.-4-38-492

中国医学院学生参加救国运动(上海特讯)/光华医药杂志社//光华医药杂志.-4-38-497

中国医学院学生自治会特刊出版/光华医药杂志社//光华医药杂志.-4-37-541

中国医学院药物研究会成立情形/光华医药杂志社//光华医药杂志.-4-39-241

中国医学院院舍积极建造(上海市特讯)/光华医药杂志社//光华医药杂志.-4-37-534

中国医学院院务概况/光华医药杂志社//光华医药杂志.-4-41-13

中国医学院之新气象/光华医药杂志社//光华医药杂志.-4-40-89

中国医药旬刊出版有期/光华医药杂志社//光华医药杂志.-4-41-86

中华国医学会开五届会员大会/光华医药杂志社//光华医药杂志.-4-41-88

中华医学会新职员就职(菲律宾通讯)/光华医药杂志社//光华医药杂志.-4-39-72

中华制药厂各地认股者极为踊跃(南京快讯)/光华医药杂志社//光华医药杂志.-4-37-551

中华制药厂缴股款办法/光华医药杂志社//光华医药杂志.-4-37-450

中华制药厂认股踊跃/光华医药杂志社//光华医药杂志.-4-39-85

中华制药厂苏国医分馆积极进行集股(镇江通讯)/光华医药杂志社//光华医药杂志.-4-37-396

中满膜胀/光华医药杂志社//光华医药杂志.-4-39-355

中委陈立夫谈政府管理中医目的(南京快电)/光华医药杂志社//光华医药杂志.-4-35-285

中委焦易堂任本社社董(南京通讯)/光华医药杂志社//光华医药杂志.-4-36-9

中西药研究社成立(上海市特讯)/光华医药杂志社//光华医药杂志.-4-37-77

中西医比赛请郑州魏志远裁判/光华医药杂志社//光华医药杂志.-4-35-433

中西医科目并备之苏省立医政学院开学志盛(镇江通讯)/光华医药杂志社//光华医药杂志.-4-36-425

中西医平等待遇案光华医药杂志社电请第五届中执会迅予施行(本社讯)/光华医药杂志社//光华医药杂志.-4-38-405

中西医药界国代候选人竞选一般/光华医药杂志社//光华医药杂志.-4-41-529

中央党部民众训练部与中央国医馆会商修改医药改进会章程(镇江通讯)/光华医药杂志社//光华医药杂志.-4-39-554

中央各要人发起筹设一首都国医院(南京通讯)/光华医药杂志社//光华医药杂志.-4-38-494

中央国医馆补发编审委员聘书(南京通讯)/光华医药杂志社//光华医药杂志.-4-35-511

中央国医馆筹建国药化验室(南京通讯)/光华医药杂志社//光华医药杂志.-4-36-444

中央国医馆处方鉴定委员会鉴定陈松坪过失杀

人案(南京通讯)/光华医药杂志社//光华医药杂志.-4-39-505

中央国医馆处方鉴定委员会鉴定高治安过失杀人案(南京通讯)/光华医药杂志社//光华医药杂志.-4-39-435

中央国医馆电催医团依期呈送国大选举簿册(南京通讯)/光华医药杂志社//光华医药杂志.-4-40-14

中央国医馆附设国医特别研究班近讯/光华医药杂志社//光华医药杂志.-4-39-443

中央国医馆附设国医特训班同学会全体同学会全体理监事合影/光华医药杂志社//光华医药杂志.-4-40-2

中央国医馆附设特别研究班定期上课(南京通讯)/光华医药杂志社//光华医药杂志.-4-40-174

中央国医馆副馆长陈郁任光华医药杂志社社董/光华医药杂志社//光华医药杂志.-4-40-182

中央国医馆副理事长彭养光莅湘视察(长沙通讯)/光华医药杂志社//光华医药杂志.-4-37-391

中央国医馆馆长焦易堂电托沪分馆长沈仲芳出席上海中医学院院董会议(南京快信)/光华医药杂志社//光华医药杂志.-4-39-554

中央国医馆国医药改进会无锡支会定期开筹备会(无锡通讯)/光华医药杂志社//光华医药杂志.-4-37-453

中央国医馆函令各省府令饬各县长通知各地人民随呈简效秘方(南京通讯)/光华医药杂志社//光华医药杂志.-4-40-82

中央国医馆函请陶百川监誓沪分馆董事会宣誓就职典礼(南京快信)/光华医药杂志社//光华医药杂志.-4-38-168

中央国医馆函请选举总所解释中西医团推选候选人办法(南通快讯)/光华医药杂志社//光华医药杂志.-4-40-182

中央国医馆函请中国驻西贡领事馆保护安南分馆(南京通讯)/光华医药杂志社//光华医药杂志.-4-41-261

中央国医馆欢宴菲律宾华侨国医药代表(南京快信)/光华医药杂志社//光华医药杂志.-4-36-528

中央国医馆急电沪杭平汉等处国医公会速派代表来京商讨国选代表中西医混合选举办法(南京快信)/光华医药杂志社//光华医药杂志.-4-40-13

中央国医馆加盖沪平浙省各国医学校毕业学生证书/光华医药杂志社//光华医药杂志.-4-40-90

中央国医馆加派杨春园等为湖南医药改进分会登记委员/光华医药杂志社//光华医药杂志.-4-41-261

中央国医馆将筹办医院(南京通讯)/光华医药杂志社//光华医药杂志.-4-36-65

中央国医馆将开始讼案中处方鉴定工作(南京通讯)/光华医药杂志社//光华医药杂志.-4-38-485

中央国医馆焦馆长为前筹设驻美国三潘市分馆特致美国旧金山暨檀香山黄朝琴梅景周两总领事请予赞助(南京通讯)/光华医药杂志社//光华医药杂志.-4-39-478

中央国医馆今饬各地分馆设训练班/光华医药杂志社//光华医药杂志.-4-35-598

中央国医馆开编审会议(南京通讯)/光华医药杂志社//光华医药杂志.-4-35-588

中央国医馆理事明春改选(南京通讯)/光华医药杂志社//光华医药杂志.-4-36-329

中央国医馆理事时逸人捐书修建南阳医圣祠/光华医药杂志社//光华医药杂志.-4-40-101

中央国医馆令分馆组织医药改进会之种种情形(南京通讯)/光华医药杂志社//光华医药杂志.-4-37-354

中央国医馆令各省医学社采购药物图考(南京通讯)/光华医药杂志社//光华医药杂志.-4-38-152

中央国医馆令属签注自治卫生设施方案(南京通讯)/光华医药杂志社//光华医药杂志.-4-40-83

中央国医馆令医校改称学社各地医团纷纷反对
/光华医药杂志社//光华医药杂志.-4-38
-171

中央国医馆派员参加祀孔典礼(南京通讯)/光
华医药杂志社//光华医药杂志.-4-36-158

中央国医馆聘请承淡安张锡君为编审委员(南
京快讯)/光华医药杂志社//光华医药杂志.-
4-39-535

中央国医馆庆祝中医条例公布之盛况/光华医
药杂志社//光华医药杂志.-4-39-86

中央国医馆圈定江西省医分馆正副馆长(南昌
通讯)/光华医药杂志社//光华医药杂志.-4
-39-438

中央国医馆全体理事大会(南京快讯)/光华医
药杂志社//光华医药杂志.-4-36-241

中央国医馆搜集国医伤科书籍(南京通讯)/光
华医药杂志社//光华医药杂志.-4-40-17

中央国医馆条例重付审查(南京快信)/光华医
药杂志社//光华医药杂志.-4-35-287

中央国医馆为国民代表大会选举法规定医师药
剂师八人/光华医药杂志社//光华医药杂志
.-4-39-377

中央国医馆委派卢瀚如筹驻荷巴达维亚国医分
馆(南京通讯)/光华医药杂志社//光华医药
杂志.-4-40-419

中央国医馆委沈仲芳任上海分馆馆长/光华医
药杂志社//光华医药杂志.-4-39-378

中央国医馆新闻一束(南京通讯)/光华医药杂
志社//光华医药杂志.-4-37-75.-4-38-
70,399,484

中央国医馆训令各地医团现准国大职团代表选
举事务所解释医药师包括中西医在内等二点/
光华医药杂志社//光华医药杂志.-4-40-13

中央国医馆一览将出版(京讯)/光华医药杂志
社//光华医药杂志.-4-36-67

中央国医馆医药改进会北平分会赶办会员登记
(北平通讯)/光华医药杂志社//光华医药杂
志.-4-37-451

中央国医馆医药改进会江苏省分会成立摄影/
光华医药杂志社//光华医药杂志.-4-38

-509

中央国医馆医药改进会平湖县支会职员就职典
礼/光华医药杂志社//光华医药杂志.-4-38
-510

中央国医馆在荷属巴达维亚筹设分馆/光华医
药杂志社//光华医药杂志.-4-39-472

中央国医馆招考研究员揭晓(南京通讯)/光华
医药杂志社//光华医药杂志.-4-39-162

中央国医馆征求秘方(南京通讯)/光华医药杂
志社//光华医药杂志.-4-40-17

中央国医馆驻菲律宾分馆举行成立典礼摄影/
光华医药杂志社//光华医药杂志.-4-40-

中央国医馆驻美分馆筹备专员兼光华医药杂志
社驻美分社筹备主任黄社经先生/光华医药
杂志社//光华医药杂志.-4-39-2

中央国医专校与医院之筹备经过/光华医药杂
志社//光华医药杂志.-4-35-63

中央核准天津医药研究会备案(京讯)/光华医
药杂志社//光华医药杂志.-4-36-65

中央拟补助首都国医院建筑筹备等费(南京通
讯)/光华医药杂志社//光华医药杂志.-4-
40-15

中央委员陈立夫对本刊记者发表重要讲话(南
京快信)/光华医药杂志社//光华医药杂志.-
4-35-221

中央委员陈立夫任本社社董(南京快信)/光华
医药杂志社//光华医药杂志.-4-35-529

中央委员王祺任光华医药杂志社社董(南京快
信)/光华医药杂志社//光华医药杂志.-4-
37-266

中央训令国医公会改称中医公会医师公会改称
西医公会(无锡通讯)/光华医药杂志社//光
华医药杂志.-4-37-256

中央医院草菅人命案判别(南京通讯)/光华医
药杂志社//光华医药杂志.-4-39-478

中央医院储藏药品平房失慎(南京通讯)/光华
医药杂志社//光华医药杂志.-4-37-287

中央医院闷死女生案仍未判决(南京通讯)/光
华医药杂志社//光华医药杂志.-4-36-93

中央医院又诊毙一孩儿(南京通讯)/光华医药

杂志社//光华医药杂志.-4-36-93

中医公会第二区办事处筹备出版医药办物/光华医药杂志社//光华医药杂志.-4-41-610

中医条例颁布后星洲中医药界活跃情形(星洲通讯)/光华医药杂志社//光华医药杂志.-4-39-242

中医条例颁布后浙省国医分馆建议购机祝蒋寿(浙江杭州通讯)/光华医药杂志社//光华医药杂志.-4-39-192

中医条例公布光华医药杂志社特电蒋院长等致谢并电中馆请振作精神努力奋斗/光华医药杂志社//光华医药杂志.-4-39-2

中医条例公布后杭州国医公会电请中央建议改组中央国医馆(杭州通讯)/光华医药杂志社//光华医药杂志.-4-39-99

中医条例公布后苏省检定中医暂行规定明令废止(镇江快讯)/光华医药杂志社//光华医药杂志.-4-39-91

中医条例公布后中馆通令国医分馆注意两事项(南京通讯)/光华医药杂志社//光华医药杂志.-4-39-106

中医委会开成立会志盛/光华医药杂志社//光华医药杂志.-4-41-236

中医委员会业已正式成立/光华医药杂志社//光华医药杂志.-4-41-171

中医委员会议决设中医卫生训练班/光华医药杂志社//光华医药杂志.-4-41-537

中医眼科手术/光华医药杂志社//光华医药杂志.-4-41-190

中医应归卫生署管理的我见/光华医药杂志社//光华医药杂志.-4-39-195

中医张蕴忠发明解剖生理图说/光华医药杂志社//光华医药杂志.-4-36-296

中正医学院筹备处即成立(江西通讯)/光华医药杂志社//光华医药杂志.-4-40-551

中正医学院设计会定期在赣举行(江西通讯)/光华医药杂志社//光华医药杂志.-4-41-156

中正医学院院址勘定(江西通讯)/光华医药杂志社//光华医药杂志.-4-40-551

终日流泪/光华医药杂志社//光华医药杂志.-4-39-352

踵接而起之医药界拒用象贝(吴县通讯;绍兴快讯)/光华医药杂志社//光华医药杂志.-4-36-241

周柳亭暂代医馆秘书主任(南京快信)/光华医药杂志社//光华医药杂志.-4-37-266

周委员柳亭兼任医馆国医公报编辑事宜/光华医药杂志社//光华医药杂志.-4-36-296

朱启海任励志小学校医(江西赣州通讯)/光华医药杂志社//光华医药杂志.-4-38-240

朱寿朋刘一平等将发明戒烟药(上海市特讯)/光华医药杂志社//光华医药杂志.-4-37-360

朱震球被聘编医药周刊(江苏常熟通讯)/光华医药杂志社//光华医药杂志.-4-38-240

诸民谊谈国选将办竣会期将决定(本埠通讯)/光华医药杂志社//光华医药杂志.-4-40-419

猪首人身之怪胎(南通通讯)/光华医药杂志社//光华医药杂志.-4-39-163

注射胰岛质治疯狂灵效/光华医药杂志社//光华医药杂志.-4-41-396

驻菲律宾分馆成立/光华医药杂志社//光华医药杂志.-4-40-201

自由职团选举进行程序(快信)/光华医药杂志社//光华医药杂志.-4-40-12

总务部紧要代邮/光华医药杂志社//光华医药杂志.-4-35-597

总务部紧要启事/光华医药杂志社//光华医药杂志.-4-36-71.-4-41-4,15

总务部总辑部合并代邮/光华医药杂志社//光华医药杂志.-4-36-141

总务主任盛心如先生肖像/光华医药杂志社//光华医药杂志.-4-40-283

组设中医科学研究社雏形(上海通讯)/光华医药杂志社//光华医药杂志.-4-39-542

光华医药杂志社记者

黑热病实验药方/光华医药杂志社记者//光华

医药杂志.-4-39-43

焦易堂题赠国医传习所联句/光华医药杂志社记者//光华医药杂志.-4-36-578

武进国医学会第三届第一次理事会议纪(武进通讯)/光华医药杂志社记者//光华医药杂志.-4-39-74

中央党部训令医界党员对党应负之责任/光华医药杂志社记者//光华医药杂志.-4-37-82

中央国医馆学术整委会改组/光华医药杂志社记者//光华医药杂志.-4-35-363

广德县中医协进会

广德县中医协进会第二届常会记/广德县中医协进会//三三医报.-2-36-391

广德县中医协进会缘起/广德县中医协进会//三三医报.-2-36-167

广德县中医协进会暂行简章/广德县中医协进会//三三医报.-2-36-167

广德医药学会

广德医药学会简章/广德医药学会//三三医报.-2-31-245

广德医药学会缘起/广德医药学会//三三医报.-2-31-245

广东国医分馆

广东省国医分馆来电(连载)/广东国医分馆//国医杂志.-4-7-24,437

国医分馆组织章程/广东国医分馆//国医杂志.-4-5-498

广东国医分馆筹备处

广东省国医馆筹备处通电/广东国医分馆筹备处//医林一谔.-4-8-287

广东国医药团体

广东国医国药团体公呈国民政府文/广东国医药团体//医学杂志.-2-13-183

广东宏中医药专门学校

上神州医药总会颂词/广东宏中医药专门学校//神州医药学报.-1-42-351

广东梅县新中医学社

题词/广东梅县新中医学社//中西医药.-5-9-420

广东梅县梓材医院

北平国医砥柱月刊复刊祝词/广东梅县梓材医院//国医砥柱月刊.-5-18-53

广东省国医馆分馆惠阳支馆

附中央国医馆广东省分馆惠阳县支馆成立宣言/广东省国医馆分馆惠阳支馆//医林一谔.-4-9-432

广东省教育厅

广东省政府教育厅令/广东省教育厅//医林一谔.-4-8-179

广东省政府

广东省府通令各县取缔医药广告规则/广东省政府//光华医药杂志.-4-41-407

广东省政府令民政厅教育厅广州市政府文/广东省政府//医林一谔.-4-8-179

广东台山医生公会

广东台山医生公会题词/广东台山医生公会//医界春秋.-3-5-493

广东新中医学会

广东新中医学会请教育部根据本国实情适应民生需要收回成命电文/广东新中医学会//广东医药月刊.-3-24-299

广东新中医学会委派出席全国医药团体代表大会之经过/广东新中医学会//广东医药月刊.-3-24-149

广东新中医学会之通电/广东新中医学会//广东医药月刊.-3-24-147

广东新中医学会致全国医药团体总联合会电文/广东新中医学会//广东医药月刊.-3-24-299

广东医药月刊社

本市大中报之评论中西医界的争执/广东医药月刊社//广东医药月刊.-3-24-168

本市现象报之评论中西医生/广东医药月刊社//广东医药月刊.-3-24-167

褚民谊演讲医药问题/广东医药月刊社//广东医药月刊.-3-24-263

第二日主席团姓名/广东医药月刊社//广东医药月刊.-3-24-246

第三日闭幕宣言/广东医药月刊社//广东医药月刊.-3-24-249

第四日国医学院之欢迎/广东医药月刊社//广东医药月刊.-3-24-250

第一日到会之代表/广东医药月刊社//广东医药月刊.-3-24-239

第一日会场之景象/广东医药月刊社//广东医药月刊.-3-24-239

第一日主席团姓名/广东医药月刊社//广东医药月刊.-3-24-243

读者之声/广东医药月刊社//广东医药月刊.-3-24-342,418,549,610

斐立滨华侨之应声/广东医药月刊社//广东医药月刊.-3-24-235

广东省此次之表示各地对废止中医案的反映/广东医药月刊社//广东医药月刊.-3-24-157

广东新中医学会特别启事/广东医药月刊社//广东医药月刊.-3-24-124,124,346,346

广东医师一览表/广东医药月刊社//广东医药月刊.-3-24-4,55,122,203,286,352,428,500,560

广东医药月报启事/广东医药月刊社//广东医药月刊.-3-24-45,106,553,553

广东中医药专门学校出席代表报告经过情形/广东医药月刊社//广东医药月刊.-3-24-481

广东中医药专门学校请教育部收回成命/广东医药月刊社//广东医药月刊.-3-24-302

广州市华侨医院筹备会招待记者情形筹备员报告筹备之经过及此后之进行/广东医药月刊社//广东医药月刊.-3-24-545

介绍逍遥小报/广东医药月刊社//广东医药月刊.-3-24-34,123

南洋华侨代表之共鸣/广东医药月刊社//广东医药月刊.-3-24-234

启事一至二/广东医药月刊社//广东医药月刊.-3-24-612,612

请愿书之原文/广东医药月刊社//广东医药月刊.-3-24-253

请愿团之报告/广东医药月刊社//广东医药月刊.-3-24-254

请愿团之工作经过/广东医药月刊社//广东医药月刊.-3-24-251

请中央派员训导之通电/广东医药月刊社//广东医药月刊.-3-24-238

全国商会再致卫生部电/广东医药月刊社//广东医药月刊.-3-24-231

全国医药代表大会之详情/广东医药月刊社//广东医药月刊.-3-24-237

全国医药团体代表大会之详情/广东医药月刊社//广东医药月刊.-3-24-237

全国医药团体总联合会为中国医药问题敬告国人/广东医药月刊社//广东医药月刊.-3-24-411

全国医药团体总联合会正式成立/广东医药月刊社//广东医药月刊.-3-24-256

全国医药团体总联合会之进行/广东医药月刊社//广东医药月刊.-3-24-256

全国医药总联合会致广东中医药专门学校函/广东医药月刊社//广东医药月刊.-3-24-306

上海商民协会药业分会致卫生部电/广东医药月刊社//广东医药月刊.-3-24-198

上海药职工会告全国药业工友书/广东医药月刊社//广东医药月刊.-3-24-190

上海医药团体之通电/广东医药月刊社(录)//

广东医药月刊.-3-24-175

上海中医药团体之会议/广东医药月刊社//广东医药月刊.-3-24-171

石招牌紧要启事/广东医药月刊社//广东医药月刊.-3-24-3

提案选录/广东医药月刊社//广东医药月刊.-3-24-465

投稿简章/广东医药月刊社//广东医药月刊.-3-24-117,199,281,347,423,495,555,615

尾声/广东医药月刊社//广东医药月刊.-3-24-278

卫生部复余国全书/广东医药月刊社//广东医药月刊.-3-24-116

谢来祝词者的盛意/广东医药月刊社//广东医药月刊.-3-24-11

杏林医学社赠送医报/广东医药月刊社//广东医药月刊.-3-24-192

薛部长之谈话/广东医药月刊社//广东医药月刊.-3-24-235

雪兰莪侨胞之中医中药临时联合大会情形/广东医药月刊社//广东医药月刊.-3-24-407,537

医好了身体去枪毙/广东医药月刊社//广东医药月刊.-3-24-598

致各地代表之通告/广东医药月刊社//广东医药月刊.-3-24-237

致中央卫生委员会电/广东医药月刊社//广东医药月刊.-3-24-538

中华民国全国商会联合会之通电/广东医药月刊社//广东医药月刊.-3-24-230

中医学校教材编辑会议开会情形/广东医药月刊社//广东医药月刊.-3-24-456

中医药专门学校赠医/广东医药月刊社//广东医药月刊.-3-24-546

总联合后常执两会关于组织规划编委会之历次议案选录/广东医药月刊社//广东医药月刊.-3-24-446

总联合会关于此事之历次公告/广东医药月刊社//广东医药月刊.-3-24-450

广东中医公会

广东中医公会电/广东中医公会//医学杂志.-2-11-368

广东中医药专门学校

标本室之整理/广东中医药专门学校//中医杂志(广东).-3-4-208

丙班学生一览表/广东中医药专门学校//中医杂志(广东).-3-4-321

筹建留医院捐册弁言/广东中医药专门学校//中医杂志(广东).-3-4-325

筹药业同人募捐留医院启事/广东中医药专门学校//中医杂志(广东).-3-4-326

董事会选举校长/广东中医药专门学校//中医杂志(广东).-3-4-606

根六草堂医案能疗痫疾/广东中医药专门学校//中医杂志(广东).-3-4-327

广东中医药专门学校对于改称传习所宣言/广东中医药专门学校//医学杂志.-2-11-370

广东中医药专门学校开学日卢校长训词/广东中医药专门学校//中医杂志(广东).-3-4-91

广东中医药专门学校立案之文牍/广东中医药专门学校//中医杂志(广东).-3-4-89

广东中医药专门学校调查各省药物之真相/广东中医药专门学校//中医杂志(广东).-3-4-94

广东中医药专门学校校员一览表/广东中医药专门学校//中医杂志(广东).-3-4-96

广东中医药专门学校宣言/广东中医药专门学校//广东医药月刊.-3-24-303

广东中医药专门学校学会生致全国医药团体联合总会电/广东中医药专门学校//广东医药月刊.-3-24-306

广东中医药专门学校学生会宣言/广东中医药专门学校//医学杂志.-2-11-510//广东医药月刊.-3-24-306

广东中医药专门学校学生会致国府蒋主席电/广东中医药专门学校//广东医药月刊.-3-24-306

广东中医药专门学校学生一览表/广东中医药专门学校//中医杂志(广东).-3-4-99

广东中医药专门学校印刷部启/广东中医药专门学校//广东医药月刊.-3-24-116

广东中医药专门学校诊断学实习/广东中医药专门学校//中医杂志(广东).-3-4-95

救护队之成绩/广东中医药专门学校//中医杂志(广东).-3-4-717

聘请名誉教员条例/广东中医药专门学校//中医杂志(广东).-3-4-605

实习生之考勤/广东中医药专门学校//中医杂志(广东).-3-4-719

学生实习规则/广东中医药专门学校//中医杂志(广东).-3-4-605

追悼卢校长大会记事/广东中医药专门学校//中医杂志(广东).-3-4-607

广东中医药专门学校学生会

颂词二/广东中医药专门学校学生会//杏林医学月报.-3-16-7

广东中医杂志社

白矾解砒毒(秋灯丛话)/广东中医杂志社(辑)//中医杂志(广东).-3-4-83

白喉验方(白喉忌表抉微)/广东中医杂志社(辑)//中医杂志(广东).-3-4-63

病咽胸中之怪物(广五行记)/广东中医杂志社(辑)//中医杂志(广东).-3-4-201

楮实汤(江表志)/广东中医杂志社(辑)//中医杂志(广东).-3-4-200

创办广东中医专门学校前校长卢梓川先生近影/广东中医杂志社//中医杂志(广东).-3-4-15

啖梨散痈疽之气(耆旧续闻)/广东中医杂志社(辑)//中医杂志(广东).-3-4-199

捣犀之法(归田录)/广东中医杂志社(辑)//中医杂志(广东).-3-4-201

鹅血治噎(医滕)/广东中医杂志社(辑)//中医杂志(广东).-3-4-87

发痕(宋书)/广东中医杂志社(辑)//中医杂志(广东).-3-4-319

法院咨询中风症之状态/广东中医杂志社//中医杂志(广东).-3-4-716

服响豆之效(池北偶谈)/广东中医杂志社(辑)//中医杂志(广东).-3-4-317

广东中医专门学校标本室/广东中医杂志社//中医杂志(广东).-3-4-10

广东中医专门学校教室/广东中医杂志社//中医杂志(广东).-3-4-9

广东中医专门学校礼堂/广东中医杂志社//中医杂志(广东).-3-4-8

广东中医专门学校平面图(一)至(二)/广东中医杂志社//中医杂志(广东).-3-4-13,14

广东中医专门学校头门/广东中医杂志社//中医杂志(广东).-3-4-7

广东中医专门学校头门侧面/广东中医杂志社//中医杂志(广东).-3-4-12

广东中医专门学校赠诊所医草/广东中医杂志社(辑)//中医杂志(广东).-3-4-283

广东中医专门学校正座/广东中医杂志社//中医杂志(广东).-3-4-11

广东中医专门学校中医杂志第五期目录/广东中医杂志社//中医杂志(广东).-3-4-617

广州市卫生局实验中医生成绩(连载)/广东中医杂志社//中医杂志(广东).-3-4-309,432,590,703

广州市政府取缔外国籍医生条例/广东中医杂志社//中医杂志(广东).-3-4-599

红花能治血闷(焦氏笔乘)/广东中医杂志社(辑)//中医杂志(广东).-3-4-198

湖北省教育会议案/广东中医杂志社(录)//中医杂志(广东).-3-4-74

惠书鸣谢/广东中医杂志社//中医杂志(广东).-3-4-328

记性(医滕)/广东中医杂志社(辑)//中医杂志(广东).-3-4-86

江苏全省中医联合会议案(致中华教育改进社)/广东中医杂志社//中医杂志(广东).-3-4-77

金银花消背痈(老学庵笔记)/广东中医杂志社(辑)//中医杂志(广东).-3-4-83

灸丹田之效(能改斋漫录)/广东中医杂志社
　(辑)//中医杂志(广东).-3-4-318

橘黄(陈郁藏一话腴)/广东中医杂志社(辑)//
　中医杂志(广东).-3-4-716

孔子切脉(冷庐医话)/广东中医杂志社(辑)//
　中医杂志(广东).-3-4-85

葵菜消丹毒(独醒杂志)/广东中医杂志社(辑)
　//中医杂志(广东).-3-4-200

马溺消鳖(志怪)/广东中医杂志社(辑)//中医
　杂志(广东).-3-4-199

名家用药法(冷庐医话)/广东中医杂志社(辑)
　//中医杂志(广东).-3-4-85

山西中医改进研究社致江苏中医联合会函/广
　东中医杂志社/中医杂志(广东).-3-4-80

上海医界春秋社发刊词/广东中医杂志社//中
　医杂志(广东).-3-4-193

食白沦鸡子过多之愚(南史)/广东中医杂志社
　(辑)//中医杂志(广东).-3-4-199

食挂(宋稗类抄)/广东中医杂志社(辑)//中医
　杂志(广东).-3-4-715

苏易为虎接生(干宝搜神记)/广东中医杂志社
　(辑)//中医杂志(广东).-3-4-714

投稿简章/广东中医杂志社//中医杂志(广东)
　.-3-4-106

西瓜消伏暑(洄溪医案)/广东中医杂志社(辑)
　//中医杂志(广东).-3-4-87

校勘表/广东中医杂志社//中医杂志(广东).-3
　-4-329,611

校长卢梓川先生事略/广东中医杂志社//中医
　杂志(广东).-3-4-609

医师享高龄(冷庐医话)/广东中医杂志社(辑)
　//中医杂志(广东).-3-4-84

医死马(春渚纪闻)/广东中医杂志社(辑)//中
　医杂志(广东).-3-4-715

医药互助社之进行/广东中医杂志社/中医杂
　志(广东).-3-4-719

医以偏得名(医膡)/广东中医杂志社(辑)//中
　医杂志(广东).-3-4-86

薏苡仁疗疝疾(游宦纪闻)/广东中医杂志社
　(辑)//中医杂志(广东).-3-4-200

应声虫(遯斋闲览)/广东中医杂志社(辑)//中
　医杂志(广东).-3-4-84

庸医之害(顾亭林日知录)/广东中医杂志社
　(辑)//中医杂志(广东).-3-4-83

赠种洋痘/广东中医杂志社//中医杂志(广东)
　.-3-4-327

摘录广州地方法院刑庭判决书/广东中医杂志
　社//中医杂志(广东).-3-4-717

张仲景治老猿病(六砚斋二笔)/广东中医杂志
　社(辑)//中医杂志(广东).-3-4-714

浙江省教育会议案/广东中医杂志社//中医杂
　志(广东).-3-4-71

治大热未发症法(广州府志)/广东中医杂志社
　(辑)//中医杂志(广东).-3-4-601

治跌打伤续骨法(广州府志)/广东中医杂志社
　(辑)//中医杂志(广东).-3-4-601

治热症用饮水发汗法(梦醒录)/广东中医杂志
　社(辑)//中医杂志(广东).-3-4-602

治水肿法(广东通志)/广东中医杂志社(辑)//
　中医杂志(广东).-3-4-602

治挑生毒法二则(夷坚志)/广东中医杂志社
　(辑)//中医杂志(广东).-3-4-603

治心疾法二则(晋书)/广东中医杂志社(辑)//
　中医杂志(广东).-3-4-603

治药捷法(容斋四笔)/广东中医杂志社(辑)//
　中医杂志(广东).-3-4-318

治中虫毒法(西溪丛话)/广东中医杂志社(辑)
　//中医杂志(广东).-3-4-604

治卒中法(志稚堂杂抄)/广东中医杂志社(辑)
　//中医杂志(广东).-3-4-603

中医杂志条例/广东中医杂志社//中医杂志(广
　东).-3-4-2,108,214,334,480,618

中医杂志投稿简章/广东中医杂志社//中医杂
　志(广东).-3-4-212,332

周礼疡医为后世方剂之祖(焦氏笔乘)/广东中
　医杂志社(辑)//中医杂志(广东).-3-4
　-198

紫苑清肺气(北窗輠炙录)/广东中医杂志社
　(辑)//中医杂志(广东).-3-4-715

醉乡玉屑(古今医案)/广东中医杂志社(辑)//

中医杂志(广东).-3-4-88

广东中医专门学校

广东中医专门学校赠医简章/广东中医专门学校//中医杂志(广东).-3-4-206

广东总商会

广州总商会致广东新中医学会函/广东总商会//广东医药月刊.-3-24-340

广仁善堂圣学会

广仁善堂圣学会章程/广仁善堂圣学会//利济学堂报.-1-2-603

广铁生

医学从正录序/广铁生//沈阳医学杂志.-3-1-328

广西国医分馆筹备处

广西国医分馆筹备处代电/广西国医分馆筹备处//医界春秋.-3-10-259

广西国医分馆临时办事处

广西国医分馆临时办事处为统一病名之商榷/广西国医分馆临时办事处//医学杂志.-2-15-193

广西全省中医药联合会筹备会

祝词/广西全省中医药联合会筹备会,广西梧州市中医公会委员会//杏林医学月报.-3-16-129,129

广西省民政厅

广西省民政厅复函/广西省民政厅//国医公报.-4-19-278

广西梧州市中医公会委员会

祝词/广西全省中医药联合会筹备会,广西梧州市中医公会委员会//杏林医学月报.-3-16-129,129

广益医院

疥疮神效方/广益医院(录赠)//中医杂志.-2-19-101

广州市卫生局

广州市卫生局试验国医师记要/广州市卫生局//医林一谔.-4-9-121

广州市卫生局通告/广州市卫生局//医林一谔.-4-8-180

广州市卫生局修正取缔中医生章程/广州市卫生局//杏林医学月报.-3-19-108

广州市卫生局修正中药司药生注册章程/广州市卫生局//医林一谔.-4-8-513

广州市卫生局中医考试题目/广州市卫生局//国医公报.-4-21-111

广州卫生局取缔医药广告之布告/广州市卫生局//国医杂志.-4-6-267//医林一谔.-4-10-116

卫生局之鸿猷硕划 修正中医生取缔章程/广州市卫生局//医林一谔.-4-9-38

广州杏林医学社

广州杏林医学社宣言/广州杏林医学社//医学杂志.-2-11-513//三三医报.-2-36-587//广东医药月刊.-3-24-308

广州杏林医学社致教育部电/广州杏林医学社//广东医药月刊.-3-24-309

题词/广州杏林医学社//中西医药.-5-9-420

征求本报启事/广州杏林医学社//杏林医学月报.-3-17-216

贵 铎

翰林院编修贵铎等酌拟开办奉天东边矿物章程/贵铎等//利济学堂报.-1-3-248

贵中权

通告医界之要言/贵中权//绍兴医药学报.-1-8-455

桂步阶

刚痉柔痉说/桂步阶//医界春秋.-3-5-189

桂东林

代友问喜怒不常及失眠症之疗治/桂东林//医界春秋.-3-12-430

桂华岳

社会问题与现代医学之任务/桂华岳(著述);杨川印(录)//医界春秋.-3-8-220

桂　林

神经衰弱/桂林//光华医药杂志.-4-38-161

桂林医药浅报社

桂林医药浅报社简章/桂林医药浅报社//绍兴医药学报.-1-11-332

桂省吾

温热治法论/桂省吾//国医公报.-4-24-153

桂馨书屋

脑衣炎简易疗法/桂馨书屋//绍兴医药学报星期增刊.-1-21-116

桂馨医庐同人

论肝气犯胃脘痛呕吐酸水/桂馨医庐同人(著);沈仲圭(校)//三三医报.-2-33-79

医学体用(一)至(五)/桂馨医庐同人(著);沈仲圭(校录)//中医杂志.-2-22-38,246,440.-2-23-42,233

桂学歧

脑脊髓膜炎由针而愈/桂学歧//针灸杂志.-4-34-153

丨　之

中医人格一夕谈/丨之//三三医报.-2-31-369

郭柏良

小便种种症状之诊断与治法/郭柏良//光华医药杂志.-4-38-345

小儿吐泻原因及治法/郭柏良//光华医药杂志.-4-38-353

郭宝成

胃气痛及脐风之治法/郭宝成//医学杂志.-2-18-366

郭炳垣

问小儿耳聋声哑治法/郭炳垣//绍兴医药学报星期增刊.-1-22-189

问药/郭炳垣//绍兴医药学报星期增刊.-1-22-99

问药一/郭炳垣//绍兴医药学报星期增刊.-1-22-95

致张寿甫先生函/郭炳垣//绍兴医药学报星期增刊.-1-22-296

郭伯良

改善分馆组织以充实中央国医馆力量案/郭伯良//国医公报.-4-22-429

请明定整理国医学术原则以中华民族为本位固有文化为根基案/郭伯良//国医公报.-4-22-405

郭大猷

素问热论以热病统于伤寒究伤寒与热病是一是二试将其致病之由及认证上之区别详释之/郭大猷//医学杂志.-2-7-509

研究体温及动力与中医阳气之说/郭大猷//医学杂志.-2-8-167

郭道华

血症概说/郭道华//光华医药杂志.-4-39-403

郭芬亭

疾病之原因/郭芬亭//医学杂志.-2-12-390

睡寐零话/郭芬亭//医学杂志.-2-12-544

笑之利益/郭芬亭//医学杂志.-2-12-546

郭　刚

中医的理学疗治/郭刚//现代中医.-4-43
-666

郭国昌

答杨觉倚先生征求医方/郭国昌//医界春秋.-3
-10-501

郭鸿杰

从全国医药团体总联合会公告第七号读到教材
编委会之讲义样本感言/郭鸿杰//自强医学
月刊.-3-40-165

从事实上揭破余云岫之评论/郭鸿杰//自强医
学月刊.-3-41-146

读教卫两部缕陈改定中医学校名称中医参用西
械医院改为医室各案经过情形感言/郭鸿杰
//医界春秋.-3-7-479

读汪企张促学习旧医的青年自决感言/郭鸿杰
//医界春秋.-3-6-395

请设国医馆之谏议/郭鸿杰//自强医学月刊.-3
-40-417

整理国医的我见/郭鸿杰//广东医药月刊.-3-
24-368

郭怀德

银花与大黄同用不泻下之小商榷/郭怀德//华
西医药杂志.-5-37-575

郭焕章

关于刊行古书之来函/郭焕章//三三医报.-2-
32-161

郭惠霖

(一)伏气成温(二)反乳口/郭惠霖//光华医药
杂志.-4-40-557

郭金堂

十全寿世学分刊大意/郭金堂(著);周禹锡(录
寄)//三三医报.-2-33-152

医科分刊十全寿世学(连载)/郭金堂(编纂);周

禹锡(录)//三三医报.-2-33-159,189,509

医学分刊十全寿世学(连载)/郭金堂(编纂);周
禹锡(录寄)//三三医报.-2-33-445,475

医学分科纲要之讨论/郭金堂//绍兴医药月报
.-2-39-491

总论中西学说之异同/周禹锡(抄录);郭金堂
(撰)//三三医报.-2-33-81

郭敬三

盲肠炎治愈报告三则/郭敬三,萧尚之,周禹锡
//新中华医药月刊.-5-35-328

郭九思

金匮旋覆花汤正治肝著之证何妇人革脉半产漏
下亦以此汤主之其理安在/郭九思//医学杂
志.-2-4-374

郭乐天

初生小儿发抽搐之研究/郭乐天//医林一谔.-4
-9-36

肺与溺之关系说/郭乐天//医林一谔.-4-9
-295

服药有食前食后食远诸法之研究/郭乐天//医
林一谔.-4-9-326

妇人经期或先或后之研究/郭乐天//医林一谔
.-4-9-227

乳汁与经水之来源及其作用/郭乐天//医林一
谔.-4-9-369

顺之问答/郭乐天//医林一谔.-4-9-426

谈谈中风证及其疗法/郭乐天//医林一谔.-4-
9-190

研究痹历节风瘘脚气鹤膝之为病及其异同/郭
乐天//医林一谔.-4-10-22

越南湿邪害人最广说/郭乐天//医林一谔.-4-
9-149

郭林森

梅毒烂喉烂鼻之治验(二则)/郭林森//医学杂
志.-2-5-86

梅疳变狂症之理由及治疗/郭林森//医学杂志

.-2-4-79

郭令之

代馆长答司立志问按摩术函(附司立志原函)/
郭令之//国医公报.-4-21-236

奇症治愈纪/郭令之//国医公报.-4-20-505

郭默如

阴阳解(一)至(二)/郭默如//文医半月刊.-5-
14-148,166

郭念堂

伤寒汗症辨/郭念堂//中国医药月刊.-5-32
-239

郭 平

疟疾病与败热速/郭平//国医导报.-5-30
-329

郭琦元

在新旧医学交替中之期望/郭琦元//北平医药
月刊.-5-9-452

中西医药研究社一周年/郭琦元//中西医药.-5
-10-311

郭 卿

水肿单腹鼓胀症之针治表/郭卿//医学杂志.-2
-1-613

郭人骥

蛔虫驱除剂与国产良药鹧鸪菜/郭人骥//医林
一谔.-4-11-335

郭镕甫

郭镕甫先生致山西中医改进研究会缄/郭镕甫
//医学杂志.-2-10-502

时疫管见/郭镕甫//医学杂志.-2-11-218//
中医世界.-3-29-157

郭瑞麟

行医的女子不能结婚/郭瑞麟//中国女医.-5-
34-166

姨母的死/郭瑞麟//中国女医.-5-34-218

郭瑞令

死的演变/郭瑞令//国医砥柱月刊.-5-17
-626

中医与农村/郭瑞令//中国女医.-5-34-255

郭若定

桂枝去桂加茯苓白术汤症析疑/郭若定//中国
医学月刊.-3-15-580

汉药三七治愈胃伤记/郭若定//医林一谔.-4-
10-278

汉药新觉(连载)/郭若定//医学杂志.-2-15-
16,104,294,428//中医世界.-3-33-262
.-3-34-50,166,444,533,664

汉医成方制剂临床实验录/郭若定//医界春秋
.-3-10-342

今日中医药界应有之基本动向/郭若定//华西
医药杂志.-5-36-177

书湖南伤科詹善丞/郭若定//医学杂志.-2-15
-66

外感温热传化之步骤并主治之标准/郭若定//
中国医学月刊.-3-15-527

为整个中医界求出路向中央国医馆进一言/郭
若定//医林一谔.-4-10-262

新汉药觉(连载)/郭若定//中医世界.-3-31-
19,459.-3-32-129,381//医林一谔.-4-
10-68,104,160,196,240,368,425,465,
508,547,593,636.-4-11-40,126,155,
205,238,291,331,374,414,461,499,
554,591

中医能否科学化及如何可使中医科学化问答/
郭若定,王乐雨//中西医药.-5-10-449

郭山崇

哮喘/郭山崇//国医砥柱月刊.-5-18-284

郭韶九

产后食鸡酒之大有神益/郭韶九//杏林医学月报.-3-18-265

郭韶九上蒋总司令内政部工商部国医馆筹备处等处稿/郭韶九//杏林医学月报.-3-17-532

郭韶九同志赴京请愿/郭韶九//医林一谔.-4-9-301

郭韶九先生来函/郭韶九//杏林医学月报.-3-17-531.-3-18-443.-3-20-512

坏病治验/郭韶九//杏林医学月报.-3-18-501

霍乱刚瘟柔瘟救治法(一)至(二)/郭韶九//杏林医学月报.-3-18-25,63

亢阳证治验记/郭韶九//杏林医学月报.-3-19-31

论中风证治法/郭韶九//杏林医学月报.-3-18-387

论中医中药远胜于西医西药之铁证/郭韶九//神州医药学报.-1-46-471

论肿脚软脚二种症治/郭韶九//神州医药学报.-1-46-501

秘授胎产养儿心法/郭韶九//杏林医学月报.-3-18-351

医法真言/郭韶九//医林一谔.-4-8-591

阅本报廿四五期后之我见/郭韶九//杏林医学月报.-3-18-161

治瘟疫方法详论/郭韶九//神州医药学报.-1-46-499

郭绍庭

郭绍庭先生题词/郭绍庭//现代医药月刊.-4-27-57

郭慎东

设立医学函授学校之商榷/郭慎东//光华医药杂志.-4-35-271

郭世祥

怒伤病验案/郭世祥//医学杂志.-2-18-438

舌强不语案二则/郭世祥//医学杂志.-2-18-82

温病有无神昏不语之证候/郭世祥//医学杂志.-2-17-504

郭受天

驳金鸣宇反对设立国医馆/郭受天//医林一谔.-4-8-277

驳西医金鸣宇反对国医设馆敬告全国医界同志暨全体民众书/郭受天//自强医学月刊.-3-41-55

郭受天先生敬告全国医界同志暨全体民众书/郭受天//医学杂志.-2-13-292

郭受天先生来函/郭受天//医学杂志.-2-15-625

解剖生理学讲义(连载)/郭受天//国医公报.-4-21-416.-4-22-43,163,285,511.-4-23-59,165,418.-4-24-45,164,277,392.-4-25-61,181,295

论中西处方学大有接近之趋势/郭受天//国医公报.-4-23-45

论中医条例公布后我医药界同仁应取之途径/郭受天//国医公报.-4-24-533

南京市国医药界代表郭受天先生演词/郭受天//国医公报.-4-24-510

余之发扬国粹观/郭受天//自强医学月刊.-3-41-237

中国急性传染病学序(连载)/郭受天//医学杂志.-2-15-461.-2-17-323

郭曙升

温病热病暑病皆与伤寒有类似之处其实各有特殊之点试将各病之区别详细说明之以免误会/郭曙升//医学杂志.-2-13-651

郭泰桢

对贵社工作前途的愿望/郭泰桢//中西医药.-5-12-265

郭万盛

初学针灸实验治愈之数则/郭万盛//针灸杂志

. - 4 - 28 - 189

郭文选

三个病症/郭文选//光华医药杂志. - 4 - 38 - 565

郭文逸

欧人研究中国医学之针灸法/郭文逸//杏林医学月报. - 3 - 19 - 459

郭先举

祝诗四则/沙亦恕,魏世贵,谢安之,郭先举//医界春秋. - 3 - 9 - 388

郭象升

张仲景姓名事迹考(连载)/郭象升//医学杂志. - 2 - 7 - 173,304

张仲景姓名事迹考/郭象升(著);谢安之(录)//中医世界. - 3 - 26 - 384

张仲景姓名事迹考/郭象升//国医文献. - 5 - 15 - 18

郭小平

种子奇方/郭小平//杏林医学月报. - 3 - 20 - 171

郭心翔

补泻之效用/郭心翔//针灸杂志. - 4 - 28 - 370

阐扬国医须针灸与方药并进论/郭心翔//针灸杂志. - 4 - 28 - 428

古有一针二灸三服药之谚试引伸其义/郭心翔//针灸杂志. - 4 - 32 - 249

经穴之研究/郭心翔//针灸杂志. - 4 - 32 - 251

灸百会治愈中风半身不遂之症案/郭心翔//针灸杂志. - 4 - 30 - 79

三年瘰疬试针而愈/郭心翔//针灸杂志. - 4 - 28 - 85

蛇缠疮之特效法/郭心翔//针灸杂志. - 4 - 32 - 157

由中西病理说到针灸治病之关系/郭心翔//针灸杂志. - 4 - 29 - 352

针灸杂志复刊志言/郭心翔//针灸杂志. - 4 - 34 - 19

郭延桃

问血证有生死之关系高士宗以吐多者为络血吐少者为经血多者病轻少者病重医旨又谓外感吐血易治内伤吐血难疗三指禅又谓齿衄最轻鼻衄次之呕吐稍重咳咯唾血为最重三家之言各有见解其说果可尽信否耶试详辨之/郭延桃//医学杂志. - 2 - 5 - 248

郭演康

三焦结论/郭演康//神州医药学报. - 1 - 43 - 352

三焦之商榷/郭演康//神州医药学报. - 1 - 43 - 350

郭贻安

问精不固治法/郭贻安//绍兴医药学报星期增刊. - 1 - 21 - 150

郭荫昌

唾液之研究/郭荫昌//现代中医. - 4 - 42 - 59

郭映南

问晋地易感之时症/郭映南//医学杂志. - 2 - 9 - 250

郭悠卿

冻疮/郭悠卿//中国医学月刊. - 3 - 15 - 494

寒性发热之分析(连载)/郭悠卿//中国医学月刊. - 3 - 15 - 466,523

简易效方两则/郭悠卿//中国医学月刊. - 3 - 15 - 602

雀斑/郭悠卿//中国医学月刊. - 3 - 15 - 603

郭云霄

产褥热及其疗法/郭云霄//中西医学报. - 1 - 34 - 27

肠窒扶斯灌肠疗法/郭云霄//中西医学报. - 1 -

33 - 336

初生儿之救急疗法/郭云霄//中西医学报.-1-
33 - 387

船晕之原因及疗法/郭云霄//中西医学报.-1-
35 - 511

淋病菌潜逃记/郭云霄//中西医学报.-1-34
- 61

论头痛之诊断/郭云霄//中西医学报.-1-31
- 21

梅毒菌语/郭云霄//中西医学报.-1-34-59

免疫说/郭云霄//中西医学报.-1-31-425

呕吐及其疗法/郭云霄//中西医学报.-1-33
- 537

乳儿之急性气管枝炎肺及肋膜炎之疗法/郭云
霄//中西医学报.-1-34-179

实扶的里之血清疗法/郭云霄//中西医学报.-1
- 33 - 393

听器之解剖要领/郭云霄//中西医学报.-1-32
- 97

秃头及其疗法/郭云霄//中西医学报.-1-33
- 107

外科诊疗要诀(连载)/郭云霄//中西医学报.-1
- 32 - 195,269,369,437,501.-1-33-55,
201,271,327,407,459,479.-1-34-51

胃盐酸减却症之疗法/郭云霄//中西医学报.-1
- 33 - 557

小儿肺炎及其疗法(连载)/郭云霄(译述)//中
西医学报.-1-30-425,533

小儿夏期下痢之疗法/郭云霄//中西医学报.-1
- 34 - 131

夜尿症之疗法/郭云霄//中西医学报.-1-31
- 263

郭泽民

跌打损伤验方一则/郭泽民//国医砥柱月刊.-5
- 16 - 359

郭知非

谨步胡瀛峤先生八秩寿辰原韵/郭知非(撰);陈
仪臣(选录)//绍兴医药月报.-2-41-252

郭志道

寒中厥阴论治/郭志道//中医杂志.-2-25
- 225

急救误吞燐毒法(即自来火)/郭志道//中医杂
志.-2-24-436

临证录/郭志道//中医杂志.-2-25-80,245

湿论/郭志道//中医杂志.-2-27-70

太原医室临证录(连载)/郭志道//中医杂志.-2
- 26 - 82.-2-27-80,238,368

太原医室验方(连载)/郭志道//中医杂志.-2-
25 - 454.-2-26-142,303

验方四则/郭志道//中医杂志.-2-25-150

叶松年经验良方/王象涵(录);郭志道(校投)//
中医杂志.-2-26-306

榆根白皮辨/郭志道//中医杂志.-2-27-261

郭志寅

关于伤寒论之疑问/郭志寅//医学杂志.-2-17
- 303

郭忠堂

针术得气之研究/郭忠堂//医学杂志.-2-2
- 526

郭仲亮

女科生育病理谈(连载)/郭仲亮//神州国医学
报.-4-15-234,299

郭子镇

请示退癭及腿痛药方/郭子镇//医学杂志.-2-
18 - 366

国货维持会

国货维持会致国民政府电/国货维持会//广东
医药月刊.-3-24-233

国立中山大学第一医院

国立中山大学第一医院规章/国立中山大学第
一医院//中西医学报.-1-41-383

国立中山大学第一医院附属护士学校

国立中山大学第一医院附属护士学校章程(附护士服务条例)/国立中山大学第一医院附属护士学校//中西医学报.-1-41-579

国立中医研究院

国立中医研究院组织条例/国立中医研究院//医学杂志.-2-15-533//医林一谔.-4-10-602

国民政府

国民政府令/国民政府//国医公报.-4-24-483

国民政府训令/国民政府//国医公报.-4-24-483

医师法/国民政府//国医砥柱月刊.-5-18-134//新中华医药月刊.-5-35-41

中医条例(二十二年十二月十五日立法院第三届第四十三次会议通过)/国民政府//国医杂志.-4-7-439//国医公报.-4-21-215

中医条例/国民政府//医学杂志.-2-15-322//中医世界.-3-36-439//北平医药月刊.-5-9-249

中医条例附节录西医条例/国民政府//医界春秋.-3-13-305//国医公报.-4-24-483//现代医药月刊.-4-27-710

中医暂行条例/国民政府//北京医药月刊.-5-21-165

国民政府卫生部

国民政府卫生部复函/国民政府卫生部//广东医药月刊.-3-24-540

卫生部复电/国民政府卫生部//广东医药月刊.-3-24-540

卫生部复广东新中医学会电/国民政府卫生部//广东医药月刊.-3-24-236

卫生部复全国商会联合会电/国民政府卫生部//广东医药月刊.-3-24-237

卫生部复上海市中医协会电/国民政府卫生部//医界春秋.-3-6-347//广东医药月刊.-3-24-237

卫生部复吴克潜电/国民政府卫生部//广东医药月刊.-3-24-237

卫生部复医界春秋社电/国民政府卫生部//医界春秋.-3-6-346

卫生部复医学卫生社电/国民政府卫生部//广东医药月刊.-3-24-236

卫生部复医药新闻报馆电/国民政府卫生部//医界春秋.-3-6-351

卫生局开幕后报告书/国民政府卫生部//中西医学报.-1-37-85

国民政府文官处

国民政府文官处复医界春秋社函/国民政府文官处//医界春秋.-3-6-346

蒋主席对于设立中医药管理委员会国立中医药学校批示/国民政府文官处//国医砥柱月刊.-5-18-289

国民政府总务部

代电/国民政府总务部//光华医药杂志.-4-41-542

国务院

附录国务院批答神州医药总会批词/国务院//医学杂志.-2-2-360

国 新

留美中国医学生之荣誉/国新//中西医学报.-1-40-545

人造血之发明/国新//中西医学报.-1-41-507

国药单方实验研究社

单方汇报/国药单方实验研究社//国医砥柱月刊.-5-16-415

国药新声社同人

恭贺新禧/国药新声社同人//国医新声.-5-27-345

国药新声杂志社

安胃铝省/国药新声杂志社//国药新声.-5-23-527

奥克锡丹/国药新声杂志社//国药新声.-5-22-609

百咳定/国药新声杂志社//国药新声.-5-22-607

百脉清内服片/国药新声杂志社//国药新声.-5-23-636

宝青春/国药新声杂志社//国药新声.-5-22-104

贝麻尔/国药新声杂志社//国药新声.-5-24-425

补尔神内服液/国药新声杂志社//国药新声.-5-22-185

补使命/国药新声杂志社//国药新声.-5-22-522

肠固宁/国药新声杂志社//国药新声.-5-23-73

答客问/国药新声杂志社//国药新声.-5-22-261

当归儿/国药新声杂志社//国药新声.-5-22-101

敌痢菌汁/国药新声杂志社//国药新声.-5-23-254

恩男龙片/国药新声杂志社//国药新声.-5-22-519

凡普药/国药新声杂志社//国药新声.-5-23-339

肺而舒/国药新声杂志社//国药新声.-5-23-438

福白龙片/国药新声杂志社//国药新声.-5-22-257

妇力蒙片/国药新声杂志社//国药新声.-5-22-450

果能克淋片/国药新声杂志社//国药新声.-5-23-437

海力命/国药新声杂志社//国药新声.-5-23-173

贺尔赐保命丸/国药新声杂志社//国药新声.-5-22-447

惠目眼药膏/国药新声杂志社//国药新声.-5-23-635

加力得新/国药新声杂志社//国药新声.-5-24-88

甲种维他命/国药新声杂志社//国药新声.-5-23-528

戒痛/国药新声杂志社//国药新声.-5-23-253

咳利舒开/国药新声杂志社//国药新声.-5-23-337

利凡命/国药新声杂志社//国药新声.-5-22-189

疗塞通/国药新声杂志社//国药新声.-5-23-75

临床须知评正序/国药新声杂志社//国药新声.-5-24-611

硫酸麻黄素/国药新声杂志社//国药新声.-5-22-353

胚生蒙(胚胎素制剂)/国药新声杂志社//国药新声.-5-23-435.-5-24-608

痛必灵/国药新声杂志社//国药新声.-5-22-259

乌龙太/国药新声杂志社//国药新声.-5-23-634

西洋参药片/国药新声杂志社//国药新声.-5-23-251

新亚钙剂/国药新声杂志社//国药新声.-5-22-351

新亚化学制药股份有限公司/国药新声杂志社//国药新声.-5-27-514

新亚化学制药股份有限公司国药新声国医调查表/国药新声杂志社//国药新声.-5-22-112,267,359,459,537,619.-5-24-111.-5-27-119,239,337,443,595,671

新亚绿油膏(治疗皮肤病新药)/国药新声杂志社//国药新声.-5-24-86

新亚斯片/国药新声杂志社//国药新声.-5-23-174

育儿胖/国药新声杂志社//国药新声.-5-24

-423

国医单方实验研究社

国医单方实验研究社简章草案/国医单方实验
研究社//神州国医学报.-4-16-226

国医导报编者

胃癌获治记/国医导报编者//国医导报.-5-29
-73

中国医学专用名词辞今释(连载)/国医导报编
者//国医导报.-5-29-83,133,180

国医导报杂志社

读对于改进中医的几点意见/国医导报杂志社
//国医导报.-5-30-141

发刊辞/国医导报杂志社//国医导报.-5-29
-11

紧要启事/国医导报杂志社//国医导报.-5-29
-217,343

来函/国医导报杂志社//国医导报.-5-29
-257

启事/国医导报杂志社//国医导报.-5-29-16

投稿简约/国医导报杂志社//国医导报.-5-29
-41

投稿诸君注意/国医导报杂志社//国医导报.-5
-30-193,262,337,413

小儿滋补品:维他命葡萄糖/国医导报杂志社//
国医导报.-5-29-38

新岁重申本刊旨趣/国医导报杂志社//国医导
报.-5-29-123

新药介绍/国医导报杂志社//国医导报.-5-29
-75

信谊药厂出品长命牌内服良药一览/国医导报
杂志社//国医导报.-5-29-263

信谊药厂家用良药/国医导报杂志社//国医导
报.-5-29-76

信谊药厂长命牌注射药一览/国医导报杂志社
//国医导报.-5-29-266

征稿启事/国医导报杂志社//国医导报.-5-29
-109.-5-30-69,133

征稿小启/国医导报杂志社//国医导报.-5-29
-311

国医砥柱书局

国医砥柱书局优待社员购书办法/国医砥柱书
局//国医砥柱月刊.-5-17-432

征求医学画报特效药品寄售启事/国医砥柱书
局//国医砥柱月刊.-5-17-330

国医砥柱月刊福建笏石分社

福建笏石分社宣言/国医砥柱月刊福建笏石分
社//国医砥柱月刊.-5-18-309

国医砥柱月刊记者

北平国医砥柱总社四川隆昌石燕乡分社成立纪
盛/国医砥柱月刊记者//国医砥柱月刊.-5-
18-109

上海大众医药服务社消息一束/国医砥柱月刊
记者//国医砥柱月刊.-5-16-639

中医委员会建议创设国立中医专科学校(南
京)/国医砥柱月刊记者//国医砥柱月刊.-5
-18-592

国医砥柱月刊日本总分社

国医砥柱月刊社日本总分社宣言书/国医砥柱
月刊日本总分社//国医砥柱月刊.-5-17
-178

国医砥柱月刊社

安徽旌德县中医师公会举行成立大会(安徽旌
德通讯)/国医砥柱月刊社//国医砥柱月刊.-
5-18-241

安徽舒城分社宋仁甫先生归绥市分社长乔佐臣
先生本社社员江苏吴江陈梦舟四川新都分社
长范伯奢先生/国医砥柱月刊社//国医砥柱
月刊.-5-18-199

八年前打胎案女医生被逮/国医砥柱月刊社//
国医砥柱月刊.-5-18-599

板浦瘟疫流行(淮北通讯)/国医砥柱月刊社//
国医砥柱月刊.-5-18-684

蚌埠光明医院勒令停业（蚌埠通讯）/国医砥柱
月刊社//国医砥柱月刊.-5-18-687

包识生照片/国医砥柱月刊社//国医砥柱月刊
.-5-18-522

北京国医砥柱分社社长及社员玉照第一版至第
九版/国医砥柱月刊社//国医砥柱月刊.-5-
17-2,7,8,9,10,11,12,13,14

北京国医砥柱分社社长及新社员玉照第一版至
第九版/国医砥柱月刊社//国医砥柱月刊.-5
-17-256,259,260,261,262,263,264,
265,266

北京国医砥柱社察哈尔柴沟堡分社筹备主任社
长马卿云先生/国医砥柱月刊社//国医砥柱
月刊.-5-16-372

北京国医砥柱社察哈尔柴沟堡分社顾问王继儒
先生/国医砥柱月刊社//国医砥柱月刊.-5-
16-372

北京国医砥柱社察哈尔柴沟堡分社社长任文惠
先生/国医砥柱月刊社//国医砥柱月刊.-5-
16-368

北京国医砥柱社察哈尔柴沟堡分社研究主任李
作棠先生/国医砥柱月刊社//国医砥柱月刊
.-5-16-372

北京国医砥柱社察哈尔柴沟堡分社指导主任阎
尊篪先生/国医砥柱月刊社//国医砥柱月刊
.-5-16-372

北京国医砥柱社察哈尔宣化分社筹备主任王尔
忱先生/国医砥柱月刊社//国医砥柱月刊.-5
-16-308

北京国医砥柱社察哈尔张北分社筹备主任赵友
琴先生/国医砥柱月刊社//国医砥柱月刊.-5
-16-308

北京国医砥柱社察省新保安分社宣传主任马源
亭先生/国医砥柱月刊社//国医砥柱月刊.-5
-16-308

北京国医砥柱社察省新保安分社研究主任李裕
身先生/国医砥柱月刊社//国医砥柱月刊.-5
-16-308

北京国医砥柱社察省新保安分社指导主任闫文
轩先生/国医砥柱月刊社//国医砥柱月刊.-5

-16-308

北京国医砥柱社河北安平分社社董李士廉先生
/国医砥柱月刊社//国医砥柱月刊.-5-16
-372

北京国医砥柱社河北安平分社宣传主任张鸿飞
先生/国医砥柱月刊社//国医砥柱月刊.-5-
16-372

北京国医砥柱社河北安平分社研究主任武守一
先生/国医砥柱月刊社//国医砥柱月刊.-5-
16-372

北京国医砥柱社河北成安分社筹备主任吉清源
先生/国医砥柱月刊社//国医砥柱月刊.-5-
16-368

北京国医砥柱社河北东鹿分社社长许钦章先生
/国医砥柱月刊社//国医砥柱月刊.-5-16
-368

北京国医砥柱社河北东鹿分社研究主任张凛盈
先生/国医砥柱月刊社//国医砥柱月刊.-5-
16-371

北京国医砥柱社河北东鹿分社指导主任郑敬科
先生/国医砥柱月刊社//国医砥柱月刊.-5-
16-371

北京国医砥柱社河北东桑村分社筹备主任李怀
德先生/国医砥柱月刊社//国医砥柱月刊.-5
-16-371

北京国医砥柱社河北分社筹备主任李占鳌先生
/国医砥柱月刊社//国医砥柱月刊.-5-16
-371

北京国医砥柱社河北河西坞分社筹备主任韩镜
湖先生/国医砥柱月刊社//国医砥柱月刊.-5
-16-308

北京国医砥柱社河北河西坞分社顾问王慕韩先
生/国医砥柱月刊社//国医砥柱月刊.-5-16
-371

北京国医砥柱社河北河西坞分社社长韩镜湖先
生/国医砥柱月刊社//国医砥柱月刊.-5-16
-368

北京国医砥柱社河北河西坞分社研究主任胡效
彭先生/国医砥柱月刊社//国医砥柱月刊.-5
-16-371

北京国医砥柱社河北石家庄分社筹备主任杨润芳先生/国医砥柱月刊社//国医砥柱月刊.-5-16-368

北京国医砥柱社河北胥河两镇分社社长么睿三先生/国医砥柱月刊社//国医砥柱月刊.-5-16-368

北京国医砥柱社河北胥河两镇分社宣传干事李瑞芝先生/国医砥柱月刊社//国医砥柱月刊.-5-16-371

北京国医砥柱社河北胥河两镇分社研究主任李向阳先生/国医砥柱月刊社//国医砥柱月刊.-5-16-371

北京国医砥柱社河北胥河两镇分社指导主任王兴周先生/国医砥柱月刊社//国医砥柱月刊.-5-16-371

北京国医砥柱社河北杨各庄分社社长李秉钧先生/国医砥柱月刊社//国医砥柱月刊.-5-16-308

北京国医砥柱社河北玉田分社筹备主任王体清先生/国医砥柱月刊社//国医砥柱月刊.-5-16-368

北京国医砥柱社河北涿鹿分社筹备主任戴少洲先生/国医砥柱月刊社//国医砥柱月刊.-5-16-372

北京国医砥柱社河南武安分社筹备主任黄耀先生/国医砥柱月刊社//国医砥柱月刊.-5-16-368

北京国医砥柱社湖北河家集分社筹备主任张健臣先生/国医砥柱月刊社//国医砥柱月刊.-5-16-308

北京国医砥柱社湖北沙洋分社指导主任何南章先生/国医砥柱月刊社//国医砥柱月刊.-5-16-371

北京国医砥柱社锦州兴城分社社长耿明宇先生/国医砥柱月刊社//国医砥柱月刊.-5-16-568

北京国医砥柱社滦县八区分社社长高云鸿先生/国医砥柱月刊社//国医砥柱月刊.-5-16-568

北京国医砥柱社滦县八区分社宣传主任董蓝田先生/国医砥柱月刊社//国医砥柱月刊.-5-16-568

北京国医砥柱社滦县八区分社研究主任高驱臣先生/国医砥柱月刊社//国医砥柱月刊.-5-16-568

北京国医砥柱社滦县八区分社指导主任高辅卿先生/国医砥柱月刊社//国医砥柱月刊.-5-16-568

北京国医砥柱社山东肥城分社指导主任鲍国宸先生/国医砥柱月刊社//国医砥柱月刊.-5-16-371

北京国医砥柱社山东荣城分社筹备主任胡佩华先生/国医砥柱月刊社//国医砥柱月刊.-5-16-308

北京国医砥柱社山西大同分社筹备主任贺宗海先生/国医砥柱月刊社//国医砥柱月刊.-5-16-368

北京国医砥柱社胥各庄分社社董么守正先生/国医砥柱月刊社//国医砥柱月刊.-5-16-568

北京国医砥柱社胥各庄分社宣传主任/国医砥柱月刊社//国医砥柱月刊.-5-16-568

北京国医砥柱月刊社察哈尔新保安分社长李韵岫先生/国医砥柱月刊社//国医砥柱月刊.-5-16-200

北京国医砥柱月刊社察省沙岭子分社成立纪念/国医砥柱月刊社//国医砥柱月刊.-5-16-200

北京国医砥柱月刊社大连市分社长武维扬先生/国医砥柱月刊社//国医砥柱月刊.-5-16-200

北京国医砥柱月刊社分社筹备主任林瑞堂先生/国医砥柱月刊社//国医砥柱月刊.-5-16-203

北京国医砥柱月刊社分社长及新社员玉照第一版至第十三版/国医砥柱月刊社//国医砥柱月刊.-5-17-312,313,314,315,316,317,318,319,320,321,322,323,324

北京国医砥柱月刊社广东茶山分社长陈渔洲先生/国医砥柱月刊社//国医砥柱月刊.-5-16

－200

北京国医砥柱月刊社河北换马店分社宣传干事刘群雁先生/国医砥柱月刊社//国医砥柱月刊.－5－16－204

北京国医砥柱月刊社河北换马店分社研究主任刘瀛洲先生/国医砥柱月刊社//国医砥柱月刊.－5－16－204

北京国医砥柱月刊社河北换马店分社长聂恩发先生/国医砥柱月刊社//国医砥柱月刊.－5－16－203

北京国医砥柱月刊社河北新乐分社长史奉璋先生/国医砥柱月刊社//国医砥柱月刊.－5－16－200

北京国医砥柱月刊社李砚田先生贾仲芳先生等/国医砥柱月刊社//国医砥柱月刊.－5－16－205

北京国医砥柱月刊社南洋滨城分社长陈文光先生/国医砥柱月刊社//国医砥柱月刊.－5－16－200

北京国医砥柱月刊社山东武城分社筹备主任王如瀛先生/国医砥柱月刊社//国医砥柱月刊.－5－16－204

北京国医砥柱月刊社山西清源分社长潘振玉先生/国医砥柱月刊社//国医砥柱月刊.－5－16－200

北京国医砥柱月刊社山西榆次太谷合组成立摄影/国医砥柱月刊社//国医砥柱月刊.－5－16－203

北京国医砥柱月刊社四川分社筹备主任张荣天先生/国医砥柱月刊社//国医砥柱月刊.－5－16－204

北京国医砥柱月刊社唐山分社筹备主任于仕绅先生/国医砥柱月刊社//国医砥柱月刊.－5－16－204

北京国医砥柱月刊社新社员玉照第一版至第九版/国医砥柱月刊社//国医砥柱月刊.－5－17－90,95,96,97,98,99,100,101,102

北平地方法院之尊重国医团体/国医砥柱月刊社//国医砥柱月刊.－5－15－457

北平国医砥柱社各地分社筹备主任一览/国医砥柱月刊社//国医砥柱月刊.－5－18－382

北平国医砥柱社各地分社社员及分社长近影/国医砥柱月刊社//国医砥柱月刊.－5－18－414

北平国医砥柱社江苏无锡乡区分社启/国医砥柱月刊社//国医砥柱月刊.－5－18－202

北平国医砥柱社良乡县分社成立纪念摄影/国医砥柱月刊社//国医砥柱月刊.－5－18－414

北平国医砥柱社绥远河滨分社成立筹备启事/国医砥柱月刊社//国医砥柱月刊.－5－18－380

北平国医砥柱社遂宁分社成立大会宣言/国医砥柱月刊社//国医砥柱月刊.－5－18－429

北平国医砥柱社张掖县分社成立纪念摄影/国医砥柱月刊社//国医砥柱月刊.－5－18－430

北平国医砥柱月刊社察省万全分社筹备主任魏栌卿先生/国医砥柱月刊社//国医砥柱月刊.－5－16－136

北平国医砥柱月刊社奉天盖平分社成立纪念摄影/国医砥柱月刊社//国医砥柱月刊.－5－17－173

北平国医砥柱月刊社福建莆田分社筹备主任吴德尊先生/国医砥柱月刊社//国医砥柱月刊.－5－16－137

北平国医砥柱月刊社广西贵县分社筹备主任刘仲良先生/国医砥柱月刊社//国医砥柱月刊.－5－16－136

北平国医砥柱月刊社河北宝坻分社筹备主任王则先生/国医砥柱月刊社//国医砥柱月刊.－5－16－137

北平国医砥柱月刊社河北大尹分社社董薛慕韩先生/国医砥柱月刊社//国医砥柱月刊.－5－16－136

北平国医砥柱月刊社河北东丰台分社筹备主任薛良弼先生/国医砥柱月刊社//国医砥柱月刊.－5－16－137

北平国医砥柱月刊社河南洛阳行都分社成立纪念/国医砥柱月刊社//国医砥柱月刊.－5－16－67

北平国医砥柱月刊社湖北京山分社筹备主任张

达先生/国医砥柱月刊社//国医砥柱月刊.-5-16-136

北平国医砥柱月刊社江苏岔河分社筹备主任曹惕安先生/国医砥柱月刊社//国医砥柱月刊.-5-16-137

北平国医砥柱月刊社江苏吕四分社筹备主任张宝仁先生/国医砥柱月刊社//国医砥柱月刊.-5-16-137

北平国医砥柱月刊社林森县分社成立大会纪念/国医砥柱月刊社(载)//国医砥柱月刊.-5-18-251

北平国医砥柱月刊社洛阳分社成立纪念/国医砥柱月刊社//国医砥柱月刊.-5-16-135

北平国医砥柱月刊社南充县分社成立宣言/国医砥柱月刊社//国医砥柱月刊.-5-18-308

北平国医砥柱月刊社饶阳大尹镇分社成立/国医砥柱月刊社//国医砥柱月刊.-5-16-132

北平国医砥柱月刊社山西太谷榆次合组分社摄影/国医砥柱月刊社//国医砥柱月刊.-5-16-62

北平国医砥柱月刊社山西长治分社筹备处摄影/国医砥柱月刊社//国医砥柱月刊.-5-16-136

北平国医砥柱月刊社石门社成立纪念摄影/国医砥柱月刊社//国医砥柱月刊.-5-18-339

北平国医砥柱月刊社四川南充县分社正式成立/国医砥柱月刊社//国医砥柱月刊.-5-18-326

北平国医砥柱月刊社绥远县分社成立纪念/国医砥柱月刊社//国医砥柱月刊.-5-18-183

北平国医砥柱月刊社浙江宁海分社筹备主任王启明先生/国医砥柱月刊社//国医砥柱月刊.-5-16-136

北平国医砥柱月刊总社察哈尔省张北县分社筹备启事/国医砥柱月刊社//国医砥柱月刊.-5-18-413

北平国医砥柱月刊总社天台县分社成立大会既中医师公会医药改进会药业公会联合摄影/国医砥柱月刊社//国医砥柱月刊.-5-18-375

北平国医砥柱总社广东永安贝水分社征求社员入社启事/国医砥柱月刊社//国医砥柱月刊.-5-18-470

北平国医砥柱总社湖安分社成立摄影留念/国医砥柱月刊社//国医砥柱月刊.-5-18-395

北平国医砥柱总社江苏常熟沙洲分社成立小会宣言/国医砥柱月刊社//国医砥柱月刊.-5-18-324

北平国医砥柱总社扩大组织征求普通基本会员办法/国医砥柱月刊社//国医砥柱月刊.-5-18-49,99

本刊的使命和宗旨是在发扬中国医术文化普遍全球同时把这东亚病夫的劣名除净尽本刊的宗旨才算达到目的地/国医砥柱月刊社//国医砥柱月刊.-5-16-590

本年中西医师考试典试委员会合组成立/国医砥柱月刊社//国医砥柱月刊.-5-18-371

本社陈理事长视察江苏医政学院药物试植场(镇江通讯)/国医砥柱月刊社//国医砥柱月刊.-5-18-688

本社第一届第二次社务会议议案/国医砥柱月刊社//国医砥柱月刊.-5-18-627

本社第一届第一次社务会会议议案/国医砥柱月刊社//国医砥柱月刊.-5-18-607

本社董事钱公玄病故/国医砥柱月刊社//国医砥柱月刊.-5-18-97

本社董事长钱今阳中医师资格业经改选委员会检核合格/国医砥柱月刊社//国医砥柱月刊.-5-18-96

本社读者服务部为各地读者服务函购医书简章/国医砥柱月刊社//国医砥柱月刊.-5-18-608

本社各地分社社员近影/国医砥柱月刊社//国医砥柱月刊.-5-18-87

本社各地分社长聘书/国医砥柱月刊社//国医砥柱月刊.-5-18-620

本社顾问台衔/国医砥柱月刊社//国医砥柱月刊.-5-18-80

本社于七月起恢复下列两种函授招生优待八折/国医砥柱月刊社//国医砥柱月刊.-5-18

－98

本社撰述主任台衔/国医砥柱月刊社//国医砥柱月刊.-5-18-80

本市组设国医专科学校/国医砥柱月刊社//国医砥柱月刊.-5-15-537

编后记/国医砥柱月刊社//国医砥柱月刊.-5-17-367

编辑部紧要启事/国医砥柱月刊社//国医砥柱月刊.-5-16-202,310,370,468

编辑科代邮/国医砥柱月刊社//国医砥柱月刊.-5-16-128

编者言/国医砥柱月刊社//国医砥柱月刊.-5-16-131

宾阳中医师公会开第七次常会/国医砥柱月刊社//国医砥柱月刊.-5-18-372

跛道人书画海外知名/国医砥柱月刊社//国医砥柱月刊.-5-17-164

跛道人鬻书/国医砥柱月刊社//国医砥柱月刊.-5-16-639

补遗/国医砥柱月刊社//国医砥柱月刊.-5-16-171

财政部豁免医药出口税美国人士争服中国药材/国医砥柱月刊社//国医砥柱月刊.-5-18-122

蔡济平照片/国医砥柱月刊社//国医砥柱月刊.-5-18-520

蔡香苏照片/国医砥柱月刊社//国医砥柱月刊.-5-18-522

参观湖南国医专校(湘乡通讯)/国医砥柱月刊社//国医砥柱月刊.-5-18-686

曹燮阳先生小影/国医砥柱月刊社//国医砥柱月刊.-5-18-69

察哈尔沙岭子分社社董赵秀升/国医砥柱月刊社//国医砥柱月刊.-5-16-135

巢雨春照片/国医砥柱月刊社//国医砥柱月刊.-5-18-523

陈焕云起云慰问诸同道启事/国医砥柱月刊社//国医砥柱月刊.-5-16-462

陈郁照片/国医砥柱月刊社//国医砥柱月刊.-5-18-518

陈振奋照片/国医砥柱月刊社//国医砥柱月刊.-5-18-521

成都筹立县中医院(成都讯)/国医砥柱月刊社//国医砥柱月刊.-5-18-93

崇明国医公会会务骤然中辍/国医砥柱月刊社//国医砥柱月刊.-5-18-112

崇明通讯/国医砥柱月刊社//国医砥柱月刊.-5-18-319

川省参议员中医占多数(成都讯)/国医砥柱月刊社//国医砥柱月刊.-5-18-94

川省庆祝中医节盛况(成都特约通讯)/国医砥柱月刊社//国医砥柱月刊.-5-18-93

春令寒暖无常吉安肺炎流行(吉安通讯)/国医砥柱月刊社//国医砥柱月刊.-5-17-423

慈善医院开始施诊舍药/国医砥柱月刊社//国医砥柱月刊.-5-16-452

大律师吴兆桢汤有为赵辅廷受任中国医学杂志社常年法律顾问通告/国医砥柱月刊社//国医砥柱月刊.-5-18-513

导言/国医砥柱月刊社//国医砥柱月刊.-5-16-508

德医学界发现流行性感冒病源/国医砥柱月刊社//国医砥柱月刊.-5-18-698

第六卷第六七期合刊目录/国医砥柱月刊社//国医砥柱月刊.-5-18-433

第六卷第三期目录/国医砥柱月刊社//国医砥柱月刊.-5-18-385

第六卷第一二期合刊/国医砥柱月刊社//国医砥柱月刊.-5-18-354

定期复业/国医砥柱月刊社//国医砥柱月刊.-5-18-245

东莞举行第四届中医考试(广州通讯)/国医砥柱月刊社//国医砥柱月刊.-5-18-601

东海县中医师公会正式成立(东海通讯)/国医砥柱月刊社//国医砥柱月刊.-5-18-210

东海疫病流行(海州讯)/国医砥柱月刊社//国医砥柱月刊.-5-18-603

发行部紧要启事/国医砥柱月刊社//国医砥柱月刊.-5-16-202,566

发行部紧要通告/国医砥柱月刊社//国医砥柱

月刊.-5-16-370

发扬中医药提案经第五次审查会提出二十四次大会通过/国医砥柱月刊社//国医砥柱月刊.-5-18-461

范天伟先生等筹备组织分社通告/国医砥柱月刊社//国医砥柱月刊.-5-17-439

方公溥照片/国医砥柱月刊社//国医砥柱月刊.-5-18-522

分社长分社筹备主任社员鉴/国医砥柱月刊社//国医砥柱月刊.-5-18-36,52,68

奉贤县中医公会执监委员会议/国医砥柱月刊社//国医砥柱月刊.-5-16-125

福建安溪县中医师公会庆祝国医节暨北平国医砥柱月刊社安溪分社成立纪念摄影/国医砥柱月刊社//国医砥柱月刊.-5-18-167

福建笏石分社成立大会盛况(笏石航讯)/国医砥柱月刊社//国医砥柱月刊.-5-18-379

福建莆田成立分会/国医砥柱月刊社//国医砥柱月刊.-5-18-342

改进我国医药业之意见书/国医砥柱月刊社//国医砥柱月刊.-5-18-236

改进中医师学术研究会(上海通讯)/国医砥柱月刊社//国医砥柱月刊.-5-18-208

甘肃临泽通讯/国医砥柱月刊社//国医砥柱月刊.-5-18-262

甘肃岷县分社成立大会(岷县讯)/国医砥柱月刊社//国医砥柱月刊.-5-18-398

高元先生小影/国医砥柱月刊社//国医砥柱月刊.-5-18-69

各地对于国医砥柱总社祝词/国医砥柱月刊社//国医砥柱月刊.-5-18-21

各地通讯/国医砥柱月刊社//国医砥柱月刊.-5-15-537,632

各地中医药团体要求实行五全会决议案向三中全会请愿/国医砥柱月刊社//国医砥柱月刊.-5-15-541

各方来函赞许朱氏著作/国医砥柱月刊社//国医砥柱月刊.-5-15-537

购买国医砥柱书局医书手续/国医砥柱月刊社//国医砥柱月刊.-5-17-438

孤儿院聘朱壶山氏为医药顾问/国医砥柱月刊社//国医砥柱月刊.-5-15-537

顾渭川照片/国医砥柱月刊社//国医砥柱月刊.-5-18-520

怪胎(南京通讯)/国医砥柱月刊社//国医砥柱月刊.-5-18-603

灌云设立诊疗所专治黑热病(海州通讯)/国医砥柱月刊社//国医砥柱月刊.-5-18-600

光华医院助手打针酿命案(本市讯)/国医砥柱月刊社//国医砥柱月刊.-5-18-598

广东保元国医学校举行学艺比赛(广州通讯)/国医砥柱月刊社//国医砥柱月刊.-5-18-602

广东茶山分社主任三人照片/国医砥柱月刊社//国医砥柱月刊.-5-16-207

广东定安鼠疫蔓延文琼两县(传播迅速迷信遗毒)/国医砥柱月刊社//国医砥柱月刊.-5-16-122

广东东莞县举行第四届中医考试/国医砥柱月刊社//国医砥柱月刊.-5-16-192

广东惠阳农民发明蚯蚓治痘症/国医砥柱月刊社//国医砥柱月刊.-5-16-124

广东九江中医公会改选/国医砥柱月刊社//国医砥柱月刊.-5-16-124

广东开平谷社发生瘟疫/国医砥柱月刊社//国医砥柱月刊.-5-16-124

广东梅县中医公会六届公会董事举行就职典礼情形/国医砥柱月刊社//国医砥柱月刊.-5-16-125

广东南海县九江施医所改选董事/国医砥柱月刊社//国医砥柱月刊.-5-16-123

广东中山县石岐岐先医院扩充院务增聘热心绅商为名誉董事/国医砥柱月刊社//国医砥柱月刊.-5-16-123

广东中医药学校开会欢迎新校长冯林若/国医砥柱月刊社//国医砥柱月刊.-5-16-188

广西北流县分社开第一次成立大会(北流讯)/国医砥柱月刊社//国医砥柱月刊.-5-18-398

广西都安县中医师公会会员大会/国医砥柱月

刊社//国医砥柱月刊.-5-18-252

广州查缉伪药会改选/国医砥柱月刊社//国医砥柱月刊.-5-16-123

广州成药须注册始准发售/国医砥柱月刊社//国医砥柱月刊.-5-16-121

广州传染病院限制收容(传染病以急性为准)/国医砥柱月刊社//国医砥柱月刊.-5-16-122

广州管理医药严厉进行/国医砥柱月刊社//国医砥柱月刊.-5-16-122

广州光汉中医学校校长赖际熙逝世/国医砥柱月刊社//国医砥柱月刊.-5-16-125

广州警察局拘捕疯疾市民/国医砥柱月刊社//国医砥柱月刊.-5-16-123

广州市府申禁贩毒药物/国医砥柱月刊社//国医砥柱月刊.-5-16-121

广州市卫生局举行种痘及消毒大运动/国医砥柱月刊社//国医砥柱月刊.-5-16-121

广州卫生局化验生草药(含有毒质者严禁贩卖)/国医砥柱月刊社//国医砥柱月刊.-5-16-123

广州卫生局举办防疟运动/国医砥柱月刊社//国医砥柱月刊.-5-16-123

广州卫生局取缔医药广告之反响/国医砥柱月刊社//国医砥柱月刊.-5-16-124

广州卫生局严防黄热病(广州通讯)/国医砥柱月刊社//国医砥柱月刊.-5-18-602

广州卫生实验区开始第一步工作接生赠药/国医砥柱月刊社//国医砥柱月刊.-5-16-122

广州医药卫生社内讧潮讯卫生社社董光汉中医院校等驳斥姚日辉等之快邮代电(广州讯)/国医砥柱月刊社//国医砥柱月刊.-5-18-689

广州中医公会会员登记展期(广州通讯)/国医砥柱月刊社//国医砥柱月刊.-5-18-602

广州中医药界欢迎林主席/国医砥柱月刊社//国医砥柱月刊.-5-16-122

郭受天照片/国医砥柱月刊社//国医砥柱月刊.-5-18-522

国大自由职业选举事务所公告/国医砥柱月刊

社(录)//国医砥柱月刊.-5-18-92

国立中正医学院消息一束(江西特讯)/国医砥柱月刊社//国医砥柱月刊.-5-18-593

国医砥柱分社成立/国医砥柱月刊社//国医砥柱月刊.-5-18-192

国医砥柱沪社钱今阳诊所迁移通告/国医砥柱月刊社//国医砥柱月刊.-5-18-36,52

国医砥柱沪社为聘钱明之兼任总务主任通告/国医砥柱月刊社//国医砥柱月刊.-5-17-535

国医砥柱日本总社迁移新址/国医砥柱月刊社//国医砥柱月刊.-5-17-602

国医砥柱社编辑部启事/国医砥柱月刊社//国医砥柱月刊.-5-18-36

国医砥柱社成都四川省分社共同启事/国医砥柱月刊社//国医砥柱月刊.-5-18-86

国医砥柱社代电(电字第七号)/国医砥柱月刊社//国医砥柱月刊.-5-18-433

国医砥柱社各地分社一览表/国医砥柱月刊社//国医砥柱月刊.-5-18-179,195

国医砥柱社广东广宁江谷分社成立第二次会员大会(广宁讯)/国医砥柱月刊社//国医砥柱月刊.-5-18-398

国医砥柱社姜堰分社成立盛况/国医砥柱月刊社//国医砥柱月刊.-5-18-244

国医砥柱社兰州分社长王仲英氏当选兰州市参议员(兰州讯)/国医砥柱月刊社//国医砥柱月刊.-5-18-371

国医砥柱社灵山西部分社筹备宣言/国医砥柱月刊社//国医砥柱月刊.-5-18-469

国医砥柱社黔阳分社成立盛况/国医砥柱月刊社//国医砥柱月刊.-5-18-380

国医砥柱社黔阳分社筹备成立启事/国医砥柱月刊社//国医砥柱月刊.-5-18-324

国医砥柱社入社志愿书/国医砥柱月刊社//国医砥柱月刊.-5-18-83

国医砥柱社社员浙江金华胡锦标四川新都李介康四川安江彭绍荣江苏无锡钱涵春等照片/国医砥柱月刊社//国医砥柱月刊.-5-18-215

国医砥柱社石门分社筹设中医讲习所/国医砥柱月刊社//国医砥柱月刊.-5-18-342

国医砥柱社石门分社附设中医研究所成立(石门通讯)/国医砥柱月刊社//国医砥柱月刊.-5-18-371

国医砥柱社四安分社附设新中医研究社组织章程/国医砥柱月刊社//国医砥柱月刊.-5-18-326

国医砥柱社湘潭易俗河分社组织起因及成立盛况(湘西通讯)/国医砥柱月刊社//国医砥柱月刊.-5-18-309

国医砥柱社永丰分社扩大征求社员启事/国医砥柱月刊社//国医砥柱月刊.-5-18-427

国医砥柱社渝社启事/国医砥柱月刊社//国医砥柱月刊.-5-18-36

国医砥柱社张掖县分社长吕殿弼氏当选参赞员(张掖讯)/国医砥柱月刊社//国医砥柱月刊.-5-18-428

国医砥柱社征求基本社员办法/国医砥柱月刊社//国医砥柱月刊.-5-18-83

国医砥柱社征求基本社员入社办法/国医砥柱月刊社//国医砥柱月刊.-5-18-32

国医砥柱社征求普通社员办法/国医砥柱月刊社//国医砥柱月刊.-5-18-82

国医砥柱社征求普通社员入社手续/国医砥柱月刊社//国医砥柱月刊.-5-18-33

国医砥柱社组织章程/国医砥柱月刊社//国医砥柱月刊.-5-18-485

国医砥柱书局成立纪念举行大廉价/国医砥柱月刊社//国医砥柱月刊.-5-17-310

国医砥柱四川涪陵分社开正式成立大会/国医砥柱月刊社//国医砥柱月刊.-5-18-172

国医砥柱月刊编辑委员/国医砥柱月刊社//国医砥柱月刊.-5-18-131,147

国医砥柱月刊登载王硕如馆长手辑痘疹辑要启事/国医砥柱月刊社//国医砥柱月刊.-5-18-52

国医砥柱月刊第八期痢疾专号征文启事/国医砥柱月刊社//国医砥柱月刊.-5-16-5,63

国医砥柱月刊第二十七期出版虚劳病专号征稿

通告(连载)/国医砥柱月刊社//国医砥柱月刊.-5-17-381,441

国医砥柱月刊第七期起增加定费通告(连载)/国医砥柱月刊社//国医砥柱月刊.-5-16-5,63

国医砥柱月刊第十三四期合刊题词/国医砥柱月刊社(录)//国医砥柱月刊.-5-16-475,476,477,478,479

国医砥柱月刊二周纪念征文启事/国医砥柱月刊社//国医砥柱月刊.-5-17-180,270,329

国医砥柱月刊二周年纪念赠送医书办法/国医砥柱月刊社//国医砥柱月刊.-5-17-310

国医砥柱月刊紧要启事/国医砥柱月刊社//国医砥柱月刊.-5-16-565.-5-17-5

国医砥柱月刊扩大新社员启事/国医砥柱月刊社//国医砥柱月刊.-5-18-234

国医砥柱月刊设读者信箱聘张汝伟先生为编辑通告/国医砥柱月刊社//国医砥柱月刊.-5-17-535

国医砥柱月刊社编辑部启事/国医砥柱月刊社//国医砥柱月刊.-5-17-496.-5-18-117,627

国医砥柱月刊社昌黎滨海分社已正式成立/国医砥柱月刊社//国医砥柱月刊.-5-16-54

国医砥柱月刊社筹设国医砥柱书局启事/国医砥柱月刊社//国医砥柱月刊.-5-17-182

国医砥柱月刊社董事长兼总务主任钱今阳近影/国医砥柱月刊社//国医砥柱月刊.-5-17-534

国医砥柱月刊社二十周年纪念征文启事/国医砥柱月刊社//国医砥柱月刊.-5-18-474

国医砥柱月刊社发给分社长证书启事/国医砥柱月刊社//国医砥柱月刊.-5-16-369

国医砥柱月刊社分社长玉照第一版至第八版/国医砥柱月刊社//国医砥柱月刊.-5-17-372,374,375,376,377,378,379,380

国医砥柱月刊社服务部启事/国医砥柱月刊社//国医砥柱月刊.-5-16-64

国医砥柱月刊社附设印刷部已正式成立/国医砥柱月刊社//国医砥柱月刊.-5-17-235

国医砥柱月刊社改名为中国国医专科函授学校通告/国医砥柱月刊社//国医砥柱月刊.-5-17-495

国医砥柱月刊社各部紧要启事/国医砥柱月刊社//国医砥柱月刊.-5-15-530,593

国医砥柱月刊社各分社同仁玉照/国医砥柱月刊社//国医砥柱月刊.-5-17-436

国医砥柱月刊社顾问钱今阳在沪近况/国医砥柱月刊社//国医砥柱月刊.-5-16-361

国医砥柱月刊社顾问台衔(以姓氏笔画为序)/国医砥柱月刊社//国医砥柱月刊.-5-16-60,130,198

国医砥柱月刊社行都分社开选举大会/国医砥柱月刊社//国医砥柱月刊.-5-16-127

国医砥柱月刊社河南洛阳分社长李紫东先生/国医砥柱月刊社//国医砥柱月刊.-5-16-2

国医砥柱月刊社欢迎(补白)/国医砥柱月刊社//国医砥柱月刊.-5-16-517

国医砥柱月刊社恢复全国医药通信网征聘新闻记者启事/国医砥柱月刊社//国医砥柱月刊.-5-17-329.-5-18-36,53,495

国医砥柱月刊社集中力量推广医药扩大组织征求新社员启事/国医砥柱月刊社//国医砥柱月刊.-5-17-488.-5-18-85

国医砥柱月刊社继续扩大征求新社员五万名启事/国医砥柱月刊社//国医砥柱月刊.-5-18-133

国医砥柱月刊社简章/国医砥柱月刊社//国医砥柱月刊.-5-15-462

国医砥柱月刊社紧要启事/国医砥柱月刊社//国医砥柱月刊.-5-16-202,202,309,369,369.-5-17-93,173,267,267,267,327,602.-5-18-149

国医砥柱月刊社扩大征求基本社员五千名启事/国医砥柱月刊社//国医砥柱月刊.-5-17-560,580

国医砥柱月刊社扩大征求社员及读者启事/国医砥柱月刊社//国医砥柱月刊.-5-15-467

国医砥柱月刊社扩大征求社员启事/国医砥柱月刊社//国医砥柱月刊.-5-17-81,181,536

国医砥柱月刊社扩大征求组织分社启事/国医砥柱月刊社//国医砥柱月刊.-5-15-586.-5-16-60,130,198,276.-5-17-440,560,602,618,634,652.-5-18-2

国医砥柱月刊社启事/国医砥柱月刊社//国医砥柱月刊.-5-15-416,466.-5-16-153,365

国医砥柱月刊社迁移启事/国医砥柱月刊社//国医砥柱月刊.-5-18-249

国医砥柱月刊社全体分社长分社筹备社员公鉴/国医砥柱月刊社//国医砥柱月刊.-5-18-20

国医砥柱月刊社饶阳大尹村镇分社开成立大会/国医砥柱月刊社//国医砥柱月刊.-5-16-127

国医砥柱月刊社热心读者兼驻湖南南县记者/国医砥柱月刊社//国医砥柱月刊.-5-16-137

国医砥柱月刊社山西太古范村镇分社开全体大会来函/国医砥柱月刊社//国医砥柱月刊.-5-16-193

国医砥柱月刊社山西太谷范村分社社董阎恩鸿先生/国医砥柱月刊社//国医砥柱月刊.-5-16-2

国医砥柱月刊社山西太谷范村分社长萧汉杰先生/国医砥柱月刊社//国医砥柱月刊.-5-16-2

国医砥柱月刊社上海分社改称沪社启事/国医砥柱月刊社//国医砥柱月刊.-5-17-327

国医砥柱月刊社社务会议记录/国医砥柱月刊社//国医砥柱月刊.-5-15-465,529

国医砥柱月刊社社员及各地分社长近影/国医砥柱月刊社//国医砥柱月刊.-5-18-430

国医砥柱月刊社社员证书/国医砥柱月刊社//国医砥柱月刊.-5-16-2

国医砥柱月刊社社长兼总编辑杨医亚近影/国医砥柱月刊社//国医砥柱月刊.-5-17-534

国医砥柱月刊社社长杨医亚氏被聘任医药顾问/国医砥柱月刊社//国医砥柱月刊.-5-15

－537

国医砥柱月刊社社长杨医亚氏又被聘任中国医药分社顾问/国医砥柱月刊社//国医砥柱月刊.-5-15-597

国医砥柱月刊社实行证明中医真理之实效特聘请太医院正宗嫡传兰真主人解答处方/国医砥柱月刊社//国医砥柱月刊.-5-18-306

国医砥柱月刊社天津二分社成立纪念摄影/国医砥柱月刊社//国医砥柱月刊.-5-17-431

国医砥柱月刊社通告/国医砥柱月刊社//华西医药杂志.-5-36-134

国医砥柱月刊社五周年纪念扩大征求新社员启事/国医砥柱月刊社//国医砥柱月刊.-5-17-325

国医砥柱月刊社仙游通讯/国医砥柱月刊社//国医砥柱月刊.-5-18-316

国医砥柱月刊社新社员玉照/国医砥柱月刊社//国医砥柱月刊.-5-15-410,473,533,588,645.-5-16-2,3,59,68,132,132,135,136,137,138,139,140,141,142,203,204,205,206,207,208,209,210,211,212,311,312,313,314,315,316,372,373,374,375,376,377,378,470,471,472,473,474,569,570,571,572,573,574

国医砥柱月刊社宣传干事兼四川重庆分社筹备主任周复生先生/国医砥柱月刊社//国医砥柱月刊.-5-16-67

国医砥柱月刊社宣化沙岭子分社长梁祥云先生/国医砥柱月刊社//国医砥柱月刊.-5-16-2

国医砥柱月刊社月刊改换版式启事/国医砥柱月刊社//国医砥柱月刊.-5-17-267.-5-18-20

国医砥柱月刊社月刊启事/国医砥柱月刊社//国医砥柱月刊.-5-18-249

国医砥柱月刊社月刊于第三十七期版式改新启事/国医砥柱月刊社//国医砥柱月刊.-5-18-2

国医砥柱月刊社月刊征求新定户一万户启事/国医砥柱月刊社//国医砥柱月刊.-5-18

－133

国医砥柱月刊社征稿简约/国医砥柱月刊社//国医砥柱月刊.-5-15-461

国医砥柱月刊社征聘新闻记者规则/国医砥柱月刊社//国医砥柱月刊.-5-15-458

国医砥柱月刊社征求革新意见启事/国医砥柱月刊社//国医砥柱月刊.-5-17-327

国医砥柱月刊社征求基本社员五千名办法/国医砥柱月刊社//国医砥柱月刊.-5-17-432.-5-17-534

国医砥柱月刊社征求社员和读者订阅期刊/国医砥柱月刊社//华西医药杂志.-5-36-26

国医砥柱月刊社征求图书启事/国医砥柱月刊社//国医砥柱月刊.-5-17-441.-5-18-117

国医砥柱月刊社征求新定户十万户启事/国医砥柱月刊社//国医砥柱月刊.-5-18-214,234,250

国医砥柱月刊社征求新社员十万名启事/国医砥柱月刊社//国医砥柱月刊.-5-18-182,198,214,250

国医砥柱月刊社重价收买针灸书籍/国医砥柱月刊社//国医砥柱月刊.-5-16-451.-5-17-82,330

国医砥柱月刊社主理王治华当选为理事长(诸暨通讯)/国医砥柱月刊社//国医砥柱月刊.-5-18-204

国医砥柱月刊社撰述主任(补遗)/国医砥柱月刊社//国医砥柱月刊.-5-16-567

国医砥柱月刊社撰述主任台衔(以姓氏笔画为序)/国医砥柱月刊社//国医砥柱月刊.-5-16-60,130,198

国医砥柱月刊社总务部紧要启通告/国医砥柱月刊社//国医砥柱月刊.-5-17-178,269,328,440,634,652

国医砥柱月刊社组织分社章程/国医砥柱月刊社//国医砥柱月刊.-5-17-79

国医砥柱月刊胃肠病专号征文通告/国医砥柱月刊社//国医砥柱月刊.-5-17-5

国医砥柱月刊杂志第二十一二期合刊胃肠病专

号征稿通告/国医砥柱月刊社//国医砥柱月刊.-5-17-94

国医砥柱月刊杂志社分社长之证章/国医砥柱月刊社//国医砥柱月刊.-5-18-621

国医砥柱月刊杂志社社员及各地分社长近影/国医砥柱月刊社//国医砥柱月刊.-5-18-251,252,307,323,395

国医砥柱月刊杂志社社员近影/国医砥柱月刊社//国医砥柱月刊.-5-18-103,339,375

国医砥柱月刊杂志社社长唐吉父/国医砥柱月刊社//国医砥柱月刊.-5-18-622

国医砥柱月刊杂志社特约撰述张梦痕指书及画/国医砥柱月刊社//国医砥柱月刊.-5-18-621

国医砥柱月刊杂志社新任理事余伯陶/国医砥柱月刊社//国医砥柱月刊.-5-18-621

国医砥柱月刊增价紧要启事/国医砥柱月刊社//国医砥柱月刊.-5-17-179

国医砥柱月刊征稿信/国医砥柱月刊社//国医砥柱月刊.-5-16-647

国医砥柱月刊征文启事/国医砥柱月刊社//国医砥柱月刊.-5-18-36,68

国医砥柱月刊自八月十五日起增加定价费启事/国医砥柱月刊社//国医砥柱月刊.-5-17-618

国医砥柱月刊自第十三期起特辟汉和医药征稿通告/国医砥柱月刊社//国医砥柱月刊.-5-16-370

国医砥柱月刊自第十三期起特辟针灸讲座征稿通告/国医砥柱月刊社//国医砥柱月刊.-5-16-370

国医砥柱月刊自第十三期起特辟中国女医征稿通告/国医砥柱月刊社//国医砥柱月刊.-5-16-370

国医砥柱月刊自五月起增加定价费通告/国医砥柱月刊社//国医砥柱月刊.-5-17-381

国医砥柱总社董事玉照/国医砥柱月刊社//国医砥柱月刊.-5-17-537,538

国医砥柱总社扩展社务组织董事会启事/国医砥柱月刊社//国医砥柱月刊.-5-17-495

国医砥柱总社曲江分社成立纪念/国医砥柱月刊社//国医砥柱月刊.-5-18-429

国医砥柱总社组织分社章程/国医砥柱月刊社//国医砥柱月刊.-5-18-115

国医给证呈请展期/国医砥柱月刊社//国医砥柱月刊.-5-18-683

国医名流龚子欣赵子刚等发起组织常熟国医学会/国医砥柱月刊社//国医砥柱月刊.-5-16-189

国医耆宿王仲哲朱壶山先生现辞却华北国医学院教授从事医学著述(本市通讯)/国医砥柱月刊社//国医砥柱月刊.-5-15-519

国医院成立在即焦易堂欢宴各界领袖(本市特讯)/国医砥柱月刊社//国医砥柱月刊.-5-18-592

海上国医药界公宴焦彭二公记(本市特讯)/国医砥柱月刊社//国医砥柱月刊.-5-18-683

函授讲义问答摘录/国医砥柱月刊社//国医砥柱月刊.-5-15-458

杭医照上木戳问题解决/国医砥柱月刊社//国医砥柱月刊.-5-18-113

杭州市中医公会大会延期/国医砥柱月刊社//国医砥柱月刊.-5-18-689

杭州中医师公会改选毛凤翔当选理事长(杭州市讯)/国医砥柱月刊社//国医砥柱月刊.-5-18-262

郝云杉照片/国医砥柱月刊社//国医砥柱月刊.-5-18-521

河北昌黎滨海分社长李灵华先生/国医砥柱月刊社//国医砥柱月刊.-5-16-67

河北井陉出产药材一般/国医砥柱月刊社//国医砥柱月刊.-5-15-520

河北平谷分社长席凤卿先生/国医砥柱月刊社//国医砥柱月刊.-5-16-62

河北饶阳大尹镇分社长孙鸣第先生/国医砥柱月刊社//国医砥柱月刊.-5-16-67

河北三河峪口分社长董振东先生/国医砥柱月刊社//国医砥柱月刊.-5-16-62

河北香河县分社长王馨山先生/国医砥柱月刊社//国医砥柱月刊.-5-16-135

河北涿县公安局考取医药生(涿县通讯)/国医砥柱月刊社//国医砥柱月刊.-5-15-520

河北涿县最近成立医药公会(涿县通讯)/国医砥柱月刊社//国医砥柱月刊.-5-15-520

河南国医改进研究会成立大会来函/国医砥柱月刊社//国医砥柱月刊.-5-16-54

河南国医改进研究会特聘赵子刚医士为该会撰述主任/国医砥柱月刊社//国医砥柱月刊.-5-16-193

河南行都国医公会主席兼本社行都分社长张少云先生/国医砥柱月刊社//国医砥柱月刊.-5-16-62

河南周家口举行中医考试/国医砥柱月刊社//国医砥柱月刊.-5-16-51

河南周家口中医考试揭晓(周口镇通讯)/国医砥柱月刊社//中医世界.-3-39-488

河南周口中医公会成立大会纪念/国医砥柱月刊社//国医砥柱月刊.-5-15-588

荷政府取缔中国药秤(婆罗洲通讯)/国医砥柱月刊社//国医砥柱月刊.-5-18-685

黑热病工作队迁淮(淮阴快讯)/国医砥柱月刊社//国医砥柱月刊.-5-18-600

衡阳吉祥医药创刊/国医砥柱月刊社//国医砥柱月刊.-5-16-51

壶山医庐医案(连载)/国医砥柱月刊社//国医砥柱月刊.-5-15-514,575,627

湖北保安分社成立/国医砥柱月刊社//国医砥柱月刊.-5-18-342

湖南国医专科学校举行第一届毕业典礼(长沙通讯)/国医砥柱月刊社//国医砥柱月刊.-5-15-519

湖南国医专科学校消息汇志/国医砥柱月刊社//国医砥柱月刊.-5-16-188

湖南沙洋国医砥柱月刊分社将近成立/国医砥柱月刊社//国医砥柱月刊.-5-16-189

湖南省会公安局从严查禁未注册外人卖药(长沙通讯)/国医砥柱月刊社//国医砥柱月刊.-5-15-519

湖南省中医师公会代电/国医砥柱月刊社//国医砥柱月刊.-5-18-299

湖南乡湘乡中医师公会组织义诊会义诊施药/国医砥柱月刊社//国医砥柱月刊.-5-18-342

湖南湘乡国医砥柱分社成立盛况确定人事/国医砥柱月刊社//国医砥柱月刊.-5-18-342

湖南湘乡国医砥柱分社筹设两镇分社扩大组织(湘乡通讯)/国医砥柱月刊社//国医砥柱月刊.-5-18-428

湖南医专毕业生组织同学会/国医砥柱月刊社//国医砥柱月刊.-5-16-51

湖南医专集训生活之一片断/国医砥柱月刊社//国医砥柱月刊.-5-15-589

湖南医专师生欢送宫怀素教授东渡/国医砥柱月刊社//国医砥柱月刊.-5-16-126

湖南长沙分社宣传主任董伯侯先生/国医砥柱月刊社//国医砥柱月刊.-5-16-132

湖南长沙分社研究主任杨克明先生/国医砥柱月刊社//国医砥柱月刊.-5-16-132

湖南长沙分社指导主任刘药桥先生/国医砥柱月刊社//国医砥柱月刊.-5-16-132

沪市卫生局开始办理中西医师登记/国医砥柱月刊社//国医砥柱月刊.-5-18-62

华中医药报举行全国医药报刊展览/国医砥柱月刊社//国医砥柱月刊.-5-18-246

华中医药报准于元旦创刊/国医砥柱月刊社//国医砥柱月刊.-5-18-48

淮阴热带病班来淮实习(淮阴讯)/国医砥柱月刊社//国医砥柱月刊.-5-18-684

欢迎入社欢迎订刊(补白)/国医砥柱月刊社//国医砥柱月刊.-5-16-486

黄培生照片/国医砥柱月刊社//国医砥柱月刊.-5-18-523

恢复刊登社员照片启事/国医砥柱月刊社//国医砥柱月刊.-5-18-36,52,68

基本国医砥柱月刊社员加入办法/国医砥柱月刊社//国医砥柱月刊.-5-17-582

济南市中医公会成立大会/国医砥柱月刊社//国医砥柱月刊.-5-18-263

加入针灸函授手续/国医砥柱月刊社//国医砥柱月刊.-5-17-438

加入中国针灸学社手续/国医砥柱月刊社//国医砥柱月刊.-5-18-250

加入中医函授手续/国医砥柱月刊社//国医砥柱月刊.-5-17-438

嘉善县医师公会开会员大会/国医砥柱月刊社//国医砥柱月刊.-5-18-172

江都县中医师公会近组各乡镇会员联谊会(瓜洲讯)/国医砥柱月刊社//国医砥柱月刊.-5-18-373

江苏国医药月报出版有期/国医砥柱月刊社//国医砥柱月刊.-5-16-119

江苏省国医分馆聘杨总社长为顾问(镇江快信)/国医砥柱月刊社//国医砥柱月刊.-5-18-106

江苏省立医政学院第二届卫生特别训练班举行毕业考试/国医砥柱月刊社//国医砥柱月刊.-5-16-190

江苏省立医政学院院长陈果夫氏在该院大礼堂发给毕业证书/国医砥柱月刊社//国医砥柱月刊.-5-18-620

江苏省省立医政学校礼堂外景之雄姿/国医砥柱月刊社//国医砥柱月刊.-5-18-620

江苏省政府颁发防疟书籍(镇江通讯)/国医砥柱月刊社//国医砥柱月刊.-5-18-601

江苏省主席陈果夫/国医砥柱月刊社//国医砥柱月刊.-5-18-517

江苏无锡中医师公会正式复员成立/国医砥柱月刊社//国医砥柱月刊.-5-18-111

江苏吴县寿世医报社聘本社社长杨医亚氏为特约撰述委员/国医砥柱月刊社//国医砥柱月刊.-5-15-597

江苏医药开始筹备/国医砥柱月刊社//国医砥柱月刊.-5-16-128

江苏医政学院二届特训班毕业典礼详志/国医砥柱月刊社//国医砥柱月刊.-5-18-691

江西省高安县中医师公会成立胡奉璋继任理事长/国医砥柱月刊社//国医砥柱月刊.-5-18-317

江西寻邬县国医砥柱分社成立中医师公会正在筹备中/国医砥柱月刊社//国医砥柱月刊.-5-18-310

奖励陈贻德先生等筹备组织分社通告/国医砥柱月刊社//国医砥柱月刊.-5-16-461

奖励陈渔洲先生等筹备组织分社通告/国医砥柱月刊社//国医砥柱月刊.-5-16-64

奖励筹备组织分社启事/国医砥柱月刊社//国医砥柱月刊.-5-18-36

奖励筹备组织分社通告/国医砥柱月刊社//国医砥柱月刊.-5-18-52,68,86,102,117,133,149,165

奖励分社长成立分社通告/国医砥柱月刊社//国医砥柱月刊.-5-17-5,93,179,268,327,381,439,535,580,602,634

奖励分社长通告/国医砥柱月刊社//国医砥柱月刊.-5-18-20

奖励郭守谦先生等筹备组织分社通告/国医砥柱月刊社//国医砥柱月刊.-5-18-250

奖励河北安平河北杨各庄分社长武永兴李秉钧成立分社通告/国医砥柱月刊社//国医砥柱月刊.-5-16-309

奖励河南行都湖南长沙河北三河河北平谷分社长张少云易南坡董振东席凤卿通告/国医砥柱月刊社//国医砥柱月刊.-5-16-63

奖励河南洛阳河北滨海河北饶阳分社长李紫东李灵华孙鸣第通告/国医砥柱月刊社//国医砥柱月刊.-5-16-5

奖励湖南沙洋山西榆次河北香河山西清源河北新乐分社长张达萧广业潘振玉王馨山史奉璋成立分社通告/国医砥柱月刊社//国医砥柱月刊.-5-16-143

奖励江西上饶河北滦县河北东桑村河北曹各庄河北大蒲河分社长方穆庄高云鸿李怀德鲁善亭董佐臣成立分社通告/国医砥柱月刊社//国医砥柱月刊.-5-16-565

奖励锦州兴城察省南口山西岱岳河北尹各庄分社长耿明宇赵尘梁昌义郭辅臣成立分社通告/国医砥柱月刊社//国医砥柱月刊.-5-16-461

奖励林海康先生等筹备组织分社通告/国医砥柱月刊社//国医砥柱月刊.-5-16-565

奖励刘仲良先生等筹备组织分社通告/国医砥柱月刊社//国医砥柱月刊.-5-16-143

奖励南洋槟城广东省广西省河北换马店广东茶山大连市察省文德镇察省新保安分社长陈文光叶天相刘仲良聂恩发陈渔洲武维扬魏胪卿李韵岫成立分社通告/国医砥柱月刊社//国医砥柱月刊.-5-16-202

奖励钱存济先生等筹备组织分社通告/国医砥柱月刊社//国医砥柱月刊.-5-18-234

奖励全允凰先生筹备组织分社通告/国医砥柱月刊社//国医砥柱月刊.-5-17-180

奖励热心读者启事/国医砥柱月刊社//国医砥柱月刊.-5-17-560

奖励热心社员/国医砥柱月刊社//国医砥柱月刊.-5-15-408

奖励热心社员读者启事/国医砥柱月刊社//国医砥柱月刊.-5-16-5

奖励热心社员启事/国医砥柱月刊社//国医砥柱月刊.-5-17-440

奖励上海河北东鹿河北河西坞河北胥各庄山东肥城察省何家屯察省柴沟堡分社长钱今阳许钦章韩镜湖么睿三尚训鲁赵泮林任文惠成立分社通告/国医砥柱月刊社//国医砥柱月刊.-5-16-369

奖励社员常秀峰等筹备组织分社通告/国医砥柱月刊社//国医砥柱月刊.-5-16-6

奖励王懋堂先生等筹备组织分社通告/国医砥柱月刊社//国医砥柱月刊.-5-16-309

奖励王仲丕先生等筹备组织分社通告/国医砥柱月刊社//国医砥柱月刊.-5-16-202

奖励宣化分社长梁祥云不扣佣金通告/国医砥柱月刊社//国医砥柱月刊.-5-16-5

奖励阎毓敏先生等筹备组织分社通告/国医砥柱月刊社//国医砥柱月刊.-5-16-370

奖励于嘉先生等筹备组织分社通告/国医砥柱月刊社//国医砥柱月刊.-5-18-198

奖励张有为先生等筹备组织分社通告/国医砥柱月刊社//国医砥柱月刊.-5-17-93

奖励张长民先生等筹备组织分社通告/国医砥柱月刊社//国医砥柱月刊.-5-18-182

奖励赵祖培先生等筹备组织分社通告/国医砥柱月刊社//国医砥柱月刊.-5-17-5

奖赠盖平分社社长宋含章银盾一座通告/国医砥柱月刊社//国医砥柱月刊.-5-17-94

奖赠与城分社耿明宇银盾一座通告/国医砥柱月刊社//国医砥柱月刊.-5-17-6

奖张滋生谋先生等筹备组织分社通告/国医砥柱月刊社//国医砥柱月刊.-5-18-214

焦易堂钱今阳合影/国医砥柱月刊社//国医砥柱月刊.-5-18-354

教育部核定下年度医学师资奖学金(南京专讯)/国医砥柱月刊社//国医砥柱月刊.-5-18-595

介绍中医师职团立法代表候选人请大家认清对象一致踊跃投票/国医砥柱月刊社//国医砥柱月刊.-5-18-385

紧急通告/国医砥柱月刊社//国医砥柱月刊.-5-18-135,183

紧要消息中医委员会已于三月十日正式成立/国医砥柱月刊社//国医砥柱月刊.-5-15-587

晋江佛教会筹设中医院/国医砥柱月刊社//国医砥柱月刊.-5-18-173

晋江中医公会开选举大会/国医砥柱月刊社//国医砥柱月刊.-5-16-51

晋江驻军函请县政府取缔无照开业医生/国医砥柱月刊社//国医砥柱月刊.-5-16-52

泾县中医师公会成立(泾县通讯)/国医砥柱月刊社//国医砥柱月刊.-5-18-374

敬告国医国药两届请踊跃入国医砥柱总社书/国医砥柱月刊社//国医砥柱月刊.-5-18-203

敬谢全国名流暨作家启事/国医砥柱月刊社//国医砥柱月刊.-5-18-513

考试院修订中医鉴核面试办法(南京航讯)/国医砥柱月刊社//国医砥柱月刊.-5-18-473

考试院延聘各科专家评阅中医师考卷/国医砥柱月刊社//国医砥柱月刊.-5-18-246

考选委员会准变通台湾省中医考试办法(台湾讯)/国医砥柱月刊社//国医砥柱月刊.-5-

18-207

可怕的瘟疫已见萌芽/国医砥柱月刊社//国医砥柱月刊.-5-16-194

昆明市国医砥柱分社成立宣言/国医砥柱月刊社//国医砥柱月刊.-5-18-470

扩大真球组织分社两千处通告/国医砥柱月刊社//国医砥柱月刊.-5-18-234

扩大征求各地热心同志组织办事处启事/国医砥柱月刊社//国医砥柱月刊.-5-18-486,497

扩大征求组织分社两千处通告/国医砥柱月刊社//国医砥柱月刊.-5-18-214,250

扩大征求组织分社启事/国医砥柱月刊社//国医砥柱月刊.-5-17-79

扩大征求组织分社四百处通告/国医砥柱月刊社//国医砥柱月刊.-5-16-566.-5-17-6,94,181

扩大征求组织分社通告/国医砥柱月刊社//国医砥柱月刊.-5-16-461

扩大征求组织分社五百处通告/国医砥柱月刊社//国医砥柱月刊.-5-18-117

扩大征求组织分社一千处通告/国医砥柱月刊社//国医砥柱月刊.-5-18-133

李春和先生等筹备组织分社通告/国医砥柱月刊社//国医砥柱月刊.-5-17-535

李铨铭先生等筹备组织分社通告/国医砥柱月刊社//国医砥柱月刊.-5-17-328

理事长陈立夫/国医砥柱月刊社//国医砥柱月刊.-5-18-515,619

理事长陈立夫训词/国医砥柱月刊社//国医砥柱月刊.-5-18-516

涟水施放夏令药品(涟水讯)/国医砥柱月刊社//国医砥柱月刊.-5-18-684

联席会议纪(镇江通讯)/国医砥柱月刊社//国医砥柱月刊.-5-18-687

两校同学护校宣言/国医砥柱月刊社//国医砥柱月刊.-5-18-166

聊复尔斋医案/王仲哲(拟);国医砥柱月刊社(编订)//国医砥柱月刊.-5-15-514

林康侯钱今阳等创办江浙国医施诊所/国医砥柱月刊社//国医砥柱月刊.-5-17-244

临湘县救济院今年增设中医一人/国医砥柱月刊社//国医砥柱月刊.-5-16-126

临湘县西医组织公会又被批消/国医砥柱月刊社//国医砥柱月刊.-5-16-193

临湘县医药界发起组织全县公会/国医砥柱月刊社//国医砥柱月刊.-5-16-126

临湘县医药同业公会筹备处拒绝西医入会/国医砥柱月刊社//国医砥柱月刊.-5-16-126

淋巴腺结核国医之疗法/国医砥柱月刊社//国医砥柱月刊.-5-18-74

刘学宽先生等筹备组织分社通告/国医砥柱月刊社//国医砥柱月刊.-5-17-634

陆士谔照片/国医砥柱月刊社//国医砥柱月刊.-5-18-521

滦县南部发现虎列拉/国医砥柱月刊社//国医砥柱月刊.-5-16-194

洛阳救济院聘国医砥柱月刊社行都分社社长张少云为院医/国医砥柱月刊社//国医砥柱月刊.-5-16-125

旅美侨胞热心赞助本社陈天一先生/国医砥柱月刊社//国医砥柱月刊.-5-16-203

旅美侨胞热心赞助本社陈雁声先生/国医砥柱月刊社//国医砥柱月刊.-5-16-204

脉理求真发行预约简章/国医砥柱月刊社(录)//国医砥柱月刊.-5-15-532

脉理求真预约踊跃/国医砥柱月刊社//国医砥柱月刊.-5-15-537

秘术公开之好消息/国医砥柱月刊社//国医砥柱月刊.-5-18-687

闽侯县第三区张仁浚医案/国医砥柱月刊社//国医砥柱月刊.-5-17-157

闽省沿海各县鼠疫流行/国医砥柱月刊社//国医砥柱月刊.-5-16-125

名医施今墨在天津其弟子合影/国医砥柱月刊社//国医砥柱月刊.-5-16-567

名誉社长王仲哲先生玉照/国医砥柱月刊社//国医砥柱月刊.-5-16-464

鸣谢本社渝社社长周復生先生启事/国医砥柱月刊社//国医砥柱月刊.-5-18-36

鸣谢朝鲜桂山医学研究所通告/国医砥柱月刊社//国医砥柱月刊.-5-16-461

鸣谢陈天一陈雁声先生通告/国医砥柱月刊社//国医砥柱月刊.-5-16-202

鸣谢分社长成立分社启事/国医砥柱月刊社//国医砥柱月刊.-5-18-52,68,102,117

鸣谢各处成立分社启事/国医砥柱月刊社//国医砥柱月刊.-5-18-149,165,181,214,233

鸣谢卢松平先生通告/国医砥柱月刊社//国医砥柱月刊.-5-16-565

鸣谢南通喜幼之喜珊孙两君热心介绍社员启事/国医砥柱月刊社//国医砥柱月刊.-5-18-52

鸣谢启事一至二/国医砥柱月刊社//国医砥柱月刊.-5-16-507,507

鸣谢热心社员读者启事/国医砥柱月刊社//国医砥柱月刊.-5-16-63,143

鸣谢日本东亚医学协会通告/国医砥柱月刊社//国医砥柱月刊.-5-17-5

鸣谢日本分社长高桥大和先生不取酬金启事/国医砥柱月刊社//国医砥柱月刊.-5-17-181

鸣谢日本总分社长高桥大和先生通告/国医砥柱月刊社//国医砥柱月刊.-5-17-439

鸣谢上海分社社长钱今阳先生暨分社办事诸君不取酬金启事/国医砥柱月刊社//国医砥柱月刊.-5-16-369

鸣谢小儿百效神丹功效二函/国医砥柱月刊社//国医砥柱月刊.-5-17-245

南川县中医师公会成立周年纪念通电公鉴/国医砥柱月刊社//国医砥柱月刊.-5-18-121

南宫近讯二则/国医砥柱月刊社//国医砥柱月刊.-5-17-427

南汇参议会决议通过/国医砥柱月刊社//国医砥柱月刊.-5-18-300

南京天气多变发现伤寒白喉(南京讯)/国医砥柱月刊社//国医砥柱月刊.-5-18-684

南京卫生训练班行开学礼/国医砥柱月刊社//国医砥柱月刊.-5-18-687

南通中医师公会成立(江苏南通特讯)/国医砥柱月刊社//国医砥柱月刊.-5-18-107

南通中医专科学校聘杨医亚王硕如钱今阳等为校董王并兼名誉校长/国医砥柱月刊社//国医砥柱月刊.-5-18-122

潘公展照片/国医砥柱月刊社//国医砥柱月刊.-5-18-518

彭养光先生逝世/国医砥柱月刊社//国医砥柱月刊.-5-18-181

彭养光照片/国医砥柱月刊社//国医砥柱月刊.-5-18-519

聘刘静波为本社摄影记者兼宣传干事/国医砥柱月刊社//国医砥柱月刊.-5-16-6

聘徐耕云张宝文为我社法律顾问启事/国医砥柱月刊社//国医砥柱月刊.-5-18-213

莆县府奉颁医药师注册暂行规则/国医砥柱月刊社//国医砥柱月刊.-5-16-361

蒲圻县羊楼峒西医冒悬中西治疗所牌名大遭反对/国医砥柱月刊社//国医砥柱月刊.-5-16-193

綦江中医师公会改选(綦江讯)/国医砥柱月刊社//国医砥柱月刊.-5-18-372

钱今阳为江苏名医王硕如先生鬻书优待国医砥柱社社员读者免润启事/国医砥柱月刊社//国医砥柱月刊.-5-16-566

钱母丁太夫人六十正寿征诗文启/国医砥柱月刊社//国医砥柱月刊.-5-18-200

秦伯未照片/国医砥柱月刊社//国医砥柱月刊.-5-18-523

青岛国医公会正式成立(青岛讯)/国医砥柱月刊社//国医砥柱月刊.-5-18-111

青岛中华公会现在整理会务准筹开大会会员重行改选(青岛讯)/国医砥柱月刊社//国医砥柱月刊.-5-18-96

青岛中医公会现已筹备成立(青岛讯)/国医砥柱月刊社//国医砥柱月刊.-5-18-97

青浦县中医师公会成立青浦县中医师公会公函/国医砥柱月刊社//国医砥柱月刊.-5-18-315

青浦县中医师公会章练塘办事处成立(章练塘通讯)/国医砥柱月刊社//国医砥柱月刊.-5

-18-374

清江浦夏令卫生/国医砥柱月刊社//国医砥柱月刊.-5-18-684

请本社社员努力奋斗介绍读者启事/国医砥柱月刊社//国医砥柱月刊.-5-18-133,214,250

请大家特别注意增价期内入社订刊优待办法/国医砥柱月刊社//国医砥柱月刊.-5-16-7,65

请分社筹备主任积极进行通告/国医砥柱月刊社//国医砥柱月刊.-5-16-309

请分社长社员惠寄照片制版登刊通告/国医砥柱月刊社//国医砥柱月刊.-5-16-143

请分社长向社员收费通告/国医砥柱月刊社//国医砥柱月刊.-5-16-370,462.-5-18-2

请各地分社长向各社员收费通告/国医砥柱月刊社//国医砥柱月刊.-5-17-270

请各地分社长向社员收费通告/国医砥柱月刊社//国医砥柱月刊.-5-16-202,310.-5-18-250

请各分社长向各社员收费通告/国医砥柱月刊社//国医砥柱月刊.-5-17-328

请各界诸君注意/国医砥柱月刊社//国医砥柱月刊.-5-16-584

请旧定户续订通告/国医砥柱月刊社//国医砥柱月刊.-5-16-6,64

请社员继续缴费通告/国医砥柱月刊社//国医砥柱月刊.-5-16-461

请社员继续缴纳常费通告/国医砥柱月刊社//国医砥柱月刊.-5-17-441,560,580,602,618,634,652.-5-18-2,20,36,52,68,117

请社员缴纳常费通告/国医砥柱月刊社//国医砥柱月刊.-5-16-310,370.-5-17-269,328,381.-5-18-250

请社员缴纳常费通知/国医砥柱月刊社//国医砥柱月刊.-5-16-202

请注意/国医砥柱月刊社//国医砥柱月刊.-5-16-318

庆祝国医砥柱月刊六十期纪念/国医砥柱月刊社//国医砥柱月刊.-5-18-359

全国医师均应注意/国医砥柱月刊社//国医砥柱月刊.-5-18-150

全国医药团体候选人公布本社董事长钱今阳名列中西医之首(南京讯)/国医砥柱月刊社//国医砥柱月刊.-5-18-399

全国中医从业同志切勿漠视当前危机/国医砥柱月刊社//国医砥柱月刊.-5-18-166

全国中医师公会联合会在渝正式成立/国医砥柱月刊社//国医砥柱月刊.-5-18-47

全体分社长分社筹备主任社员公鉴/国医砥柱月刊社//国医砥柱月刊.-5-16-5,63,144.-5-17-634

人人注意/国医砥柱月刊社//国医砥柱月刊.-5-16-383,468,568

任翔青先生等筹备组织分社通告/国医砥柱月刊社//国医砥柱月刊.-5-17-381

日本总分社成立通告/国医砥柱月刊社//国医砥柱月刊.-5-17-180

如皋县育德所贫苦施诊所开办/国医砥柱月刊社//国医砥柱月刊.-5-16-189

如皋县中医公会第六届常年大会志详/国医砥柱月刊社//国医砥柱月刊.-5-16-120

如皋县中医公会电贺卫生署中医委员会/国医砥柱月刊社(录)//国医砥柱月刊.-5-16-53

如皋县中医公会改推主席李慰农君当选/国医砥柱月刊社//国医砥柱月刊.-5-16-120

如皋县中医师公会成立(江苏如皋通讯)/国医砥柱月刊社//国医砥柱月刊.-5-18-242

如皋中医师公会将成立(如皋通讯)/国医砥柱月刊社//国医砥柱月刊.-5-18-125

三十六年度中医考试试题/国医砥柱月刊社//国医砥柱月刊.-5-18-399

三十六年度中医师考试及格人员名单公布/国医砥柱月刊社//国医砥柱月刊.-5-18-462

三十五年专门职业及技术人员考试特种考试中医师考试应考须知/国医砥柱月刊社//国医砥柱月刊.-5-18-170

三一七废除国医旧事岂可再演全国中医师团结起来谨防暗箭伤人我们一致反对不合理的全

国医联会宣言/国医砥柱月刊社//国医砥柱月刊.-5-18-451

散言/国医砥柱月刊社//国医砥柱月刊.-5-16-519

沙洲国医砥柱分社成立大会之感言/国医砥柱月刊社//国医砥柱月刊.-5-18-324

沙洲国医砥柱分社成立大会之我见/国医砥柱月刊社//国医砥柱月刊.-5-18-324

山东烟台国医公会宣告成立/国医砥柱月刊社//国医砥柱月刊.-5-16-193

山东医药团体代电/国医砥柱月刊社//国医砥柱月刊.-5-18-95

上海大众医药服务社将成立/国医砥柱月刊社//国医砥柱月刊.-5-16-554

上海名医唐吉父组设中国医学杂志社/国医砥柱月刊社//国医砥柱月刊.-5-16-51

上海三中医院毕业生代表定期赴京向中央当局请愿/国医砥柱月刊社//国医砥柱月刊.-5-18-683

上海市国医公会迁移会所(本市讯)/国医砥柱月刊社//国医砥柱月刊.-5-18-606

上海市将又一种医刊出世/国医砥柱月刊社//国医砥柱月刊.-5-15-537

上海市卫生局中医试验委员会已聘定计秦伯未陈存仁等七人/国医砥柱月刊社//国医砥柱月刊.-5-16-50

上海市最近一周内传染病统计(本市讯)/国医砥柱月刊社//国医砥柱月刊.-5-18-683

上海中国医学杂志来函聘本社社长为董事/国医砥柱月刊社//国医砥柱月刊.-5-16-22

上海中医疗养院杂讯/国医砥柱月刊社//国医砥柱月刊.-5-16-638

少妇一产两孩打针后突身死/国医砥柱月刊社//国医砥柱月刊.-5-18-688

设立农村医院(湘乡通讯)/国医砥柱月刊社//国医砥柱月刊.-5-18-686

社员入社及读者订刊须知/国医砥柱月刊社//国医砥柱月刊.-5-15-467

社长唐吉父照片/国医砥柱月刊社//国医砥柱月刊.-5-18-524

社长杨医亚近影/国医砥柱月刊社//国医砥柱月刊.-5-16-463

申报国医与食养招待国医界/国医砥柱月刊社//国医砥柱月刊.-5-16-554

申谢热心社员/国医砥柱月刊社//国医砥柱月刊.-5-18-20

沈衡甫照片/国医砥柱月刊社//国医砥柱月刊.-5-18-523

沈仲芳照片/国医砥柱月刊社//国医砥柱月刊.-5-18-520

盛心如照片/国医砥柱月刊社//国医砥柱月刊.-5-18-523

嵊西一带春瘟猖獗姜家村麻疹流行死亡小孩廿余人/国医砥柱月刊社//国医砥柱月刊.-5-16-121

嵊县县立民众教育馆中国青年励志会嵊分会附设诊病所(嵊县通讯)/国医砥柱月刊社//国医砥柱月刊.-5-16-52

施今墨照片/国医砥柱月刊社//国医砥柱月刊.-5-18-520

石门国医学校校长妥纯嘏返石/国医砥柱月刊社//国医砥柱月刊.-5-16-451

石门国医杨润芳氏等筹组国医砥柱社分社/国医砥柱月刊社//国医砥柱月刊.-5-16-451

石门医学研究会制就证章分发配带/国医砥柱月刊社//国医砥柱月刊.-5-16-451

时逸人照片/国医砥柱月刊社//国医砥柱月刊.-5-18-522

四川大邑国医支馆聘请钱今阳为季刊撰述主任/国医砥柱月刊社//国医砥柱月刊.-5-17-243

四川江津城乡分社开周年纪念大会(江津讯)/国医砥柱月刊社//国医砥柱月刊.-5-18-398

四川省参议会通过设立中医院及医校(成都讯)/国医砥柱月刊社//国医砥柱月刊.-5-18-123

四川省南川县医药消息/国医砥柱月刊社//国医砥柱月刊.-5-18-193

四川省荣昌县中医师公会成立经过(荣昌通

讯)/国医砥柱月刊社//国医砥柱月刊.-5-18-209

四川省医药学术研究会聘焦易堂陈郁钱今阳杨医亚汪浩权等为名誉理事(成都通讯)/国医砥柱月刊社//国医砥柱月刊.-5-18-106

四川省医药学术研究会酉阳县分会组织成立/国医砥柱月刊社//国医砥柱月刊.-5-18-204

四川省宜宾县中医师公会代电/国医砥柱月刊社//国医砥柱月刊.-5-18-94,168

四川竹篙乡分社成立/国医砥柱月刊社//国医砥柱月刊.-5-18-342

松阳县成立外科研究会(松阳讯)/国医砥柱月刊社//国医砥柱月刊.-5-18-262

苏省立医政学院概况/国医砥柱月刊社//国医砥柱月刊.-5-18-694

苏省政府主办中医外科训练班开始(镇江快讯)/国医砥柱月刊社//国医砥柱月刊.-5-18-692

苏皖鲁豫联合防治黑热病(镇江快讯)/国医砥柱月刊社//国医砥柱月刊.-5-18-692

苏皖鲁豫四省防治黑热病会议(镇江通讯)/国医砥柱月刊社//国医砥柱月刊.-5-18-599

苏州国医专科学校近闻三则/国医砥柱月刊社//国医砥柱月刊.-5-16-190

苏州国医专科学校举行首届毕业典礼/国医砥柱月刊社//国医砥柱月刊.-5-18-684

随翰英照片/国医砥柱月刊社//国医砥柱月刊.-5-18-520

台籍西医纷纷东渡谋给证/国医砥柱月刊社//国医砥柱月刊.-5-16-125

台湾国医药改进社举行改组(台湾讯)/国医砥柱月刊社//国医砥柱月刊.-5-18-206

台湾山地发现治肺病特效植物/国医砥柱月刊社//国医砥柱月刊.-5-18-110

台湾省开中医师联席大会要求实行登记中医(台湾讯)/国医砥柱月刊社//国医砥柱月刊.-5-18-207

泰县中医公会姜堰办事处大会记/国医砥柱月刊社//国医砥柱月刊.-5-16-191

泰县中医师公会姜堰分会成立记/国医砥柱月刊社//国医砥柱月刊.-5-18-301

特别优待本社社员通告/国医砥柱月刊社//国医砥柱月刊.-5-15-467

特刊验方集成征文通告/国医砥柱月刊社//国医砥柱月刊.-5-17-270,382

特聘徐耕云张宝文为我社法律顾问/国医砥柱月刊社//国医砥柱月刊.-5-18-233

特殊病经过谈/国医砥柱月刊社//国医砥柱月刊.-5-17-424

天台国医砥柱分社成立有感/国医砥柱月刊社//国医砥柱月刊.-5-18-379

通问简章/国医砥柱月刊社//国医砥柱月刊.-5-18-682

通知本社记者缴费领取证章/国医砥柱月刊社//国医砥柱月刊.-5-16-6

通知社员速寄照片启事/国医砥柱月刊社//国医砥柱月刊.-5-16-6

吞针奇方/国医砥柱月刊社//神州国医学报.-4-15-541

外省各地汇款注意/国医砥柱月刊社//国医砥柱月刊.-5-18-53,86,102,117

外省汇款注意/国医砥柱月刊社//国医砥柱月刊.-5-18-68

王硕如照片/国医砥柱月刊社//国医砥柱月刊.-5-18-520

王一亭照片/国医砥柱月刊社//国医砥柱月刊.-5-18-519

为成立上海分社通告/国医砥柱月刊社//国医砥柱月刊.-5-16-369

为筹备成立奉天分社启事/国医砥柱月刊社//国医砥柱月刊.-5-16-369

为二周年纪念征求分社长社员读者文稿通告/国医砥柱月刊社//国医砥柱月刊.-5-17-329

为发展医学教育教部决设武昌医学院/国医砥柱月刊社//国医砥柱月刊.-5-18-693

为改进重要的提炼和文化敬向全国中医师及中药业进忠告/国医砥柱月刊社//国医砥柱月刊.-5-18-217

为国医砥柱月刊社月刊自第九十九期订起通告

/国医砥柱月刊社//国医砥柱月刊.-5-17-181

为国医砥柱月刊自第二十七期订起通告/国医砥柱月刊社//国医砥柱月刊.-5-17-618

为国医砥柱月刊自第二十五期订起通告/国医砥柱月刊社//国医砥柱月刊.-5-17-440,495

为积极筹备北平国医砥柱社崇明分社告医界同仁书/国医砥柱月刊社//国医砥柱月刊.-5-18-310

为求争取显著成果一计竟然征得国内外热心公益人士同情先行创办国医研究社/国医砥柱月刊社//国医砥柱月刊.-5-18-316

为通函问事病请附邮资通告/国医砥柱月刊社//国医砥柱月刊.-5-16-462

为通函问事请附邮资通告/国医砥柱月刊社//国医砥柱月刊.-5-17-495

为小儿百效神丹于三十一年元月一日起增价启事/国医砥柱月刊社//国医砥柱月刊.-5-17-311

卫生部中医委员会举行首次委员会议/国医砥柱月刊社//国医砥柱月刊.-5-18-342

吴汉偓照片/国医砥柱月刊社//国医砥柱月刊.-5-18-520

吴江县分社县府备案/国医砥柱月刊社//国医砥柱月刊.-5-18-310

吴琢之照片/国医砥柱月刊社//国医砥柱月刊.-5-18-520

武进东郊普济施诊所第二届一次董事会议/国医砥柱月刊社//国医砥柱月刊.-5-16-119

武进国医学会更替职员(聘陈异仙代理事务股长)/国医砥柱月刊社//国医砥柱月刊.-5-16-119

武进潜化中学聘钱今阳为校医/国医砥柱月刊社//国医砥柱月刊.-5-16-190

武进县政府准发中医年资证明书(武进快信)/国医砥柱月刊社//国医砥柱月刊.-5-18-106

武进医界近况/国医砥柱月刊社//国医砥柱月刊.-5-18-64

武进医专将与国药业合办药学讲习班(武进快信)/国医砥柱月刊社//国医砥柱月刊.-5-18-106

武进医专教职员一览表(武进快信)/国医砥柱月刊社//国医砥柱月刊.-5-18-120

武进医专校董一览表(武进快信)/国医砥柱月刊社//国医砥柱月刊.-5-18-120

武进医专学生自动尊师献金(武进快讯)/国医砥柱月刊社//国医砥柱月刊.-5-18-105

武进医专正式上课(武进通讯)/国医砥柱月刊社//国医砥柱月刊.-5-18-174

武进张伯熙先生暨德配朱夫人六秩双寿征诗又启/国医砥柱月刊社//国医砥柱月刊.-5-17-164

武清县中医师公会成立(武清讯)/国医砥柱月刊社//国医砥柱月刊.-5-18-373

武胜县中医师公会改选(武胜通讯)/国医砥柱月刊社//国医砥柱月刊.-5-18-373

夏理彬照片/国医砥柱月刊社//国医砥柱月刊.-5-18-523

闲话国医/国医砥柱月刊社//国医砥柱月刊.-5-17-606

县长王金坡注意中国医药/国医砥柱月刊社//国医砥柱月刊.-5-16-127

限制中医师使用新药案短期内不致实施/国医砥柱月刊社//国医砥柱月刊.-5-18-261

香港国医学会电迎吴主席铁城莅粤主政/国医砥柱月刊社//国医砥柱月刊.-5-16-121

香港去周间传染症报告/国医砥柱月刊社//国医砥柱月刊.-5-16-123

香港中医公会奉国府令组设国医校/国医砥柱月刊社//国医砥柱月刊.-5-16-187

湘民厅拟定下年定全省卫生计划/国医砥柱月刊社//国医砥柱月刊.-5-16-126

写在三一七国医节/国医砥柱月刊社//国医砥柱月刊.-5-18-433

谢利恒照片/国医砥柱月刊社//国医砥柱月刊.-5-18-521

新昌县中医公会常委王国芳辞职/国医砥柱月刊社//国医砥柱月刊.-5-16-120

新凤凰台新添三雏凤(长沙通讯)/国医砥柱月刊社//国医砥柱月刊.-5-15-520

新社员读者阅刊自第七期起通告/国医砥柱月刊社//国医砥柱月刊.-5-16-143

新社员读者阅刊自二十三期起通告/国医砥柱月刊社//国医砥柱月刊.-5-17-268

新社员读者阅刊自四十六期起通告/国医砥柱月刊社//国医砥柱月刊.-5-18-149

新中华医药月刊社聘钱今阳为编辑委员/国医砥柱月刊社//国医砥柱月刊.-5-18-97

邢熙平照片/国医砥柱月刊社//国医砥柱月刊.-5-18-521

徐相仁照片/国医砥柱月刊社//国医砥柱月刊.-5-18-521

宣化近讯二则/国医砥柱月刊社//国医砥柱月刊.-5-17-425

宣言书/国医砥柱月刊社//国医砥柱月刊.-5-15-470

研究主任钱今阳先生玉照/国医砥柱月刊社//国医砥柱月刊.-5-16-464

眼疾流行/国医砥柱月刊社//国医砥柱月刊.-5-16-127

杨医亚社长放弃竞选报告/国医砥柱月刊社//国医砥柱月刊.-5-18-354

杨医亚照片/国医砥柱月刊社//国医砥柱月刊.-5-18-522

叶耐寒氏当选为参议会(松阳讯)/国医砥柱月刊社//国医砥柱月刊.-5-18-372

医生舒建中发起组织国医砥柱社/国医砥柱月刊社//国医砥柱月刊.-5-18-325

医学讨论会开第一次会秦德纯派仵佣代表致词谢振平说明该会之主旨/国医砥柱月刊社//国医砥柱月刊.-5-16-49

医学讨论会十一日正式成立七百余国医生参加/国医砥柱月刊社//国医砥柱月刊.-5-16-49

医药团体消息之状况/国医砥柱月刊社//国医砥柱月刊.-5-16-127

沂水医药改进会成立/国医砥柱月刊社//国医砥柱月刊.-5-16-53

殷震一照片/国医砥柱月刊社//国医砥柱月刊.-5-18-523

隐医奇闻录/国医砥柱月刊社//国医砥柱月刊.-5-17-426

拥护医师法反对无理修正案/国医砥柱月刊社//国医砥柱月刊.-5-18-459

永清中医师公会成立/国医砥柱月刊社//国医砥柱月刊.-5-18-302

余姚开第二届大会/国医砥柱月刊社//国医砥柱月刊.-5-18-301

余姚中医公会第七次理监联席会议之决案/国医砥柱月刊社//国医砥柱月刊.-5-16-451

俞大同照片/国医砥柱月刊社//国医砥柱月刊.-5-18-523

俞岐山照片/国医砥柱月刊社//国医砥柱月刊.-5-18-521

榆中医师公会二次会员大会国医砥柱社榆中分社成立大会(甘肃榆中县通讯)/国医砥柱月刊社//国医砥柱月刊.-5-18-309

预防天花三年计划/国医砥柱月刊社(录)//国医砥柱月刊.-5-16-53

预告/国医砥柱月刊社//国医砥柱月刊.-5-15-427

预约袖珍针灸经穴便览请君公鉴/国医砥柱月刊社//国医砥柱月刊.-5-17-382

赠书志谢/国医砥柱月刊社//国医砥柱月刊.-5-15-416.-5-16-7,64,144,202,310

赠送道德半月刊/国医砥柱月刊社//国医砥柱月刊.-5-16-462

张忍庵先生逝世专页/国医砥柱月刊社//国医砥柱月刊.-5-16-469

张禹九照片/国医砥柱月刊社//国医砥柱月刊.-5-18-522

长沙市国医公会定期改选/国医砥柱月刊社//国医砥柱月刊.-5-16-127

长沙市国医公会改选执监委员(湘乡通讯)/国医砥柱月刊社//国医砥柱月刊.-5-18-686

浙江国医学院聘请本社长杨医亚先生为名誉干事/国医砥柱月刊社//国医砥柱月刊.-5-15-465

浙江省嘉善县中医师公会理事会议/国医砥柱
月刊社//国医砥柱月刊.-5-18-209

浙江省政府发给中医证书(通讯)/国医砥柱月
刊社//国医砥柱月刊.-5-18-689

浙江中医专科学校举行廿周年纪念游艺大会/国
医砥柱月刊社//国医砥柱月刊.-5-16-53

真茹发现麻风特函请粤吴主席(真茹通讯)/国
医砥柱月刊社//国医砥柱月刊.-5-18-601

镇江县中医学术研究会改选执监委员(镇江通
讯)/国医砥柱月刊社//国医砥柱月刊.-5-
18-686

征稿通告/国医砥柱月刊社//国医砥柱月刊.-5
-16-507

征聘各省市县医药新闻记者启事/国医砥柱月
刊社//国医砥柱月刊.-5-18-510

征求医学画报特效药品寄售启事/国医砥柱月
刊社//国医砥柱月刊.-5-17-181

征求针灸稿件/国医砥柱月刊社//国医砥柱月
刊.-5-17-441

征求针灸书籍/国医砥柱月刊社//国医砥柱月
刊.-5-16-451.-5-17-82

郑琴隐照片/国医砥柱月刊社//国医砥柱月刊
.-5-18-520

芷江中医师公会改组刘国辅当选为理事长(芷
江航讯)/国医砥柱月刊社//国医砥柱月刊.-
5-18-121

指导主任朱壶山先生玉照/国医砥柱月刊社//
国医砥柱月刊.-5-16-464

致本社分社长社员启事/国医砥柱月刊社//国
医砥柱月刊.-5-18-53

中国医导社成立(选举职员)/国医砥柱月刊社
//国医砥柱月刊.-5-16-119

中国医学创刊纪念征求纪念定户一万份/国医
砥柱月刊社//国医砥柱月刊.-5-18-513

中国医药改进会积极筹备/国医砥柱月刊社//
国医砥柱月刊.-5-18-48

中国医药改进会聘本社钱今阳杨医亚为名誉理
事/国医砥柱月刊社//国医砥柱月刊.-5-18
-74

中国医药新刊出版/国医砥柱月刊社//国医砥

柱月刊.-5-18-122

中国针灸学季刊启事/国医砥柱月刊社//国医
砥柱月刊.-5-18-149

中国针灸学季刊征文启事/国医砥柱月刊社//
国医砥柱月刊.-5-18-86,102,197

中国针灸学社入社志愿书/国医砥柱月刊社//
国医砥柱月刊.-5-18-82

中西医名简略对照表/国医砥柱月刊社//国医
砥柱月刊.-5-18-446

中央国医馆第二届理事会议(南京专讯)/国医
砥柱月刊社//国医砥柱月刊.-5-18-603

中央国医馆定于五月廿二日开理事会/国医砥
柱月刊社//国医砥柱月刊.-5-16-50

中央国医馆还都期近/国医砥柱月刊社//国医
砥柱月刊.-5-18-105

中央国医馆江都县支馆复员会议纪/国医砥柱
月刊社//国医砥柱月刊.-5-18-114

中央国医馆令本社社长杨医亚等筹设北平国医
分馆并指定杨医亚为筹备召集人/国医砥柱
月刊社//国医砥柱月刊.-5-18-385

中央国医馆秘书长本社撰述主任张忍菴先生逝
世/国医砥柱月刊社//国医砥柱月刊.-5-16
-553

中央国医馆推行处在沪办公(上海讯)/国医砥
柱月刊社//国医砥柱月刊.-5-18-326

中医改进研究会聘本社社长杨医亚氏为名誉理
事/国医砥柱月刊社//国医砥柱月刊.-5-15
-597

中医改进研究会聘本社社长杨医亚主编陈述先
二氏为撰述/国医砥柱月刊社//国医砥柱月
刊.-5-15-597

中医公会代表大会延期各地分会推选出席代表
第一分会钟梅伯等七人十三分会瞿涵深等四
人/国医砥柱月刊社//国医砥柱月刊.-5-16
-192

中医界消息/国医砥柱月刊社//国医砥柱月刊
.-5-18-439

中医界组织起来(扩大宣传组织各地分社)/国
医砥柱月刊社//国医砥柱月刊.-5-18-182

中医疗养院聘请特约医士国医砥柱月刊社研究

主任钱今阳亦为被聘之一/国医砥柱月刊社//国医砥柱月刊.-5-17-245

中医委员会决议召集全国中医学术会议(南京专讯)/国医砥柱月刊社//国医砥柱月刊.-5-18-594

重庆市中医师公会购置会所详志/国医砥柱月刊社//国医砥柱月刊.-5-18-206

重庆医学导报社聘请杨医亚氏为高等顾问/国医砥柱月刊社//国医砥柱月刊.-5-18-63

周复生先生小影/国医砥柱月刊社//国医砥柱月刊.-5-18-69

周柳亭照片/国医砥柱月刊社//国医砥柱月刊.-5-18-521

朱壶山先生医案/国医砥柱月刊社//国医砥柱月刊.-5-15-454

朱南山照片/国医砥柱月刊社//国医砥柱月刊.-5-18-521

朱子云照片/国医砥柱月刊社//国医砥柱月刊.-5-18-522

注意/国医砥柱月刊社//国医砥柱月刊.-5-15-547.-5-16-277

注意社员读者缴费规则/国医砥柱月刊社//国医砥柱月刊.-5-16-6,64

撰述主任玉照/国医砥柱月刊社//国医砥柱月刊.-5-16-465

总辑部代邮/国医砥柱月刊社//国医砥柱月刊.-5-15-416

总务部启事/国医砥柱月刊社//国医砥柱月刊.-5-17-602

总务部通告/国医砥柱月刊社//国医砥柱月刊.-5-16-202

总务部五年来之总报告/国医砥柱月刊社//国医砥柱月刊.-5-17-326

最后社讯/国医砥柱月刊社//国医砥柱月刊.-5-15-526

最近聘函一束/国医砥柱月刊社//国医砥柱月刊.-5-18-159,332,367,425,467

国医砥柱月刊社全体同人

贺词/国医砥柱月刊社全体同人//国医砥柱月刊.-5-16-486.-5-18-213

国医砥柱总社董事会

国医砥柱总社董事会全体董事台衔/国医砥柱总社董事会//国医砥柱月刊.-5-17-494

聘钱同高先生为名誉董事长启事/国医砥柱总社董事会//国医砥柱月刊.-5-17-496

国医公报社

安徽省民政厅复函/国医公报社//国医公报.-4-19-277

北平药学讲习所祭胡展堂先生摄影纪念/国医公报社//国医公报.-4-25-395

陈理事长立夫肖像/国医公报社//国医公报.-4-22-381

陈无咎名著墨经悬解出版/国医公报社//国医公报.-4-23-335,457

二十三年十二月份收到各地所赠刊物月报特列表志谢/国医公报社//国医公报.-4-22-115

发刊词/国医公报社//国医公报.-4-19-21

附抄甘肃省政府朱主席民政厅王厅长来函二件/国医公报社(录)//国医公报.-4-23-381

甘肃省出产药物调查表(连载)/国医公报社//国医公报.-4-24-457.-4-25-384

甘肃省出产药物调查表中华民国二十四年三月/国医公报社//国医公报.-4-24-225

甘肃省国医分馆成立纪念会摄影/国医公报社//国医公报.-4-19-363

甘肃省国医分馆年来工作报告书/国医公报社//国医公报.-4-24-108

各省市国医分馆暨医药团体来电附呈文暨谢函/国医公报社(录)//国医公报.-4-24-489

各县市设立国医支馆暂行办法(二十一年十一月六日第十二次常务理事会通过)/国医公报社//国医公报.-4-19-175

国代候选人介绍:邢熙平/国医公报社//国医公报.-4-26-63

国联关于组织中国古医研究委员会提案概要及其关系文件/国医公报社(录)//国医公报.-4

－21－131

国民政府林主席肖像/国医公报社//国医公报
.－4－24－469

国医公报启事/国医公报社//国医公报.－4－19
－22

国医钱建民演讲推拿医术于中央国医馆摄影留
念/国医公报社//国医公报.－4－23－377

行政院蒋院长肖像/国医公报社//国医公报.－4
－24－471

湖北省国医分馆国医专科学校全体师生摄影/
国医公报社//国医公报.－4－23－131

淮阴国医药界庆祝中医条例之热烈/国医公报
社//国医公报.－4－24－547

淮阴国医药界庆祝中医药条例公布纪念摄影/
国医公报社//国医公报.－4－24－481

欢迎焦院长兼中央国医馆馆长莅澳摄影/国医
公报社//国医公报.－4－26－361

江都县国医学社研究会会员大会摄影/国医公
报社//国医公报.－4－24－241

江苏省国医分馆全体摄影/国医公报社//国医
公报.－4－24－239

江苏省武进县国医支馆全体摄影/国医公报社
//国医公报.－4－22－129

焦馆长参如皋中医公会诸常委摄影于雨香庵六
朝松下/国医公报社//国医公报.－4－22
－473

焦馆长肖像/国医公报社//国医公报.－4－19－
17.－4－22－385

举行开幕典礼全体馆员及中西代表摄影纪念/
国医公报社//国医公报.－4－26－235

兰州市国医药界庆祝中医条例公布大会摄影/
国医公报社//国医公报.－4－25－13

南京国医传习所举行开学典礼来宾及全体学生
摄影二帧/国医公报社//国医公报.－4－21
－381

南京甲成医学社成立大会盛况（附宣言暨章
程）/国医公报社//国医公报.－4－22－574

南京市国医公会第三届理监事宣誓就职典礼摄
影/国医公报社//国医公报.－4－26－461

彭副理事长养光题词/国医公报社//国医公报

.－4－24－480

彭副理事长养光肖像/国医公报社//国医公报
.－4－22－383

彭理事长肖像/国医公报社//国医公报.－4－19
－15

千金方著者孙真人故事及其遗迹摄影/国医公
报社//国医公报.－4－26－120

青浦县中医公会第二次会员大会摄影/国医公
报社//国医公报.－4－23－379

日本医学博士渡边熙提议各大学添设汉医讲座
书/国医公报社//国医公报.－4－20－201

如皋县国医药界欢迎焦馆长大会摄影/国医公
报社//国医公报.－4－22－471

厦门国医专门学校全体摄影/国医公报社//国
医公报.－4－23－251

山西中医研究会来稿照登/国医公报社//国医
公报.－4－23－232

伤寒杂病新释预约券/国医公报社//国医公报
.－4－23－117

上海市国医分馆补行庆祝中医条例公布纪念摄
影/国医公报社//国医公报.－4－25－11

上海市国医分馆馆长宣誓典礼摄影/国医公报
社//国医公报.－4－24－353

上海市国医药等团体筹备国药展览会/国医公
报社//国医公报.－4－25－126

上海市医药界五团体合办国药展览会会场内景
摄影/国医公报社//国医公报.－4－25－145

苏州国医学校新建校舍纪念摄影/国医公报社
//国医公报.－4－24－127

为赠送古本十四经发挥专号通告/国医公报社
//国医公报.－4－25－226,352

无锡中医研究社成立摄影/国医公报社//国医
公报.－4－24－11

武进国医会第二届理监事宣誓就职典礼摄影/
国医公报社//国医公报.－4－24－9

武进国医学会第三届会员大会摄影/国医公报
社//国医公报.－4－24－353

西京国医公会成立大会全体摄影纪念/国医公
报社//国医公报.－4－24－125

西京国医公会筹备处同人欢迎黄竹斋先生摄影

/国医公报社//国医公报.-4-22-247

西京药业同业公会执监委员欢迎黄竹斋先生纪念摄影/国医公报社//国医公报.-4-22-249

修订国医公报简章/国医公报社//国医公报.-4-22-113

杨复初医士治绩/国医公报社//国医公报.-4-21-77

医学杂志介绍/国医公报社//国医公报.-4-24-378

张委员允中答袁慰苍论数理书/国医公报社//国医公报.-4-23-231

浙江国医分馆电祝蒋寿/国医公报社//国医公报.-4-26-294

浙江省国医分馆附设浙江省医务人员训练班开学典礼摄影/国医公报社//国医公报.-4-25-491

征求中西医师小传/国医公报社//国医公报.-4-25-441

中西医药研究社成立大会/国医公报社//国医公报.-4-22-571

中西医药研究社理事会记要并近讯/国医公报社//国医公报.-4-22-572

中央国医馆陈理事长立夫肖像/国医公报社//国医公报.-4-24-473

中央国医馆筹备大会行开会式速记录/国医公报社//国医公报.-4-19-146

中央国医馆筹备大会全体会员摄影/国医公报社//国医公报.-4-19-19

中央国医馆筹备大会全体会员谒陵摄影/国医公报社//国医公报.-4-19-251

中央国医馆第二届代表大会会场门首摄影/国医公报社//国医公报.-4-22-369

中央国医馆第二届代表大会会场摄影/国医公报社//国医公报.-4-22-371

中央国医馆第二届代表大会议决案及理事会办理情形/国医公报社//国医公报.-4-22-475

中央国医馆第二届全国代表大会招待本京新闻记者摄影/国医公报社//国医公报.-4-23-7

中央国医馆第二届全国国医药界代表大会全体理事摄影/国医公报社//国医公报.-4-22-377

中央国医馆第二届全国国医药界代表大会摄影/国医公报社//国医公报.-4-22-373

中央国医馆第二届全国国医药界代表大会谒陵摄影/国医公报社//国医公报.-4-22-375

中央国医馆第三次全体理事会开会摄影/国医公报社//国医公报.-4-21-297

中央国医馆福建省分馆建瓯县支馆全体职员摄影/国医公报社//国医公报.-4-25-143

中央国医馆附设国医特训班毕业典礼摄影/国医公报社//国医公报.-4-26-7

中央国医馆附设国医特训班同学会全体理监事合影/国医公报社//国医公报.-4-26-9

中央国医馆附设特训班全体职员摄影/国医公报社//国医公报.-4-26-10

中央国医馆广东省番禺县支馆补行庆祝国民政府一月二十二日公布中医条例摄影/国医公报社//国医公报.-4-25-140

中央国医馆国医特训班概述/国医公报社//国医公报.-4-26-83

中央国医馆湖北省分馆成立及正副馆长就职典礼摄影/国医公报社//国医公报.-4-23-249

中央国医馆欢迎菲律宾华侨国医药代表来京请愿摄影/国医公报社//国医公报.-4-22-7

中央国医馆欢迎驻菲律宾国医分馆董事会董事来京摄影纪念/国医公报社//国医公报.-4-25-261

中央国医馆及各学术团体代表监考上海中国医学院第六届毕业试验留影/国医公报社//国医公报.-4-23-129

中央国医馆暨首都国医药界纪念三一七国医节摄影/国医公报社//国医公报.-4-25-9

中央国医馆暨首都国医药界庆祝中医药条例公布纪念大会摄影/国医公报社//国医公报.-4-24-467,468

中央国医馆理事会成立摄影/国医公报社//国

医公报.-4-19-139

中央国医馆理事会摄影/国医公报社//国医公报.-4-20-145

中央国医馆秘书处启事/国医公报社//国医公报.-4-25-490

中央国医馆彭副理事长养光肖像/国医公报社//国医公报.-4-24-475

中央国医馆图书室图/国医公报社//国医公报.-4-21-299

中央国医馆学术整理委员会张允中生理解剖图表展览会摄影纪念/国医公报社//国医公报.-4-23-9

中央国医馆医药改进会成立摄影/国医公报社//国医公报.-4-22-379

中央国医馆医药改进会江苏省分会成立大会摄影/国医公报社//国医公报.-4-25-263

中央国医馆驻荷属分馆筹备委员会就职摄影/国医公报社//国医公报.-4-26-118

中央国医馆驻美分馆开幕公宴大会全体馆员及中西代表摄影纪念/国医公报社//国医公报.-4-26-237

中央国医馆驻美分馆礼堂摄影/国医公报社//国医公报.-4-26-240

中央国医馆驻美分馆外观摄影/国医公报社//国医公报.-4-26-239

中央国医馆驻美国分馆第一届全体职员摄影/国医公报社//国医公报.-4-26-459

中医条例公布后沪市国医药界庆祝盛况/国医公报社//国医公报.-4-24-545

朱寿朋实验灵药一览表/国医公报社//国医公报.-4-24-32

国医公报社记者

西京药业同业公会执监委员欢迎黄竹斋先生并答词/国医公报社记者//国医公报.-4-22-353

国医公会

泰县中医公会编制会员录/国医公会//国医砥柱月刊.-5-16-191

泰县中医界同人恭送张本卿主席匾额银盾/国

医公会//光华医药杂志.-4-41-227

国医文献社

大规模的医药图书馆现已宣告成立/国医文献社//国医文献.-5-15-2

国民政府制定之中医条例(民国廿五年一月二十二日公布施行)/国医文献社//国医文献.-5-15-379

河南南阳县南阳医圣祠及仲圣之墓/国医文献社//国医文献.-5-15-4

上海国医公会新阵容(连载)/国医文献社//国医文献.-5-15-191,405

医药图书馆宣告成立积极募书/国医文献社//国医文献.-5-15-194

征求/国医文献社//国医文献.-5-15-2

仲圣书刊/国医文献社//国医文献.-5-15-3

国医学社

伤寒论讲义(连载)/谭次仲(函授);国医学社(编)//国医砥柱月刊.-5-16-31,104,166

国医御敌团

国医御敌团筹备主任复河南医药研究会书/国医御敌团//三三医报.-2-36-57

国医杂志社

本会职员/国医杂志社//国医杂志.-4-12-9

补录立法院前通过中医条例遗文/国医杂志社//国医杂志.-4-7-35

陈济棠提倡国医/国医杂志社//国医杂志.-4-7-91

东华总理叙会记详/国医杂志社//国医杂志.-4-5-307

东洋汉医学复活声/国医杂志社//国医杂志.-4-5-405

番禺支馆举行国医药登记/国医杂志社//国医杂志.-4-6-98

方便医院筹款续讯/国医杂志社//国医杂志.-4-5-102

附录沈耀祖律师论宗祧继承原文/国医杂志社

//国医杂志.-4-7-340

附录中央国医馆征集国医教材暂定办法/国医杂志社//国医杂志.-4-6-469

公函撮录/国医杂志社//国医杂志.-4-12-115

恭贺清远国医支馆成立颂词/国医杂志社//国医杂志.-4-6-352

关于国医条例审议之经过/国医杂志社//国医杂志.-4-6-377

关于行政院令改国医学校为学社事中央国医馆秘书处来函/国医杂志社//国医杂志.-4-6-173

光汉国医校之成绩/国医杂志社//国医杂志.-4-5-500

广东国医分馆分科办事/国医杂志社//国医杂志.-4-5-499

广东省国医分馆关于中医归卫署管理来电/国医杂志社//国医杂志.-4-7-493

广东省国医分馆关于中医考试来电/国医杂志社//国医杂志.-4-7-493

广东省立国医学院招男女生简章/国医杂志社//国医杂志.-4-7-389

广东卫生局考试中医详情/国医杂志社//国医杂志.-4-5-602

广州法院以命案咨询国医/国医杂志社//国医杂志.-4-7-301

广州光华医院割腹治疗纠纷案/国医杂志社//国医杂志.-4-7-95

广州广汉医学校关于制定国医条例之通电/国医杂志社//国医杂志.-4-6-355

广州国医研究会已告成立/国医杂志社//国医杂志.-4-7-230

广州限制医药费之难行/国医杂志社//国医杂志.-4-7-92

广州中医公会十三周年纪念大会记事/国医杂志社//国医杂志.-4-6-92

广州中医生考试情形/国医杂志社//国医杂志.-4-7-303

国府拨款修黄帝陵/国医杂志社//国医杂志.-4-6-517

国府主席召国医诊病/国医杂志社//国医杂志.-4-6-91

国联关于组织中国古医研究委员会提案概要/国医杂志社(节录)//国医杂志.-4-7-157

国医复兴之好消息/国医杂志社//国医杂志.-4-6-297

国医节之纪念/国医杂志社//国医杂志.-4-7-300

贺广东国医分馆成立颂词/国医杂志社//国医杂志.-4-5-489

沪医关于中西医平等待遇之呼声/国医杂志社//国医杂志.-4-7-464

欢送征求队出发/国医杂志社//国医杂志.-4-6-349

欢宴医学卫生社长潘茂林纪事/国医杂志社(录)//国医杂志.-4-5-489

欢迎何绅棣生到会参观记/国医杂志社//国医杂志.-4-6-169

欢迎中央国医馆焦馆长纪详/国医杂志社//国医杂志.-4-5-483

黄广田将提出反痘例/国医杂志社//国医杂志.-4-5-412

会务记载/国医杂志社//国医杂志.-4-12-113,185,249,321,397,457.-4-13-63

监察院弹劾刘瑞恒/国医杂志社//国医杂志.-4-7-227

蒋军事委员长介石先生提倡中医/国医杂志社//国医杂志.-4-7-5,139

洁净局议决撤销在家治痘例/国医杂志社//国医杂志.-4-5-309

今后的本刊/国医杂志社//国医杂志.-4-12-2

立法院通过之中医条例原文/国医杂志社//国医杂志.-4-6-459.-4-7-33

痢疾赋/国医杂志社//国医杂志.-4-13-29

两医院之新建筑/国医杂志社//国医杂志.-4-5-102

刘峻致周镇书/国医杂志社//国医杂志.-4-12-108

南京中医委员会已成立/国医杂志社//国医杂

志.-4-7-569

女子受胎的时期/国医杂志社//国医杂志.-4-13-62

潘茂林谈出席国医馆大会经过/国医杂志社//国医杂志.-4-7-305

聘函一束/国医杂志社//国医杂志.-4-7-350

侨港中华国医同业欢迎焦馆长纪盛/国医杂志社//国医杂志.-4-7-548

庆祝国历新年之筹备/国医杂志社//国医杂志.-4-6-255

庆祝圣诞/国医杂志社//国医杂志.-4-5-81

庆祝新历元旦/国医杂志社//国医杂志.-4-5-177

取消医药团体联合会/国医杂志社//国医杂志.-4-5-406

全港华人请求保留在家治痘例/国医杂志社//国医杂志.-4-5-409

全体会员摄影/国医杂志社//国医杂志.-4-12-7

全体执监委员就职典礼摄影/国医杂志社//国医杂志.-4-12-8

日医界购买中医书籍/国医杂志社//国医杂志.-4-5-311

三一七国医节/国医杂志社//国医杂志.-4-13-351

汕头医药界来函请一致推本会发起人尤列为中央国医馆长/国医杂志社//国医杂志.-4-5-279

上广东国医分馆论港方国医国药登记书/国医杂志社(录)//国医杂志.-4-6-87

上海全国医药团体总联会复本会解释国民会议代表选举法/国医杂志社//国医杂志.-4-5-277

上海市国医公会复中央国医馆函/国医杂志社//国医杂志.-4-6-404

上海市国医学会讨论委员会第一次问题(连载)/国医杂志社//国医杂志.-4-12-119,311,389

上海中西医药研究社成立大会记/国医杂志社//国医杂志.-4-7-304

省参议黄焯南维持中医执业之提案/国医杂志社//国医杂志.-4-7-464

食水有消毒药粉之研究/国医杂志社//国医杂志.-4-5-101

四中全会关于医药问题汇录/国医杂志社//国医杂志.-4-7-24

宋元明清名医类案缘起/国医杂志社//国医杂志.-4-13-272

苏联练习预防毒气/国医杂志社//国医杂志.-4-7-231

糖商对在屋医痘之表示/国医杂志社//国医杂志.-4-5-312

通电全国力争/国医杂志社//国医杂志.-4-7-19

挽焦馆长淑配龙夫人联/国医杂志社//国医杂志.-4-6-257

挽庄省躬母邝太夫人联/国医杂志社//国医杂志.-4-6-257

王文敬先生来书/国医杂志社//国医杂志.-4-12-180

为发喉事上华人代表书/国医杂志社//国医杂志.-4-6-88

卫生局举行最后一次之中医考试/国医杂志社//国医杂志.-4-5-500

文件撮录/国医杂志社//国医杂志.-4-12-256

西南政府筹设国医专门学校/国医杂志社//国医杂志.-4-7-89

西南政府维持国医国药/国医杂志社//国医杂志.-4-7-25

香港中医一览表/国医杂志社//国医杂志.-4-5-114.-4-7-123,245,321,409,471,539,589

湘医为汪院长力阻国医条例上中委会书/国医杂志社//国医杂志.-4-7-461

选举第二届职员/国医杂志社//国医杂志.-4-6-79

炎帝神农降生纪念大会情形/国医杂志社//国医杂志.-4-6-351

炎帝神农圣诞纪念/国医杂志社//国医杂志.-4

- 5 - 599

要件撮录/国医杂志社//国医杂志.- 4 - 12
－ 326

议决变更联祭会友仙游案/国医杂志社//国医
杂志.- 4 - 6 - 266

议决纪念双十节/国医杂志社//国医杂志.- 4 -
6 - 171

尤列先生关于复职之来函/国医杂志社//国医
杂志.- 4 - 7 - 460

又一被控割症毙命案/国医杂志社//国医杂志
.- 4 - 7 - 228

粤国医分馆成立/国医杂志社//国医杂志.- 4 -
5 - 496

粤国医分馆最近进行/国医杂志社//国医杂志
.- 4 - 5 - 606

粤省国医之发展/国医杂志社//国医杂志.- 4 -
6 - 187

在家医痘问题/国医杂志社//国医杂志.- 4 - 5 -
312

征求明见实验特效方药小引/国医杂志社//国
医杂志.- 4 - 13 - 129

征收水灾赈款十月份报告/国医杂志社//国医
杂志.- 4 - 12 - 63

致广东国医分馆谢聘同人为理事函/国医杂志
社//国医杂志.- 4 - 5 - 491

致华商总会参加迎蒋函/国医杂志社//国医杂
志.- 4 - 7 - 506

致上海医药团体总联会查询国民会议选举法书
/国医杂志社//国医杂志.- 4 - 5 - 177

中国公所改组之怪闻/国医杂志社//国医杂志
.- 4 - 5 - 316

中国医学得到国际荣誉/国医杂志社//国医杂
志.- 4 - 7 - 348

中华国医学会挽胡主席展堂先生联/国医杂志
社//国医杂志.- 4 - 7 - 534

中华国医学会挽黄广田先生联/国医杂志社//
国医杂志.- 4 - 7 - 534

中华国医学会挽十九路军为国损躯诸将士联/
国医杂志社//国医杂志.- 4 - 5 - 598

中央国医馆令医校称社案已取消/国医杂志社

//国医杂志.- 4 - 7 - 461

中央国医馆整理已圈定/国医杂志社//国医杂
志.- 4 - 5 - 412

朱氏玉目赤障翳卷毛倒睫治验/国医杂志社//
国医杂志.- 4 - 5 - 100

追悼尤列先生诔词/国医杂志社//国医杂志.- 4
- 7 - 585

邹鲁最近之病讯/国医杂志社//国医杂志.- 4 -
6 - 187

国医正言杂志社

北平严禁戒烟药文林堂戒烟药含有鸦片卫生局
勒令停售/国医正言杂志社//国医正言.- 5 -
3 - 170

大症质疑(连载)/国医正言杂志社//国医正言
.- 5 - 3 - 113,267,326,402,451

大症质疑/国医正言杂志社//国医正言.- 5 - 3 -
326

代邮/国医正言杂志社//国医正言.- 5 - 3 - 589
.- 5 - 4 - 259,363,469,520.- 5 - 5 - 44

第五次全国代表大会提议:政府对中西医应平
等待遇以宏学术而利民生案/国医正言杂志
社//国医正言.- 5 - 4 - 409

附录中国医学概要/国医正言杂志社//国医正
言.- 5 - 4 - 271

高俊明先生来函详述母病经过征求中风治法/
国医正言杂志社//国医正言.- 5 - 3 - 649

各地中医药团体要求实行五全大会决议案昨向
三中全会请愿/国医正言杂志社//国医正言
.- 5 - 5 - 489

关于中西医平等待遇之呼声/国医正言杂志社
//国医正言.- 5 - 4 - 355

国立中央医院将误尽天下苍生/国医正言杂志
社//国医正言.- 5 - 4 - 172

国联关于组织中国古医研究会委员提案概要及
其关系文件/国医正言杂志社(录)//国医正
言.- 5 - 3 - 161

国医界唯一之集团医界春秋社扩大组织征求新
社员启事/国医正言杂志社//国医正言.- 5 -
4 - 332

国医吐气汪院长精卫现亦信仰国医/国医正言杂志社//国医正言.-5-3-317

国医正言二周年纪念编者赘言/国医正言杂志社//国医正言.-5-4-578

国医正言欢迎投稿简启/国医正言杂志社//国医正言.-5-3-56,106,150,196,206,402,452,548,580,622

国医正言刊误/国医正言杂志社//国医正言.-5-3-66,162,162,214,316,403,429,480,565,612.-5-4-12,100,119,156,254,308,534,614.-5-5-141,158,286,336,401,453,504,544,638,638

国医正言启事/国医正言杂志社//国医正言.-5-3-62,500

国医正言周年编者赘言/国医正言杂志社//国医正言.-5-3-556

杭州国医公会主编国医新闻启事/国医正言杂志社//国医正言.-5-4-135,175,246,303,363,381,456,514,611.-5-5-234,319,361

湖南国医专科学校快邮代电/国医正言杂志社//国医正言.-5-4-60,162

湖南国医专校学生自治会为教育部阻止中医学校立案及卫生署擅拟条例摧残中医文/国医正言杂志社//国医正言.-5-5-357

湖南省常德县国医公会之快邮代电/国医正言杂志社//国医正言.-5-5-197

湖南省各医药团体快邮代电/国医正言杂志社//国医正言.-5-4-159

介绍给患病者两种良药(连载)/国医正言杂志社//国医正言.-5-3-318,362,412,610

介绍一封有价值的来函/国医正言杂志社//国医正言.-5-4-37

晋省医界首次解剖人体(一)至(二)/国医正言杂志社//国医正言.-5-5-491,542

惊人惨剧/国医正言杂志社//国医正言.-5-5-236

诔文/国医正言杂志社//国医正言.-5-5-303

刘瑞恒案检察官起诉书(一)至(三)/国医正言杂志社//国医正言.-5-5-85,131,177

刘瑞恒案消息两则/国医正言杂志社//国医正言.-5-5-235

刘瑞恒案之又一消息法院已提起公诉/国医正言杂志社//国医正言.-5-5-38

刘瑞恒辞本兼各职蒋院长慰留/国医正言杂志社//国医正言.-5-5-38

南京中央医院草菅人命之写真(一)至(三)/国医正言杂志社//国医正言.-5-3-495,539,597

辟陈运动中江苏如皋医会黄星楼先生致吴汉儒先生函/国医正言杂志社//国医正言.-5-5-101

日本十三岁男孩腹内藏有婴儿/国医正言杂志社//国医正言.-5-5-502

上海西医药业请求变更成药登记之署批/国医正言杂志社//国医正言.-5-4-197

上海医界春秋社来函/国医正言杂志社//国医正言.-5-4-213

上海中西医药研究社成立大会记/国医正言杂志社//国医正言.-5-3-498

上海中西医药研究社近讯/国医正言杂志社//国医正言.-5-4-36,253

食物本草暂停一期/国医正言杂志社//国医正言.-5-5-639

鼠疫辑要/国医正言杂志社//国医正言.-5-5-645

私立山东国医专科学校响应湖北国医专校反对卫生署管理中医之宣言/国医正言杂志社//国医正言.-5-5-413

四川奇症蔓延/国医正言杂志社//国医正言.-5-4-511

苏北黑热病蔓延堪虞(当局将组织防治队)/国医正言杂志社//国医正言.-5-4-612

苏北黑热病侵入江南/国医正言杂志社//国医正言.-5-4-304

苏北黑热病调查团报告书(一)至(五)/国医正言杂志社//国医正言.-5-4-405,457,513,563,615

苏省修正管理中医规则/国医正言杂志社//国医正言.-5-4-355

蒜头能治肺病/国医正言杂志社//国医正言.-5

－4－34

孙总理遗像/国医正言杂志社//国医正言.-5-
3-60,108,156,208,262,314,360,410,458,
506,554,608

太原中医改进会详记/国医正言杂志社//国医
正言.-5-4-141

天津市中医公会救疫医案并治法/国医正言杂
志社//国医正言.-5-3-494

天津市中医公会详评施今墨药方(一)至(四)/
国医正言杂志社//国医正言.-5-4-275,
330,380,429

皖省时疫蔓延/国医正言杂志社//国医正言.-5
-5-178

卫生署长刘瑞恒浮报公款案法院正在侦查中/
国医正言杂志社//国医正言.-5-5-37

五全大会第五次大会决议案原文(录《新闻
报》)/国医正言杂志社(录)//国医正言.-5-
4-411

武昌国药饮片同业公会快邮代电/国医正言杂
志社//国医正言.-5-4-530

先声/国医正言杂志社//国医正言.-5-3-475

现代医药学社征求社员/国医正言杂志社//国
医正言.-5-4-252

香蕉芋艿同食实验结果无毒/国医正言杂志社
//国医正言.-5-4-138

新中国医学院学生自治会告全国中医界书/国
医正言杂志社//国医正言.-5-5-305

新中国医学院学生自治会响应一日运动援助绥
远剿匪战士宣言/国医正言杂志社//国医正
言.-5-5-317

羊心硼砂能治羊角疯/国医正言杂志社//国医
正言.-5-4-35

医药警棒/国医正言杂志社//国医正言.-5-3-
51

医药问答/国医正言杂志社(辑)//国医正言.-5
-3-589,641.-5-4-41,97,202,257,361,
416,467,518,570,622.-5-5-90,139,185,
239,290,344,397,451,503,553,599,646

阴缩趣闻/国医正言杂志社//国医正言.-5-5-
444

应湖南医药团体通电呈中央国医馆建议书/国
医正言杂志社(录)//国医正言.-5-4-165

张捷三同志实业救国运动伟大贡献展览奖状/
国医正言杂志社//国医正言.-5-5-2

长沙卫生报辟陈运动之去雁来鸿/国医正言杂
志社//国医正言.-5-5-56

长沙卫生报社继续开始辟陈运动之引言/国医
正言杂志社//国医正言.-5-5-14

征集良方启事/国医正言杂志社//国医正言.-5
-4-359,465

征求社员民众医药日刊社简章/国医正言杂志
社//国医正言.-5-4-389,424

治疯犬咬伤两方/国医正言杂志社//国医正言
.-5-4-249

中国医学传习所招生/国医正言杂志社//国医
正言.-5-3-422

中央医院被弹劾案/国医正言杂志社//国医正
言.-5-4-356

中央医院外科主任沈克非有出洋说/国医正言
杂志社//国医正言.-5-4-613

中央医院医死人/国医正言杂志社//国医正言
.-5-4-195

中医改进研究会悬奖征文/国医正言杂志社//
国医正言.-5-3-603,651

过镜涵

武进钱氏医津序/过镜涵//现代医药月刊.-4-
27-685

H

哈

伦脱根放射线(俗称爱克斯光线)之通俗谈(连
载)/哈//绍兴医药月报.-2-39-19,73,
123,339

哈同寿

得效奇方三则/袁照光,哈同寿,陆渊雷//中国
医学月刊.-3-15-90

头痛效方腰痛效方/袁照光,哈同寿//医学杂志

.-2-14-307

哈瓦斯

埃及寿翁/哈瓦斯//中西医药.-5-10-208

保国男子生产/哈瓦斯//中西医药.-5-13-176

法医学家研究谓一胎产九孩惟事实未得例证/
哈瓦斯//光华医药杂志.-4-37-534

哈瓦斯通讯社

巾帼变须眉/哈瓦斯通讯社//中西医药.-5-13
-76

兽类之脑死后仍可生存/哈瓦斯通讯社//中医
世界.-3-39-500

海　藏

被服章举训诂/海藏//国医导报.-5-29-308

海　客

人体的真价/海客//中医世界.-3-29-161

海深德

麻风杆菌发见家韩生医师传/海深德//医史杂
志.-5-39-247

海　涛

补白/海涛//自强医学月刊.-3-41-546

期望/海涛//中医新生命.-5-7-364

海　煦

出席卫生部中医委员会速记/海煦//中西医药
.-5-13-511

夹阴伤寒真相/海煦//中西医药.-5-13-438

首都行/海煦//中西医药.-5-13-476

王履之医学与画艺/海煦//医文.-5-34-497

医家的艺事/海煦//中西医药.-5-13-526

应用使他肺安定之危险/海煦//中西医药.-5-
13-384

中医药之分析/海煦//中西医药.-5-13-387

海　虞

敬告汉医学家书后/海虞//神州医药学报.-1-
45-520

函授新医学讲习社

函授问答/函授新医学讲习社//中西医学报.-1
-23-22,76

函授新医学讲习社第一次试验名单/函授新医
学讲习社//中西医学报.-1-27-225

函授新医学讲习社谨启/函授新医学讲习社//
中西医学报.-1-23-449

函授新医学讲习社拟定选读书目/函授新医学
讲习社//中西医学报.-1-24-71

函授新医学讲习社启事/函授新医学讲习社//
中西医学报.-1-24-299

函授新医学讲习社社员/函授新医学讲习社//
中西医学报.-1-23-365

函授新医学讲义第九期至第十一期目录/函授
新医学讲习社//中西医学报.-1-25-80

函授新医学讲义第六期至第八期目录/函授新
医学讲习社//中西医学报.-1-24-221

函授新医学讲义第十二期目录/函授新医学讲
习社//中西医学报.-1-25-234

函授新医学讲义第一期至第五期目录/函授新
医学讲习社//中西医学报.-1-23-451

涵虚室主

喉症勿药自疗法/涵虚室主//医界春秋.-3-6-
223

寒　潮

打倒中医与全国存亡之大关键/寒潮//医界春
秋.-3-6-363//广东医药月刊.-3-24
-223

寒　士

人造肉说/[日]土歧章(作);寒士(译)//广东
医药月刊.-3-24-313

日本中医复兴/寒士//广东医药月刊.-3-24
-209

韩　安

中央林业实验所所长为常山种植实验场题词/韩安//新中华医药月刊.-5-35-496

韩伯英

治血草治验报告之三则/王子靖,韩伯英//医界春秋.-3-11-274

韩成之

问喉病/韩成之//绍兴医药学报星期增刊.-1-21-135

韩法周

齿苔与齿石/韩法周//德华医学杂志.-1-38-464

乳儿乳腺炎症Mastiti/韩法周//德华医学杂志.-1-38-464

尚未发明有何等害处之齿苔/韩法周//德华医学杂志.-1-38-467

韩化民

祝贺诗/韩化民//国医砥柱月刊.-5-17-163

韩家骥

耐人寻味之余汉某师军医行政/韩家骥//光华医药杂志.-4-35-12

韩家晟

闺怨一首/韩家晟//中医指导录.-4-4-574

外舅会诚斋先生传/韩家晟//中医指导录.-4-4-540

韩慕康

黄连本为健胃厚肠之品并能致泻之理/韩慕康//中医世界.-3-37-39

消渴浅说/韩慕康//苏州国医杂志.-5-2-215

韩溥

阿斯必林之实验/韩溥//中西医学报.-1-25-294

蓖麻子油之成绩/韩溥//中西医学报.-1-25-294

记前大总统项城之病情并书后/韩溥//中西医学报.-1-33-241

说深呼吸为卫生之要领/韩溥(圯良)//中西医学报.-1-25-18

韩卿

痘症证治概要(一)至(二)/韩卿,陈杰(辑)//中医杂志.-2-20-199,364

韩仁达

螳螂子之管见/韩仁达//光华医药杂志.-4-38-113

韩润平

双乳蛾咽喉闭塞不能发言之治验/韩润平//针灸杂志.-4-30-324

韩恕

南京市政府韩代表恕致词/韩恕//国医公报.-4-24-508

韩天放

广州麻行街韩天放来函/韩天放//医界春秋.-3-10-321

韩天爵

韩天爵(愁)诊病六法式/韩天爵//医学杂志.-2-2-307

韩文彬

华西医药杂志社浙江新河分社成立宣言/韩文彬//华西医药杂志.-5-37-114

韩汶渊

问热病后口哑耳聋治法/韩汶渊//绍兴医药学报星期增刊.-1-22-441

韩武动

常山种植实验场之鸟瞰/韩武动//新中华医药月刊.-5-35-511

韩旭升

太阳证之提纲解/韩旭升//沈阳医学杂志.-3-1-252

韩绪臣

读裘吉生先生一周书感书后/韩绪臣//绍兴医药学报.-1-13-424

风咳乃微疾误治则致危警告/韩绪臣//绍兴医药学报.-1-14-48

人黄/韩绪臣//绍兴医药学报.-1-14-220

忠告国医宜保存国粹平议/韩绪臣//绍兴医药学报.-1-13-464

韩勋唐

却病室医案/韩勋唐(著);韩玉珊(撰录)//文医半月刊.-5-14-601

韩一雷

月经与外阴部疾患/韩一雷//中医世界.-3-32-618

韩一斋

一个修正经文的提议/韩一斋//北京医药月刊.-5-21-591

一斋医案三则(连载)/韩一斋//北平医药月刊.-5-9-96,217,334

韩永超

请赐治法/韩永超//光华医药杂志.-4-39-255

韩玉甫

医界春秋四周纪念特刊序/韩玉甫//医界春秋.-3-7-386

韩玉珊

却病室医案/韩勋唐(著);韩玉珊(撰录)//文医半月刊.-5-14-601

韩郁文

诊断小儿疾病之方法/韩郁文//德华医学杂志.-1-40-67

韩云鹤

女子结核病进行时往往不能妊娠然在结核初期受胎者亦不少夫受胎及分娩何以能使潜伏之结核发生其未全愈之结核并何以能增进其病势请言其理由/韩云鹤//中西医学报.-1-30-113

韩云鸿

阅医报有感(步访洞天僧不遇原韵二章)/韩云鸿//医学报.-1-6-342

韩哲仙

色情狂/韩哲仙//现代中医.-4-43-595

因疑成病/韩哲仙//现代中医.-4-43-595

孕的种种/韩哲仙//现代中医.-4-43-560

韩镇教

告全球医药界人有四性药分四属(连载)/韩镇教//现代医药月刊.-4-27-275,452,495,525//杏林医学月报.-3-21-66,115,160,200,416//医林一谔.-4-11-104,448,512//医学杂志.-2-16-176,269

韩志谦

白喉之研究(连载)/韩志谦//文医半月刊.-5-14-54,281

肺损证治之怀疑/韩志谦//医学杂志.-2-18-59//中医世界.-3-38-287

麻疹谈/韩志谦//医学杂志.-2-18-144

医学之于国家/韩志谦//文医半月刊.-5-14-456

中西医在学术上宜如何携手互助以达发扬国粹

之目的/韩志谦//医学杂志.-2-18-296

韩子璧

附子考/韩子璧//中医世界.-3-35-330

四川药物谈/韩子璧//中医世界.-3-35-443

韩紫辉

读遇安斋证治丛录有感/韩紫辉//三三医报.-2-33-426

韩作昶

附骨疽治验/韩作昶//杏林医学月报.-3-20-385

千金不易之猴子疳刺法公开/韩作昶//针灸杂志.-4-28-151

入主出奴之我见/韩作昶//杏林医学月报.-3-19-252

肾亏寒痹(蠡窥轩笔记)/韩作昶//杏林医学月报.-3-20-507

书尤求教/韩作昶//杏林医学月报.-3-20-251

因惊疑祟(蠡窥轩笔记)/韩作昶//杏林医学月报.-3-21-167

整理国医学术之商榷/韩作昶//杏林医学月报.-3-20-100

汉河

曼陀罗花治气喘失眠之实验/汉河//新中医刊.-5-19-340

汉江

中医和西医的我见/汉江//广东医药月刊.-3-24-501

中医与西医(连载)/汉江//杏林医学月报.-3-16-343,381

汉口特别市中医工会

汉口特别市中医工会来函/汉口特别市中医工会//医学杂志.-2-11-520

汉口武昌汉阳国医公会

汉口武昌汉阳三国医公会为中医审查规则不平之呼吁/汉口武昌汉阳国医公会//光华医药杂志.-4-40-297

汉口医药学刊社

汉口医药学刊社启事/汉口医药学刊社//医界春秋.-3-8-439

汉口医药学社

汉口医药学刊社致中央国医馆贺电/汉口医药学社//医学杂志.-2-14-362

内难精华讲义(连载)/汉口医药学社//国医公报.-4-19-419.-4-20-60

翰

失音方/翰//中医世界.-3-29-88

翰公

驳张忍庵书后议/翰公//北平医药月刊.-5-9-277

厥逆症况及其治法之研讨/翰公//北京医药月刊.-5-21-200

杭县宏济社施药局

杭县宏济社施药局详章/杭县宏济社施药局//三三医报.-2-29-153

杭州惠孚病院

杭州惠孚病院简章/杭州惠孚病院//三三医报.-2-29-98

杭州健康医报社

杭州健康医报社聘函/杭州健康医报社//国医砥柱月刊.-5-18-159,192

杭州世界红十字会

杭州世界红十字会施医院之通告/杭州世界红十字会//三三医报.-2-31-36

杭州市国医公会

杭州市国医公会出版汤士彦主编国医新闻启事
/杭州市国医公会//医界春秋.-3-13-101
//中西医药.-5-10-695

杭州市国医药公会

杭州市国医药公会等快邮代电/杭州市国医药
公会等//医学杂志.-2-15-314

杭州市药团联合会

杭州市药团联合会草章/杭州市药团联合会//
医学杂志.-2-11-514

杭州市政府

杭市党部函市政府速筹设中医病院市府已转呈
中央核示/杭州市政府//光华医药杂志.-4-
35-511

杭州市中医协会

杭州市中医协会参药团联合会草章/杭州市中
医协会//三三医报.-2-36-163

杭州文化印书局

杭州文化印书局紧要启事/杭州文化印书局//
三三医报.-2-31-68

杭州医林新志社

题词/杭州医林新志社//中西医药.-5-9-420

杭州医学公会

杭州医学公会审查部暂行办法/杭州医学公会
//医学杂志.-2-11-518

杭州医药学会

杭州医药学会之提携/杭州医药学会//绍兴医
药学报.-1-9-525

杭州中国医药学社

杭州中国医药学社简章/杭州中国医药学社//
医学杂志.-2-14-412

郝品三

前题原韵/郝品三//光华医药杂志.-4-41
-224

郝霞飞

述中西医学之消长/郝霞飞//中医世界.-3-37
-225

郝象生

国药成方(连载)/郝象生//北平医药月刊.-5-
9-63,188,298

郝芸衫

扁鹊墓/郝芸衫//光华医药杂志.-4-41-489

赠易晋棠先生/郝芸衫//光华医药杂志.-4-41
-490

重阳节后一日及门诸子登鹊山谒扁鹊墓感而赋
此/郝芸衫//光华医药杂志.-4-41-224

郝植梅

郝植梅先生致山西中医改进研究会书/郝植梅
//医学杂志.-2-1-336

浩 然

沟通中西医学之重要性及其必要之门径/浩然
//中国医药月刊.-5-32-179

关于今后之中医教育/浩然//中国医药月刊.-5
-32-221

中日医学之相互影响/浩然//中国医药月刊.-5
-32-145

何半游

延生第一方/何半游//中医杂志.-2-22-171

何炳元

请看何廉臣与丁福保朋比为奸之实据(一)至
(二)/何炳元//医学公报.-1-7-19,37

中西医方会通序(代论)/何炳元//中西医学报
.-1-23-155

何伯贤

答张世元君问多年耳鸣治法三则/毛友梧，沈仲圭，何伯贤//医界春秋.-3-8-477

读张腾蛟君为扩大本社建议之感言/何伯贤//医界春秋.-3-8-310

妇人产膏之研究/何伯贤//杏林医学月报.-3-22-255

妇人漏胎之我见/何伯贤//杏林医学月报.-3-23-63

妇人妊娠用药毋泥禁忌之我见/何伯贤//杏林医学月报.-3-21-410

霍乱症治谈/何伯贤//杏林医学月报.-3-19-219

纪竭泪可以伤生/何伯贤//杏林医学月报.-3-22-323

三消症论治/何伯贤//杏林医学月报.-3-21-380

神农尝百草略论/何伯贤//杏林医学月报.-3-22-536

失治医案/何伯贤//杏林医学月报.-3-20-122

食汤圆毙命之奇闻/何伯贤//杏林医学月报.-3-19-534

心气痛与胃脘气痛之区别/何伯贤//杏林医学月报.-3-21-199

虚劳略论/何伯贤//杏林医学月报.-3-22-125

研究狗宝之问答/何伯贤//杏林医学月报.-3-23-29

医与药之关系/何伯贤//杏林医学月报.-3-20-453

诊治小儿病必先察其母论/何伯贤//杏林医学月报.-3-19-358

征求红疹病理及其治疗法/何伯贤//医界春秋.-3-8-331

竹沥治咽喉痛症奇效/何伯贤//杏林医学月报.-3-20-33

何伯岳

痢疾受病之处取中西学说而比较之/何伯岳//国医杂志.-4-5-163

桃花汤方义（连载）/何伯岳//国医杂志.-4-5-543.-4-6-37

为兴复中医进一言/何伯岳//国医杂志.-4-7-53

何崇礼

验案四则/何崇礼//针灸杂志.-4-32-347

何棣若

癫狂痫之证状与治法概要/何棣若//中医世界.-3-36-68

何定生

时氏医案/何定生//国医砥柱月刊.-5-18-463

何芳君

人体电气与行针之关系/何芳君//针灸杂志.-4-33-387

何房君

神经与补泻之关系/何房君//针灸杂志.-4-31-33

何芙君

中西医学平等待遇论/何芙君//中西医药.-5-13-352

何苇

征求良方/何苇//三三医报.-2-32-481

何高俊

广东省取缔医院之原因（代论）/何高俊//中西医学报.-1-27-487

何公度

病人元气之强弱为治病之本说/何公度//国医导报.-5-29-124

大青龙汤喻陆两家注释优劣评/何公度//中医

杂志.-2-21-434

悼恽铁樵先生/何公度//现代中医.-4-42-515//铁樵医学月刊.-4-44-685

恶性痘中医疗法/何公度//新中医刊.-5-19-233

汗/何公度//新中医刊.-5-19-490

急性肺痨与肺炎/何公度//新中医刊.-5-19-284

咳嗽与痰饮/何公度//中国医学.-5-34-100

论月经不调/何公度//国医导报.-5-30-43

伤寒有五说/何公度//国医导报.-5-29-294

书陈志潜医学应积极提倡科学训练后/何公度//现代中医.-4-43-485

说特效药/何公度//国医导报.-5-29-171

温病可否有外感伏气之分别征文八/何公度//现代中医.-4-42-71

虚劳与疟疾/何公度//中国医药月刊.-5-32-615

何拱宸

何拱宸问病/何拱宸//沈阳医学杂志.-3-3-360

何共梅

水肿概论/何共梅//光华医药杂志.-4-38-29

何光华

医案摘粹(连载)/吴鞠通(著);何光华(选录)//绍兴医药学报.-1-8-247.-1-9-27,257

何光瀹

脐风悟源序言/何光瀹//绍兴医药学报.-1-13-267

何广生

疑问征答/何广生//医界春秋.-3-9-465

征求久病难愈之效方/何广生//医界春秋.-3-7-541

征求目疾疗法/何广生//医界春秋.-3-9-465

何海筹

牡蛎/何海筹//神州国医学报.-4-16-556

何鹤鸣

中西病名不能对照不能统一之症结/何鹤鸣//光华医药杂志.-4-41-443

何蠖叟

医谈自序/何蠖叟//三三医报.-2-32-343

何家谋

与宋大仁先生书论中医科学化问题/何家谋//中西医药.-5-10-681

再论中医科学化问题/何家谋//中西医药.-5-11-333

中医科学化问题/何家谋//中西医药.-5-10-568

何嘉友

治蛊毒奇方/何嘉友//杏林医学月报.-3-17-32

何剑华

治疗中风之我见/何剑华//自强医学月刊.-3-41-21

何剑魂

鲜药展览会给我的印象/何剑魂//苏州国医杂志.-5-2-468

何健安

征求答案二则/何健安//医界春秋.-3-13-315

何结荪

儿科概论/何结荪//杏林医学月报.-3-17-136

何　炯

近日学堂皆增体操与拳法有无异同拳勇字诗巧

言外能旁征其说欤言拳法者不一以何书为详
又有所谓内家外家其别安在世传易筋经幼学
操身互有得失试言其故院定卫生经虽意主导
引而一切拳勇之法操身之术皆寓其中能历述
其源流明其宗旨欤六艺失讲群事咕哗许叔重
遂训儒为弱揆之圣门强学当不其然诸生入院
有年师友之间习闻已熟其各抒所学以对/何
炯//利济学堂报.-1-1-213

何九龄

处州何九龄君介绍会员来函/何九龄//绍兴医
药学报.-1-12-398

何骏德

略谈诊断/何骏德//华西医药杂志.-5-37
-373

吗啡在医疗上的地位/何骏德(译)//华西医药
杂志.-5-36-381

盘尼西林对各类细菌暨病症之作用/何骏德//
华西医药杂志.-5-36-127

针灸实验录/何骏德//华西医药杂志.-5-36
-137

中国历代医政概况/何骏德//华西医药杂志.-5
-36-249

何　宽

赤白芍药在临床上之实验/何宽//神州国医学
报.-4-16-445

何奎垣

八九候说/何奎垣//杏林医学月报.-3-23
-230

奔豚之研究/何奎垣//杏林医学月报.-3-18
-467

答梁长荣君之驳论悬饮/何奎垣//杏林医学月
报.-3-19-256

读五德堂医案两则有感/何奎垣//杏林医学月
报.-3-21-240

对时医有感/何奎垣//杏林医学月报.-3-23
-379

二菌亚论/何奎垣//杏林医学月报.-3-21
-382

怪症择录/何奎垣//杏林医学月报.-3-18
-395

急性霍乱之治疗法/何奎垣//杏林医学月报.-3
-19-147

煎厥之研究/何奎垣//杏林医学月报.-3-22
-289

精神焕发须要讲求卫生/何奎垣//杏林医学月
报.-3-22-494

劳风论/何奎垣//杏林医学月报.-3-18-303

六腑气绝于外者手足寒五脏气绝于内者利下不
禁论/何奎垣//杏林医学月报.-3-21-331

论呕血之大纲/何奎垣//杏林医学月报.-3-20
-200

论伤寒汗吐下三大法/何奎垣//杏林医学月报
.-3-19-404

论医/何奎垣//杏林医学月报.-3-23-419

蜜糖治麻症之奇验/何奎垣//杏林医学月报.-3
-21-171

难经谓老人痹而不寐少壮寐而不痹释义/何奎
垣//杏林医学月报.-3-23-386

奇治医案(连载)/何奎垣//杏林医学月报.-3-
17-362,433,525

伤寒发汗若吐若下解后心下痞硬噫气不除者用
旋覆花代赭石汤义/何奎垣//杏林医学月报
.-3-23-141

石膏治瘟疫之大用/何奎垣//杏林医学月报.-3
-18-186

胃脘疼痛确要分辨外感内伤/何奎垣//医界春
秋.-3-8-17

五痹辨/何奎垣//杏林医学月报.-3-21-379

五劳七伤六极论/何奎垣//杏林医学月报.-3-
20-458

形不足者温之以气精不足者补之以味/何奎垣
//杏林医学月报.-3-18-62

杏林写真/何奎垣//杏林医学月报.-3-23
-337

悬饮辨/何奎垣//杏林医学月报.-3-19-20

悬雍脉说/何奎垣//杏林医学月报.-3-19

－368

养性却病说/何奎垣//杏林医学月报.-3-22
－55

野鸡痢辨/何奎垣//杏林医学月报.-3-19
－443

用药贵乎中庸/何奎垣//杏林医学月报.-3-19
－323

诊妇人必当问月信论/何奎垣//杏林医学月报
.-3-22-510

痔瘘辨/何奎垣//杏林医学月报.-3-22-64

何昆如

病痰饮者当以温药和之义/何昆如//中医杂志
.-2-19-55

答友人王觉夫问医/何昆如//中医杂志.-2-19
－131

少阴负趺阳为顺释义/何昆如//中医杂志.-2-
19-56

诗三首/何昆如//中医杂志.-2-19-129

烟酒与人身之强弱/何昆如//中医杂志.-2-19
－106

何兰瑬

吴又可温病禁黄连论/何兰瑬//杏林医学月报
.-3-20-381

何立三

对于爱格司光之怀疑/何立三//医界春秋.-3-
5-131

何廉臣

本报又一周年纪念词/何廉臣//绍兴医药学报
.-1-12-133

本报宗旨之宣言/何廉臣//绍兴医药月报.-2-
37-21

辨舌要略(秀水陶保廉问茂名梁玉瑜答)/何廉
臣(参);何幼廉(录)//绍兴医药月报.-2-40
－297

补刻真本吴批医门棒喝叙/何廉臣//绍兴医药
学报星期增刊.-1-21-383

筹备中医学校通告书/何廉臣//绍兴医药学报
.-1-11-502

存存斋医话(连载)/何廉臣(选录)//绍兴医药
学报.-1-9-91,147,201

答杜海生先生函/何廉臣//三三医报.-2-32-
241//绍兴医药学报.-2-38-442

答函/何廉臣//绍兴医药月报.-2-37-132

答总会徐相宸君书/何廉臣//绍兴医药学报.-1
－12-322

读江督考试医生章程牌示及问题感言/何廉臣
//绍兴医药学报.-1-8-95

读山西中医改进研究会会长阎督军之开会演说
暨致张季直先生书之感言/何廉臣//绍兴医
药月报.-2-37-99

复高思潜君书/何廉臣//三三医报.-2-31
－561

腹诊为临症扼要说/何廉臣//绍兴医药学报.-1
－9-183

公编医学讲义之商榷/何廉臣//绍兴医药学报
.-1-9-401

公推名誉编辑员书/何廉臣//绍兴医药月报.-2
－37-61

函请刊行肖岩先生遗书/裘吉生;何廉臣//绍兴
医药学报.-1-17-41

何廉臣答恽铁樵先生书/何廉臣//绍兴医药月
报.-2-37-428

何廉臣君绍兴医药报宣言/何廉臣//医学杂志
.-2-4-604

何廉臣启事/何廉臣//绍兴医药学报.-1-8-
49,131,137,181,227,271,315,359,403,
447,491.-1-9-9,99,157,213

和歙县胡天宗先生五旬嵩辰自述谨步原韵/何
廉臣//三三医报.-2-30-535

黄帝内经存真序/何廉臣//绍兴医药月报.-2-
37-29

寄周小农/何廉臣//三三医报.-2-30-514.-2
－32-18

警告病家切要卫生论/何廉臣//绍兴医药月报
.-2-40-225

敬告各医报汇编讲义书/何廉臣//绍兴医药月

报.-2-37-62

勘病要诀/何廉臣//医学报.-1-4-79

痨损新诠绪言/何廉臣//绍兴医药学报.-1-8-279

廉臣医案(连载)/何廉臣//绍兴医药学报.-1-8-25,71

梁氏温热类编之绪论/何廉臣//绍兴医药月报.-2-40-5

论治核疫之新理/何廉臣//绍兴医药学报.-1-9-239

名医去世/何廉臣//绍兴医药学报.-1-8-86

内经存真绪言/何廉臣//绍兴医药学报.-1-9-65

内科时症全书中西汇参/何廉臣//绍兴医药学报.-1-8-389,409

钱氏产科验方序/何廉臣//绍兴医药月报.-2-37-37

钱氏药证直诀义疏总目(四库全书目录提要)/何廉臣//绍兴医药月报.-2-39-187

全体总论/何廉臣//绍兴医药学报.-1-9-233

全体总论目录(连载)/何廉臣//绍兴医药学报.-1-8-187,233

全体总论绪言/何廉臣//绍兴医药学报.-1-8-53

任氏医学心源序/何廉臣//绍兴医药月报.-2-37-53

商务编译医药书籍之感言/何廉臣//绍兴医药学报.-1-12-279

绍兴医药学报略例/何廉臣//绍兴医药学报.-1-8-11

绍兴医药月刊社简章/何廉臣//绍兴医药月报.-2-37-63

生熟高丽参作用之鉴别/何廉臣//绍兴医药月报.-2-39-179

水火为两大病源论/何廉臣//绍兴医药学报.-1-8-319

说望/何廉臣//医学报.-1-4-79

通俗伤寒论(一)至(三)/俞根初(遗著);何秀山(选按);何廉臣(校勘)//绍兴医药学报.-1-10-59,131,271

通信一/何廉臣//神州医药学报.-1-45-281

推广曹氏麝香辨/何廉臣//绍兴医药学报.-1-11-99

望神气/何廉臣//医学报.-1-4-79

新编生理学讲义体例之商榷/何廉臣//绍兴医药学报.-1-12-275

严氏金匮广义序/何廉臣//绍兴医药月报.-2-38-39

验方别录序/何廉臣//绍兴医药学报.-1-13-72

药学指南(原名叶天士家抄本草)(连载)/叶香岩(原著);何廉臣(校增)//神州医药学报.-1-45-185//神州医药学报.-1-45-261

药学指南(总纲)/叶香岩(原著);何廉臣(校增)//神州医药学报.-1-45-191

医家十要论(一)至(三)/何廉臣//医学报.-1-4-328,347,373

医学分科之商榷/何廉臣//绍兴医药学报.-1-12-210

医学妙谛附验案/何书田(著);何廉臣(校增)//绍兴医药学报.-1-9-577

医医病书(连载)/吴鞠通(著);何廉臣(校勘)//绍兴医药学报.-1-9-335,461

医医病书目录/吴鞠通(著);何廉臣(校勘)//绍兴医药学报.-1-9-389

医与国家关系论/何廉臣//医学杂志.-2-13-229//绍兴医药月报.-2-40-593

张氏医学达变之绪论/何廉臣//绍兴医药月报.-2-39-8

浙绍何君廉臣致山西改进研究会杨君如侯书/何廉臣//医学杂志.-2-4-471

浙绍永庆局朱氏膏药之诸论/何廉臣//绍兴医药月报.-2-37-319

真本吴批医门棒喝序/何廉臣//绍兴医药学报.-1-15-401

治病要言/何廉臣//绍兴医药学报.-1-9-143,239

致总会书/胡瀛峤,何廉臣,裘吉生//绍兴医药学报.-1-12-260

中西医学折衷论/何廉臣//医学杂志.-2-13-

141 //绍兴医药月报.-2-40-599

重刻存存斋医话稿序/何廉臣//绍兴医药学报
.-1-10-309

何 梦

吾国医家学派自金元以后始分门户有主寒凉者
有主温补者有主滋阴者有主攻伐者有信古者
有趋时者前清医学家颇不乏人试详叙各医家
学派之变迁及流弊/何梦//绍兴医药学报.-1
-11-495

与裘吉生君函/何梦//绍兴医药学报.-1-13
-177

重订得心集医案序/何梦//绍兴医药学报.-1-
13-207

何梦瑶

伤寒论近言(连载)/何梦瑶//中医杂志(广东)
.-3-4-219,341,485,621

何墨君

红藤治肠痈/何墨君//神州国医学报.-4-16-
269//中医新生命.-5-6-285

何能铃

验案治疗歌/何能铃//针灸杂志.-4-33-53

何佩瑜

白喉须知/何佩瑜//国医杂志.-4-7-283

白喉症方及预防法/何佩瑜//国医杂志.-4-5-
477

白喉症治法及方/何佩瑜//国医杂志.-4-5
-83

本港撤销痘症在家调治条例之平议/何佩瑜//
国医杂志.-4-5-231

本会关于立法院通过中医条例呈中央国医馆转
请解释文/何佩瑜(主稿);黎琴石(修订)//国
医杂志.-4-6-461

本会贺孔圣讲堂落成联文/何佩瑜//国医杂志
.-4-7-469

本会为中医条例呈立法院文/何佩瑜//国医杂

志.-4-7-143

本会为中医条例之通电/何佩瑜//国医杂志.-4
-7-141

本会至孔圣讲堂落成颂词/何佩瑜//国医杂志
.-4-7-469

草拟发展会务计划书/何佩瑜//国医杂志.-4-
7-106

肠窒扶斯与伤寒/何佩瑜(著);苏玉崑(译)//国
医杂志.-4-7-158

肠窒扶斯与伤寒/何佩瑜//医界春秋.-3-11
-428

陈果夫先生发挥中国的医药问题/陈果夫;何佩
瑜(补充按语)//国医杂志.-4-7-164

答张春江论治足冷书/何佩瑜//国医杂志.-4-
7-455

丁巳冬偶过六榕值院宇改观率成呈识铁老并诸
吟长教正/何佩瑜//国医杂志.-4-5-105

痘症非传染病之证明/何佩瑜//国医杂志.-4-
5-343

毒痢之研究/何佩瑜//医界春秋.-3-11-214
//国医杂志.-4-7-205//国医公报.-4-21
-265

读焦馆长敬告全国医药界同人书而书其后/何
佩瑜//国医杂志.-4-6-305

读汪院长对医学会演说词之感想/何佩瑜//国
医杂志.-4-7-43

二五年度国医之前瞻后顾/何佩瑜//国医杂志
.-4-7-573//文医半月刊.-5-14-419

发刊词/何佩瑜//国医杂志.-4-7-431

肺痨病之研究/何佩瑜//国医杂志.-4-6-115

风入松(争权夺利)/何佩瑜//国医杂志.-4-5-
106

奉和黄少伯君寄示感怀二律并步原韵/何佩瑜
//国医杂志.-4-6-276

奉和邹静存丈六十初度述怀四章/何佩瑜//国
医杂志.-4-7-117

感谢陈禅堦君暑病商榷之指教/何佩瑜//国医
杂志.-4-7-215

关于痢症答港报记者问/何佩瑜//国医砥柱月
刊.-5-16-430

国医当以伤寒论为重要教材论/何佩瑜//国医公报.-4-25-172//国医杂志.-4-7-507

国医馆办法之商榷/何佩瑜//国医杂志.-4-5-345

何理事贺焦馆长函/何佩瑜//国医杂志.-4-7-399

何佩瑜上国医馆书/何佩瑜//国医公报.-4-19-119

脚气症治法略言/何佩瑜//国医杂志.-4-6-119

解佩令(妇叹童嚎)/何佩瑜//国医杂志.-4-5-107

敬祝邹馆长殿邦封翁静存老先生六十荣寿/何佩瑜//国医杂志.-4-7-115

立案呈稿初次呈华民政务司/何佩瑜等//国医杂志.-4-5-75

立案呈稿二次呈华民政务司/何佩瑜等//国医杂志.-4-5-76

梁君朝浦像赞/何佩瑜//国医杂志.-4-6-361

六榕梅花重放率成四首/何佩瑜//国医杂志.-4-5-105

六祖佛铜像/何佩瑜//国医杂志.-4-5-103

论中医之科学化/何佩瑜//国医杂志.-4-5-23

麻黄水泡不堪入药/梁春葵(撰稿);何佩瑜(删订)//国医杂志.-4-7-545

南阳学斋医案/何佩瑜//国医杂志.-4-6-69

脑膜炎症之研究/何佩瑜//国医杂志.-4-5-551

内难经生理学撮要(连载)/何佩瑜//国医杂志.-4-6-503.-4-7-77,199,293,379

侨港中华国医学会快邮代电/黎琴石,何佩瑜,梁朝浦,庐梓登//医林一谔.-4-10-517

人身水道行水之质疑/何佩瑜//国医杂志.-4-6-29

瑞甫吴先生六秩晋四荣寿纪盛/何佩瑜//国医杂志.-4-7-404

三上中医委员会书/何佩瑜//文医半月刊.-5-14-634

伤寒论讲义(连载)/何佩瑜//国医杂志.-4-5-460,562.-4-6-45,143,239,333,435,493.-4-7-69,191,287,375,525,582

伤寒与肠窒扶斯/何佩瑜//中医世界.-3-34-528

上国医馆书/何佩瑜//中西医药.-5-10-441

上中央国医馆论国医教育机关分别厘定名称书/何佩瑜//国医杂志.-4-7-345

上中央国医馆请行使职权书/何佩瑜//国医杂志.-4-5-529

上中央国医馆请提倡医经并厘定教材编辑简章以昭划一书/何佩瑜//国医杂志.-4-7-446

上中医委员会商榷书/何佩瑜//国医砥柱月刊.-5-16-87

暑病宜知/何佩瑜//国医杂志.-4-7-210

四诊精要歌(连载)/何佩瑜//国医杂志.-4-5-273,383

谈谈爱克司光镜的功用/何佩瑜//国医杂志.-4-6-313//国医公报.-4-19-423

讨论痘症意见书/何佩瑜//国医杂志.-4-6-224

讨论霍乱症意见书/何佩瑜//国医杂志.-4-6-11

题梁朝浦君又一玉照词/何佩瑜//国医杂志.-4-6-361

题温恭良所藏孔圣像赞/何佩瑜//国医杂志.-4-6-519

题尤列先生像赞/何佩瑜//国医杂志.-4-7-315

天花痘症论略(连载)/何佩瑜//国医杂志.-4-5-85,181,285

天花痘症论略/何佩瑜//国医公报.-4-19-203

挽胡主席展堂先生歌/何佩瑜//国医杂志.-4-7-534

挽黄晦闻先生(七言古体)/何佩瑜//国医杂志.-4-7-317

挽孔学博士陈重远先生联/何佩瑜//国医杂志.-4-6-520

汪精卫欲废国医药之我见/何佩瑜//医界春秋.-3-10-282//国医杂志.-4-6-419

汪院长信仰国医之传闻/何佩瑜//国医杂志.-4-7-225

为陈秩云肖像题词/何佩瑜//国医杂志.-4-6-361

为国医前途上中执委并告国人书/何佩瑜//医界春秋.-3-13-141//国医杂志.-4-7-442

为建筑首都国医院上焦馆长书/何佩瑜//国医杂志.-4-7-566//文医半月刊.-5-14-539

为廖孟培撰新药物学纲要序/何佩瑜//国医杂志.-4-6-274

为卢觉非痔科概论书成撰序/何佩瑜//国医杂志.-4-7-238

为卫生署管理中医上行政立法院书/何佩瑜//国医杂志.-4-7-496

献议中医防毒气之研究/何佩瑜//国医杂志.-4-7-500

香港中华国医学会何佩瑜先生来函/何佩瑜//医界春秋.-3-10-263

香港中华国医学会快邮代电/何佩瑜//医界春秋.-3-10-194//现代医药月刊.-5-27-706

谢尤列先生像赞及联启/何佩瑜//国医杂志.-4-6-273

杨文胸中痛症治验/何佩瑜//国医杂志.-4-5-101

药治通义按序/何佩瑜//国医杂志.-4-7-397

一剪梅(平权)/何佩瑜//国医杂志.-4-5-106

医师甄别有期矣/何佩瑜//国医杂志.-4-7-578//文医半月刊.-5-14-473

尤列先生八秩开一荣寿序/何佩瑜//国医杂志.-4-7-395

游鹿支发寺有感/何佩瑜//国医杂志.-4-5-105

与黄新彦博士献议防御毒气书/何佩瑜//国医杂志.-4-7-500

与谭次仲君论医商榷书/何佩瑜//国医杂志.-4-5-435

再上中医委员会书/何佩瑜//文医半月刊.-5-14-622

张恭文先生令祖母李老太夫人九秩开一荣寿敬呈二律/何佩瑜//国医杂志.-4-7-468

栀子豉汤以下共五方请分言其症状及方义/何佩瑜//国医杂志.-4-5-270

治南阳学斋医案(连载)/何佩瑜//国医杂志.-4-5-99,194,301,400,505,579.-4-6-189,269,357,447.-4-7-393,533

中国医学源流与改进谈/何佩瑜//国医杂志.-4-5-55

中国医药之重要/何佩瑜//国医杂志.-4-5-173

中华国医学会同人挽宋远龄母刘太夫人联/何佩瑜//国医杂志.-4-6-362

中西医论霍乱症合参/何佩瑜//国医杂志.-4-5-250

中西医论痢症合参/何佩瑜//国医杂志.-4-5-371

中西医论脉异同考/何佩瑜//中医杂志(广东).-3-4-543

中西医论疟合参/何佩瑜//国医杂志.-4-5-143

中央国医馆之性质固如是乎/何佩瑜//国医杂志.-4-7-355

中医果得到平等待遇矣乎/何佩瑜//国医杂志.-4-7-510//文医半月刊.-5-14-290

中医以五行配五脏以寸关尺分脉位当以科学解释论/何佩瑜//国医杂志.-4-5-137

仲景治汗出而喘用麻杏甘石汤治喘而汗出用葛根芩连汤同是喘汗治法不同义/何佩瑜//国医杂志.-4-6-141

醉花阴(自由)/何佩瑜//国医杂志.-4-5-106

何其昌

痢疾所泄之物有赤有白有赤白并下或谓白属邪干气分赤属邪干血分或谓白属寒赤属热其说可否据为定论其证有能食者有不能食者有兼寒热者有不兼寒热者试将治疗方法分别详述以备参考/何其昌//医学杂志.-2-13-98

何其佳

中西医药谈/何其佳//光华医药杂志.-4-36
　-250

何其伟

问心跳夜不安眠治法/何其伟//绍兴医药学报
　星期增刊.-1-22-345

何琦贞

登天下第一峰(二首)/何琦贞//国医杂志.-4-
　5-415

曲江马坝墟之马鞍山(二)/何琦贞//国医杂志
　.-4-5-204

曲江中山公园之韶石(一)/何琦贞//国医杂志
　.-4-5-204

韶州曹溪南华寺胜迹志略/何琦贞//国医杂志
　.-4-5-414

无题/何琦贞//国医杂志.-4-5-323

辛未元月三日游金光园见菩提树二株枝柯苍劲
　叶翠欲滴洵足怡颜盘桓树下片刻口占拙句三
　章以志弗谖/何琦贞//国医杂志.-4-5-323

何启丞

对各家论三焦之管见/何启丞//现代中医.-4-
　43-575

各地民间疗法实录四/何启丞//现代中医.-4-
　43-187

论长夏伏阴在内之谬/何启丞//现代中医.-4-
　42-549

伤寒论命名之意义/何启丞//现代中医.-4-43
　-586

少阴病始得之反发热用麻黄附子细辛汤及得之
　二三日用麻黄附子甘草汤之管见/何启丞//
　中医世界.-3-26-441

何谦如

医案/何谦如//杏林医学月报.-3-16-201

何　如

谈盲肠炎/何如//国医杂志.-4-12-432

何少瑜

鼻主五臭中西学说略同辩/何少瑜//国医杂志
　.-4-6-327

大黄黄连泻心汤与附子泻心汤治症概说/何少
　瑜//国医杂志.-4-5-459

二阳之病发心脾有不得隐曲女子不月解/何少
　瑜//国医杂志.-4-5-93

关于春温症之我见/何少瑜//国医杂志.-4-5-
　560

灵枢脉度篇肾气通于耳肾和则耳能听五音矣与
　生理学论听觉不同皆有是处论/何少瑜//国
　医杂志.-4-6-235

皮肤触觉之功用中西医说略同论/何少瑜//国
　医杂志.-4-6-130

人有五神分藏五脏发为五志以知脏气之盛衰试
　晰言之/何少瑜//国医杂志.-4-5-396

食物养生说/何少瑜//国医杂志.-4-7-458

世界医学多从中国医学来的/何少瑜//国医杂
　志.-4-7-175

素问咳论肺咳不已则大肠受之大肠之咳咳则遗
　失解/何少瑜//国医杂志.-4-6-43

素问谓心者君主之官神明出焉肺者相传之官治
　节出焉心肺作用原有密切之关系试就中西学
　说以言其理/何少瑜//国医杂志.-4-5-186

谈谈医学之气化与形质/何少瑜//国医杂志.-4
　-7-364

五液分属五脏说/何少瑜//国医杂志.-4-6
　-431

阴阳开阖枢释义/何少瑜//国医杂志.-4-7
　-56

中西医论尝觉器略同说/何少瑜//国医杂志.-4
　-5-547

祝由科浅说/何少瑜//国医杂志.-4-6-482

何诗遗

何君诗遗来函之一/何诗遗//中医新生命.-5-
　6-175

何诗遗君来函之二/何诗遗//中医新生命.-5-
　6-177

何时达

疑问两则/何时达//绍兴医药学报星期增刊.-1
-22-179

何时希

程门雪近案/何时希//现代中医.-4-42-
445,470

从实验上推定温热皆由伏气说/何时希//新中
医刊.-5-19-179

妇科验方/何时希//国医杂志.-4-12-307

内经气虚身热得之伤暑/何时希//国医杂志.-4
-12-364

温热碎谈/何时希//新中医刊.-5-19-
202,234

徐春沂奇效良方辩惑论/何时希(藏)//中国医
学.-5-34-115

何书田

医学妙谛附验案/何书田(著);何廉臣(校增)//
绍兴医药学报.-1-9-577

何树金

问目疾一则/何树金//三三医报.-2-29-297

何霜梅

斥西医之国医观/何霜梅//中医世界.-3-27
-40

妇女病之特效药/何霜梅//中医世界.-3-27
-571

整理国医之人才问题/何霜梅//中医世界.-3-
26-198

何思琮

问妇人脚痛治法/何思琮//绍兴医药学报星期
增刊.-1-22-440

何苏生

孙鸣第先生肺结核验案之检讨/何苏生//华西
医药杂志.-5-37-470

何腾霄

问肝气之理及治法/何腾霄//绍兴医药学报星
期增刊.-1-22-95

问书/何腾霄//绍兴医药学报星期增刊.-1-22
-99

何恬弇

顾尚之先生伤寒经方喻言/何恬弇(录)//神州
医药学报.-1-45-454

何廷槐

病人与水果/何廷槐//华西医药杂志.-5-37
-220

赤痢篇(连载)/金溱波,何廷槐//华西医药杂志
.-5-37-87,153

读周尚心先生抗疟教育后记/何廷槐//华西医
药杂志.-5-37-339

疟疾篇(连载)/金溱波,何廷槐//华西医药杂志
.-5-37-68,125

中医应有的觉悟/何廷槐//华西医药杂志.-5-
37-464

何廷翊

仲景太阳病篇有汗用桂枝无汗用麻黄是为定例
故凡无汗发热桂枝在禁用之列而桂枝汤下有
若不汗更服依前法又不汗后服小促其间之质
疑/何廷翊//三三医报.-2-35-124

何文德

为针灸秘笈纲要与赵尔康先生作初步之商榷/
何文德//针灸杂志.-4-34-133

何希圣

试将瘫痪风痹历节黄汗等症状及治法分别详言
之/何希圣//医学杂志.-2-12-460

俗谓白喉症忌表忌刮如果脉浮头痛恶寒发热究
竟可否表散咽喉肿满究竟可否刮破试详言之
/何希圣//医学杂志.-2-13-197

问中西医能否沟通/何希圣//医学杂志.-2-11
-251

何希望

感症治法必先辨明卫气营血而后能识外感伏气
　能识外感伏气而后能施治不失机宜同人研究
　有素试将症之在卫在气在营在血各现何症治
　宜何法分别缕述以备治斯科者之参证/何希
　望//医学杂志.-2-12-149

何锡琛

中医曰邪气西医曰微生物持说虽有理亦相通姑
　述所见作医门邮递/何锡琛//中西医学报.-1
　-23-123

何樨香

国医节的感想/何樨香//新中医刊.-5-19
　-174

何宪人

新旧医学之气血谈/何宪人//医学公报.-1-6-
　555

何小廉

饿勿杀个伤寒(连载)/何小廉//绍兴医药学报
　.-1-8-78,253
论国民卫生之要素(连载)/何小廉(选录)//绍
　兴医药学报.-1-8-107,195,285,329,417
时瘄验方/何小廉//绍兴医药学报.-1-8-428
天花痘之预防法及医疗法(连载)/钱崇润(著);
　何小廉(选录)//绍兴医药学报.-1-8-459,
　499.-1-9-21
箴医格言/何小廉(选录)//绍兴医药学报.-1-
　8-385

何筱廉

简明药学汇讲(连载)/何筱廉//绍兴医药月报
　.-2-37-117,257
简明药学汇讲目录/何筱廉//绍兴医药月报.-2
　-37-185
问/何筱廉//三三医报.-2-34-387
问桑叶经霜与鲜采其作用有否异同/何筱廉//
　绍兴医药月报.-2-39-148

新增时病论序/何筱廉//绍兴医药月报.-2-41
　-64

何笑禅

观第六期陈泽东先生治羊疗法实为济世良方/
　何笑禅//国医砥柱月刊.-5-16-350
笑禅医案/何笑禅//国医砥柱月刊.-5-15
　-576
祝国医砥柱月刊创刊/何笑禅//国医砥柱月刊
　.-5-15-479

何心怡

小灵兰医案杂录/蒋泽久(著);何心怡(录)//神
　州医药学报.-1-46-234

何心余

鹿茸麋茸出产辨/何心余//医林一谔.-4-10
　-468

何秀山

铁樵函授医学课艺选刊:归纳伤寒太阳证不可
　发汗诸条并申述其病理(一)/何秀山//铁樵
　医学月刊.-4-44-338
通俗伤寒论(一)至(三)/俞根初(遗著);何秀山
　(选按);何廉臣(校勘)//绍兴医药学报.-1-
　10-59,131,271
通俗伤寒论序/何秀山//绍兴医药学报.-1-10
　-55

何耀民

我对于国医杂志应改良之小小意见/何耀民//
　国医杂志.-4-7-240

何一龙

凡医必须兼通针灸说/何一龙//针灸杂志.-4-
　32-237
正经与奇经之意义/何一龙//针灸杂志.-4-32
　-238

何益赞

内科冬温壮热头痛气促支节痛痹而发麻疹治案（连载）/蔡济川,何益赞//绍兴医药月报.-2-39-459,513

何寅生

答东亚病夫问遗精症治法（其二）/何寅生//绍兴医药学报星期增刊.-1-21-21

答余姚康维恂君问冻疮特效药/何寅生//绍兴医药学报星期增刊.-1-21-20

问治癞疮特效药/何寅生//绍兴医药学报星期增刊.-1-21-176

何印岩

大运气谈之平议/何印岩//绍兴医药月报.-2-37-280

梁氏辨舌要略（连载）/何印岩//绍兴医药月报.-2-40-619.-2-41-31,83,135,179

梁氏辨舌要略序/何印岩//绍兴医药月报.-2-40-241

暑热气闭案/何印岩//绍兴医药月报.-2-39-359

何映霞

承赐书联愧乏瑶报聊呈小诗四截以表景仰即请伯未仁丈诗家教正/何映霞//中医指导录.-3-37-508

何幼廉

本草必用（连载）/何幼廉//绍兴医药学报.-1-8-197,243,287,331,375,419,463,503.-1-9-25,189,253

辨舌要略（秀水陶保廉问茂名梁玉瑜答）/何廉臣（参）;何幼廉（录）//绍兴医药月报.-2-40-297

肝郁用逍遥散流弊说/何幼廉（选录）//绍兴医药学报.-1-8-386

和歙县胡天宗先生艾寿述怀谨步原韵/何幼廉//三三医报.-2-30-535

举办中医登记/何幼廉//绍兴医药月报.-2-41-255

梁氏医学简答/陶保健（撰）;何幼廉（选录）//绍兴医药月报.-2-41-201

六淫新解/杜亚泉（撰）;何幼廉（选录）//绍兴医药月报.-2-41-109

论猴枣/何幼廉//绍兴医药月报.-2-41-14

论明宫三大疑案之红丸/何幼廉//绍兴医药月报.-2-41-119

论青年多自由之病/何幼廉//绍兴医药月报.-2-38-191

论中医改进之难/何幼廉//绍兴医药月报.-2-41-59

钱氏小儿药证直诀义疏序/何幼廉//绍兴医药月报.-2-39-81

实验鼠疫良方/何幼廉（摘录）//绍兴医药学报.-1-8-470

通俗简便疗法/何幼廉//绍兴医药学报.-1-8-32

问泂溪老人治验肠痈之方药/何幼廉//绍兴医药月报.-2-40-201

问奇病二则/何幼廉//绍兴医药月报.-2-39-627

问治肺痈之药品/何幼廉//绍兴医药月报.-2-40-146

新解儿难（连载）/何幼廉//绍兴医药月报.-2-37-107,181,255,335,407.-2-38-45,123,204,283,351,417.-2-39-29,89,139,195,247,297,353,403,509,555,613.-2-40-87,134,187,247.-2-41-143

新解儿难序/何幼廉//绍兴医药月报.-2-37-45

续论猴枣/何幼廉//绍兴医药月报.-2-41-57

眼科五轮及其因症辩/陈益钦（撰）;何幼廉（选录）//绍兴医药月报.-2-41-114

医生登记章程不能更改之驳复/何幼廉//绍兴医药月报.-2-41-49

余愚与阮其煜杨志一两先生论中西医学书/何幼廉//绍兴医药月报.-2-41-5

越医传记/何幼廉//绍兴医药学报.-1-9-145

助产女士不得改称产科医生/何幼廉//绍兴医

药月报.-2-41-151

注意卫生之通告/何幼廉//绍兴医药月报.-2-40-198

专治经验疯癫狗咬伤方/何幼廉//绍兴医药月报.-2-39-559

何禹门

浮肿/何禹门//光华医药杂志.-4-38-540

何玉成

二个效方/何玉成//光华医药杂志.-4-36-201

何玉书

何君致彭先生承祖书/何玉书//文医半月刊.-5-14-294

何育群

霍乱症有寒热真假之辨别/何育群//光华医药杂志.-4-41-575

霍乱症有寒热真假之辨别说/何育群//中医指导录.-4-4-77

何约明

筹办槟城医学研究社宣言/何约明//三三医报.-2-36-263

国联医学大会在日本开会之我国代表/何约明//三三医报.-2-33-494

荷属巴城医药总会之积极进行/何约明//三三医报.-2-33-379

荷属我国出席国联医学大会之代表/何约明//三三医报.-2-33-379

美属菲律宾中医领凭照之手续/何约明//三三医报.-2-33-389

脐风悟源/王瘦梅(遗著);何约明(校订)//绍兴医药学报.-1-13-271

秋疟指南弁言(连载)/何约明//绍兴医药学报.-1-16-50,406

热带医学会议续闻/何约明//三三医报.-2-33-528

宋纯碫先生痘科紧要方歌/何约明//绍兴医药学报.-1-15-23

万国协会远东卫生局成立志盛/何约明//三三医报.-2-32-494

为筹办槟城医社致吾侨医界同人书/何约明//三三医报.-2-36-259

西医研究中药之开始/何约明(录)//三三医报.-2-33-389

先大父映亭公医略/何约明//绍兴医药学报.-1-17-145

药行招股进行状况/何约明//三三医报.-2-32-381

医士用钢琴治神经病/何约明//三三医报.-2-32-494

饮食饱甚汗出于胃惊而夺精汗出于心持重远行汗出于肾疾走恐惧汗出于肝摇体劳苦汗出于脾致病之道若何治之之法又若何/何约明//三三医报.-2-32-127

远东热带医学会议/何约明//三三医报.-2-33-527

远东卫生会议续闻/何约明//三三医报.-2-32-457

整顿中药之第一要务/何约明//绍兴医药学报.-1-14-248

何云皋

医学概论/何云皋//绍兴医药学报.-1-19-483

何云鹤

惊风(即流行性脑脊髓膜炎)病理和治疗/何云鹤//医学杂志.-2-13-265

灵素商兑之商兑(连载)/何云鹤//自强医学月刊.-3-40-493,576//国医杂志.-4-12-17,85,141

内经研究/何云鹤//中国医学月刊.-3-15-590

内经研究一斑(连载)/何云鹤//医学杂志.-2-13-251,369,513

闻声诊病术/何云鹤//现代中医.-4-42-38

现代中医/何云鹤//复兴中医.-5-31-150

整理改革中医学校课程之商榷（连载）/何云鹤//医学杂志.-2-12-71,529.-2-13-33

整理国医学术刍议/何云鹤//光华医药杂志.-4-41-361//复兴中医.-5-31-9

何兆祺

胃肠病之研究/何兆祺//国医砥柱月刊.-5-17-232

何拯华

本草必用之绪言/顾靖远（原著）；何拯华（重订）//绍兴医药学报.-1-8-67

何政武

今后中药之展望/何政武//光华医药杂志.-4-40-336

民间治疗验方/何政武//光华医药杂志.-4-39-37

神经衰弱/何政武//光华医药杂志.-4-40-415

何志仁

草木治病论/何志仁//绍兴医药学报.-1-18-154

产后风痹治验/何志仁//三三医报.-2-29-329

东洋参解/何志仁//绍兴医药学报.-1-18-83

茯苓解/何志仁//绍兴医药学报.-1-20-299

僵蚕/何志仁//绍兴医药学报.-1-20-300

论麻症/何志仁//绍兴医药学报.-1-20-419

女贞子说/何志仁//三三医报.-2-29-436

妊娠劳损辨/何志仁//三三医报.-2-29-435

伤寒传足不传手辨/何志仁//绍兴医药学报.-1-20-421

望闻问切/何志仁//绍兴医药学报.-1-19-433

医道/何志仁//绍兴医药学报.-1-19-493

医学名实论/何志仁//绍兴医药学报.-1-19-332

阴暑阳暑辨/何志仁//绍兴医药学报.-1-18-442

用药如用兵论/何志仁//绍兴医药学报.-1-18-153

治病必求其本论/何志仁//绍兴医药学报.-1-18-155

何仲圃

脚肿麻痹/何仲圃//光华医药杂志.-4-35-596

何子祥

近视眼自疗法/何子祥//神州国医学报.-4-17-200

何宗培

瘟疫兼疟兼利孰轻孰重试分别言之/何宗培//中医杂志.-2-28-336

和川氏

结核性肺炎之发现及治疗/［日］和川氏（述）；刘可承（译）//医林一谔.-4-11-539//现代医药月刊.-4-27-416

和田启十郎

伤寒论/［日］和田启十郎//国医文献.-5-15-26

和　之

给女医们的一封信/和之//国医砥柱月刊.-5-16-512

河北省国医分馆

请求大会转请行政院速颁国医条例以重医务而维国粹案/河北省国医分馆//国医公报.-4-22-436

河间隐士

和张相臣先生咏怀原韵七律二章/河间隐士//三三医报.-2-30-605

河南国药改进社

河南国药改进社宣言/河南国药改进社//现代
医药月刊.-4-27-584

河南确山县中医师公会

河南确山县中医师公会聘书/河南确山县中医
师公会//国医砥柱月刊.-5-18-191

河南省国医分馆

河南国医分馆前此经过报告同人书/河南省国
医分馆//国医砥柱月刊.-5-16-146

河南省政府

附河南省政府咨复查办文/河南省政府//国医
公报.-4-21-323

河南省政府复函/河南省政府//国医公报.-4-
19-277

河南医药研究会

河南医药研究会致山西中医改进研究会函/河
南医药研究会//医学杂志.-2-7-487

河南医药研究所

提倡医药之一函/河南医药研究所//三三医报
.-2-35-154

核 堂

人身说概底本之发见/核堂//医史杂志.-5-38
-320

医史卮言(连载)/核堂//医史杂志.-5-38-
173,249

贺

毒气防御及治疗法/贺闿//国医杂志.-4-5-
591.-4-6-259

贺爱敦

中西治疗效验之比较/贺爱敦//新中华医药月
刊.-5-35-417

贺 诚

中西医团结与中医的进修问题/贺诚//华西医
药杂志.-5-37-595

贺川玄悦

胎孕病候/[日]贺川玄悦//中医世界.-3-25
-270

贺绂之

序黄谦伤寒杂病论集注/贺绂之//光华医药杂
志.-4-36-292

赠黄谦君入都小序/贺绂之//光华医药杂志.-4
-36-209

贺国岐

阳湖贺君国岐治友人温病记/贺国岐//医学报
.-1-4-107

贺了公

大实有羸状治验/贺了公//中医杂志.-2-19
-280

贺少望

提高中医参加卫生行政之意见书/贺少望//国
医砥柱月刊.-5-18-407

贺绍彭

狄梁公擅针/贺绍彭//针灸杂志.-4-28-246

捧心产/贺绍彭(录);承淡安(按)//针灸杂志.-
4-28-300

贺寿康

答问/贺寿康(问);陆渊雷(答)//中医新生命.-
5-7-229

大黄牡丹汤治愈盲肠炎之实验二例/贺寿康//
中医新生命.-5-7-226

就地调查黑热病之情形/贺寿康//神州国医学
报.-4-16-498

贺蔚章

贺蔚章君问其女公子产后病证/贺蔚章//医学
    杂志.-2-14-534

目疾/贺蔚章//光华医药杂志.-4-37-265

求治屡治不效的病/贺蔚章//光华医药杂志.-4
    -38-167

贺耀源

江湖秘法灸牙齿痛屡试屡验/贺耀源//针灸杂
    志.-4-31-42

灸三里穴可得长寿之研究/贺耀源//针灸杂志
    .-4-31-30

贺耀祖

战后民族健康之检讨/贺耀祖//新中华医药月
    刊.-5-35-213

贺 云

一封治验妖精附身怪症之函/贺云//针灸杂志
    .-4-32-163

贺芸生

本会九年沿革史/贺芸生//国医杂志.-4-12
    -51

母亲可代乳儿服药吗/贺芸生//现代医药月刊
    .-4-27-579

舌苔简言/贺芸生//国医杂志.-4-13-454

述拒用象贝事/贺芸生//医林一谔.-4-11
    -279

贺兆海

瘰疬只要灸百劳/贺兆海//针灸杂志.-4-28
    -275

商余研习针灸之成功/贺兆海//针灸杂志.-4-
    28-88

贺宗培

主证与兼证(连载)/贺宗培(译)//中国医药月
    刊.-5-32-181,225

贺祖谋

对处方试题质张君简斋/贺祖谋//中医新生命
    .-5-6-199

赫 德

照录赫税司所拟杭州苏州洋关试办章程/[英]
    赫德//利济学堂报.-1-2-238

赫子真

霍乱症之研究(连载)/赫子真//北京医药月刊
    .-5-21-425,479,529

良言慈幼/赫子真//北京医药月刊.-5-21
    -381

鹤

拐腹与枪伤/鹤//神州医药学报.-1-46-333

浅田先生治验新解(一)至(二)/安周(作);鹤
    (译)//文医半月刊.-5-14-121,154

水与人体之关系及利尿药之效果/鹤//文医半
    月刊.-5-14-34

鸣呼!福建省教育厅丧心病狂之训令通告各学
    校勿得延聘中医为校医/福建省教育厅;鹤
    (辑)//医界春秋.-3-11-296

黑天先生

传染病一般/黑天先生(讲义);陈昌道(笔述)//
    中西医学报.-1-26-455

衡

妇人羞秘骨之研究/衡//国医砥柱月刊.-5-17
    -76

弘耀南

跌打论/弘耀南//国医杂志.-4-5-548

宏焱谨

鹤山书屋临证笔记/魏筱泉(著);宏焱谨(录)//
    中医杂志.-2-20-411

洪抱安

读中国女医后感言/洪抱安//国医砥柱月刊.-5
-17-237

洪贯之

二周纪念杂忆/洪贯之//中西医药.-5-12
-266

关于中医科学化问题的商榷/洪贯之//中西医
药.-5-10-480

管理中药商之我见/洪贯之//新中华医药月刊
.-5-35-347

康平古本伤寒论书后/洪贯之//新中华医药月
刊.-5-35-565

双重诊断为建医之基础/洪贯之//中西医药.-5
-13-531

提倡解剖说/洪贯之//苏州国医杂志.-5-1-9

统一中西医学之暗礁/洪贯之//华西医药杂志
.-5-36-345

张仲景郡望生卒之推测/洪贯之//中西医药.-5
-10-106//国医文献.-5-15-21

中国古代本草著述史略/洪贯之//医史杂志.-5
-38-209

洪静宜

两耳流脓廿一年/洪静宜//光华医药杂志.-4-
39-167

洪巨卿

目病概说/洪巨卿//神州国医学报.-4-15
-385

人之须发眉毛皆从血气化生说/洪巨卿//神州
医药学报.-1-47-323

守拙医庐验案(连载)/洪巨卿//神州国医学报
.-4-14-27,69,120,330,562.-4-15-73

洪佩纶

药学一斑/洪佩纶//中西医学报.-1-23-175

洪其诚

六气与细菌及桂枝汤之妙用/洪其诚//医界春

秋.-3-14-466

中风伤寒用麻桂二汤之我解/洪其诚//医界春
秋.-3-14-184

中风用辛温与寒凉之讨论/洪其诚//医界春秋
.-3-14-350

洪启灵

育婴琐谈/洪启灵//中西医学报.-1-26-374

洪天一

答张山雷君征求沈尧对女科辑要中之无极丸/
洪天一//绍兴医药学报星期增刊.-1-22
-479

洪廷飏

答布秀雯君问症/洪廷飏//神州医药学报.-1-
46-209

方案举要/洪廷飏//神州医药学报.-1-47
-481

洪文贤

一年来静坐谈/洪文贤//中西医学报.-1-38
-356

洪希文

答慈溪叶安析问母病/洪希文//绍兴医药学报
星期增刊.-1-21-175

答福建谢守拙君问胃弱及骨痛治法/洪希文//
绍兴医药学报星期增刊.-1-21-220

答观海卫韩久病治法/洪希文//绍兴医药学报
星期增刊.-1-21-206

答江都刘廉青代问葵水不调治法/洪希文//绍
兴医药学报星期增刊.-1-22-230

答陶光瑞问母肝胃痛病治法/洪希文//绍兴医
药学报星期增刊.-1-21-206

答汪雨卿痰疾治法/洪希文//绍兴医药学报星
期增刊.-1-22-230

答翁君玉辉问咳嗽痰喘治法/洪希文//绍兴医
药学报星期增刊.-1-21-221

二十六号答观海卫韩久陶光瑞正误表/洪希文

//绍兴医药学报星期增刊.-1-21-222

疑问/洪希文//医学杂志.-2-18-461

洪馨芝

内脏反生之畸形/洪馨芝//神州国医学报.-4-15-624

洪荫松

国医不可无解剖学识说/洪荫松//中医世界.-3-28-142

洪兆箕

教育局与中国医学院斗法趣闻/洪兆箕//中西医药.-5-13-385

痢疾单方之实验/洪兆箕//中西医药.-5-13-440

如何提高中医师素质/洪兆箕//中西医药.-5-13-499

所谓国产肺病效方之评价/洪兆箕//中西医药.-5-13-419

县卫生院合法职权之检讨/洪兆箕//中西医药.-5-13-515

医师法与中医高考/洪兆箕//中西医药.-5-13-467

甄训无照医师献议/洪兆箕//中西医药.-5-13-451

鸿　仁

齐东医语/鸿仁//国医杂志.-4-12-232

侯安怀

阳痿与淋病/侯安怀//医学杂志.-2-16-503

侯光迪

霍乱探原/侯光迪//中西医学报.-1-28-365

论肺痨病与精神之关系/侯光迪//中西医学报.-1-24-183

论患病之原因/侯光迪//中西医学报.-1-31-333

论瘆/侯光迪//中西医学报.-1-23-320

早期急性梅毒之新疗法/侯光迪//中西医学报.-1-37-397

侯家憨

痧科全书序一/侯家憨//三三医报.-2-30-495

侯敬舆

从归类法的天文学说到归类法的十二经/侯敬舆//针灸杂志.-4-33-361

东洞家塾十二方新义(连载)/侯敬舆//光华医药杂志.-4-39-410,517

读补正营卫新义答程君/侯敬舆//华西医药杂志.-5-37-336

腹式呼吸/[日]二木博士(著);侯敬舆(述意)//光华医药杂志.-4-41-61

桂枝加桂汤证治新论/侯敬舆//国医公报.-4-22-551

和汉医案新评(连载)/侯敬舆//光华医药杂志.-4-40-155,244.-4-41-486,596

和汉医案选评/侯敬舆//中医世界.-3-36-391

金匮痉病新注(连载)/侯敬舆//国医公报.-4-24-58,171,288,407

我所希望之新中医/侯敬舆//光华医药杂志.-4-37-110

无锡中医研究社来电/侯敬舆,张嘉炳//国医公报.-4-22-451

营卫新义/侯敬舆//华西医药杂志.-5-36-515

侯筱珩

黑热病治疗之一得/侯筱珩//神州国医学报.-4-16-245

侯杏香

再论卫气为淋巴(一)至(四)/侯杏香//医界春秋.-3-11-230,282,330,390

侯彦之

治验三则/侯彦之//针灸杂志.-4-32-442

侯驭洲

两个疑难问题/侯驭洲//光华医药杂志.-4-36
-223

侯振英

白色臭痰之治法/侯振英//医学杂志.-2-17
-185

侯智如

对于谭次仲先生医药八条进一解/侯智如//国
医砥柱月刊.-5-16-382
医学脉理真谛/侯智如//文医半月刊.-5-14-
439//国医砥柱月刊.-5-16-41

胡安邦

安庐医案/胡安邦//中医世界.-3-32-306
订正湿温大论/胡安邦(述)//中国医学.-5-34
-83
国医之开业要素/胡安邦//中医世界.-3-32
-461
近案一则/胡安邦//中医指导录.-4-2-274,
367.-4-3-115
惊风医案/胡安邦//中医指导录.-4-3-368
哭父/胡安邦//中医指导录.-3-37-501
哭长女赐真/胡安邦//中医指导录.-3-37
-506
论温病条辨之桂枝汤/胡安邦//中医指导录.-4
-1-373
太阳病发热辨/胡安邦//中医指导录.-4-1
-343
外感咳嗽概论/胡安邦//医界春秋.-3-11-16
//中医指导录.-4-1-532
选医之常识(连载)/胡安邦//中医指导录.-4-
3-23,51
血症之治疗法/胡安邦//中医指导录.-4-1
-405
医案/胡安邦//中医指导录.-4-3-142
医话二则/胡安邦//复兴中医.-5-31-652
医学实验录/胡安邦//中医指导录.-4-2-206
阴暑阳暑之研究/胡安邦//中医指导录.-4-2-
15
阴阳应象大论书后/胡安邦//中医世界.-3-32
-258
诊治散记/胡安邦//中医指导录.-4-4-300

胡半农

冻疮之新研究/胡半农//现代中医.-4-43-467
感冒之预防及疗法/胡半农//现代中医.-4-43
-402
牛乳与人乳之异点/胡半农//现代中医.-4-43
-446

胡宝林

疫之检讨/吴继耀,董丽娟,胡宝林,薛国英,程
门雪//国医砥柱月刊.-5-18-128

胡宝书

今春喉痧之报告/胡宝书(口述);胡思范(记录)
//绍兴医药月报.-2-37-265

胡秉钧

读中医世界即呈秦伯未先生/胡秉钧//中医世
界.-3-26-159

胡春初

请求公开治疗/胡春初//光华医药杂志.-4-41
-340

胡德茂

产后胻疽之原因证候病理诊断治法处方并中西
应用有效之验方/胡德茂//医学杂志.-2-17
-353
金箔镇心丸与加味逍遥散之功效及对于痫症之
适应症候/胡德茂//医学杂志.-2-16-590
伤寒温热瘟疫三种病症传流之历史考/胡德茂
//医学杂志.-2-17-275
生药与化学药在治疗上之利弊/胡德茂//医学
杂志.-2-17-489
试考各地历代著书医家对于痫症之学说及处方
并评判其得失/胡德茂//医学杂志.-2-16

－586

痫症患者在卫生上应行注意之事项/胡德茂//
  医学杂志.－2－16－581

痫症原因之探究及其病症中之虚实寒热分别观
  /胡德茂//医学杂志.－2－16－575

胡定安

胡定安对中医存废问题之主张/胡定安//医界
  春秋.－3－6－362

旧医谋加入学校系统之近闻/胡定安//中西医
  药.－5－13－220

生活与卫生/胡定安//中医世界.－3－36－269

胡定一

太乙神针真神矣/胡定一//针灸杂志.－4－33
  －151

胡东皋

医与社会关系论/胡东皋//绍兴医药学报.－1－
  8－15

胡恩旅

女界医友们我们携手/胡恩旅//中国女医.－5－
  34－235

再说痛(生理小品)/胡恩旅//国医导报.－5－30
  －408

胡恩旗

服药与忌口/胡恩旗//中国医学.－5－34－155

胡仿西

分类本草诗(一)至(七)/程曦参(校);胡仿西
  (录)//中医杂志.－2－23－338,473.－2－24－
  99,211,385.－2－25－92,256,410

胡丰然

十二经井荣俞经合穴歌/胡丰然//针灸杂志.－4
  －29－67

针灸便于汤药说/胡丰然//针灸杂志.－4－29
  －241

胡福先

述时疫之经过与救济/胡福先//绍兴医药月报
  .－2－40－367

胡复春

三焦辨/胡复春//中医杂志.－2－25－369

十二经图解/胡复春//中医杂志.－2－24－204

书鲍先生三焦论后/胡复春//中医杂志.－2－26
  －387

胡公健

铁樵函授医学学员课艺选刊:试言麻黄汤桂枝
  汤应用异同之点(三)/胡公健//铁樵医学月
  刊.－4－44－113

胡观云

奇疾/胡观云//杏林医学月报.－3－19－331

胡光慈

惊风(脑膜炎)(连载)/胡光慈//新中华医药月
  刊.－5－35－60,105,136,180

两个哺乳儿营养障碍病(连载)/胡光慈//新中
  华医药月刊.－5－35－298,353

两个初生儿病/胡光慈//新中华医药月刊.－5－
  35－260

论祛痰剂之用于脑障碍症/胡光慈//华西医药
  杂志.－5－37－421

论兴奋剂之用于强心救脱/胡光慈//新中华医
  药月刊.－5－35－685

麻黄/胡光慈//新中华医药月刊.－5－35－584

麻疹期中的合并症:肺炎/胡光慈//新中华医药
  月刊.－5－35－21

小儿肺结核之研究/胡光慈//新中华医药月刊
  .－5－35－434

小儿肺炎漫谈/胡光慈//华西医药杂志.－5－36
  －157

小儿腺结核/胡光慈//新中华医药月刊.－5－35
  －654

新中华医药学会的使命/胡光慈//新中华医药
  月刊.－5－35－265

医务工作者目前的政治学习问题/胡光慈//华西医药杂志.-5-37-587

中国医学精华论药之一石膏/胡光慈//新中华医药月刊.-5-35-634

胡国鑫

痧症指南便览表(连载)/胡国鑫//针灸杂志.-4-30-429.-4-31-48,122,198,289,470.-4-32-81

胡汉荣

肺结核之针灸疗法(即肺痨)/胡汉荣//针灸杂志.-4-29-628

胡洪钧

王慎轩夫子最近验案/胡洪钧(录)//苏州国医杂志.-5-2-317

胡鸿基

化学与保健之关系/胡鸿基//德华医学杂志.-1-39-539

上海市卫生局调查医界春秋社负责办事人员之一训令/胡鸿基//医界春秋.-3-8-203

上海特别市卫生局办理中西医及助产女士登记经过之概况/胡鸿基//医界春秋.-3-5-464

生命统计/胡鸿基//中西医学报.-1-41-3

胡华赓

小儿医话两则/胡华赓//中医世界.-3-26-77

胡怀谨

痢字新解/胡怀谨//国医砥柱月刊.-5-18-191

胡季丹

气血之研究/胡季丹//中医世界.-3-37-335

外邪忌用无味麦冬之临床实验/胡季丹//国医砥柱月刊.-5-18-585

胃出血和肺出血/胡季丹//中医世界.-3-39-356

中西医应互相联络以求医药前途之进展/胡季丹//中医世界.-3-37-328

胡季良

代友问病/胡季良//三三医报.-2-32-373

胡继瑗

金匮谓瘅疟但热无寒又云温疟者身无寒但热二证究有何区别/胡继瑗//医学杂志.-2-9-586

胡寄尘

旁观者言/胡寄尘//铁樵医学月刊.-4-44-105

胡家健

中华教育改进社第四届年会议决案汇录/胡家健//三三医报.-2-33-270

胡家麟

阳明病有急下症少阳病亦有急下症试述其病而明其理/胡家麟//中医杂志.-2-23-533

胡建文

询问数事/胡建文//医学杂志.-2-17-409

胡剑华

寄高思潜先生书/胡剑华//三三医报.-2-32-553

近著请政/胡剑华//三三医报.-2-31-385

客窗杂谈/胡剑华//沈阳医学杂志.-3-2-130

论保存中药亟宜提倡化验/胡剑华//绍兴医药学报.-1-18-25

雀目暑温淋浊之治效/胡剑华//针灸杂志.-4-28-182

伤寒之针治记录/胡剑华//针灸杂志.-4-28-297

问赤疹湿温发斑与伤寒初起辨别/胡剑华//绍兴医药学报星期增刊.-1-22-511

问核症治法/胡剑华//绍兴医药学报星期增刊

.-1-21-399

问药/胡剑华//三三医报.-2-30-589

问足痿治法/胡剑华//绍兴医药学报星期增刊.-1-21-222

与高思潜先生书/胡剑华//三三医报.-2-34-497,497,533,533,533

再寄高思潜先生书/胡剑华//三三医报.-2-33-53

针学古义说/胡剑华//针灸杂志.-4-28-221

征求拔管良方/胡剑华//三三医报.-2-30-589

致蒋君函/胡剑华//三三医报.-2-32-376

致同社函/胡剑华//三三医报.-2-32-375

致俞君函/胡剑华//三三医报.-2-31-243

胡剑农

胡剑农君来函/胡剑农//铁樵医学月刊.-4-44-79

胡剑秋

问药三则/胡剑秋//绍兴医药学报星期增刊.-1-21-419

愈痴氏疑问三则/胡剑秋//绍兴医药学报星期增刊.-1-21-419

胡健公

释中风用小续命汤之方义/胡健公//国医砥柱月刊.-5-17-605

胡 鉴

张生甫先生六十征诗启/周镇,郑留隐,陆济,董祥春,郑鸿元,严鸿基,胡鉴//三三医报.-2-31-613

胡九功

不妊症之科学论据/[日]柏原长弘(著);胡九功(译述)//现代中医.-4-43-537

科学的月经论/胡九功//现代中医.-4-43-524

神经质脞谈/胡九功//现代中医.-4-43-587

胃癌之汉方疗法/胡九功//现代中医.-4-43-642

小苏打之应用与禁忌/胡九功//现代中医.-4-43-641

胡居仁

座右铭/胡居仁//中医新生命.-5-7-296

胡克恭

读国医砥柱之感言/胡克恭//国医砥柱月刊.-5-17-338

胡莲伯

阿司必林治疗成绩之报告/胡莲伯//中西医学报.-1-24-272

爱庐笔记(连载)/胡莲伯//中西医学报.-1-27-303,553.-1-28-71,147.-1-30-151,229,307

次硝苍阿片吐根散治疗成绩之报告/胡莲伯//中西医学报.-1-24-500

雷州之大疫/胡莲伯//中西医学报.-1-24-508

山东医学院开学/胡莲伯//中西医学报.-1-24-510

香港医科大学校将落成/胡莲伯//中西医学报.-1-24-507

胡凌云

按摩疗法/胡凌云//针灸杂志.-4-28-516

跌伤打破出血/胡凌云//针灸杂志.-4-33-138

各种疔疮/胡凌云//针灸杂志.-4-33-138

汤火灼伤/胡凌云//针灸杂志.-4-33-138

消灭疤痕/胡凌云//针灸杂志.-4-33-138

针灸杂志三周纪念感言/胡凌云//针灸杂志.-4-32-12

胡 侣

表里问题在医学的真正价值/胡侣//中国医药月刊.-5-33-443

大自然与医/胡侣//中国医药月刊.-5-33
　　-296

人与自然/胡侣//华西医药杂志.-5-36-132

我们还须拓荒/胡侣//中国医药月刊.-5-33
　　-426

药/胡侣//华西医药杂志.-5-36-310

胡敏扬

怀麟初期诊断法/胡敏扬//现代中医.-4-43
　　-613

论古人所谓肝病传脾/胡敏扬//现代中医.-4-
　　43-633

说痛经/胡敏扬//现代中医.-4-43-531

胡默然

骨蒸的病原与证状/胡默然//自强医学月刊.-3
　　-41-139

淋巴系之生理及病理/胡默然//自强医学月刊
　　.-3-41-321

脉象之本原与区别/胡默然//自强医学月刊.-3
　　-41-82

命门及其他/胡默然//自强医学月刊.-3-41
　　-345

伤寒六经传变的一个比喻/胡默然//自强医学
　　月刊.-3-41-392

伤寒六经传变真象/胡默然//自强医学月刊.-3
　　-41-550

伤寒与瘟疫/胡默然//自强医学月刊.-3-40
　　-632

太阳之为病脉浮……而恶寒的我释/胡默然//
　　自强医学月刊.-3-41-496

胡念瑜

我底开业计画/胡念瑜//苏州国医杂志.-5-2-
　　143

胡佩芬

妊妇之卫生/胡佩芬//中西医学报.-1-41
　　-285

胡齐瑞

遗精病理中西相通之我见/王治华,胡齐瑞//医
　　学杂志.-2-7-196

胡翘武

胃脘痛良方/胡翘武//现代中医.-4-43-671

药名诗(初夏即事)/胡翘武//现代中医.-4-43
　　-672

胡润墀

不孕论/胡润墀//神州医药学报.-1-47-517

今医之感喟/胡润墀//神州医药学报.-1-47
　　-317

麦奴之性质与黑奴丸之方解/胡润墀//神州医
　　药学报.-1-47-431

胎前产后论/胡润墀//神州医药学报.-1-47
　　-425

胡润之

内经之遗亡/胡润之//现代中医.-4-42-203

医林述古/胡润之//现代中医.-4-42-137

胡润兹

肝脏的功能/胡润兹//自强医学月刊.-3-40
　　-357

急性传染病新旧病名对照表及附注/胡润兹//
　　自强医学月刊.-3-40-327

药物之自然性及同类补益之研究/胡润兹//自
　　强医学月刊.-3-40-98

有毒药物论/胡润兹//自强医学月刊.-3-40
　　-16

胡若顽

答朱君斌问症/胡若顽//神州医药学报.-1-46
　　-521

胡善庐

温故知新录/胡善庐//国医砥柱月刊.-5-18
　　-670

胡尚仁

非黄帝发明针灸的考证/胡尚仁//国医公报.-4
　-25-211

胡尚元

月夜/胡尚元//中医指导录.-4-1-351

胡 慎

题伯未医家读难经图/胡慎//中医世界.-3-25
　-214

胡慎庵

读伤寒论心法/胡慎庵//中医杂志.-2-20-
　203//国医文献.-5-15-115

肺疾丛谈序/胡慎庵//光华医药杂志.-4-41
　-145

胡诗静

艾君人杰龙君驭之偕民众馆长夜深过我同饮酒
　楼/胡诗静//中医指导录.-4-4-435

读瓶花馆诗剩寄伯未先生用集中韵/胡诗静//
　中医指导录.-4-3-471

感怀用伯未先生雪夜韵却寄/胡诗静//中医指
　导录.-4-4-56

获伯未社长墨迹赋此奉酬/胡诗静//中医指导
　录.-3-38-548

生日感怀/胡诗静//中医指导录.-3-37-188

题中医指导录/缪幼坚,张仲偓,胡诗静//中医
　指导录.-3-37-188,589.-3-38-447

赠大同日报一首用鹤顶格/胡诗静//中医指导
　录.-4-4-574

胡世珍

滑胎/胡世珍//光华医药杂志.-4-38-256

胡 适

科学与师权/胡适//中西医药.-5-10-7

秋室研经图跋(一)/胡适//神州国医学报.-4
　-14-221

胡寿南

读生理学书后/胡寿南//中医世界.-3-32
　-273

寄洪君隐炎杭州/胡寿南//中医世界.-3-32
　-323

医学琐谈/胡寿南//中医世界.-3-32-314

胡书城

当归最近新估价/胡书城//新中华医药月刊.-5
　-35-70

记日本皇汉医学之勃兴/胡书城//新中华医药
　月刊.-5-35-277

请政府对于国药减轻税率及运费案/胡书城//
　国医公报.-4-22-415

胡思范

今春喉痧之报告/胡宝书(口述);胡思范(记录)
　//绍兴医药月报.-2-37-265

胡松乔

论少阳寒热往来证治验汇刊/胡松乔//神州国
　医学报.-4-14-54

温病与伤寒(连载)/胡松乔//神州国医学报.-4
　-14-209,267

衷景医案/胡松乔//神州国医学报.-4-14-
　117.-4-16-142

胡颂庭

问癣癞治法/胡颂庭//针灸杂志.-4-28-63

胡天放

读本刊主编伯未先生辛壬诗录非仅才华旷世益
　见肝胆照人谨尘俚句聊志景仰云尔/胡天放
　//中医世界.-3-31-412

胡天民

胡天民君来函/胡天民//中医新生命.-5-7
　-356

问妇人天癸理由/胡天民//绍兴医药学报星期
　增刊.-1-21-493

再问妇人天癸理由/胡天民//绍兴医药学报星期增刊.-1-22-77

中风论/胡天民//沈阳医学杂志.-3-2-150

胡天石

皮肤上斑痕之外科的美容疗法/胡天石//中西医学报.-1-38-280

胡天中

答杭县心耕问风病/胡天中//绍兴医药学报星期增刊.-1-22-15

答金陵伯藩疑问一则(一)/胡天中//绍兴医药学报星期增刊.-1-22-254

答盛子香代友问皮肤病治法/胡天中//绍兴医药学报星期增刊.-1-22-101

答夏泽霖君代友问便血症治/胡天中//绍兴医药学报星期增刊.-1-22-61

答徐变平代问心恍惚症/胡天中//绍兴医药学报星期增刊.-1-22-60

答直隶张毅武君代友问胸胀呃逆症/胡天中//绍兴医药学报星期增刊.-1-21-479

答周巷劳树堂问令母痛风/胡天中//绍兴医药学报星期增刊.-1-22-7

代友人问肝胃气痛病治法/胡天中//绍兴医药学报星期增刊.-1-21-439

警告春令时疫/胡天中//绍兴医药学报星期增刊.-1-21-491

秋季时症答问/胡天中//绍兴医药学报星期增刊.-1-21-399

问歙县冬令时疫急症治法/胡天中//绍兴医药学报星期增刊.-1-21-435

致黟县王兰远君函/胡天中//绍兴医药学报.-1-18-127

胡天宗

报告异症之研究/胡天宗//绍兴医药学报星期增刊.-1-22-401

丙寅夏苦热诗/胡天宗//沈阳医学杂志.-3-3-314

春温发疹误治试言其病论/胡天宗//沈阳医学

杂志.-3-2-291

答鲍槎法问阴挺治法/胡天宗//绍兴医药学报星期增刊.-1-22-255

答蔡凤仪君问女久病治法/胡天宗//三三医报.-2-30-513

答陈尔康君代问小儿痄症/胡天宗//绍兴医药学报星期增刊.-1-22-496

答方文懋女士月经不调治法(一)/胡天宗//绍兴医药学报星期增刊.-1-22-123

答复鸣秋问药一则/胡天宗//绍兴医药学报星期增刊.-1-22-121

答广西柳州宾启荣君代问左手足症治法/胡天宗//绍兴医药学报星期增刊.-1-22-109

答杭州王子修问症一则/胡天宗//绍兴医药学报星期增刊.-1-22-385

答何腾霄君问肝气理由治法/胡天宗//绍兴医药学报星期增刊.-1-22-133

答胡钟岳问小儿目疾/胡天宗//绍兴医药学报星期增刊.-1-22-505

答江都刘廉青代问妇症/胡天宗//绍兴医药学报星期增刊.-1-22-261

答菱青玉君/胡天宗//绍兴医药学报星期增刊.-1-22-311

答刘希文君问疟症之原/胡天宗//绍兴医药学报星期增刊.-1-22-307

答毛致诚君问发落症治/胡天宗//绍兴医药学报星期增刊.-1-22-361

答王化人君代问溺赤症治法/胡天宗//绍兴医药学报星期增刊.-1-22-426

答问赤鼻治法/胡天宗//绍兴医药学报星期增刊.-1-22-151

答问海南子之正名/胡天宗//绍兴医药学报星期增刊.-1-22-268

答问痛经治法/胡天宗//绍兴医药学报星期增刊.-1-22-44

答翁义芳问呃逆症治法/胡天宗//绍兴医药学报星期增刊.-1-22-504

答息园君问瘰疬治法/胡天宗//绍兴医药学报星期增刊.-1-22-85

答歙县吴雯青君令媛产后病治法/胡天宗//绍

兴医药学报星期增刊.-1-22-82

答湘潭袁君乃郎面肿症治/胡天宗//绍兴医药学报星期增刊.-1-22-301

答谢养吾君问足病治法/胡天宗//三三医报.-2-29-578

答徐伯英君书(附和嵌名医士十首)/胡天宗//沈阳医学杂志.-3-1-479

答徐国良君齿血治法/胡天宗//绍兴医药学报星期增刊.-1-22-56

答徐平君令政症治/胡天宗//绍兴医药学报星期增刊.-1-22-482

答杨燧熙君征求喘症治法/胡天宗//三三医报.-2-29-577

答叶劲秋书/胡天宗//三三医报.-2-29-467

答翼云女士问停经治法/胡天宗//绍兴医药学报星期增刊.-1-22-159

答印岩君问坐功发神经病/胡天宗//绍兴医药月报.-2-37-353

答鸳湖陈美贞女士问齿痛治法/胡天宗//绍兴医药学报星期增刊.-1-22-158

答张汝伟君问六月雪/胡天宗//绍兴医药学报星期增刊.-1-22-291

答章济川君问乃郎发热症治法/胡天宗//绍兴医药学报星期增刊.-1-22-354

答章吟絮女士问母崩漏症治法/胡天宗//绍兴医药学报星期增刊.-1-22-237

答赵子仪问口臭治法/胡天宗//绍兴医药学报星期增刊.-1-22-150

代友问妇科症治法/胡天宗//绍兴医药学报星期增刊.-1-22-57

风消证治论/胡天宗//沈阳医学杂志.-3-1-438

复湖南刘希宪书/胡天宗//三三医报.-2-30-185

复杨如侯君书/胡天宗//三三医报.-2-30-190

复叶劲秋书/胡天宗//三三医报.-2-29-442

恭颂山西中医改进研究会并祝会长阎督军古律一章(附七律两首)/胡天宗//绍兴医药学报.-1-19-354

恭颂绍兴纶德医学报出版祝词/胡天宗//三三医报.-2-30-534

恭颂绍兴医药月报出版祝词/胡天宗//三三医报.-2-30-535

关于血聚成块症一则/胡天宗//医学杂志.-2-6-216

关于阳症得阴脉一则/胡天宗//医学杂志.-2-6-216

寒霍乱治验/胡天宗//绍兴医药学报.-1-20-373

和汪纪文君合婚诗/胡天宗//沈阳医学杂志.-3-1-479

和徐伯英君二十感怀原韵/胡天宗//三三医报.-2-32-142

和扬州徐伯英原唱二十感怀/胡天宗//沈阳医学杂志.-3-2-251

贺慈溪张生甫先生六旬寿词/胡天宗//三三医报.-2-32-142

胡天宗君来函论病/胡天宗//沈阳医学杂志.-3-1-470

胡天宗先生致山西中医改进研究会书/胡天宗//医学杂志.-2-1-592

胡天宗祝词/胡天宗//沈阳医学杂志.-3-1-481

甲子正旦逢春人生难遇作此以志伏乞赐和/胡天宗//三三医报.-2-30-316

甲子作于黄帝八年至今合七十八甲子联作甲子岁朝春感怀七律两首呈海内医界大吟坛赐和/胡天宗//三三医报.-2-30-316

节欲延年多子论/胡天宗//沈阳医学杂志.-3-2-8

警告歙属时疫红白痢症征求方治/胡天宗//绍兴医药学报星期增刊.-1-22-160

敬和刘廉青君过岳武穆王庙诗两章/胡天宗//沈阳医学杂志.-3-3-314

敬问解救臭虫药毒及菜虫药毒/胡天宗//三三医报.-2-30-517

酒伤成病论/胡天宗//沈阳医学杂志.-3-3-229

苦热祈雨歌/胡天宗//沈阳医学杂志.-3-3

－260

刘君蔚楚证治丛录书序/胡天宗//沈阳医学杂
志.－3－1－419

论肝痛侮胃呕吐症之忌宜/胡天宗//医学杂志
.－2－5－308

论精气神修养之道/胡天宗//绍兴医药月报.－2
－39－68

论吗啡大碍卫生试言其利害/胡天宗//绍兴医
药学报.－1－19－93

论眩运/胡天宗//三三医报.－2－30－49

论早婚贻害儿女/胡天宗//沈阳医学杂志.－3－
1－180

论早婚之害/胡天宗//医学杂志.－2－6－190

气虚呃症厥逆治验/胡天宗//医学杂志.－2－7－
350//沈阳医学杂志.－3－2－307

请研究族侄孙厥症治法/胡天宗//绍兴医药学
报星期增刊.－1－22－155

请益王纪伦君西学大家/胡天宗//绍兴医药学
报星期增刊.－1－22－195

湿温挟食温燥变症攻下乃愈暑温误燥上吐下秘
润脏治验两则/胡天宗//三三医报.－2－29
－583

时逸人感怀八首/胡天宗//沈阳医学杂志.－3－
3－103

试言壬戌岁温病论治/胡天宗//医学杂志.－2－
1－612

题颂衷中参西录诗启/胡天宗//绍兴医药学报
星期增刊.－1－22－278

题赠杨燧熙先生制除痛散夺命丹赞扬赋序/胡
天宗//绍兴医药学报.－1－19－23

外风内风中风类中诸因论治(连载)/胡天宗//
医学杂志.－2－2－333,466.－2－3－60

亡阳寒厥治验/胡天宗//医学杂志.－2－7－470

惟吾医室证治类歌(连载)/胡天宗//沈阳医学
杂志.－3－1－446.－3－2－154,295,350.－3
－3－182,236,282

问风湿治法/胡天宗//绍兴医药学报星期增刊
.－1－22－28

问时疫治法/胡天宗//三三医报.－2－29－80

问手足麻木治法/胡天宗//绍兴医药月报.－2－

40－97

问歙县大头瘟症治法/胡天宗//绍兴医药学报
星期增刊.－1－22－172

问泻痢治法/胡天宗//绍兴医药学报星期增刊
.－1－22－149

五十初度自述七律四章/胡天宗//绍兴医药学
报.－1－20－503

医家临症以察识阴阳为机要说/胡天宗//医学
杂志.－2－4－541

医士道/胡天宗//绍兴医药学报.－1－18－327

医谭/胡天宗//绍兴医药学报.－1－18－322

阴虚伏燥误服温散化火刑金补水治验/胡天宗
//三三医报.－2－30－195

吟嵌医士名七绝诗/胡天宗//绍兴医药学报星
期增刊.－1－22－411

遇安斋证治丛录序/胡天宗//三三医报.－2－33
－96

孕妇寒中少阴厥症治验/胡天宗//医学杂志.－2
－6－217//绍兴医药月报.－2－39－95

征求研究疯狗伤人治法/胡天宗//绍兴医药学
报星期增刊.－1－22－114

治疯狗咬伤效方/胡天宗//三三医报.－2－31－
274//绍兴医药月报.－2－37－198

胡 为

呜呼国医馆/胡为//医界春秋.－3－9－230

胡惟德

驻日胡公使致青山博士书/胡惟德//医学报.－1
－6－355

胡维屏

松窗胡氏医案(连载)/胡荫鹏(著);胡维屏
(校);虞舜臣(投)//中医杂志.－2－24－404
.－2－25－117,276,425.－2－26－101,267,
421.－2－27－93,267,397.－2－28－103,
229,345

胡 伟

答陈典周君代婶问案二则/王承曾,胡伟//医界

春秋.-3-7-417

答刘鸿钧君代弟问病及治法案一/胡伟//医界春秋.-3-8-148

答邹季君问脚软之治法案/胡伟//医界春秋.-3-8-148

咳疟病证表解/胡伟//医界春秋.-3-7-528

胡 玮

猘犬录/孟云,胡玮(著);许梦苏(录)//中医杂志.-2-21-218

胡文虎

胡文虎先生为请办中医学校及中医院事上蒋主席书/胡文虎//国医杂志.-4-5-198//医林一谭.-4-8-37

胡文虎先生为请办中医药学校及中医院事上蒋主席书/胡文虎//医学杂志.-2-13-186

胡文辉

医话三则/胡文辉//三三医报.-2-32-199

胡文梓

辨鼠疫/胡文梓//医学公报.-1-7-302

论夏月伏阴在内/胡文梓//医学公报.-1-7-209

胡悟明

取缔医生末议/胡悟明//绍兴医药学报.-1-17-15

胡锡铨

和伯未先生岁暮杂诗原韵并述己怀/胡锡铨//中医指导录.-4-3-501

胡先骕

医师有协助社会取缔伪药之责任/胡先骕//中西医药.-5-12-224

中西医药研究社一周年纪念/胡先骕//中西医药.-5-10-309

胡娴珍

我对神气两字之认识/胡娴珍//国医砥柱月刊.-5-17-238

燥气漫谈/胡娴珍//国医砥柱月刊.-5-16-592

胡萧梧

神气淡则血气和嗜欲胜则疾疹作说/胡萧梧//苏州国医杂志.-5-1-111

说小儿疳积/胡萧梧//苏州国医杂志.-5-1-346

药名诗(五言四首)/胡萧梧//苏州国医杂志.-5-2-110

药名诗七绝四首/胡萧梧//苏州国医杂志.-5-1-447

医生对于种族国家社会有莫大之责任论/胡萧梧//苏州国医杂志.-5-1-8

胡效心

治水肿胀的良方/胡效心//医学杂志.-2-12-241//三三医报.-2-34-221

胡协心

三团体驳中医学校系统案的感言/胡协心//三三医报.-2-34-439

为什么中医这样衰弱与诸同志谈谈的商榷/胡协心//三三医报.-2-36-275

新研究治麻疹良法(连载)/胡协心//三三医报.-2-36-45,198

新研究治疟的良法/胡协心//三三医报.-2-35-480

中国医药学腐败宜速合群力劝尊习中医者改良研究平日所得学识和临症经验公开挽为利权保存国粹说/胡协心//三三医报.-2-32-8

祝三三医报社迁杭三年纪念/胡协心//三三医报.-2-35-46

胡心友

医界春秋九周始刊纪念序(二)/胡心友//医界春秋.-3-12-26

胡　鑫

六淫皆从分化论(连载)/胡鑫//利济学堂报.-1
-3-265,269

论小儿中暑痉厥不宜骤开心窍/胡鑫//利济学
堂报.-1-2-379

论医家古三学之流/胡鑫//利济学堂报.-1-3-
181

论医家古三学之原/胡鑫//利济学堂报.-1-2-
189

胡　煦

谈谈八大急性传染病/胡煦//医林一谔.-4-10
-276

胡宣明

曼松的蚊疟学说/胡宣明//医史杂志.-5-39
-415

中东医圣阿维森纳/胡宣明//医史杂志.-5-39
-262

胡亚鹤

问眼毛倒睫求治方法/胡亚鹤//绍兴医药学报
星期增刊.-1-21-510

胡荫鹏

松窗胡氏医案(连载)/胡荫鹏(著);胡维屏
(校);虞舜臣(投)//中医杂志.-2-24-404
.-2-25-117,276,425.-2-26-101,267,
421.-2-27-93,267,397.-2-28-103,
229,345

胡荧生

征求良方/胡荧生//医界春秋.-3-10-319

胡瀛峤

辨黄液上冲之虚实/胡瀛峤//绍兴医药学报.-1
-14-83

答张树筠君问目疾治法/胡瀛峤//绍兴医药学
报星期增刊.-1-22-503

胡瀛峤启事/胡瀛峤//绍兴医药学报星期增刊

.-1-22-471

胡瀛峤宣言/胡瀛峤//神州医药学报.-1-46
-235

酒湿害目证治说/胡瀛峤//绍兴医药学报.-1-
8-241

目光妄见论/胡瀛峤//绍兴医药学报.-1-8
-61

宁垣考试眼科题目之答问/胡瀛峤//绍兴医药
学报.-1-8-207

时疫说/胡瀛峤//绍兴医药学报.-1-15-567

应验良方(连载)/胡瀛峤//绍兴医药学报.-1-
9-425,551.-1-10-21

致总会书/胡瀛峤,何廉臣,裘吉生//绍兴医药
学报.-1-12-260

胡友梅

对于绍兴医药分会编辑医药学讲义之意见/胡
友梅//绍兴医药学报.-1-12-485

改良中药学说/胡友梅//绍兴医药学报.-1-13
-412

和同社张若霞先生答裘会长吉生函索小照并嘱
自述履历诗原韵/胡友梅//绍兴医药学报.-1
-14-355

胡幼堂

脑髓释义/胡幼堂//绍兴医药学报.-1-8-159

胡幼卓

冲心疝证治验/胡幼卓//医学杂志.-2-4-86

胡幼卓治验三则/胡幼卓;郁济焜(录寄)//医学
杂志.-2-4-205

血冲证治验/胡幼卓//医学杂志.-2-4-84

胡运生

答问白降丹制法/胡运生//三三医报.-2-30
-194

答问乌辣草/胡运生//三三医报.-2-30-194

毒蛇咬伤验方/胡运生//三三医报.-2-30
-301

松风水月楼降丹方选(连载)/胡运生//三三医

报.-2-30-197,349.-2-31-69

松风水月楼外科升降论选(连载)/胡运生//三三医报.-2-30-529,566.-2-31-123.-2-33-205

松风水月楼医门杂录(连载)/胡运生//三三医报.-2-30-198,313,425,528,601.-2-31-125

休宁小儿科闵氏案头要药二种真方/胡运生//三三医报.-2-30-563

胡蕴珊

答高思潜君问腿部特别发达之原因及治法/胡蕴珊//三三医报.-2-34-129

答张玉坪君问药书/胡蕴珊//三三医报.-2-34-129

癫狂症治验/胡蕴珊//三三医报.-2-34-381

汪宗沂世医李君传/胡蕴珊//三三医报.-2-34-459

养浩庐医谈(连载)/胡蕴珊//三三医报.-2-29-235,414,451,623.-2-31-207,354.-2-32-343,419,459

胡章法

艾灸两次治平痰饮咳嗽/胡章法//针灸杂志.-4-34-156

交叉灸治愈三年痞积/胡章法//针灸杂志.-4-34-156

用念盈药针治愈两腿肿痛腰膝不能转侧之重症及其他/胡章法//针灸杂志.-4-34-154

胡兆麟

谨献一得之愚/胡兆麟//光华医药杂志.-4-38-435

胡诏维

黄郛肝癌病针灸治疗的我见/胡诏维//针灸杂志.-4-33-126

胡蛰庵

三阳经之探讨/胡蛰庵//现代中医.-4-42-492

胡震

说目(越医汇讲)/胡震//绍兴医药学报.-1-8-205

胡志芬

针灸随笔/胡志芬//针灸杂志.-4-32-395

胡智民

脐风针治捷法/胡智民//针灸杂志.-4-33-309

挑疗捷法/胡智民//针灸杂志.-4-33-308

樟冰治胸痛如神(樟冰即樟脑)/胡智民//针灸杂志.-4-33-309

治患疗者之验案/胡智民//针灸杂志.-4-33-308

胡钟岳

问小孩眼病治法/胡钟岳//绍兴医药学报星期增刊.-1-22-474

胡子纯

温热纲要(连载)/胡子纯//光华医药杂志.-4-41-370,454

胡作霖

产后腹胀/胡作霖//光华医药杂志.-4-38-552

壶公

医药不分中西论/壶公//国医砥柱月刊.-5-16-381

壶小筑

记鸳江一奇病者/壶小筑//杏林医学月报.-3-21-27

壶隐

病家不宜试医者而不告病情论/壶隐//三三医报.-2-29-215

壶隐居士

病家助治摘锦录/壶隐居士//三三医报.-2-29
-521

敬步姚江倪市隐先生述怀一律原韵/壶隐居士
//针灸杂志.-4-34-24

论诸胀腹大何以皆属于热/壶隐居士//三三医
报.-2-29-435

与诸暨杨又生书/壶隐居士//三三医报.-2-29
-446

征求答案/壶隐居士//三三医报.-2-29-232

湖北蚕桑局

湖北蚕桑局章程/湖北蚕桑局/利济学堂报.-1
-3-491

湖北国医分馆

请政府公布国医药管理条例案/湖北国医分馆
//国医公报.-4-22-436

请政府划给卫生经费一部分在各市创设国医药
学校国医院在中央创设制药厂案/湖北国医
分馆/国医公报.-4-22-404

请中央国医馆令各省市分馆分别担任编辑学校
课本以资学术划一案/湖北国医分馆//国医
公报.-4-22-405

湖北国医专科学校

湖北国医专科学校快邮代电/湖北国医专科学
校//国医正言.-5-4-214,532

湖北国医专校反对卫生署管理中医电/湖北国
医专科学校//医学杂志.-2-17-382

题词/湖北国医专科学校//中西医药.-5-9
-420

湖北国医专科学校校董会

湖北国医专科学校校董会反对卫生署国医审查
规则宣言并办法/湖北国医专科学校校董会
//医学杂志.-2-18-178//针灸杂志.-4-
32-260//国医正言.-5-5-311//文医半月
刊.-5-14-369

湖北国医专科学校校董会来函之二/湖北国医

专科学校校董会//医界春秋.-3-14-208

湖北国医专科学校校董会来函之一/湖北国医
专科学校校董会//医界春秋.-3-14-207

湖北全省国医馆筹备处

湖北全省国医馆筹备处快邮代电/湖北全省国
医馆筹备处//医林一谔.-4-8-288

湖北省国医馆筹备处

湖北省国医馆筹备处来函/湖北省国医馆筹备
处//医学杂志.-2-13-93

湖北省立中医科大学

湖北省立中医科大学中医专修章程/湖北省立
中医科大学//绍兴医药月报.-2-40-569

湖北省民政厅

湖北省民政厅复函/湖北省民政厅//国医公报
.-4-19-276

湖北医药月刊社

湖北医药月刊社来函/湖北医药月刊社//医学
杂志.-2-16-382//医界春秋.-3-12-293

湖北医药月刊社征求图书刊物启事/湖北医药
月刊社//医学杂志.-2-16-511

湖南长沙市国医公会

湖南长沙市国医公会为反对卫生署提议管理中
医呈冯副委员长代电/湖南长沙市国医公会
//国医正言.-5-5-8

湖南长沙市国医公会为反对卫生署提议管理中
医呈蒋院长代电/湖南长沙市国医公会//国
医正言.-5-5-6

为公布中医条例谢蒋行政院长代电/湖南长沙
市国医公会//国医正言.-5-4-581

为国民大会选举法医药师团体代表八人由中西
医药团体平衡选出电请国府五院暨内政部门
命令解释文/湖南长沙市国医公会//国医正
言.-5-5-54

湖南常德国医药会

湖南常德国医药会代电/湖南常德国医药会//医学杂志.-2-16-209

湖南国医药建设委员会

湖南医会提议恢复全国医会电/湖南国医药建设委员会//医学杂志.-2-15-521

湖南国医专校

题词/湖南国医专校//中西医药.-5-9-420

湖南国医专校学生自治会

湖南国医专校学生自治会宣言/湖南国医专校学生自治会//医学杂志.-2-18-278

湖南省筹备医药事业建设委员会

教卫两部焚坑国医国药之痛史/湖南省筹备医药事业建设委员会//医林一谔.-4-9-471//现代医药月刊.-4-27-187

湖南省芷江县中医师公会

快邮代电/湖南省芷江县中医师公会//国医砥柱月刊.-5-18-108,227,240

湖南医学会

论六气/湖南医学会//中医指导录.-4-4-403

湖南医药建设委员会

湖南医药建设委员会致全国医药团体请急起联合以图挽救文/湖南医药建设委员会//现代医药月刊.-4-27-232

湖南医药团体

湖南医药团体请求民厅向中央二次内政会议提案/湖南医药团体//医林一谔.-4-10-114

湖南医专学生自治会

湘南医专学生自治会为教部阻止医校立案及卫生署擅拟条例摧残中医之宣言/湖南医专学生自治会//光华医药杂志.-4-41-72

户　部

平治街道沟渠议/户部//利济学堂报.-1-3-163

请严防官钱局流弊折/户部//利济学堂报.-1-2-261

奏另筹征收土药税厘折/户部//利济学堂报.-1-3-642

奏请裁汰冗兵折/户部//利济学堂报.-1-2-455

沪北医药会

沪北医药会呈内务部文/沪北医药会//三三医报.-2-29-314

沪东中医学会

沪东中医学会对褚民谊发表意见之宣言/沪东中医学会//医界春秋.-3-6-356

沪东中医学会宣言/沪东中医学会//杏林医学月报.-3-16-115

沪东中医学会之宣言/沪东中医学会//广东医药月刊.-3-24-194

祜

一夕话(连载)/祜(丁福保)//医学报.-1-6-449,464,471

花悲秋

慎思医庐验案/蔡少卿(著);花悲秋(录)//医界春秋.-3-14-147

花桂山

读王平裴氏言医札记/花桂山//三三医报.-2-31-27

花兰德

肺病约言/花兰德//中西医学报.-1-23-23

花新人

中医教育如何可以列入学校系统中/花新人//中西医药.-5-13-336

花信病夫

问胁痛初突治法/花信病夫//绍兴医药学报星
期增刊.-1-21-493

花一中

五个问题/花一中//光华医药杂志.-4-38
-258

诊脉疑质/花一中//光华医药杂志.-4-37
-156

华宝孚

临床应用汉方医学解说(连载)/[日]汤本求真
(著);华宝孚(译述);唐景韩(参校)//自强医
学月刊.-3-40-467,525,602,669.-3-41-
47,119,203,365,421,471,525,567

华北国医学院

北平华北国医学院教材大纲/华北国医学院//
文医半月刊.-5-14-580

华北国医学院招考男女生简章/华北国医学院
//文医半月刊.-5-14-219

华北国医学院招生/华北国医学院//国医砥柱
月刊.-5-18-33

华北新中医学社

附华北新中医学社宣言原文/华北新中医学社
//中国医药月刊.-5-32-308

华丹

国药文献/华丹//新中医刊.-5-20-365

华公西

治疗验方/华公西//光华医药杂志.-4-40-42

华光

论氨基酸疗法/华光//国医砥柱月刊.-5-18
-259

华光彝

有感李君锡卿劝告同人后之写怀/华光彝//国

医正言.-5-5-263

华辉

请讲求务本至计以开利源折/华辉//利济学堂
报.-1-2-639

华介生

医药月报与星期增刊优点之比较/华介生//绍
兴医药学报.-1-20-489

华锦堂

问/华锦堂//神州医药学报.-1-44-492

华觉民

答问/华觉民(问);陆渊雷(答)//中医新生命.-
5-8-411

华觉民君来书/华觉民//中医新生命.-5-6
-535

华企元

喉症忌早用寒凉下夺/华企元//国医砥柱月刊
.-5-17-51

烂喉风和白喉之区别/陈焕云(述);华企元(录)
//苏州国医杂志.-5-2-543//国医砥柱月
刊.-5-16-520//中国医药月刊.-5-33
-170

华荣

预防天花华荣救济院分区种痘/华荣//中医世
界.-3-39-171

华汝成

国医和国药之检讨/华汝成//国药新声.-5-22
-28

华西

西医年来之治案(四)/朱鸿寿,华西//医界春秋
.-3-5-50

华西医药杂志社

北碚中医师公会改选花絮/华西医药杂志社//华西医药杂志.-5-37-449

北京卫生部主办中医进修学校招生简章/华西医药杂志社//华西医药杂志.-5-37-616

北平协和医学院开学/华西医药杂志社//华西医药杂志.-5-37-344

北平中国医药杂志紧要启事/华西医药杂志社//华西医药杂志.-5-37-542

本届国民代表大会中医代表只有六人/华西医药杂志社//华西医药杂志.-5-37-114

本社各地分社长台衔/华西医药杂志社//华西医药杂志.-5-36-456

编辑者言/华西医药杂志社//华西医药杂志.-5-36-44,93,145,189,233,285,337,389,451,498,561.-5-37-57,115,185,240,295,347,399,454,508,540,579

标准国医李功甫募款物慰劳前线将士/华西医药杂志社//华西医药杂志.-5-37-344

陈师云门八秩寿启/华西医药杂志社//华西医药杂志.-5-36-500

陈志潜的帐簿蓉报著评表示关切/华西医药杂志社//华西医药杂志.-5-36-334

成都市立中医诊疗所/华西医药杂志社//华西医药杂志.-5-37-113

程氏士工医佛四库图书馆征求医书/华西医药杂志社//华西医药杂志.-5-37-581

吃素不好如能定期饥饿寿命可以延长/华西医药杂志社//华西医药杂志.-5-37-507

出让旧医书启事/华西医药杂志社//华西医药杂志.-5-37-621

从教部取缔上海两中医学院说起/华西医药杂志社//华西医药杂志.-5-36-291

从上海区试题说到中医考试/华西医药杂志社//华西医药杂志.-5-36-343

大洪山人许学源教授书画润例/华西医药杂志社//华西医药杂志.-5-37-346

道义中医公会第四届改选略志/华西医药杂志社//华西医药杂志.-5-37-113

德国海德堡大学医学博士黎尚权逝世一周年纪念/华西医药杂志社//华西医药杂志.-5-37-539

对中医深表钦佩外国医生谈中医/华西医药杂志社//华西医药杂志.-5-37-572

恶病传到华西区蓉郊特建麻风区/华西医药杂志社//华西医药杂志.-5-37-452

防痨一大发明/华西医药杂志社//华西医药杂志.-5-37-294

飞行铁肺运抵青/华西医药杂志社//华西医药杂志.-5-37-344

肺病临床实验录再版出书启事/华西医药杂志社//华西医药杂志.-5-36-355

疯人可以获救/华西医药杂志社//华西医药杂志.-5-37-450

浮梁县中医师公会姜赞文得票最多当选理事长/华西医药杂志社//华西医药杂志.-5-36-232

福建永春中医师公会改选花絮/华西医药杂志社//华西医药杂志.-5-37-345

赣县中医师公会改选并主办公立中医疗养院/华西医药杂志社//华西医药杂志.-5-37-398

告读者书/华西医药杂志社//华西医药杂志.-5-37-585

告国大代表竞选者/华西医药杂志社//华西医药杂志.-5-37-121

恭读蒋大总统训词/华西医药杂志社//华西医药杂志.-5-37-407

狗血清治肺痨苏科学院发明/华西医药杂志社//华西医药杂志.-5-36-388

关于蛋虫宜宾卫生院的解释/华西医药杂志社//华西医药杂志.-5-37-293

国大中医提案行政院敷衍了之/华西医药杂志社//华西医药杂志.-5-37-576

国际卫生会议定期举行大会/华西医药杂志社//华西医药杂志.-5-37-504

国民参政会第三届第一次大会中医学校提案全文(二则)/华西医药杂志社(录)//华西医药杂志.-5-36-445

杭州健康医报欢迎试阅/华西医药杂志社//华

西医药杂志.-5-36-417

杭州通讯/华西医药杂志社//华西医药杂志.-5-36-450

华西医药杂志编辑部启事(一)至(二)/华西医药杂志社//华西医药杂志.-5-37-541,541

华西医药杂志编辑委员/华西医药杂志社//华西医药杂志.-5-37-581

华西医药杂志定户读者公鉴/华西医药杂志社//华西医药杂志.-5-36-150

华西医药杂志定户鉴/华西医药杂志社//华西医药杂志.-5-36-76,135

华西医药杂志二卷一期发行考据专号启事/华西医药杂志社//华西医药杂志.-5-36-504

华西医药杂志各书廉价启事/华西医药杂志社//华西医药杂志.-5-37-605

华西医药杂志顾问/华西医药杂志社//华西医药杂志.-5-36-4

华西医药杂志广告新例/华西医药杂志社//华西医药杂志.-5-37-44

华西医药杂志扩大征求新订户五千名紧要启事/华西医药杂志社//华西医药杂志.-5-37-188,298

华西医药杂志三周年纪念扩大征求新订户重要启/华西医药杂志社//华西医药杂志.-5-37-544

华西医药杂志社编辑委员/华西医药杂志社//华西医药杂志.-5-37-59,117,241,297,349,401

华西医药杂志社编辑主任任应秋氏已获国大代表正式当选证书并列为中医界正额代表/华西医药杂志社//华西医药杂志.-5-37-451

华西医药杂志社翻印通俗伤寒论征求附印启事/华西医药杂志社//华西医药杂志.-5-37-404

华西医药杂志社分社长王治华当选为理事长/华西医药杂志社//华西医药杂志.-5-36-336

华西医药杂志社服务部依式印有中医师登记申请书/华西医药杂志社//华西医药杂志.-5-37-404

华西医药杂志社各书改订售价通告/华西医药杂志社//华西医药杂志.-5-37-44

华西医药杂志社顾问撰述台衔/华西医药杂志社//华西医药杂志.-5-36-394

华西医药杂志社广告加价启事/华西医药杂志社//华西医药杂志.-5-36-194

华西医药杂志社介绍/华西医药杂志社//华西医药杂志.-5-37-404

华西医药杂志社紧要启事/华西医药杂志社//华西医药杂志.-5-37-537,540

华西医药杂志社刊物再版通告/华西医药杂志社//华西医药杂志.-5-36-362

华西医药杂志社七期书目延期出版启事/华西医药杂志社//华西医药杂志.-5-37-542

华西医药杂志社启事(一)至(三)/华西医药杂志社//华西医药杂志.-5-37-584,584,584

华西医药杂志社启事/华西医药杂志社//华西医药杂志.-5-36-150,194,264,290,290,323,342,342.-5-37-2,2,2,2,244,244,244,244,350,350,464

华西医药杂志社社长周復生诚意征求女伴启事/华西医药杂志社//华西医药杂志.-5-37-510

华西医药杂志社社长周復生征婚启事/华西医药杂志社//华西医药杂志.-5-37-512

华西医药杂志社什邡县分社长朱幼臣担任中药送诊所主任/华西医药杂志社//华西医药杂志.-5-37-184

华西医药杂志社特聘张冕大律师为常年法律顾问/华西医药杂志社//华西医药杂志.-5-36-150,194

华西医药杂志社新到各书/华西医药杂志社//华西医药杂志.-5-36-293

华西医药杂志社新中华医药月刊启事/华西医药杂志社//华西医药杂志.-5-37-404

华西医药杂志社医学顾问陆渊雷先生竞选立法委员/华西医药杂志社//华西医药杂志.-5-37-291

华西医药杂志社征稿启事/华西医药杂志社//华西医药杂志.-5-37-613

华西医药杂志社征求旧书/华西医药杂志社//华西医药杂志.-5-37-540

华西医药杂志社征求杨则民寿守型金真如三位先生住址/华西医药杂志社//华西医药杂志.-5-36-43

华西医药杂志社征求组织分社一千处启事/华西医药杂志社//华西医药杂志.-5-36-150,194,238,456

华西医药杂志社重金征求旧书启事/华西医药杂志社//华西医药杂志.-5-37-241,349

华西医药杂志社重要启事/华西医药杂志社//华西医药杂志.-5-37-120

华西医药杂志社重要声明启事/华西医药杂志社//华西医药杂志.-5-37-542

华西医药杂志社重要通告/华西医药杂志社//华西医药杂志.-5-37-118,242

华西医药杂志社重要通告请读者诸君注意/华西医药杂志社//华西医药杂志.-5-37-488

华西医药杂志社周社长前返武胜原籍备受县中各界联名招待/华西医药杂志社//华西医药杂志.-5-37-183

华西医药杂志社总社长周复生编著药业指南增订三版发售预约/华西医药杂志社//华西医药杂志.-5-36-156

华西医药杂志四卷二期特出全国名医传记专刊征稿启事/华西医药杂志社//华西医药杂志.-5-37-582

华西医药杂志特约撰述/华西医药杂志社//华西医药杂志.-5-36-4

华西医药杂志一二卷全年合订本出刊启事/华西医药杂志社//华西医药杂志.-5-37-402

华西医药杂志一二卷调整售价启事/华西医药杂志社//华西医药杂志.-5-37-455

华西医药杂志一二卷新价通告/华西医药杂志社//华西医药杂志.-5-37-509

华中医药报第一年合订本出版/华西医药杂志社//华西医药杂志.-5-37-113

华中医药报迁长复刊/华西医药杂志社//华西医药杂志.-5-37-576

怀孕五年又六月/华西医药杂志社//华西医药

杂志.-5-37-450

蛔虫进入胆管市民医院发现恶病/华西医药杂志社//华西医药杂志.-5-36-496

鸡蛋里面生虫卫生部也有解释/华西医药杂志社//华西医药杂志.-5-37-292

鸡蛋有虫的谜/华西医药杂志社//华西医药杂志.-5-37-184

寄售西医书目录表/华西医药杂志社//华西医药杂志.-5-37-400

健康医报将出各种专号/华西医药杂志社//华西医药杂志.-5-37-294

江都县中医公会乡镇会员联谊会成立/华西医药杂志社//华西医药杂志.-5-37-183

江西黎川县中医师公会三一七国医节纪念大会志盛/华西医药杂志社//华西医药杂志.-5-36-559

江西全省中医师公会联合会成立盛况/华西医药杂志社//华西医药杂志.-5-37-291

江西新喻县国医支馆于国庆日正式成立/华西医药杂志社//华西医药杂志.-5-37-343

江阴章巨膺编著中医学修习题解中央国医馆颁给奖状/华西医药杂志社//华西医药杂志.-5-37-35

姜著麻疹户晓交换医书/华西医药杂志社//华西医药杂志.-5-36-448

奖励筹备组织分社启事/华西医药杂志社//华西医药杂志.-5-36-238,290

奖励四川浙江台湾三位分社长等组织分社启事/华西医药杂志社//华西医药杂志.-5-36-194

结核救星出世/华西医药杂志社//华西医药杂志.-5-37-62

介绍团体组织特刊/华西医药杂志社//华西医药杂志.-5-37-621

介绍许学源先生/华西医药杂志社//华西医药杂志.-5-37-294

今之神农氏美科学家将进行尝百草而知药味/华西医药杂志社//华西医药杂志.-5-36-35

进步的赣县中医/华西医药杂志社//华西医药

杂志.-5-37-577

泾县中医师公会近况/华西医药杂志社//华西医药杂志.-5-37-450

精绘针灸经穴挂图再版预约通告/华西医药杂志社//华西医药杂志.-5-36-159

九年不食的杨小姐健康如常现住女师学院/华西医药杂志社//华西医药杂志.-5-37-451

考试检核训练/华西医药杂志社//华西医药杂志.-5-37-245

考试院各种证书费提高/华西医药杂志社//华西医药杂志.-5-37-111

考试院举行全国第二次高普考试/华西医药杂志社//华西医药杂志.-5-37-113

科学针灸曾天治医师传授针灸术/华西医药杂志社//华西医药杂志.-5-37-297

痢疾临床实验一束误列药味改正/华西医药杂志社//华西医药杂志.-5-37-251

两个月的胎孩产后竟不死/华西医药杂志社//华西医药杂志.-5-36-333

两位医师来函说明蛋虫之谜/华西医药杂志社//华西医药杂志.-5-37-292

灵芝问世待价而沽/华西医药杂志社//华西医药杂志.-5-37-184

刘明铎施行手术治疗神经病治疗二人均使患者恢复正常/华西医药杂志社//华西医药杂志.-5-37-505

陆渊雷先生小传/华西医药杂志社//华西医药杂志.-5-36-38

麻疹疑案/华西医药杂志社//华西医药杂志.-5-37-114

马来亚北部成立中医师公会/华西医药杂志社//华西医药杂志.-5-37-239

漫谈检核/华西医药杂志社//华西医药杂志.-5-36-239

美国医生新发明极度冷却食疗法/华西医药杂志社//华西医药杂志.-5-36-35

美国著名医学家来华开办训练班/华西医药杂志社//华西医药杂志.-5-37-505

美人在豫医治痞病/华西医药杂志社//华西医药杂志.-5-37-237

美协助我国充实六医学教育中心/华西医药杂志社//华西医药杂志.-5-37-291

灭鼠新药/华西医药杂志社//华西医药杂志.-5-36-36

南川县国医支馆为庆祝国医节十八周年纪念宣言/华西医药杂志社//华西医药杂志.-5-36-558

南川县中医师公约/华西医药杂志社//华西医药杂志.-5-36-558

南宁中医学校员生生产合作社告白/华西医药杂志社//华西医药杂志.-5-37-174

宁都县国医研究社改组为新中医研究社/华西医药杂志社//华西医药杂志.-5-37-55

陪都国药公会新置巨厦并主办药剂生训练班第二期开学/华西医药杂志社//华西医药杂志.-5-36-144

培植中医新生命重庆市中医训练所招生/华西医药杂志社//华西医药杂志.-5-36-232

彭县中医师公会热烈举行国医节纪念大会/华西医药杂志社//华西医药杂志.-5-36-557

平民医药学术改进会成立/华西医药杂志社//华西医药杂志.-5-37-576

平民医药周报丛书应世/华西医药杂志社//华西医药杂志.-5-36-11

平民医药周报社丛书目录/华西医药杂志社//华西医药杂志.-5-37-404

平民医药周报义卖兴学/华西医药杂志社//华西医药杂志.-5-36-421

平民中医学校备案成立/华西医药杂志社//华西医药杂志.-5-37-576

启事/华西医药杂志社//华西医药杂志.-5-36-194

前新中华月刊社社长沈炎南在海外仍努力于医药文化工作/华西医药杂志社//华西医药杂志.-5-37-578

请一致选举任应秋医师为国大代表/华西医药杂志社//华西医药杂志.-5-37-243

全国卫生会议开幕/华西医药杂志社//华西医药杂志.-5-37-614

全国新闻机构共三千余单位/华西医药杂志社

//华西医药杂志.-5-37-294

全国中医师公会联合会向立法院请愿/华西医药杂志社//华西医药杂志.-5-37-504

热带医刊近讯/华西医药杂志社//华西医药杂志.-5-37-239

热带医药之声二期出版/华西医药杂志社//华西医药杂志.-5-37-343

人造配尼西林问世/华西医药杂志社//华西医药杂志.-5-36-388.-5-37-344

任应秋医室启事/华西医药杂志社//华西医药杂志.-5-37-580

任应秋医室重要启事/华西医药杂志社//华西医药杂志.-5-37-350,456

卅七度特种考试的中医师考试下月举行全国医师公会联合会定国父诞辰为医师节/华西医药杂志社//华西医药杂志.-5-37-539

三峡中学一女工身后长出尾巴来/华西医药杂志社//华西医药杂志.-5-37-452

三一七感言/华西医药杂志社//华西医药杂志.-5-36-505

沙市中医师公会假福记旅社大礼堂开成立大会湖北名医郑显庭当选为理事长/华西医药杂志社//华西医药杂志.-5-36-449

伤寒温病时病方歌合录/华西医药杂志社//华西医药杂志.-5-37-455

上海发现黑热病/华西医药杂志社//华西医药杂志.-5-37-449

上海各中国医学院教部已于批准立案/华西医药杂志社//华西医药杂志.-5-36-388

上海区中医师考试情形/华西医药杂志社//华西医药杂志.-5-36-335

上海市中医公会代表晋京请愿报告书为考试院举办中医检核事/华西医药杂志社//华西医药杂志.-5-36-230

上海市中医师学术研究会会员大会志详/华西医药杂志社//华西医药杂志.-5-37-346

上海中医师考试大家都杌陧不安/华西医药杂志社//华西医药杂志.-5-36-388

绍兴医界近讯/华西医药杂志社//华西医药杂志.-5-36-450

社长夫人舒祖英女士前在原籍患病不治逝世/华西医药杂志社//华西医药杂志.-5-37-504

社长拳师张金龄先生前十二月十九日乘机返昆/华西医药杂志社//华西医药杂志.-5-37-578

沈炎南医师著肺病临床实验录征求预约/华西医药杂志社//华西医药杂志.-5-36-18,58,101

声明与正误/华西医药杂志社//华西医药杂志.-5-36-61

省立中医院中医公会请设立/华西医药杂志社//华西医药杂志.-5-36-333

市中医公会第三届改选记详/华西医药杂志社//华西医药杂志.-5-37-113

首届全国卫生会议闭幕/华西医药杂志社//华西医药杂志.-5-37-614

四川国医学院春季招生/华西医药杂志社//华西医药杂志.-5-37-398

四川及格中医师最近发表一批/华西医药杂志社//华西医药杂志.-5-37-448

四川省彭县医界消息四则/华西医药杂志社//华西医药杂志.-5-37-450

四川特产伏苓王一枚净重九六斤/华西医药杂志社//华西医药杂志.-5-37-578

所望于复员以后的中央国医馆/华西医药杂志社//华西医药杂志.-5-36-457

谭次仲国医学社售书及招生广告/华西医药杂志社//华西医药杂志.-5-37-509

天津国训练班三月中旬开班/华西医药杂志社//华西医药杂志.-5-36-492

天津市国医分馆成立/华西医药杂志社//华西医药杂志.-5-37-292

天津市中医师公会成立大会记录写真/华西医药杂志社//华西医药杂志.-5-36-496

天津市中医师公会等庆祝中医师节/华西医药杂志社//华西医药杂志.-5-36-558

投稿简约/华西医药杂志社//华西医药杂志.-5-36-47,95,147,191,235

投稿简则/华西医药杂志社//华西医药杂志.-5

- 37 - 59,117

万县中医师公会改选李重人当选理事长/华西医药杂志社//华西医药杂志.-5-37-292

王药雨过渝转沪/华西医药杂志社//华西医药杂志.-5-36-174

违反科学的故事九年不食是假的/华西医药杂志社//华西医药杂志.-5-37-506

卫生部中医委员会举行首次委员会议/华西医药杂志社//华西医药杂志.-5-37-239

卫生行政要求入宪/华西医药杂志社//华西医药杂志.-5-36-448

卫生署通令全国中西医师公会/华西医药杂志社//华西医药杂志.-5-36-557

未经检核及格暨无证书者注意中医师考试报名期到/华西医药杂志社//华西医药杂志.-5-37-183

我国药材畅销外洋去年输出达四亿元/华西医药杂志社//华西医药杂志.-5-36-557

我们的目标我们的宗旨/华西医药杂志社//华西医药杂志.-5-36-304

卧禅吟中医许学源/华西医药杂志社(辑)//华西医药杂志.-5-37-251

吴汉僎主办长沙卫生报/华西医药杂志社//华西医药杂志.-5-37-292

武昌市中医师公会新动态旧的消沉新的再生/华西医药杂志社//华西医药杂志.-5-37-505

武汉刘有余堂国药号少主人刘佑方谋财害命伏法/华西医药杂志社//华西医药杂志.-5-37-343

武进县参会电卫生部请扶植中医师/华西医药杂志社//华西医药杂志.-5-37-449

湘潭中医药界热烈纪念国医节/华西医药杂志社//华西医药杂志.-5-36-558

心脏溢血病新疗法病人体内含钠减少后即痊愈过多之维他命亦可致人死命/华西医药杂志社//华西医药杂志.-5-37-111

新荷尔蒙美生物学家发现/华西医药杂志社//华西医药杂志.-5-36-388

新中华医药学会检讨工作/华西医药杂志社//

华西医药杂志.-5-36-232

新中华医药月刊上月宣告停刊/华西医药杂志社//华西医药杂志.-5-37-507

信内要附钞票可用保价信函/华西医药杂志社//华西医药杂志.-5-37-539

腥红热新发治疗换心脏正在研究/华西医药杂志社//华西医药杂志.-5-36-449

吁请政府保障医师身体自由代电/华西医药杂志社//华西医药杂志.-5-37-396

学兽医的同志们注意(一)至(二)/华西医药杂志社//华西医药杂志.-5-37-586,586

雪里一枝蒿毒杀一家三口/华西医药杂志社//华西医药杂志.-5-37-539

眼球可以搬家/华西医药杂志社//华西医药杂志.-5-36-36

医界春秋社奉令改称中医师学术研究会/华西医药杂志社//华西医药杂志.-5-36-336

医师证照费新规定/华西医药杂志社//华西医药杂志.-5-37-397

医事人员考试放榜揭晓/华西医药杂志社//华西医药杂志.-5-37-400

医兽专家邓鸿声医师主办兽疫防治研究班第二期开学/华西医药杂志社//华西医药杂志.-5-37-617

医药教育机构全国四十二校分布二十七都市以上海最多/华西医药杂志社//华西医药杂志.-5-37-448

医药界新发明维他命K可治严重冻疮妇女流产维他命E可防/华西医药杂志社//华西医药杂志.-5-37-398

医药刊物介绍/华西医药杂志社//华西医药杂志.-5-36-290

移植心脏术苏一教授试验成功/华西医药杂志社//华西医药杂志.-5-37-576

用空气注入腹腔内疗治肠痨/华西医药杂志社//华西医药杂志.-5-37-576

渝市医务工作者协会首届代表大会昨开幕/华西医药杂志社//华西医药杂志.-5-37-614

渝市中医界一致联名签署提出本报主笔任应秋为国大候选人/华西医药杂志社//华西医药

杂志.-5-37-183

原子能治病医学上已能利用/华西医药杂志社//华西医药杂志.-5-37-343

岳阳老医师吴汉僊七七纪念日逝世/华西医药杂志社//华西医药杂志.-5-37-507

云南各地流行恶疟鼠疫/华西医药杂志社//华西医药杂志.-5-37-344

张公让启事/华西医药杂志社//华西医药杂志.-5-37-5

张觉人医师发明肺病新药扑杀痨菌/华西医药杂志社//华西医药杂志.-5-37-400

张乐天先生发起组织中国骨伤学研究社/华西医药杂志社//华西医药杂志.-5-36-144

张子英主编现代杂志七八期出版/华西医药杂志社//华西医药杂志.-5-36-39

章巨膺先生小传/华西医药杂志社//华西医药杂志.-5-36-229

长沙卫生报征求社员启事/华西医药杂志社//华西医药杂志.-5-37-562

浙江嵊县黄泽镇中医师公会改组/华西医药杂志社//华西医药杂志.-5-37-112

浙江诸暨中医师公会新动态/华西医药杂志社//华西医药杂志.-5-36-557

征求书刊启事/华西医药杂志社//华西医药杂志.-5-37-515

征求药种小启/华西医药杂志社//华西医药杂志.-5-36-495

征求医书/华西医药杂志社//华西医药杂志.-5-36-536

征求医书小启/华西医药杂志社//华西医药杂志.-5-36-536

芷江中医师公会改组/华西医药杂志社//华西医药杂志.-5-36-144

治肺药物/华西医药杂志社//华西医药杂志.-5-36-36

治砂眼防肺痨/华西医药杂志社//华西医药杂志.-5-36-333

中国医学论文选全书目录/华西医药杂志社//华西医药杂志.-5-37-302

中国医药改进会已于一月十二日在渝正式成立/华西医药杂志社//华西医药杂志.-5-36-42

中国医药图书社股东芳名续录/华西医药杂志社//华西医药杂志.-5-37-2

中国医药指南增订再版出书启事/华西医药杂志社//华西医药杂志.-5-36-440

中国针灸科学等书将问世/华西医药杂志社//华西医药杂志.-5-37-453

中华民国全国中医师公会联合会常务理事中医师任应秋竞选立法委员讲辞新闻/华西医药杂志社//华西医药杂志.-5-37-215

中西医学比观一集再版延期/华西医药杂志社//华西医药杂志.-5-37-397

中西医药的河流新中华医药学会正式成立/华西医药杂志社//华西医药杂志.-5-36-42

中西医药复刊优待读者/华西医药杂志社//华西医药杂志.-5-36-316

中西医药图书社各书增价通告/华西医药杂志社//华西医药杂志.-5-37-533

中药之科学原理著者朱鼎教授来鸿/华西医药杂志社//华西医药杂志.-5-37-578

中医界国大代表选出男女名额八人/华西医药杂志社//华西医药杂志.-5-37-398

中医界立法委员覃勤施今墨两氏当选/华西医药杂志社//华西医药杂志.-5-37-452

中医今后请检核须向各省考铨处申请/华西医药杂志社//华西医药杂志.-5-37-291

中医经验处方集再版出书启事/华西医药杂志社//华西医药杂志.-5-37-509

中医考试必读/华西医药杂志社//华西医药杂志.-5-36-238

中医考试及格中医师揭晓捷报/华西医药杂志社//华西医药杂志.-5-37-53

中医科学化已从精神建设进入物质建设阶段/华西医药杂志社//华西医药杂志.-5-37-193

中医师集体学习须知/华西医药杂志社//华西医药杂志.-5-37-616

中医师考试应考预知/华西医药杂志社//华西医药杂志.-5-36-280

中医训练所同学欢送李所长復光赴申设诊/华西医药杂志社//华西医药杂志.-5-37-452

中医训练所昨举行冬季结业考试/华西医药杂志社//华西医药杂志.-5-37-578

重订再版汉药新觉发售预约/华西医药杂志社//华西医药杂志.-5-36-188

重庆市立中医专科学校明年开设/华西医药杂志社//华西医药杂志.-5-36-340

重庆市医务工作者协会成立前后实况/华西医药杂志社//华西医药杂志.-5-37-608

重庆市中医师公会春季会员大会记详/华西医药杂志社//华西医药杂志.-5-37-448

重庆市中医师公会动态/华西医药杂志社//华西医药杂志.-5-36-335

重庆市中医师公会会所购置费/华西医药杂志社//华西医药杂志.-5-36-448

重庆市中医师公会会员医师捐款如下/华西医药杂志社//华西医药杂志.-5-37-112

重庆市中医师国药制药等会热烈纪念三一七并成立联谊会/华西医药杂志社//华西医药杂志.-5-36-559

重庆市中医学校筹备委员会昨正式成立/华西医药杂志社//华西医药杂志.-5-36-144

重要消息报道/华西医药杂志社//华西医药杂志.-5-36-494

周社长征求结果闻将与陈某订婚/华西医药杂志社//华西医药杂志.-5-37-578

朱鼎著中药之科学原理出版/华西医药杂志社//华西医药杂志.-5-36-23,129

朱沛然医师研究医药之新收获/华西医药杂志社//华西医药杂志.-5-37-239

最新肺病疗养法/华西医药杂志社//华西医药杂志.-5-37-573

华西医药杂志社资料室

医药界新发现结核病的药物治疗使世人失望了五十余年医治结核病的药品始被发现/华西医药杂志社资料室//华西医药杂志.-5-37-55

中医界出版消息/华西医药杂志社资料室//华西医药杂志.-5-37-56

中医药法令解释汇览发售预约/华西医药杂志社资料室//华西医药杂志.-5-37-56

华夏医学会

华夏医学会会章(发之黑白关于步履之强弱)/华夏医学会//三三医报.-2-33-274

华夏医学会缘启/华夏医学会//三三医报.-2-33-273

华照藜

求质录(连载)/华照藜//绍兴医药月报.-2-37-341,413.-2-38-49,131,365,429.-2-39-39

华志诚

大小陷胸汤合论/华志诚//苏州国医杂志.-5-1-184

华志伟

甘草之研究/华志伟//中医世界.-3-38-405//光华医药杂志.-4-38-32

华中新中医专科学校校董会

华中新中医专校为中西医平等待遇来函/华中新中医专科学校校董会//医学杂志.-2-18-346

华中医药报社

华西医药杂志社聘书/华中医药报社//国医砥柱月刊.-5-18-259

华中医药报社聘书/华中医药报社//国医砥柱月刊.-5-18-160,192

湘省医师公会举行成立大会/华中医药报社//国医砥柱月刊.-5-18-245

滑　寿

十四经发挥/滑寿(著);承淡安(重校)//针灸杂志.-4-30-477

十四经发挥自序/滑寿//针灸杂志.-4-30-475

崞

绿豆可治时行症/崞//绍兴医药学报.-1-14
-342

淮阴县国医公会

淮阴县国医公会公函/淮阴县国医公会//医学
杂志.-2-16-383

淮阴县国医公会为改正黑热病名称征求意见之
来函/淮阴县国医公会//医界春秋.-3-12
-291

幻　尘

法定传染病(连载)/幻尘//中西医药.-5-11-
248,312,418,509

奂晓五

医学薪传弁言/奂晓五//绍兴医药学报.-1-11
-139

焕　长

乳儿废乳之条件/焕长//三三医报.-2-33
-213

小儿疾病之一般预防法/焕长//中西医学报.-1
-38-24

荒木忠郎

柴胡成分之分析/[日]荒木忠郎(著);章次公
(译)//中国医药月刊.-5-33-528

荒　言

赴宁琐记/荒言//医学公报.-1-7-79

黄霭园

黄霭园启事/黄霭园//光华医药杂志.-4-40
-313

交肠症/黄霭园//光华医药杂志.-4-38-81

宿疾难除/黄霭园//光华医药杂志.-4-39
-354

黄百川

答问/黄百川(问);陆渊雷(答)//中医新生命.-
5-8-336

黄百川君来函/黄百川//中医新生命.-5-6-
232,361.-5-7-407

黄宝荣

对于本校之希望/黄宝荣//复兴中医.-5-31
-706

黄宝树

世界最简明治病康健法之三里灸/[日]原志免
太郎(著);黄宝树(译)//医界春秋.-3-8
-224

黄葆余

谈活命槟榔饮与乌梅丸/黄葆余//现代中医.-4
-43-429

讨论硫磺之效与征求治法/黄葆余//现代中医
.-4-43-212

验方一束/黄葆余//现代中医.-4-43-326

诊余杂谈/黄葆余//现代中医.-4-42-183

黄本然

近世牛痘学(连载)/黄本然(述);刘泌子(校)//
中医世界.-3-28-179,335

黄秉章

承淡安先生略传/黄秉章//华西医药杂志.-5-
36-326

黄伯棠

读汪院长在全国医师大会茶话会演说词后之感
言/黄伯棠//神州国医学报.-4-15-330

蜈蚣咬伤急救法/黄伯棠//神州国医学报.-4-
15-489

医案择录(连载)/黄伯棠//神州国医学报.-4-
15-363,402

治小肠疝气法/黄伯棠//神州国医学报.-4-15
-490

黄伯桃

经穴性赋/黄伯桃//针灸杂志.-4-32-49

黄彩彬

答陈少柳君代问右脚不能行步微痛微肿之治法
（二）/黄彩彬//医界春秋.-3-14-97

答黄国祥君代问颈项酸痛歪斜治法/黄彩彬//
医界春秋.-3-12-391

答马进礼君征求奇症治法/黄彩彬//医界春秋
.-3-14-95

答缅甸游芷秋君代友问遗精腰痛治法/黄彩彬
//医界春秋.-3-14-375

答南洋黄和如君征求怀孕三年未产治法/黄彩
彬//医界春秋.-3-14-374

答侍笑春君再求两目模糊治法/黄彩彬//医界
春秋.-3-13-122

答许良水君征求久痢治法（一）/黄彩彬//医界
春秋.-3-13-356

答杨宜斋君问头痛治法（三）/黄彩彬//医界春
秋.-3-13-20

答杨宜斋君征求头痛治法/黄彩彬//医界春秋
.-3-12-492

单方奇验录/黄彩彬//医界春秋.-3-14-361

纪正亭君答案之辨正/黄彩彬//医界春秋.-3-
14-258

伤寒论中之一疑问（连载）/黄彩彬//医界春秋
.-3-13-463,501

实验单方一则/黄彩彬//医界春秋.-3-13
-131

黄 灿

常山药垦之生活/黄灿//新中华医药月刊.-5-
35-519

黄苍霖

驳西医六气和病人没关系的谬说/黄苍霖//神
州国医学报.-4-15-230

读汪院长在全国医师第三次茶会演说词感言/
黄苍霖//神州国医学报.-4-15-421

老古套和新发明/黄苍霖//神州国医学报.-4-

16-304

启东之一怪胎（附图）/黄苍霖//神州国医学报
.-4-17-70

养浩庐医案（连载）/黄苍霖//神州国医学报.-4
-15-239.-4-16-31,68,513.-4-17-64,
100,144,197,261,287,326,361

增进人民健康论/黄苍霖//中医世界.-3-32
-437

折肱回忆集/黄苍霖//中医世界.-3-31-526

治季华清之姐怀胎十个月外不产/黄苍霖//神
州国医学报.-4-16-566

治宋二姐之子白痦出后烦闷不解/黄苍霖//神
州国医学报.-4-17-17

治验偶录/黄苍霖//中医世界.-3-34-45

黄策臣

大黄之研究/黄策臣//国医杂志.-4-12-240

黄焯南

光汉中医专科学校广州市医学卫生社光汉医院
等联合来函/赖际熙,潘茂林,黄焯南//医界
春秋.-3-14-262

光华医药杂志社广州分社董事题名册黄院长序
/黄焯南//光华医药杂志.-4-41-491

广东省立国医学院来函/黄焯南//医界春秋.-3
-14-262

快邮代电/黄焯南//针灸杂志.-4-32-357

黄 超

问跌伤后鼻窍出血治法/黄超//绍兴医药学报
星期增刊.-1-22-150

黄春岩

黄纂医学要诀四种跋/黄春岩//三三医报.-2-
31-566

黄纂医学要诀四种题词/黄春岩//三三医报.-2
-31-566

黄纂医学要诀四种序/黄春岩//三三医报.-2-
31-565

黄慈哉

十四经络与内分泌腺/黄慈哉//针灸杂志.-4-34-109

释脾俞胃俞治肠胃病是对症疗法/黄慈哉//针灸杂志.-4-34-204

黄旦元

膈病/黄旦元//光华医药杂志.-4-39-553

黄诞英

天花/黄诞英//神州国医学报.-4-18-342

黄道六

疹病/黄道六//光华医药杂志.-4-38-547

黄德祥

临证笔录/黄德祥//国医杂志.-4-13-111

黄鼎瑚

肺结核之诊断/黄鼎瑚//德华医学杂志.-1-38-455

痔之略论/黄鼎瑚//德华医学杂志.-1-39-156

黄敦汉

钩考仲景脉法新解释(连载)/黄敦汉//神州国医学报.-4-15-66,120,169

救瘟辑要(连载)/黄敦汉//神州国医学报.-4-15-349,388,450,482

伤寒论少阴篇末条改注一则/黄敦汉//神州国医学报.-4-15-599

田俞讼案之检讨/黄敦汉//神州国医学报.-4-15-217

我也谈谈中华医学会请驳斥国医条例的话/黄敦汉//神州国医学报.-4-15-162

新年祝辞/黄敦汉//神州国医学报.-4-15-214

与神州国医学报编辑书/黄敦汉//神州国医学报.-4-17-406

黄　芳

论改进中医科学化之我见/黄芳//国医砥柱月刊.-5-18-402

黄非病

眼科经验录/黄非病//神州国医学报.-4-15-477

黄凤龙

答黄君鹤祥之疑问/黄凤龙//医界春秋.-3-14-438

黄　郢

题词/黄郢等//北平医药月刊.-5-9-9,10,11,12,13,14,15,16,17,18,19,135,136,137,138,139,140,141,142,143,144,257,258,259,260,261,262,263,264

黄馥生

问耳鸣治法/黄馥生//三三医报.-2-29-258

黄馥秀

小孩节食警言/黄馥秀//中西医学报.-1-34-111

黄刚木

谈何笑君中西医学平等待遇辩止/黄刚木//国医砥柱月刊.-5-18-632

黄镐京

社友黄镐京医案(连载)/黄镐京//医学报.-1-4-189,222

黄冠三

问耳鸣治法/黄冠三//绍兴医药学报星期增刊.-1-21-238

黄贯虹

寒窗夜雨录/黄贯虹//国医杂志.-4-5-503

黄广田

洁净局代表复本会书/黄广田//国医杂志.-4-5-390

黄国材

半边散经验录/黄国材//医学杂志.-2-18-83

蚌壳粉治胃痛之研究/黄国材//医学杂志.-2-7-355

产后胻疽之原因证候病理诊断治法处方并中西应用有效之验方/黄国材//医学杂志.-2-17-356

产后子宫不收缩治验/黄国材//医学杂志.-2-18-330

答陈守真君再问孕双胎治/黄国材//绍兴医药学报星期增刊.-1-21-302

答独善问新绛/黄国材//绍兴医药学报星期增刊.-1-21-388

答范琦君问父病痰症治法/黄国材//绍兴医药学报星期增刊.-1-21-159

答肛门出虫治法(二)/黄国材//绍兴医药学报星期增刊.-1-22-102

答贡三君问治瘰疬之法/黄国材//绍兴医药学报星期增刊.-1-22-94

答胡天宗君妇科治法/黄国材//绍兴医药学报星期增刊.-1-22-149

答刘焕章君问孕妇足疾治法/黄国材//绍兴医药学报星期增刊.-1-21-167

答刘希文君问难四则/黄国材//绍兴医药学报星期增刊.-1-22-210

答卢育和君问唇疔经验良方/黄国材//绍兴医药学报星期增刊.-1-21-126

答卢育和君质疑十则/黄国材//绍兴医药学报星期增刊.-1-21-294

答山东王肖舫君问药性/黄国材//绍兴医药学报星期增刊.-1-21-388

答沈耕莘君问目疾方义/黄国材//绍兴医药学报星期增刊.-1-21-389

答沈耕莘君问目疾治法/黄国材//绍兴医药学报星期增刊.-1-21-158

答沈仲圭君疑问四则/黄国材//绍兴医药学报星期增刊.-1-21-247

答守一氏问遗精症治法/黄国材//绍兴医药学报星期增刊.-1-21-103

答汤雨霖君问大蒜轻粒治愈牙痛之理/黄国材//绍兴医药学报星期增刊.-1-21-92

答汤雨霖君问怪蛋之理/黄国材//绍兴医药学报星期增刊.-1-21-92

答王肖舫君质疑各则/黄国材//绍兴医药学报星期增刊.-1-21-294

答问金鸡纳霜/黄国材//绍兴医药学报星期增刊.-1-21-388

答吴铁忱君问胸部跳动治法/黄国材//绍兴医药学报星期增刊.-1-21-168

答武陈林慕陶君问内经灵枢癫狂篇中疑义/黄国材//绍兴医药学报星期增刊.-1-21-5

答息园君问瘰病治法/黄国材//绍兴医药学报星期增刊.-1-22-31

答杨燧熙君问西药/黄国材//绍兴医药学报星期增刊.-1-21-211

答有青君令正经病治法/黄国材//绍兴医药学报星期增刊.-1-22-336

答余春轩君问瘰病药之禁忌/黄国材//绍兴医药学报星期增刊.-1-22-131

答袁君乃郎头面肿方/黄国材//绍兴医药学报星期增刊.-1-22-336

答张汝伟君问小儿头大之理/黄国材//绍兴医药学报星期增刊.-1-21-212

癫犬咬治法/黄国材//医学杂志.-2-6-222

癫痫证特效之秘方试举中外古今文献分别考证以说明之/黄国材//医学杂志.-2-18-42

痘非胎毒论/黄国材//绍兴医药学报.-1-16-411//沈阳医学杂志.-3-2-20

读陈伯涛先生所作眼珠见风流泪有感而言/黄国材//医学杂志.-2-17-138

读时令病学书后/黄国材//医学杂志.-2-17-329

读中国妇科学书后/黄国材//医学杂志.-2-18-16

发明治疯犬咬伤已发作之验方(一)/黄国材//绍兴医药学报星期增刊.-1-22-244

防已之成分及效验/黄国材//医学杂志.-2-5-221

蜂窝织炎良方(即颜面疗)/黄国材//沈阳医学杂志.-3-2-40

腹诊之源流及实施法/黄国材//医学杂志.-2-18-39

改良中药之办法/黄国材//医学杂志.-2-18-499

个人临床最精审之验案及确有奇效之秘方/黄国材//医学杂志.-2-18-331

关于痫症之验案试分别虚实寒热列举实在病症经过以证明之/黄国材//医学杂志.-2-16-583

国家在行政上对于中医中药须有如何之设施始能与西医立于平等地位以达发扬国粹利济民生之目的/黄国材//医学杂志.-2-17-329

鹤膝风治验/黄国材//医学杂志.-2-10-482

黑热病与中医所述之癗病是否相同试参合中西学说就其原因症候病理等互相考证并详述其治法及处方/黄国材//医学杂志.-2-17-42

红血轮中之新发明/黄国材//医学杂志.-2-6-189

花柳病之研究/黄国材//医学杂志.-2-18-248

江西宜春黄国材先生来函/黄国材//医学杂志.-2-15-631

近人有谓伤寒论为综治急性热病之书者果如所言凡遇急性热病概以伤寒之方为出入有无扞格抵牾试就经验以言之/黄国材//医学杂志.-2-17-338

近日黄医生草验案/黄国材//绍兴医药学报星期增刊.-1-21-335

精神疗法在医学上之价值/黄国材//医学杂志.-2-18-533

精神卫生之原理及其促进人体健康之功效/黄国材//医学杂志.-2-17-166

救服毒良药/黄国材//绍兴医药学报.-1-16-544

科学研究鹿茸之报告/黄国材//医学杂志.-2-18-43

口渴科学解释/黄国材//医学杂志.-2-18-329

历代心理疗法之解释/黄国材//医学杂志.-2-18-312

痢病中西诊治优劣论/黄国材//绍兴医药学报.-1-17-210

痢疾经验谈/黄国材//医学杂志.-2-16-125

六气与疾病之关系/黄国材//医学杂志.-2-17-339

论陈皮/黄国材//绍兴医药学报.-1-18-36

论胡椒/黄国材//绍兴医药学报.-1-18-36

论蚯蚓/黄国材//绍兴医药学报.-1-18-36

论延胡索/黄国材//绍兴医药学报.-1-18-36

麻风病治法/黄国材//医学杂志.-2-4-353

马宝之性状功效制法用法用量配合禁忌及医疗应用/黄国材//医学杂志.-2-17-48

脉学新解/黄国材//医学杂志.-2-16-434

慢性鼻炎之研究/黄国材//医学杂志.-2-16-484

男女成胎论/黄国材//沈阳医学杂志.-3-3-125

男女双胎说/黄国材//绍兴医药学报星期增刊.-1-21-320

脑出血之原因证候病理诊断治法试列举中外医书所列之记载并附列实用有效之验方及秘方/黄国材//医学杂志.-2-18-52

牛疫预防兼问治法/黄国材//绍兴医药学报星期增刊.-1-22-473

疟疾中西诊治论/黄国材//绍兴医药学报.-1-17-92

普济半边散/黄国材//医学杂志.-2-16-282

奇案二则/黄国材//绍兴医药学报星期增刊.-1-21-255

气化实质合参验案(肋膜炎寒性)/黄国材//医学杂志.-2-14-339

轻性痫症与重性痫症在原因症候诊断治疗上之分别并附列中西医实验之方剂及民间有效之验方/黄国材//医学杂志.-2-16-576

人身之血由电气升降论/黄国材//医学杂志.-2-15-254

三年胃病一旦告痊/黄国材//三三医报.-2-29
-265

伤寒(感冒)新理论/黄国材//绍兴医药学报.-1
-19-114

伤寒金匮二书历代医家极为推崇吾人临床治病
仅凭二书能否肆应无穷试就实际状况及个人
经验详细言之/黄国材//医学杂志.-2-17
-41

伤寒金匮注释纷纭究竟以何种体例为折衷试举
例说明之/黄国材//医学杂志.-2-18-128

伤寒温热瘟疫三种病症传流之历史考/黄国材
//医学杂志.-2-17-272

伤寒新理论/黄国材//沈阳医学杂志.-3-2
-150

伤暑新理论/黄国材//绍兴医药学报.-1-19-
116//沈阳医学杂志.-3-2-152

舌苔可刮净为虚寒症辨/黄国材//医学杂志.-2
-16-58

生姜泻心汤解/黄国材//医学杂志.-2-15
-410

生药与化学药在治疗上之利弊/黄国材//医学
杂志.-2-17-487

实行中医中药公有制应采若何之方法与步骤方
可推行顺利试详言之/黄国材//医学杂志.-2
-18-28

试就临床之经验及参合古今中西名家之著述确
实诊断妇人妊娠期之特有现象详细说明之/
黄国材//医学杂志.-2-16-358

试列举中医之理学疗法并阐发其精义/黄国材
//医学杂志.-2-18-518

试述沙眼症之原因症候病理诊断及类证鉴别并
详述中西应用有效之验方/黄国材//医学杂
志.-2-16-354

讨论伤寒温病是否以寒热多少为标准意见书/
黄国材//医学杂志.-2-17-216

痛风与关节及肌肉偻麻质斯在证候上经过上诊
断上治疗上方法上有无各异之点试分别述之
/黄国材//医学杂志.-2-18-40

头痛之妙药/黄国材//三三医报.-2-31-281

痿痹脚气之原因症候病理诊断治法处方并中西

医应用有效之验方试分别言之/黄国材//医
学杂志.-2-17-162

问百四十五/黄国材//绍兴医药学报.-1-16
-97

问治疗之法/黄国材//三三医报.-2-29-265

问猪鼻孔草/黄国材//绍兴医药学报星期增刊
.-1-21-300

五行不足凭说/黄国材//绍兴医药学报.-1-16
-327

痫病之病灶何在及其根治之简便方法/黄国材
//医学杂志.-2-18-143

痫症患者日常生活之卫生法/黄国材//医学杂
志.-2-18-67

痫症疗法/黄国材//三三医报.-2-31-281

痫症用马宝是否确效用法如何各举临诊验案以
证明之/黄国材//医学杂志.-2-18-414

痫症与癫狂症在症候诊断治疗上之区别以及其
他类证鉴别法/黄国材//医学杂志.-2-16
-579

消化器病论/黄国材//医学杂志.-2-15-255

消化器病胃溃疡疗法/黄国材//医学杂志.-2-
15-50

哮喘病中西医学说比较观/黄国材//医学杂志
.-2-18-322

泄泻新论/黄国材//医学杂志.-2-5-191

血证之疗治/黄国材//医学杂志.-2-4-335

循环器病学(连载)/黄国材//医学杂志.-2-16
-106,160,261

医学史疾病史编纂之体例试举例以说明之/黄
国材//医学杂志.-2-18-129

医学宜从实验说/黄国材//绍兴医药学报.-1-
18-73

再答王肖舫君问采芸面/黄国材//绍兴医药学
报星期增刊.-1-21-388

诊断学西法优于中法说/黄国材//绍兴医药学
报.-1-15-380

整理千金外台二书使合于现代应用宜采何种方
法望举例说明之/黄国材//医学杂志.-2-18
-127

治疗验方(生于唇鼻部)/黄国材//医学杂志.-2

－4－351

中西病理学与诊断学试比较其优点及缺点试分别说明之/黄国材//医学杂志.-2-18-41

中西处方比较观/黄国材//医学杂志.-2-18-76

中西合诊验案/黄国材//医学杂志.-2-14-513

中西合治二则/黄国材//复兴中医.-5-31-31

中西合治治愈(二则)/黄国材//医学杂志.-2-6-378

中西医之对症疗法是否相同并其临床成绩之比较/黄国材//医学杂志.-2-17-489

中西诊脉之异同及其得失比较观/黄国材//医学杂志.-2-17-268

中药如全依照科学方法精制后是否能维持原有之效用望详论之/黄国材//医学杂志.-2-18-38

中医病理学向无专书巢氏病源单以症候为主如参合西医病理通论而变通之其体例及取材之标准试各举所知以资研究/黄国材//医学杂志.-2-17-267

中医当前之问题曰整理与改进但整理之工作改进之事项学者见仁见智各异旨趣试抒个人心得以批判之/黄国材//医学杂志.-2-17-128

中医的进化究竟在哪里/黄国材//医学杂志.-2-18-221

中医对于防疫知识应有之训练暨办法/黄国材//医学杂志.-2-17-446

中医对于卫生行政应有之设施及设施之步骤/黄国材//医学杂志.-2-17-232

中医科学化之研究/黄国材//医学杂志.-2-17-437

中医所说之奔豚症试以现代西医证明为何种病症并详述其原因症候病理诊断治法类症鉴别及中西应用之处方/黄国材//医学杂志.-2-16-356

中医学在学术上治疗上政治上公共卫生上业务上经如何之改进整理方可与西医平行发展而不为天演所淘汰试详言之/黄国材//医学杂

志.-2-18-33

中医药与公共卫生之设施/黄国材//医学杂志.-2-17-445

中医预防传染病之方法及药剂/黄国材//医学杂志.-2-17-26

中医在治疗上应如何改善方有长足之进步/黄国材//医学杂志.-2-17-492

中医中药公有制在国计民生上有何利益按吾国目前之社会状况能否推行顺利试就各方实际情形论列之/黄国材//医学杂志.-2-17-331

浊症之区别/黄国材//医学杂志.-2-10-482

紫苏止血之经验/黄国材//医学杂志.-2-4-351

左手无名指外侧麻木试探其原因病理并拟适当之疗法/黄国材//医学杂志.-2-18-415

黄国亮

高年肠躁之简易治疗法/黄国亮//光华医药杂志.-4-39-133

喉症之病理与治疗/陈子开,黄国亮//光华医药杂志.-4-36-463

走马疳论治/黄国亮//中医世界.-3-37-117

黄国林

答江都陈龙池君问友人中风病/黄国林//绍兴医药学报星期增刊.-1-21-23

黄国祥

肺结核之诊断及其疗法/黄国祥//医界春秋.-3-14-129

胃病之分类研究/黄国祥//医界春秋.-3-12-209

问颈项酸痛歪斜治法/黄国祥//医界春秋.-3-12-280

证治杂记/黄国祥//神州国医学报.-4-16-401

黄海平

论运动之功效/黄海平//中西医学报.-1-30-405

黄海阳

痘症发挥(连载)/黄海阳(著);徐伯琴,徐克人(录)//光华医药杂志.-4-38-366,463.-4-39-54,226

黄 翰

论针术/黄翰//针灸杂志.-4-29-136

针灸治疗秘笈跋/黄翰//针灸杂志.-4-30-111

黄和如

怀孕三年未产征求其理及治法/黄和如//医界春秋.-3-14-36

黄鹤祥

疑问征答/黄鹤祥//医界春秋.-3-14-150

黄 花

病家忌口常识/黄花//现代医药月刊.-4-27-387

病人疗养中的卫生常识/黄花//现代医药月刊.-4-27-97

茶叶能杀灭虎烈拉菌/黄花//医林一谔.-4-11-484//现代医药月刊.-4-27-428

头部突然隆起的怪病/黄花//现代医药月刊.-4-27-348

夏令卫生之要点/黄花//现代医药月刊.-4-27-499

烟瘾之原因及自然戒除法/黄花//现代医药月刊.-4-27-554

黄 华

对于中医组织研究会准备将来加入学系之我见/黄华//医界春秋.-3-6-30

黄华官

能移动的痈毒/黄华官//现代中医.-4-43-597

黄惠初

废止五行生克问题之正确解决/黄惠初//绍兴医药学报.-1-11-421

问六十六/黄惠初//绍兴医药学报.-1-12-519

黄惠嘉

国民拒毒运动两年来之回顾/钟可托,黄惠嘉//中西医学报.-1-37-43

黄惠健

余姚中医联合会宣言/黄惠健,李建新,于白萍//三三医报.-2-36-264//中医杂志(广东).-3-4-194

黄慧慈

金针何以能统治百病论/黄慧慈//针灸杂志.-4-29-242

黄季陆

关于废止中医的我见/黄季陆//杏林医学月报.-3-17-73

黄坚白

铁樵函授医学学员课艺选刊:伏暑之病因如何/黄坚白//铁樵医学月刊.-4-44-30

铁樵函授医学学员课艺选刊:诊脉应先明了脉之原理试述其要(其二)/黄坚白//铁樵医学月刊.-4-44-118

铁樵医药事务所读者园地:读霍乱新论书后(其六)/黄坚白//铁樵医学月刊.-4-44-618

铁樵医药事务所读者园地:痛觉诊断辨(其四)/黄坚白//铁樵医学月刊.-4-44-723

黄剑纯

安胎之研究(辟安胎偏信黄芩)/黄剑纯//现代中医.-4-42-464

温邪夹湿治验案/黄剑纯//现代中医.-4-42-523

黄健亚

为颂光华三周纪念说到凤山寺保安堂学医的经过/黄健亚//光华医药杂志.-4-40-334

黄介青

敬祈治疗年久聤耳法/黄介青//三三医报.-2-29-544

敬问左脉弦洪右部无脉之治法/黄介青//三三医报.-2-29-543

小便不通古方治验/黄介青//三三医报.-2-29-557

黄金若

唇风/黄金若//光华医药杂志.-4-37-366

妇人病/黄金若//光华医药杂志.-4-38-82

秘方公开/黄金若//光华医药杂志.-4-37-460

治妇女逆经痛特效方/黄金若//光华医药杂志.-4-37-521

黄警顽

能食细菌之司徒其/黄警顽//光华医药杂志.-4-41-290

黄镜庭

项疬治验笔记/黄镜庭//中医杂志.-2-25-69

黄炯臣

临证录(连载)/黄炯臣//国医杂志.-4-12-33,164,429.-4-13-41,105

黄炯匡

热病症治之沿革考/黄炯匡//现代中医.-4-42-280

黄橘泉

远志之研究/沈仲圭,黄劳逸,黄橘泉//光华医药杂志.-4-35-40

黄觉人

医案日记偶录/黄觉人//中西医学报.-1-25-136

黄俊民

针灸治验报告/黄俊民//针灸杂志.-4-34-226

黄恪勤

焦馆长陈理事长莅粤/黄恪勤//国医公报.-4-26-336

论卫生署设中医委员会/黄恪勤//光华医药杂志.-4-41-446

王应榆发表国医谈话/黄恪勤//国医公报.-4-26-447

黄肯堂

催刊本社各名著函/黄肯堂//绍兴医药学报.-1-17-47

对于西医动以科学二字尊己欺人为简要之辩驳/黄肯堂//医学杂志.-2-13-291

匏庵医话竹枝词/黄肯堂//神州医药学报.-1-46-541

匏庵医话赘吟/黄肯堂//绍兴医药学报.-1-18-172

为检定医生与补习学校征集意见并催联会进行/黄肯堂//三三医报.-2-30-297

中华医药学会侮辱国医/黄肯堂,周纯碬,杨云泉,查贡甫等//医林一谔.-4-8-291

黄劳逸

贝母/黄劳逸,沈仲圭//自强医学月刊.-3-41-199

本草学(连载)/黄劳逸//国药新声.-5-24-273,390.-5-25-47,157,276,434,560.-5-26-93,221,359,472,602//国医新声.-5-27-67,196,302,398,482,560,644//国药新声.-5-28-40,123

驳复叶橘泉先生书/黄劳逸//中西医药.-5-13-166

蟾酥/黄劳逸//国药新声.-5-23-317

创设国药制药厂计划书/沈仲圭,黄劳逸//医学杂志.-2-15-368

促进国药通讯社组织成立/黄劳逸,沈仲圭//医林一谔.-4-9-475

肺痨病各期之分类治疗法(连载)/黄劳逸//国药新声.-5-28-266,361,515

国产药物甘草之研究/叶橘泉,黄劳逸//医界春秋.-3-9-164

国产药物麻黄之研究/黄劳逸//国药新声.-5-22-394

国产药物之研究(甘草)/黄劳逸,叶橘泉//医林一谔.-4-9-153

国药槟榔之研究/黄劳逸//国药新声.-5-22-494

国药大黄之研究/黄劳逸//国药新声.-5-22-312

国药钩吻之研究/黄劳逸//国药新声.-5-22-582

国药万年青之研究/黄劳逸//国药新声.-5-23-45

国药乌头之研究/黄劳逸//国药新声.-5-22-228

国医药物学(连载)/黄劳逸(编);朱仁康(增意)//国医导报.-5-29-190,243

汉药鹬鸪菜之研究/黄劳逸//医林一谔.-4-10-75

敬告仅识汉文之有志研究国药者/黄劳逸//中西医药.-5-12-294

酒与人生/黄劳逸//国医导报.-5-29-200

咳嗽与咯痰之种类及镇咳祛痰之药剂/沈仲圭,黄劳逸//医学杂志.-2-14-579

梦与人生/黄劳逸//国医导报.-5-29-154

癖之治法/黄劳逸//国医导报.-5-29-238

评最近出版的国药书籍/黄劳逸//中西医药.-5-12-503

王治华医案序/黄劳逸,沈仲圭//华西医药杂志.-5-37-179

无药治疗法/黄劳逸//国药新声.-5-24-45

序范注汤头歌诀/黄劳逸//国药新声.-5-24-565

燕窝/黄劳逸//复兴中医.-5-31-275

药用食物落花生之研究/沈仲圭,黄劳逸//神州国医学报.-4-14-372

乙醇/黄劳逸//国药新声.-5-23-584

阴阳五行今释/黄劳逸//国药新声.-5-23-197

远志之研究/沈仲圭,黄劳逸,黄橘泉//光华医药杂志.-4-35-40

镇咳祛痰之药剂/沈仲圭,黄劳逸//复兴中医.-5-31-91

治华医案序/沈仲圭,黄劳逸//医学杂志.-2-18-452

黄　连

异哉医学世界之言/黄连//神州医药学报.-1-43-141

黄良安

福建长乐县黄良安先生来函/黄良安//医学杂志.-2-16-382

黄良安先生关于中国医药建设问题函/黄良安//医学杂志.-2-17-59

两种难症/黄良安//医学杂志.-2-16-390

问药/黄良安//绍兴医药学报星期增刊.-1-21-406

疑问三则/黄良安//医学杂志.-2-17-182

疑问五则/黄良安//医学杂志.-2-16-599

质疑/黄良安//现代医药月刊.-4-27-395

黄迈廷

南洋古毛埠黄迈廷先生来函/黄迈廷//医界春秋.-3-8-70

问癫狂病之治法/黄迈廷//医界春秋.-3-7-358

问久咳痰结核之治法/黄迈廷//医界春秋.-3-7-419

黄眉孙

病内科用外治说/黄眉孙//神州医药学报.-1-

44－123

病重药轻之关系/黄眉孙//绍兴医药学报.－1－
15－353

驳张君汝伟驳食饭说/黄眉孙//绍兴医药学报
.－1－15－281

陈姓产妇治验/黄眉孙//绍兴医药学报.－1－11
－323

答案五则/黄眉孙//神州医药学报.－1－46
－365

答钱君星若问症/黄眉孙//神州医药学报.－1－
46－92

答沈德泰兄问其妻病症书/黄眉孙//绍兴医药
学报.－1－11－534

答苏君雨田诊验质疑/黄眉孙//绍兴医药学报
.－1－10－330

答一/黄眉孙//神州医药学报.－1－43－538

打擂台/黄眉孙//绍兴医药学报.－1－15－511

防疫论/黄眉孙//神州医药学报.－1－45－231

甘澜水说/黄眉孙//神州医药学报.－1－46－42

广药物当明制剂论/黄眉孙//神州医药学报.－1
－44－107

海外医谈/黄眉孙//神州医药学报.－1－44－
91,187,290 .－1－45－400 .－1－46－238

海外医谈二则/黄眉孙//绍兴医药学报.－1－14
－397

寒温疾之类点与辨别/黄眉孙//神州医药学报
.－1－47－233

喉症/黄眉孙//绍兴医药学报.－1－10－281

鉴别生死说十种(连载)/黄眉孙//神州医药学
报.－1－46－37,160

惊风脾风说/黄眉孙//绍兴医药学报.－1－11
－22

灸法治肿胀记/黄眉孙//神州医药学报.－1－45
－577

救急针灸教科序/黄眉孙//神州医药学报.－1－
45－375

痢疾养息法/黄眉孙//绍兴医药学报.－1－11
－289

论南洋新加坡华人不善用泻药之害/黄眉孙//
神州医药学报.－1－43－100

论星洲去年之伤风传染症/黄眉孙//绍兴医药
学报.－1－15－441

论针灸为宜保存之国粹/黄眉孙//神州医药学
报.－1－43－480

脉诀云营行脉中卫行脉外请问卫气之行果从何
道说/黄眉孙//绍兴医药学报.－1－11－247
//神州医药学报.－1－46－36

勉励神州医药总会同人骈文/黄眉孙//神州医
药学报.－1－44－89

南洋猪毛痧症说/黄眉孙//神州医药学报.－1－
46－43

皮肤受邪说/黄眉孙//绍兴医药学报.－1－13
－82

儒医黄眉谷先生传/黄眉孙(录)//绍兴医药学
报.－1－13－78

少阴症得之二三日以上心烦不得卧者黄连阿胶
汤主之论/黄眉孙//神州医药学报.－1－45－
239 //绍兴医药学报.－1－11－244

沈君守元气化原则论质疑/黄眉孙//神州医药
学报.－1－43－439

沈君守元人生于气不生于精病在于气不在于形
再质疑/黄眉孙//神州医药学报.－1－45
－273

沈姓产妇治验/黄眉孙//绍兴医药学报.－1－11
－324

审症用药当去偏见论/黄眉孙//绍兴医药学报
.－1－10－311

鼠疫初起一二日尚未起核与外感发热有何分别
说(连载)/黄眉孙//绍兴医药学报.－1－11－
132,191

鼠疫琐闻/黄眉孙//绍兴医药学报.－1－13
－183

说鬼/黄眉孙//绍兴医药学报.－1－10－361

痰声如曳锯并以答匡君第春/黄眉孙//神州医
药学报.－1－46－40

同济医院考取卷/黄眉孙//绍兴医药学报.－1－
15－504

问症两则/黄眉孙//神州医药学报.－1－44－161

误请先生/黄眉孙//绍兴医药学报.－1－14
－345

西医/黄眉孙//绍兴医药学报.-1-10-583

先闻教育部有废中医之意继闻余伯陶先生倡办
　医学总会并诸君子联合请愿感赋二律/黄眉
　孙//神州医药学报.-1-45-507

心理与医道之关系说/黄眉孙//绍兴医药学报
　.-1-10-295

虚证久病慎用细辛说/黄眉孙//神州医药学报
　.-1-46-485

阳明症发热其胃枯燥坚硬如块说/黄眉孙//绍
　兴医药学报.-1-11-288

阳明症则宗筋纵带脉不引故足痿不用论/黄眉
　孙/绍兴医药学报.-1-13-86

阳气衰于下则为寒厥阴气衰于下则为热厥论/
　黄眉孙//绍兴医药学报.-1-11-77//神州
　医药学报.-1-46-362

益母草详考/黄眉孙//神州医药学报.-1-44
　-43

与病家争论寒热虚实说/黄眉孙//绍兴医药学
　报.-1-12-349

与卢君育和研究帝丁治验说/黄眉孙//神州医
　药学报.-1-46-524

与任君养和研究用烙针法/黄眉孙//神州医药
　学报.-1-46-523

与晓峰先生论老人软脚书/黄眉孙//绍兴医药
　学报.-1-13-156

与医药界同人订约约法三章/黄眉孙//神州医
　药学报.-1-44-211

与张君汝伟商榷头顶疼两肩疼目疼鼻疼喉疼药
　方/黄眉孙//绍兴医药学报.-1-16-146

阅振南日报医药论书后/黄眉孙//神州医药学
　报.-1-44-209

针灸教科讲义/黄眉孙//神州医药学报.-1-46
　-55

针灸医案四则/黄眉孙//神州医药学报.-1-44
　-239

诊治产后当分五级时期说/黄眉孙//神州医药
　学报.-1-47-231

黄楣孙

大便之研究/黄楣孙//绍兴医药学报.-1-14
　-333

凡热证经大汗大吐大下后须防亡阳说/黄楣孙
　//绍兴医药学报.-1-15-43

伤风传染症/黄楣孙//绍兴医药学报.-1-15
　-51

食面板/黄楣孙(著);裴吉生(校)//绍兴医药学
　报.-1-15-487

新加坡同济医院考医纪略/黄楣孙//绍兴医药
　学报.-1-17-241

新加坡同济医院情形/黄楣孙(著);裴吉生(校)
　//绍兴医药学报.-1-15-481

椰气伤人/黄楣孙(著);裴吉生(校)//绍兴医药
　学报.-1-15-485

黄孟箸

普通摄生法/黄孟箸//中西医学报.-1-23-433

黄勉之

中风惊风异流而同源治验/黄勉之//神州医药
　学报.-1-45-69

黄明三

答兰君逸征求发乳方法/黄明三//医界春秋.-3
　-11-28

答韦雍普君问中风半身不遂证二则/黄明三,覃
　益明//医界春秋.-3-11-25

皮肤病征求特效疗法/黄明三//医界春秋.-3-
　11-129

治断婴儿哺乳而遇乳胀方/黄明三//医界春秋
　.-3-11-132

治生乳疮法/黄明三//医界春秋.-3-11-132

黄培元

伏暑秋发论/黄培元//三三医报.-2-35-437

怪症治愈记/黄培元//杏林医学月报.-3-22
　-555

医师模范五则/黄培元//绍兴医药学报.-1-20
　-482

恽铁樵先生论/黄培元//杏林医学月报.-3-23
　-11

黄其琮

整理中国医籍刍议/黄其琮//医学杂志.-2-14
-553 //中医世界.-3-29-28 //医林一谔.-
4-10-493

黄启昌

恳请王慎轩先生指示温经汤治愈崩漏之原理函
/黄启昌//苏州国医杂志.-5-1-46

黄启厚

呕血证治法/黄启厚//杏林医学月报.-3-23
-352

黄　谦

附医士黄谦致南阳县县长王幼侨函/黄谦//国
医公报.-4-21-322

复中央国医馆书(附中央国医馆来函附审查统
一病名草案意见书)/陆渊雷,黄谦//中医新
生命.-5-6-232

中央国医馆编审委员黄谦周柳亭等联合首都国
医药界同仁募捐重修南阳医圣祠呈请本馆备
案文/黄谦等//医学杂志.-2-16-131 //现
代医药月刊.-4-27-478

中央国医馆议修仲圣祠原文/黄谦等//国医文
献.-5-15-27

黄去陈

答百零六/黄去陈//绍兴医药学报.-1-16-89

答云间朱振华问脚气方法/黄去陈//绍兴医药
学报星期增刊.-1-21-27

答周小农君问代米食法/黄去陈//绍兴医药学
报星期增刊.-1-21-27

腹痛奇案/黄去陈//绍兴医药学报星期增刊.-1
-21-3

黄全卿

肺痨/黄全卿//光华医药杂志.-4-39-359

黄全省

为中西医进一言/黄全省//国医砥柱月刊.-5-

18-361

黄任潮

我们怎样去发扬国医的学术(连载)/黄任潮//
光华医药杂志.-4-38-302,425.-4-39-
23,115,201

黄任恒

答复廉州珍珠出产已少/黄任恒//绍兴医药学
报星期增刊.-1-22-187

答复粤中仅有洋珠及龙涎奇楠价/黄任恒//绍
兴医药学报星期增刊.-1-22-243

黄荣邨

痔疾琐言/黄荣邨//中医指导录.-4-3-74

黄儒珍

三阴三阳与原子构造论/黄儒珍//国药新声.-5
-23-359

黄儒真

痉病析义/黄瑞书,黄儒真//国医导报.-5-29-
183

黄瑞书

痉病析义/黄瑞书,黄儒真//国医导报.-5-29-
183

黄润光

黄纂医学要诀四种刊误表/黄润光//三三医报
.-2-30-96

黄润生

针灸验案九则/黄润生//针灸杂志.-4-29
-320

黄润书

黄润书君来函/黄润书//新中医刊.-5-20
-525

黄韶苍

中国医学杂志创刊行世纪念/黄韶苍//国医砥
　　柱月刊.-5-18-540

黄少波

古方加减法略论/黄少波//国医杂志.-4-5
　　-253

伤寒脉结代心动悸炙甘草汤主之释义/黄少波
　　//国医杂志.-4-5-159

黄少伯

感怀(七律二首)/黄少伯//国医杂志.-4-6
　　-275

黄绍声

问药性/黄绍声//绍兴医药学报星期增刊.-1-
　　22-20

询解经义及出处/黄绍声//绍兴医药学报星期
　　增刊.-1-22-20

黄绍珣

神农本经释例/莫枚士(遗著);黄绍珣(录存)//
　　三三医报.-2-34-175

黄　社

黄社解散通告/黄社//中医杂志.-2-23-59

黄社经

我国医药界在美国之进展/黄社经//国医公报
　　.-4-24-149//光华医药杂志.-4-38-480

黄胜白

医药脞谈/黄胜白//新中医刊.-5-20-208

黄圣白

谈革新中华医药之初步工作/黄圣白//新中华
　　医药月刊.-5-35-59

铁樵函授医学课艺选刊:热病正义(其二)/黄圣
　　白//铁樵医学月刊.-4-44-385

铁樵函授医学学员课艺选刊:试约举病而见浮

脉之理(其五)/黄圣白//铁樵医学月刊.-4-
　　44-265

黄师岐

吴鞠通之章氏棒喝谵语评/黄师岐//绍兴医药
　　学报.-1-18-108

医生之责任/黄师岐//绍兴医药学报.-1-17
　　-285

黄始明

论清剂中退热之作用/黄始明//国医砥柱月刊
　　.-5-18-494

黄寿衮

瘟痧证治要略序/黄寿衮//绍兴医药学报.-1-
　　13-109

医士道叙/黄寿衮//绍兴医药学报.-1-12-21

增订医医病书序/黄寿衮//绍兴医药学报.-1-
　　9-533

黄述岐

海氏带与针灸术之研究/黄述岐//针灸杂志.-4
　　-31-21

马丹阳学道轶事/黄述岐//针灸杂志.-4-31
　　-84

十二经井荥俞经合治症主要浅注/黄述岐//针
　　灸杂志.-4-32-411

针灸术关于神经生理之特征/黄述岐//针灸杂
　　志.-4-32-60

黄树荣

颂词/黄树荣等//杏林医学月报.-3-16-6,7,
　　7,8,8,8

问敝友璜溪君腿膝臀疼痛治法/黄树荣//绍兴
　　医药学报星期增刊.-1-22-459

问痫症治法/黄树荣//绍兴医药学报星期增刊
　　.-1-22-125

问疫症治法/黄树荣//绍兴医药学报星期增刊
　　.-1-22-95

致袁君函/黄树荣//三三医报.-2-31-455

黄树洲

肝风病名发挥/黄树洲//新中医刊.－5－20－140

黄水如

汗吐下和四法论/黄水如//中医杂志.－2－19－454

亡血家忌汗与伤寒致血者麻黄汤主之辨/黄水如//中医杂志.－2－19－222

黄硕夫

铁樵函授医学学员课艺选刊:伤寒论所称六经其定义云何(四)/黄硕夫//铁樵医学月刊.－4－44－22

黄思礼

笔谈三则/黄思礼//中医杂志.－2－26－407

临证笔谈/黄思礼//中医杂志.－2－26－242

眼科笔记/黄思礼//中医杂志.－2－27－372

黄松潜

答舒城宋季良君问顽癣治法/黄松潜//医界春秋.－3－7－24

黄颂和

万年青可制为国产强心药/黄颂和//国医导报.－5－29－98

黄素庵

中医学术源流及其盛衰之检讨/黄素庵//光华医药杂志.－4－38－311

黄惕生

蝴蝶草/黄惕生//医界春秋.－3－14－496

疑问二则/黄惕生//光华医药杂志.－4－38－530

黄天士

伤寒脉浮滑此表有热里有寒白虎汤主之论/黄天士//杏林医学月报.－3－16－462

太阳病脉浮紧无汗发热身疼痛一节下文衄乃解麻黄汤主之又衄家不可发汗汗出必额上陷一节均是衄耳一用麻黄一禁发汗词旨互异其义何居(连载)/黄天士//杏林医学月报.－3－16－32,61

黄　恬

奇经八脉论/黄恬//针灸杂志.－4－30－407

黄庭钧

食养疗法新编(连载)/包增益(编);黄庭钧(校)//中国医药月刊.－5－33－189,375

黄万安

治疟之研究/黄万安//医林一谔.－4－10－462

黄渭南

六泻心之异同/黄渭南//国医杂志.－4－12－28

黄渭卿

臂伤治验方/黄渭卿//中医杂志.－2－20－115

非常灵验之三方/黄渭卿//自强医学月刊.－3－40－607

根治吐血肺痨药草之研究/黄渭卿//医界春秋.－3－7－536

吐血肺痨药草之发见/黄渭卿//医林一谔.－4－9－464

黄渭清

赠送神秘的吐血肺痨药草/黄渭清//国医正言.－5－4－496

黄文东

儿科学之一角/黄文东//国医杂志.－4－12－359

金匮积聚病中之肝著肾著病解/黄文东//中医世界.－3－36－109

痰饮论/黄文东//中医世界.－3－36－15

温病可否有外感伏气之分别征文四:温热概论/黄文东//现代中医.－4－42－16

虚损概论/黄文东//现代中医.-4-42-342

血症治验记/黄文东//中医杂志.-2-22-274

仲景伤寒论主六经温病概括在内吴鞠通温病条辨主三焦其说孰是/黄文东//中医世界.-3-37-429

黄文治

痈疽溃烂不敛之良方/黄文治//光华医药杂志.-4-36-114

黄雯

我国固有医药可供科学研究者之我见/黄雯//北平医药月刊.-5-9-465

黄西园

同身寸之又一量法/黄西园//针灸杂志.-4-28-204

胃病之商讨/黄西园//医学杂志.-2-17-408

验案五则/黄西园//针灸杂志.-4-29-101

黄锡昭

痢证要方选释/黄锡昭,程绍典//神州国医学报.-4-16-493

黄谿

实验脉学讲义(连载)/黄谿,陈无咎//国医公报.-4-23-64,179,295

黄曦

肺病肋膜炎秘传之灸法/黄曦//医界春秋.-3-10-159

黄席丰

附子之研究/黄席丰//自强医学月刊.-3-40-359

黄先庸

辨证中医学以气血为原则之理/黄先庸//杏林医学月报.-3-21-15

读内经血气各论略感/黄先庸//杏林医学月报.-3-21-369

经云人卧血归于肝肝受血而能视掌受血而能握指受血而能摄足受血而能步卧出而风吹之著于肤者为痹凝于脉者为泣凝于足者为厥节解/黄先庸//杏林医学月报.-3-21-194

痢症医余感慨录/黄先庸//杏林医学月报.-3-21-387

论中医药学术只尺许发扬整理不容变革/黄先庸//杏林医学月报.-3-21-13

整理中医学术略谈/黄先庸//杏林医学月报.-3-21-14

中医科学化之路径/黄先庸//杏林医学月报.-3-22-410

黄献甫

参观东吴大学科学展览会记/黄献甫//苏州国医杂志.-5-1-448

黄小农

血证论治/黄小农//国医导报.-5-29-240

黄信臣

紧要通告(医药同志速猛醒)/黄信臣,罗嘉珪,汪迪垄//神州医药学报.-1-45-193

黄星楼

餐菊轩医案(连载)/黄星楼//光华医药杂志.-4-39-28,130

常熟东唐市光华分社贫民施诊所宣言/黄星楼//光华医药杂志.-4-37-68

穿山甲有止血奇功/黄星楼//光华医药杂志.-4-36-394

读黄谦伤寒杂病论集注后率成七律两则/黄星楼//光华医药杂志.-4-36-209

肝风痫厥案/黄星楼//杏林医学月报.-3-16-413

光华医药杂志周年纪念/黄星楼//光华医药杂志.-4-36-414

呕吐治验笔记/黄星楼//杏林医学月报.-3-16-268

气臌治验案/黄星楼//光华医药杂志.-4-40-378

庆祝中医条例公布后应如何改进医事之刍议/黄星楼//医学杂志.-2-17-221

热霍乱转舌缩病案/黄星楼//国医砥柱月刊.-5-18-268

如皋黄星楼来函论美国亦重本草纲目/黄星楼//医学杂志.-2-11-634

如皋中医协会来函/黄星楼//医界春秋.-3-6-535

伤寒验案/黄星楼//国医公报.-4-22-217

伤寒杂病论集注序/黄星楼//光华医药杂志.-4-36-207

湿温时疫流行甚广我在中医巡回诊疗队实地经过个人之研究/黄星楼//光华医药杂志.-4-40-346

颂词十三则/黄星楼等//医界春秋.-3-12-23

卫生署设主管中医部份我们的可争之一点/黄星楼//医学杂志.-2-17-334//医界春秋.-3-13-337//杏林医学月报.-3-22-529//光华医药杂志.-4-39-265//国医正言.-5-4-540

我所希望诸同志努力与公开/黄星楼//医界春秋.-3-7-337

西医锯手有感/黄星楼//光华医药杂志.-4-35-298

异哉汪精卫之演说/黄星楼//光华医药杂志.-4-35-274

中国医学约编序/黄星楼//光华医药杂志.-4-41-602

中医条例公布后应如何改进医事之刍议/黄星楼//光华医药杂志.-4-39-113

黄星石

麻黄素治喘之灵效/黄星石//国医导报.-5-30-321

黄惺斋

发背膏/黄惺斋//中医杂志.-2-19-104

黄煜哉

呈复高思潜先生书/黄煜哉//三三医报.-2-30-18

黄熊飞

葛根芩连汤及泻心汤治下利用法标准/黄熊飞//国医砥柱月刊.-5-18-492

黄学龙

艾灸在科学上之价值若何/黄学龙//针灸杂志.-4-34-401

肺痨灸身柱督俞之研究/黄学龙//针灸杂志.-4-34-287

肺痨者何处先受累乎/黄学龙//针灸杂志.-4-34-285

关于肾炎之论/黄学龙//针灸杂志.-4-34-353

结核宜早灸/黄学龙//针灸杂志.-4-34-280

鸠尾穴何以不宜轻针(连载)/黄学龙//针灸杂志.-4-34-132,203

蠡沟能治强阳不倒/黄学龙//针灸杂志.-4-34-42

论阴挺/黄学龙//针灸杂志.-4-34-131

啮舌啮颊啮唇之原因及疗法/黄学龙//针灸杂志.-4-34-206

施针前后手续之商榷/黄学龙//针灸杂志.-4-32-135

释丰隆/黄学龙//针灸杂志.-4-34-207

释目为肝窍/黄学龙//针灸杂志.-4-32-322

释日月与阳陵泉/黄学龙//针灸杂志.-4-34-207

释子宫穴/黄学龙//针灸杂志.-4-34-42

天枢何以治泄泻/黄学龙//针灸杂志.-4-34-381

屠龙之术(连载)/黄学龙//针灸杂志.-4-34-135,213,343

西医类似灸术之会谈/黄学龙//针灸杂志.-4-34-429

压痛点杂谈/黄学龙//针灸杂志.-4-34-426

针狗奇闻之研究/黄学龙//针灸杂志.-4-31

-261

针灸学术应如何改进求符合科学/黄学龙//针灸杂志.-4-34-10

足三里尚能治一般呕吐/黄学龙//针灸杂志.-4-34-42

黄学敏

发扬国医先宜整理/黄学敏//杏林医学月报.-3-20-363

由举国维护国医药运动请愿声中之联想/黄学敏//杏林医学月报.-3-21-55

黄炎培

断肠续命记(节录)/黄炎培//中医指导录.-4-4-432

黄养民

淋病(连载)/黄养民//华西医药杂志.-5-37-317,363,422

黄养真

受胎之研究/黄养真//中医指导录.-3-37-295

先天八卦合人体生理之象/黄养真//中医指导录.-4-4-468

黄瑶圃

论经络/黄瑶圃//中西医学报.-1-27-17

黄耀舜

膁胀非气虚辨/黄耀舜//中医指导录.-4-2-233

黄一尘

黄一尘君来函/黄一尘//中医新生命.-5-6-231

黄一尘君来书/黄一尘//中医新生命.-5-6-360.-5-8-341

黄一举

人生的两个先天:男女智愚问题/黄一举//华西医药杂志.-5-37-443

黄彝鼎

苍白术功用之比较远志之涤痰开心窍/黄彝鼎//医界春秋.-3-5-426

读摄生篇后/黄彝鼎//医界春秋.-3-5-389

日本对华药材市场的侵夺战/黄彝鼎//光华医药杂志.-4-35-10

我们为什么研究国医/黄彝鼎//中医世界.-3-27-405

黄逸周

铁樵函授医学学员课艺选刊:试言营卫二字之真确解释/黄逸周//铁樵医学月刊.-4-44-114

中西医学之平心观/黄逸周//铁樵医学月刊.-4-44-309

黄应福

中风论/任济康,黄应福,荣质文,孟克明,傅旭初,罗广济//新中医刊.-5-19-126

黄　英

薄荷之研究/黄英//国药新声.-5-23-394

除虫菊/黄英//国药新声.-5-25-310

黄咏周

征方/黄咏周//三三医报.-2-30-483

黄有群

痉后拘挛/黄有群//光华医药杂志.-4-40-176

黄有章

关于金匮之疑点六则/黄有章//光华医药杂志.-4-38-541

两个疑问/黄有章//光华医药杂志.-4-38-562

黄右昌

秋室研经图跋(三)/黄右昌//神州国医学报.-4
-14-222

黄雨铭

三种杂病/黄雨铭//光华医药杂志.-4-39-82

黄雨岩

复张夫子寿甫函/黄雨岩//三三医报.-2-33
-167

肝寒霍乱/黄雨岩//医林一谔.-4-9-200

汉和处方学歌诀/黄雨岩//医林一谔.-4-10
-118

汉和处方学歌诀内新续命汤之较正/黄雨岩//
医学杂志.-2-18-282

黄纂医学要诀四种(连载)/黄雨岩//三三医报
.-2-29-591,619.-2-30-95

霍乱证治之商榷(连载)/黄雨岩//医林一谔.-4
-8-327,373,528,578.-4-9-64,99,144,
189,237,277

霍乱症之平议/黄雨岩//医林一谔.-4-8-22

岭南医林一谔一周纪念/黄雨岩//医林一谔.-4
-9-23

湿温治例二则/黄雨岩//医林一谔.-4-9-119

温邪内陷坏症/黄雨岩//医林一谔.-4-9-198

延髓膜炎/黄雨岩//医林一谔.-4-9-251

拙纂医学要诀四种出版之商榷/黄雨岩//三三
医报.-2-29-407

黄育庭

目疾不可概用凉散药说/黄育庭//中医杂志.-2
-23-249

黄 毓

代友求治目疾良方/黄毓//三三医报.-2-33
-565

黄毓琦

桂枝不是发汗药/黄毓琦//新中医刊.-5-19
-109

惊风治疗法/黄毓琦//新中医刊.-5-19-287

石膏的研究/黄毓琦//新中医刊.-5-19-131

黄元恺

烟/黄元恺//中西医学报.-1-38-302

黄岳华

美国加省主固埠华侨中医师黄岳华君来函/黄
岳华//医界春秋.-3-13-36

黄悦可

北平国医砥柱月刊社安陆县桑镇分社成立题词
并小序/黄悦可//国医砥柱月刊.-5-18
-397

黄云龙

疮疡艾灸之功效/黄云龙//针灸杂志.-4-29
-631

井穴出血之研究/黄云龙//针灸杂志.-4-29
-509

黄载熙

桂林轩临证心悟录/邓养秋(著);黄载熙(录)//
中医杂志.-2-23-85

黄泽尧

泽尧漫笔/黄泽尧//中医杂志.-2-23-370

黄樟梅

通信治疗:阴虚/黄樟梅//中医指导录.-4-3
-85

黄昭光

驳王慎轩君发明产后三冲之病理及治法/黄昭
光//医界春秋.-3-6-101

黄兆海

国医学前途的悲痛/黄兆海//现代中医.-4-42
-214

黄真训

盘尼西林口服的新实验/黄真训//新中华医药月刊.-5-35-99

黄振纲

问治一则/黄振纲//绍兴医药学报星期增刊.-1-21-447

黄植勋

刺猴奇闻/黄植勋//针灸杂志.-4-33-53

针灸治愈湿疮案/黄植勋//针灸杂志.-4-32-504

黄志仁

答侍笑春君征求两目模糊之治法/黄志仁//医界春秋.-3-12-276

答王善夫君征求痔漏验方/黄志仁//医界春秋.-3-12-275

答游芷秋君代友叶君征求病名药方(原问案见本刊第九十六期)/黄志仁//医界春秋.-3-12-160

对于西医研究药物之我见/黄志仁//医界春秋.-3-14-392

黄体仁先生医案/黄志仁//中医杂志.-2-19-325

食已即吐者大黄甘草汤主之病人欲吐者不可下之论/黄志仁//中医杂志.-2-20-402

万试万灵之水肿病特效药/黄志仁//医界春秋.-3-10-99

医学疑问征答/黄志仁//医界春秋.-3-9-355

黄中坤

晋江郑燕汀先生传/黄中坤,王洪涛(同笔述)//光华医药杂志.-4-39-67

征求虚劳症之治疗方剂/黄中坤//医界春秋.-3-9-176

黄仲彬

湖北宜昌医药事业调查/黄仲彬//光华医药杂志.-4-37-139

戒烟经验谈/黄仲彬//光华医药杂志.-4-37-340

黄仲达

寒温争辨之平议/黄仲达(著);周复生(录)//国医砥柱月刊.-5-16-528

黄仲平

针灸验案六则/黄仲平//针灸杂志.-4-29-317

黄仲贤

柴胡治疟之探讨/黄仲贤//中医新生命.-5-6-325

承气汤证之检讨及处方之标准/黄仲贤//神州国医学报.-4-17-341

海南医谈/黄仲贤//中医新生命.-5-7-255

黄君仲贤来函/黄仲贤//中医新生命.-5-6-175

家传验方汇辑/黄仲贤//神州国医学报.-4-18-211

人尿之科学观/黄仲贤//神州国医学报.-4-17-311

五泻心汤证之检讨及用法之标准(连载)/黄仲贤//国医砥柱月刊.-5-15-448,509

新纂内科大全(连载)/黄仲贤//国医砥柱月刊.-5-15-497,553

药物方剂学(连载)/黄仲贤//现代中医.-4-43-606,661//国医砥柱月刊.-5-16-175,354.-5-18-578,656

诊余漫话(连载)/黄仲贤//中医新生命.-5-6-512.-5-7-25

治咳药品作用之分析(一)至(三)/黄仲贤//文医半月刊.-5-14-250,266,282

中医之肾脏观/黄仲贤//现代中医.-4-43-352

仲贤医话/黄仲贤//文医半月刊.-5-14-444

黄竹斋

白云阁藏本难经/黄竹斋(校正)//针灸杂志.-4

-33-281

白云阁藏本难经序/黄竹斋//针灸杂志.-4-33
-379

曹氏医藏类目序/黄竹斋//医界春秋.-3-14-
420//光华医药杂志.-4-41-391

国医大学等级年限资格科目教材标准草案(连
载)/黄竹斋//国医公报.-4-24-331,455.-
4-25-124//光华医药杂志.-4-39-
69,238

黄谦周柳亭等联合首都国医药界同仁募捐重修
南阳医圣祠呈请中央国医馆备案文/黄竹斋,
周柳亭//医界春秋.-3-11-407//光华医药
杂志.-4-36-495

内经类编序/黄竹斋//光华医药杂志.-4-36
-413

宁波访求仲景遗书记/黄竹斋//医学杂志.-2-
16-293//医界春秋.-3-11-491//杏林医
学月报.-3-21-475//国医公报.-4-22-
30//光华医药杂志.-4-36-574//国医文
献.-5-15-28

伤寒论改正并注序/黄竹斋//光华医药杂志.-4
-37-143

伤寒论三阳三阴提纲(连载)/黄竹斋//国医公
报.-4-23-49,157,281

伤寒杂病论通论(连载)/黄竹斋//国医公报.-4
-22-39,159,281,505

孙真人思邈传(连载)/黄竹斋//光华医药杂志
.-4-39-528.-4-40-161.-4-41-143//
文医半月刊.-5-14-226,241,257,289,305

孙真人思邈传/黄竹斋//医界春秋.-3-14-40

题词/张汝伟,黄竹斋//沈阳医学杂志.-3-1-
427.-3-2-201

为请求豁免国产药物特税并设法保护药商安全
借以救济农村减少漏卮案/黄竹斋//国医公
报.-4-22-413

为提议募捐重修南阳医圣祠亨殿以崇先圣而扬
国光案(附董事会章程)/黄竹斋//国医公报
.-4-22-423

西京药业公会演词/黄竹斋//医界春秋.-3-12
-51

校订伤寒杂病论序/黄竹斋//国医公报.-4-25
-118

校订伤寒杂病论绪言/黄竹斋//医界春秋.-3-
12-336//国医公报.-4-24-155//光华医
药杂志.-4-38-60

谒南阳医圣张仲景祠墓记/黄竹斋//医界春秋
.-3-11-145//国医公报.-4-21-191//光
华医药杂志.-4-35-581//国医文献.-5-
15-24

医圣张仲景传/黄竹斋//国医公报.-4-21-
409//国医文献.-5-15-14

张仲景(连载)/黄竹斋//光华医药杂志.-4-36
-50,121

中国医学约编序/黄竹斋//医界春秋.-3-14-
422//国医砥柱月刊.-5-16-183

中华医药学术发明于三皇说/黄竹斋//医界春
秋.-3-13-448//国医公报.-4-25-293//
文医半月刊.-5-14-210

中央国医馆编审委员黄谦周柳亭等建议募捐重
建南阳医圣祠并详订董事会章程呈请本馆备
案文/黄竹斋等//杏林医学月报.-3-21
-302

中央国医馆国医周刊主编陈逊斋黄竹斋来函/
陈逊斋,黄竹斋//医学杂志.-2-16-383

祝告医圣文/黄竹斋//国医砥柱月刊.-5-18
-261

祝国医砥柱复刊/黄竹斋//国医砥柱月刊.-5-
18-57

黄子衡

国医砥柱月刊纪念专号序/黄子衡//国医砥柱
月刊.-5-16-485

国医诊断之学理论/黄子衡//国医砥柱月刊.-5
-16-164

科学声中之国医与中国之学术及国民之特性应
有之认识/黄子衡//国医砥柱月刊.-5-18
-88

甜尿病论/黄子衡//国医砥柱月刊.-5-15
-562

为国医砥柱月刊出世希其以砥柱之精神发扬国

粹而光大之/黄子衡//国医砥柱月刊.-5-15-419

药物学雄黄之研究(一)至(二)/黄子衡//文医半月刊.-5-14-347,379

医学中西录(连载)/黄子衡//国医砥柱月刊.-5-18-110,162,264

黄子灵

妇科医案/黄子灵//中医世界.-3-32-302

血症论/黄子灵//中医世界.-3-27-252

用药须注重用量论/黄子灵//中医指导录.-4-1-207

黄子信

阴虚概要/黄子信//中医杂志.-2-27-349

黄子秀

代戚病问治/黄子秀//绍兴医药学报星期增刊.-1-22-255

黄宗羲

张景岳传/黄宗羲(遗著)//神州国医学报.-4-17-477

黄祖岐

答复生君购送本报星期增刊函/黄祖岐//绍兴医药学报.-1-16-231

黄祖裳

考证三焦之管见/黄祖裳//医界春秋.-3-6-183

上肿宜发汗下肿宜利小便之病理/黄祖裳//自强医学月刊.-3-40-121

少阳病与疟疾之研究及小柴胡汤用法之标准/黄祖裳//自强医学月刊.-3-40-307

黄祖云

祝北平国医砥柱月刊总社六十期纪念/黄祖云//国医砥柱月刊.-5-18-370

黄醉白

急性牙疳中西治疗之比较/黄醉白//医界春秋.-3-7-485

辉

脑中藏刀十五年/辉//光华医药杂志.-4-36-50

辉祜

二个问题/辉祜//光华医药杂志.-4-38-554

会计师协会

会计师协会为所得税来函/会计师协会//神州国医学报.-4-18-370

会一

血崩之研究/会一//中医世界.-3-39-350

会益群

十四经络施针补泻手法图表/会益群//针灸杂志.-4-31-448

晦鸣学

素食主义决疑/晦鸣学//中西医学报.-1-28-322

惠君

对于推选试验委员感言/惠君//医界春秋.-3-5-529

惠民

痧眼治防法/惠民//中医世界.-3-39-358

惠平

当归的药理问题/惠平//华西医药杂志.-5-37-225

惠松涛

松鹤轩治验摘录(连载)/惠松涛//中国医药月刊.-5-32-411,616

惠阳县国医支馆

惠阳县国医支馆致本社函/惠阳县国医支馆//
医林一谔.-4-9-432

惠蕴明

霍乱浅说/惠蕴明//国医导报.-5-29-346

痢疾漫谈/惠蕴明//国医导报.-5-30-226

疑问三则/惠蕴明//光华医药杂志.-4-39-81

慧

紧急/慧//国医砥柱月刊.-5-16-593

医余随笔/慧//国医砥柱月刊.-5-17-122

慧 明

奇疾与神针/慧明//针灸杂志.-4-31-55

谈五行/慧明//针灸杂志.-4-29-248

增补罗兆琚疗症治疗表书后/慧明//针灸杂志
.-4-29-171

征求古本资生经/慧明//针灸杂志.-4-31-482

蕙

南昌患肺痨病者统计/蕙//光华医药杂志.-4-
35-568

活 火

药死鬼控庸医状/活火//绍兴医药学报.-1-13
-283

霍力克

论由精成胎之因(连载)/[美]霍力克//医学报
.-1-4-226,244,261,278,294,311,327

霍梦芳

问自遗及面上瘰疬治法/霍梦芳//绍兴医药学
报星期增刊.-1-22-174

霍 然

脾脏简考/霍然//医界春秋.-3-12-428

月经的检讨/霍然//中医世界.-3-37-260

霍瑞焕

读了告社员书和挽救中医后的我对于中医今后
我的再进言/霍瑞焕//国医砥柱月刊.-5-18
-344

藿 香

老先生/藿香//神州医药学报.-1-43-271